糖尿病肾脏疾病
中西医诊治

◆主 编◆

赵 玲
宋 薇

中国中医药出版社
·北 京·

图书在版编目（CIP）数据

糖尿病肾脏疾病中西医诊治 / 赵玲，宋薇主编 . —北京：中国中医药出版社，2019.12

ISBN 978 – 7 – 5132 – 5470 – 0

Ⅰ . ①糖… Ⅱ . ①赵… ②宋… Ⅲ . ①糖尿病肾病—中西医结合—诊疗 Ⅳ . ① R692

中国版本图书馆 CIP 数据核字（2019）第 023134 号

中国中医药出版社出版

北京经济技术开发区科创十三街 31 号院二区 8 号楼

邮政编码 100176

传真 010-64405750

廊坊市祥丰印刷有限公司印刷

各地新华书店经销

开本 710×1000 1/16 印张 26.25 字数 443 千字

2019 年 12 月第 1 版 2019 年 12 月第 1 次印刷

书号 ISBN 978 – 7 – 5132 – 5470 – 0

定价 108.00 元

网址 www.cptcm.com

社 长 热 线 010-64405720

购 书 热 线 010-89535836

维 权 打 假 010-64405753

微信服务号 zgzyycbs

微商城网址 https://kdt.im/LIdUGr

官 方 微 博 http://e.weibo.com/cptcm

天猫旗舰店网址 https://zgzyycbs.tmall.com

如有印装质量问题请与本社出版部联系（010-64405510）

糖尿病肾脏疾病中西医诊治

主　编　赵　玲　宋　薇

副主编　曾慧妍　谢春光　张锦明　温建炫

编　委　（以姓氏笔画为序）

王丘平　邢　晨　刘婉玲　严　雪　苏珊平　杨彩凤

肖维佳　肖颖馥　吴露露　何清香　宋　薇　张锦明

周钦云　赵　玲　高志娟　梁家健　曾慧妍　温建炫

谢春光　蓝柳贵

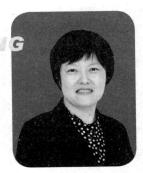

ZHAOLING

赵 玲

　　主任医师，医学博士，博士后，博士生导师。广东省中医院大学城医院内分泌科科主任。全国优秀中医临床人才，广东省"千百十"人才，广东省首批名中医师承项目指导老师，入选2018年度《岭南名医录》。

　　毕业于黑龙江中医药大学，先后师承三位国医大师：任继学教授、薛伯寿教授、吕仁和教授，以及国家级名老中医栗德林教授和广东省名中医黄春林教授。并先后在白求恩医科大学第一附属医院及北京301医院内分泌科、香港东华东院糖尿病科进修学习。

　　兼任中国中医药研究促进会内分泌分会副会长，世界中医药联合会糖尿病分会常务理事，中华中医药学会糖尿病分会委员，广东省中医药学会糖尿病分会常委，广东省中西医结合学会内分泌分会、高血压分会、心理睡眠分会常委，肥胖与体重管理专业委员会委员，广东省女医师学会女性内分泌专业委员会委员，广东省医疗行业协会骨质疏松管理分会委员。

主持有关糖尿病肾病省部级及厅局级科研课题7项，参与"十一五""十二五"攻关及国家自然科学基金等各级科研课题十余项，担任副主编著作2部，发表学术论文六十余篇，获国家发明专利1项，广州中医药大学科技进步一等奖1项。

临床主张辨病与辨证相结合，结合辨病，因证施方；临证时以八纲辨证为主导思想，并灵活运用六经辨证与气血辨证；重视脉诊在临床中的价值，临证时脉证相参，从舍有度；重视"和"法在临床的运用，对疾病的治疗及目标主张"调和阴阳，以平为期"。临床擅用经方治疗疑难病症，对糖尿病及各种并发症、甲状腺疾病、痛风、骨质疏松、肥胖、更年期综合征、各种电解质紊乱等内分泌代谢疾病以及内科杂病具有丰富的诊治经验。

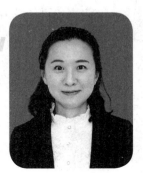

SONGWEI

宋　薇

　　广东省中医院大学城医院内分泌科及代谢病科副主任医师，医学硕士。广东省首批名中医师承项目跟师弟子，师承赵玲教授。广东省中医院拔尖人才。

　　毕业于中山大学医学院，临床医学硕士学位。从医十余年，曾于北京协和医院内分泌科进修学习。兼任广东省社区卫生学会慢病防控与管理专业委员会常务委员，广东省糖尿病学会青年委员，广东省中医药学会内分泌专业委员会委员，广东省中医药学会糖尿病专业委员会委员，中国中医院研究促进会内分泌学分会委员，广东省健康管理学会代谢与内分泌专业委员会委员，广东省女医师学会女性内分泌专业委员会委员。

　　主持有关糖尿病及其慢性并发症省部级及厅局级科研课题3项，参与各级科研课题十余项，担任副主编的著作1部，参编著作4部，发表学术论文三十余篇。主要研究方向：糖尿病及糖尿病慢性并发症的临床及基础研究。擅长于中西医结合治疗糖尿病、糖尿病周围神经病变、糖尿病足、糖尿病肾病以及甲亢、甲状腺炎、甲状腺结节、痛风、肾上腺疾病和垂体泌乳素瘤、尿崩症等内分泌代谢性疾病。

NEIRONGTIYAO
内容提要

　　本书主要介绍了现代医学和中医学对糖尿病肾脏疾病的认识和治疗，将最新的研究理论与临床相结合，分别系统介绍了糖尿病肾脏疾病和糖尿病合并其他肾脏疾病的中西医发病机制研究进展、中西医治疗进展、名医名家经验、替代治疗、营养治疗及糖尿病肾脏疾病知识图谱相关研究进展等内容。本书内容全面、系统，涵盖了目前有关糖尿病肾脏疾病中西医的诊治及科研进展，既有传承，又有创新，集学术性、实用性于一体，可供各级医疗、临床科研人员阅读参考。

前　言

　　糖尿病肾脏疾病是由糖尿病引起的慢性肾脏疾病，是糖尿病常见而难治的微血管并发症，不仅是慢性肾衰竭患者透析和肾移植的主要原因，还能大幅增加糖尿病患者心血管疾病的死亡率。随着糖尿病在全球范围的流行，糖尿病引起的慢性肾病已成为全世界面临的严重公共卫生问题。

　　现代科学技术的迅猛发展带动了肾脏病专业的不断发展与进步，同时，人们也越来越清楚地认识到肾脏在维持正常生命活动中的巨大作用。随着肾活检的广泛开展，逐渐发现并非所有糖尿病患者的肾脏损害均由高血糖引起，且部分患者在糖尿病肾脏疾病的基础上可同时合并其他的肾脏病变。2007年美国国家肾脏基金会制定的《糖尿病及慢性肾脏病临床实践指南》（NKF/KDOQI）提出了糖尿病肾脏疾病的概念。糖尿病肾脏疾病（diabetic kidney disease，DKD）主要包括以下三种情况：糖尿病肾病（diabetic nephropathy，DN）、糖尿病合并非糖尿病肾病、糖尿病肾病合并非糖尿病肾疾病。

　　糖尿病肾病是一个传统概念，指糖尿病所合并的肾脏肾小球硬化，偏重于病理诊断。参考2007年NKF/KDOQI指南中提出的糖尿病肾脏疾病的概念，2014年美国糖尿病学会（ADA）与美国肾脏病基金会（NKF）达成共识，以糖尿病肾脏疾病取代糖尿病肾病的名称，更偏重于临床诊断。中华医学会糖尿病学分会微血管并发症学组于2014年制定了"糖尿病肾病防治专家共识"，为规范我国DKD的诊治发挥了重要作用。糖尿病肾脏疾病概念的出现提醒临床医生在见到糖尿病患者出现肾脏问题时不应该简单认为就是糖尿病肾病。

　　近年来，肾脏病学及其相关学科的有关研究突飞猛进，特别是分子，细胞生物学、发育生物学、遗传学及人类基因组计划的大量新的信息，使得肾脏病学专业知识有了较大的更新和发展。每年正式发表的有关肾脏疾病的论文和专著数以千计，但是关于糖尿病肾脏疾病的中西医诊治进展的书籍却屈指可数，为了使广大医务工作者能快速全面了解糖尿病肾脏疾病的诊治和研究进展，我们编著了《糖尿病肾脏疾病中西医诊治》一书。

本书系统论述了糖尿病肾脏疾病和糖尿病合并其他肾脏疾病的流行病学及其自然病程、中西医发病机制研究进展、中西医治疗进展、名医名家经验、替代治疗、营养治疗及科研进展等内容。特别值得一提的是，由于近年来随着科技的发展，基因组学、蛋白组学、计算机科学以及生物信息学等方法技术的提出和融合，医学向大数据、精准医疗迈进。人们面临的不再是信息匮乏，而是信息极度爆炸的情况。随着医学文献数量的急剧增长，涌现出海量的生物医学信息，其中不乏很多无效信息，严重制约了研究者的学术研究活动。面对庞大的文献阵容，医务工作者显然不可能在短时间内总结出该领域的研究概况、知识结构及研究热点、前沿问题，也很难迅速查找出蕴藏在这些浩如烟海的生物医学文献中具有价值的信息。因此，本书除了介绍糖尿病肾脏疾病和糖尿病合并其他肾脏疾病的中西医诊疗进展之外，还通过数据分析与挖掘、知识计量与图形绘制的结合，将科学计量学知识图谱方法应用于糖尿病肾病的中西医治疗领域，以"一图胜万言"的方式生动展示了中、西医在治疗糖尿病肾病方面的各自特色和差异，为该领域临床医务工作者以及科研人员提供切实有价值的参考。

同时也希望广大读者在使用本书的过程中，提出宝贵意见，使本书更臻完善。限于时间及水平，有不足和错漏之处，敬请各位同道不吝指正。

编　者

2019年3月

CONTENTS 目 录

糖尿病肾脏疾病
中西医诊治

第一章　糖尿病肾脏疾病的流行病学

糖尿病肾脏疾病（diabetic kidney disease，DKD）或糖尿病肾病（diabetic nephropathy，DN）是指由糖尿病（diabetes mellitus，DM）引起的慢性肾脏疾病，以往用DN（Diabetic Nephropathy）表示，2007年美国肾脏病基金会（NKF）制定了《肾脏病生存质量指导指南》（KIDOQI），简称NKF/KDOQI，该指南建议用DKD取代DN，DN侧重于病理诊断，主要指糖尿病引起的肾小球病变，但是糖尿病所导致的肾脏损害并不仅仅局限于肾小球病变，因此2014年美国糖尿病协会（ADA）与NKF达成共识，采用术语DKD取代DN。糖尿病肾脏疾病作为糖尿病最重要的微血管病变之一，其临床特点为蛋白尿，继而出现水肿、高血压、肾功能损害等表现。当进入到出现大量蛋白尿后，肾功能进一步损害，进展至终末期肾病（end stage renal disease，ESRD）的速度远远超过其他肾脏病，大约为后者的14倍，在欧美糖尿病肾脏疾病已成为引起ESRD的最主要原因。1型或2型糖尿病患者如果不死于心血管疾病，约有接近50%的病人将会出现糖尿病肾脏疾病。了解糖尿病及糖尿病肾脏疾病的患病情况和危险因素有助于有效防治其发生和发展，改善患者预后。

一、糖尿病的流行病学概况

国际糖尿病联盟（the intermational diabetes federation, IDF）最新数据显示，2014年全世界有3.87亿糖尿病患者。其中在高收入国家，2型糖尿病占85%～95%；在中等收入和低收入国家可能更高。预计到2035年，糖尿病患病人数将增长55%，达到6亿。因糖尿病死亡人数和医疗费用支出日益增加，糖尿病疾病负担日趋严重。2005年英国基层医疗数据库记录糖尿病年发病率为4.31‰。意大利2007年糖尿病发病率为4‰。2011年美国对≥20岁的人群进行调查发现，糖尿病发病率约11.3%（2560万），老年人群中糖尿病发病率更高。

另外，随着时间的增长，糖尿病发病率也是不断增加。2000～2007年在意大利人口最密集的地区调查了约900万例，粗略显示糖尿病患病率从2000年的3.0%上升至2007年的4.2%，增加了40%。另一项研究调查显示，在美国诊断糖尿病（18～79岁）粗发病率从1980年的3.3‰增长到2011年的7.7‰，31年间增长了133%。中国在2007～2008年期间，由国内14个中心共同参与完成了一项糖尿病流行病学调查，该研究通过分阶段分层抽样设计，在中国东、南、西、北、中不同地域选择了不同经济发展水平的14个省市进行调查，经过调查点代表的相应的地区或省份的人口，进行了加权分析，估计了中国不同年龄和性别的糖尿病和糖尿病前期患病率，并初步估计了农村和城市成年男女的糖尿病患者总数。该研究发现，中国20岁以上成人的糖尿病患病率平均为9.7%，而糖尿病前期的患病率为15%，我国目前患糖尿病的总人数已达到9240万，比预期的数字高得多。根据《中国2型糖尿病防治指南》（2017年版）公布的我国流行病学资料显示，我国成人糖尿病患病率从1980年的0.67%、1994年的2.28%、1996年的3.21%，已经增加至2007年、2010年的9.7%，乃至2013年的10.4%。由此可见，中国糖尿病患病率正迅速增长这一事实毋庸置疑。随着我国糖尿病患病率不断升高，疾病负担也渐渐沉重。2002年中国城市治疗2型糖尿病及其并发症的总负担为413.7亿元，直接医疗总费用330.2亿元，占当年卫生总费用的6.2%。2004年我国用在糖尿病上的卫生费用已达574.69亿元，占当年卫生总费用的7.57%。王伟炳等根据2007年糖尿病人群的发病率和死亡率数据，估计我国2型糖尿病及其并发症的总经济成本为2478亿元，并首次对未来进行了预测，预计2030年2型糖尿病患者疾病负担为4501亿元。

二、糖尿病肾脏疾病的流行病学概况

根据《中国糖尿病肾脏疾病防治临床指南》（2019年版），将1型糖尿病患者的糖尿病肾病分为5个期：Ⅰ期（急性肾小球高滤过期，伴或不伴肾体积增大）、Ⅱ期（正常白蛋白尿期或是间歇性微量白蛋白尿，如运动后、应激状态）、Ⅲ期（持续性微量白蛋白尿）、Ⅳ期（进展性显性白蛋白尿）和Ⅴ期（肾衰竭期）。糖尿病肾脏疾病是糖尿病常见的慢性并发症，是导致终末期肾病的最常见原因。

（一）发达国家糖尿病肾脏疾病的流行病学情况

1型和2型糖尿病发生糖尿病肾脏疾病的概率有所不同，普遍认为2型糖尿病患者进展为临床糖尿病肾脏疾病的危险性要高于1型糖尿病患者。据世界卫生组织（WHO）估计，目前全世界有DM患者约1.171亿人，而在DM患者中有6.5%~42%可发生肾脏疾病。在西方发达国家，糖尿病肾脏疾病是导致终末期肾病的首位病因，美国血液透析患者中糖尿病肾脏疾病占43%。全球一项涉及32个国家、多种族的调查研究显示，糖尿病肾脏疾病在2型糖尿病患者中普遍存在，患病率达到50%。在美国，2005~2010年期间糖尿病肾脏疾病占终末期肾病的40.4%。根据2012年美国肾脏系统报告显示，慢性肾脏病肾小球滤过率eGFR<60mL/（min·1.73m^2）或尿白蛋白肌酐比值>30mg/g者，占美国人口的13.1%。2012年，英国一项前瞻性糖尿病研究（UK Prospective Diabetes Study, UKPDS）对2型糖尿病患者随访15年进行的研究发现，糖尿病肾脏疾病早期患者达到了45%，20%的患者进入到临床肾病期，随着病程的增长，糖尿病肾脏疾病患病率持续增加。随着糖尿病肾脏疾病在全球范围内呈上升趋势，在西方国家糖尿病肾脏疾病成为ESRD的首位原因。一项研究调查发现，至2012年底，糖尿病肾脏疾病已占美国ESRD的39.3%，而肾小球肾炎仅占4.6%~14.1%。来自日本一个全国性的统计分析，截至2009年年底，接受透析治疗的患者有290661例，与2008年相比增加了7240例（2.6%）。原发疾病如糖尿病肾脏疾病和慢性肾小球肾炎，在新的透析患者中占百分比分别为44.5%和21.9%。由此可见，糖尿病肾脏疾病已经成为ESRD和透析的一个主要原因。美国肾脏数据系统于2009年报道了多个国家和地区由DM导致的ESRD的发病率分别是：马来西亚58%，墨西哥60%，泰国、新西兰、韩国、日本、美国、以色列、菲律宾以及中国香港、台湾地区的发病率均大于40%。

当然，糖尿病肾脏疾病带来的花费亦是相当巨大的。在澳大利亚，从2009年~2010年，由DM导致的ESRD患者肾脏替代治疗每人每年73527美元，保守治疗每人每年12174美元。从2009年至2010年，澳大利亚慢性肾脏病（chronic kidney disease，CKD）1~4期的DM患者的总花费是0.205亿美元，而ESRD和DM患者的总花费是4.463亿美元。预计这一数额到2020年将翻倍。在美国2009年用于DM所致的CKD的医疗费用大约180亿美元。糖尿病肾脏疾病所带来的经济负担给各国人民和政府均造成了极大的压力。

（二）中国糖尿病肾脏疾病的流行病学现状

回顾2001年至2015年多项研究显示，我国糖尿病肾脏疾病患病率在9.02%~39.08%，其中终末期肾病4.51%~9.30%，患病率呈现逐年上升趋势。

研究发现，我国2型糖尿病患者糖尿病肾脏疾病的发生率要高于1型糖尿病患者。国内曾经对1994年～2000年在北京市住院的2型糖尿病病人做了一项研究发现，2型糖尿病合并糖尿病肾脏疾病患病率为35.7%。于2009年至2012年进行的另一项调查显示：我国糖尿病肾脏疾病的患病率在社区中为30%～50%，住院患者约40%左右。张楠等对2011年大连市社区普查的2345例2型糖尿病患者进行分析，结果发现2型糖尿病早期糖尿病肾脏疾病的患病率为15.4%，其中男性患病率为15.5%，女性患病率为15.4%，男性糖尿病患者早期肾损害在各年龄层分布以≥70岁组最高，女性以<50岁组最高，男性患病率大于女性。胡颖辉等对2011年8月～2012年3月广东省各地区二级以上医院门诊就诊及住院的已确诊2型糖尿病且合并超重或肥胖的省内常住居民进行横断面调查，结果发现，广东省超重肥胖2型糖尿病患者糖尿病肾脏疾病的患病率为20.7%，且患病率随年龄增加而升高。徐丙学对山东省2014～2015年入院治疗的2型糖尿病患者500例进行分析调查发现，糖尿病肾脏疾病的患者为90例，占18%。其中男性50例，女性40例；年龄主要分布于40～80岁，平均年龄（56.9±9.87）岁；其中早期糖尿病肾脏疾病55例，临床糖尿病肾脏疾病25例，终期肾脏疾病10例。随着DM发病率的逐年上升，疾病经济负担也渐渐沉重。在DM患者中，肾脏疾病并发症的疾病负担尤其严重。陈兴宝等和唐玲的研究都得到相似结论，即DM患者中慢性肾衰竭病人的年总费用最高，肾脏疾病并发症的年直接医疗费用是无并发症的10倍以上。当然，目前我国糖尿病及糖尿病肾脏疾病的经济负担研究仍然不够成熟，除了少数几篇文献的样本来自多个省市外，一般研究只在当地选择几家医院或只是一家医院作为目标医院，根据该样本得到的结论是否可以推广到更大范围的人群值得商榷。故建议可建立调查面广、质量高的疾病经济负担研究，以便更好地为制定糖尿病及糖尿病肾脏疾病的防治策略提供依据。

三、糖尿病肾脏疾病的相关危险因素

糖尿病肾脏疾病被认为是一组高死亡率、高风险的疾病，这就需要我们认真、正确地研究和关注其相关危险因素。了解糖尿病肾脏疾病的患病情况及危险因素有助于有效防治其发生和发展、改善患者预后。

（一）遗传与种族因素

糖尿病肾脏疾病的发生受遗传背景影响，这一概念最早是从临床观察中得出来的。对糖尿病患者观察研究显示，无论是1型还是2型糖尿病，并不是所有的患者都会发生糖尿病肾脏疾病，其中只有约40%的患者在病程中并发糖尿病肾脏疾病，而且很多患者糖尿病肾脏疾病的发生不完全与高血糖直接相关。部分持续高血糖患者从不出现肾脏疾病，相反，血糖控制良好的患者也可出现肾脏并发症，这就提示高血糖虽是糖尿病肾脏疾病的必要因素，却不是唯一因素，遗传因素在其发生发展中可能起到了重要作用。糖尿病控制和并发症试验（DCCT）以及英国前瞻性糖尿病研究（UKPDS）的结果都表明，在一些长期血糖控制良好的患者中同样能发生糖尿病肾脏疾病，表明除高血糖这个因素外，糖尿病肾脏疾病的发生还与个体对糖尿病肾脏疾病的易感性有关。1989年Seaquist等学者首次报道合并肾病的亲代1型糖尿病患者其子女发生肾病的概率比不伴肾病1型糖尿病患者的子女高（83%：17%），提示糖尿病肾脏疾病发生存在家族聚集性。肾病和糖尿病家族调查（FIND）研究一致发现，基因位点包括18q22-23、7q35-36、7p15及10q26，与2型糖尿病肾脏疾病发生风险关联程度较高，这些易感基因的发现及确定意义重大，可协助早期识别可进展至糖尿病肾脏疾病的糖尿病患者。

糖尿病肾脏疾病的发生也具有种族差异，一项研究报道显示，非裔美国人、西班牙人、亚洲人出现糖尿病肾脏疾病的风险是高加索人的2～3倍。美国一项纳入15683例2型糖尿病患者的研究发现，与非西班牙白人相比，少数种族（包括亚洲人、西班牙人及非西班牙黑人）出现伴蛋白尿的糖尿病肾脏疾病的风险增加（24.8%～37.9%：24.8%），而出现非蛋白尿的糖尿病肾脏疾病的风险却降低（6.3%～9.8%：11.7%）。针对种族差异引起糖尿病肾脏疾病不同表现的原因则需要进行更加深入的研究和探讨。

（二）病程

糖尿病肾脏疾病是一种渐进性疾病，其发生发展与糖尿病的病程关系密切。高血压、高血糖和高血脂是公认的糖尿病肾脏疾病的危险因素，而病程的长短显示了患者暴露于诸多危险因素的时间长短情况，病程越长，暴露于高血糖、高血压和高血脂等危险因素下的风险越大，更容易出现各种并发症。英国著名的UKPDS研究显示，病程与糖尿病肾脏疾病具有明显的相关性。据报道，一般糖尿病病程达5年，开始出现微量白蛋白尿，大量白蛋白尿大多发生在糖尿病后10～15年，随着病程的延长，若血糖控制不理想，糖尿病发病25～30年后，有部分病人将会发展至尿毒症期。

泰国一项研究纳入公立医院门诊就诊的977例2型糖尿病患者，结果显示糖尿病肾脏疾病的患病率为37.2%，糖尿病病程是发生糖尿病肾脏疾病的危险因素之一。另一项回顾性队列分析发现糖尿病病程超过10年，与糖尿病肾脏疾病的进展有关。有学者对非洲裔美国人2型糖尿病病人进行了微量白蛋白尿和蛋白尿的检测，在所有病人中，糖尿病病程大于5年者与病程小于5年者的比值是4.65。2003年全国范围内10年回顾性研究显示，病程长短是糖尿病肾脏疾病的首要危险因素，同时也是大血管病变、微血管病变及神经病变的危险因素。国内一项对于182例糖尿病肾脏疾病的分析显示，糖尿病患者多于患病10～15年后发生糖尿病肾脏疾病。一旦出现蛋白尿，病程基本达到5年以上；进入临床糖尿病肾脏疾病阶段，病程基本在10～15年；出现微量白蛋白尿以后，尿蛋白水平以每年10%～20%的速度增长。李冰昱等根据患者尿微量白蛋白非同日连续2次测量结果，将70例患者分为2型糖尿病组35例和2型糖尿病肾脏疾病组35例，观察两组患者年龄、性别、病程、体质量指数及生化指标的差异，并采用多因素非条件Logistic回归分析2型糖尿病患者并发肾病的危险因素，研究结果表明，糖尿病肾脏疾病组患者病程高于糖尿病组，而且是发生糖尿病肾脏疾病的独立危险因素。

（三）年龄、性别

有研究发现，年龄是与微量白蛋白尿和蛋白尿相关的变量之一。糖尿病在我国的发病年龄明显较早，全球糖尿病患者好发于65岁，我国则提前到45岁。年龄亦是糖尿病肾脏疾病的危险因素，随着年龄增长，老龄化过程使肾脏出现一些非特异性的病理改变，包括不同程度的血管病变、系膜细胞和内皮细胞增多及相关的足细胞耗竭，与胶原纤维堆积相关的间质纤维化和球性硬化。老化的肾脏也可出现系膜基质增多、基底膜增厚等与糖尿病肾脏疾病相似的病理表现，这些病变可因糖尿病的存在而加速进展，使因糖尿病而减低的肾脏自我修复能力进一步受损。这一结论在一组年龄和社会经济状况相匹配的城市卫生保健区登记的2型糖尿病人群中随机抽样而进行的横断面研究中也得到了证实。一项研究对1019例2型糖尿病病人进行回顾，发现糖尿病并发症的发生直接与病人的年龄相关联。另有人研究了老年发病（>50岁），青年发病（<40岁）血压正常的2型糖尿病病人，两组病人在糖尿病病程、观察时间、血糖控制、舒张压、体重指数和肌酐清除率没有显著的差异的前提下进行观察，分析结果显示，年龄是2型糖尿病病人发生糖尿病肾脏疾病的一个显著的危险因素。随

着年龄增加，eGFR逐渐下降，有研究提示普通人群40岁以后eGFR以每年1mL/（min·1.73m^2）的速率下降，65岁以后下降速度将加快。Jiang等对245名健康成人进行5年随访发现，随着年龄的增长，eGFR逐渐下降，而对不同年龄段的eGFR改变值（ΔeGFR）进行比较发现，年龄在60~74岁及75岁以上的患者ΔeGFR要显著高于45~49岁年龄组及小于44岁组。

性别对糖尿病肾脏疾病发生的影响目前不明确，雌激素可能具有潜在的肾脏保护作用。在卵巢切除的小鼠中，雌激素不足将加速肾小球硬化的进展。而对绝经后妇女进行雌激素补充，可以降低蛋白尿水平。成纤维生长因子23（FGF-23）是糖尿病肾脏疾病进展预测因子，它在未进行激素替代治疗的绝经后女性水平要高于进行激素替代治疗的绝经后女性，也高于男性。与非糖尿病女性相比，有糖尿病者雌激素水平较低，绝经后糖尿病女性患者可能是糖尿病肾脏疾病的高危人群。在一项观察抑郁对糖尿病影响的前瞻性队列研究中，对4400例糖尿病患者评估发现，不论年龄，女性与男性相比，发生严重CKD、血脂异常、肥胖等的风险更高；对研究对象按年龄分层发现，大于60岁女性与同龄男性相比，发生严重CKD、高血压、血脂异常、肥胖等风险更大；在小于60岁组，女性与男性发生上述疾病的风险相似。一项研究纳入3288例糖尿病患者，结果女性eGFR<<60mL/（min·1.73m^2）的患病率高于男性。与上述研究相反的是，来自日本的糖尿病人群研究均发现男性糖尿病肾脏疾病患病率高于女性。由此可见，性别在糖尿病肾脏疾病发生的影响需要更大样本的流行病学研究及相关基础研究来进一步明确。

（四）高血糖

长期高血糖状态被认为是糖尿病肾脏疾病患者体内代谢异常通路的始动因素，从多条途径，多个靶点造成肾组织、肾血管的损伤。高血糖是微量白蛋白尿形成的一个重要危险因素，无论是1型糖尿病还是2型糖尿病。HbAlc每下降1%，就会使得微血管终点事件减少37%。有研究表明，持续性血糖过高一方面可诱导肾小球系膜增生，从而导致基底膜增厚以及肾小球毛细血管壁硬化，最终导致持续性蛋白尿的发生；另一方面，持续性高血糖使肾小球处于高灌注、高滤过状态，造成毛细血管硬化以及血管通透性的改变，最终导致毛细血管壁血浆蛋白沉积、血管进行性增生、玻璃样变以及血管内血栓形成。有研究表明，多元醇通路激活也会促使葡萄糖与肽类、脂质、核酸等发生非酶性反应产生的糖基化终末产物（AGEs）的增加。AGEs激活肾小管上皮细胞、系膜细胞上的信号通路及AGEs的特异性受体，加重炎症反应，增加纤维连接蛋白的合成，改变肾小球基底膜的结构，使足细胞破坏，通透性改变，最终引起肾实质及间质的损害，加之高血糖可以激活蛋白激酶C（PKC），而PKC活化影响肾小球毛细血管通透性及细胞增殖，从而改变肾小球基底膜的滤过功能，高血糖致血容量扩张，从而影响肾血流增加，GFR增高。

DCCT及UKPDS研究均证实严格血糖控制能有效预防糖尿病肾脏疾病的发生和发展。有研究者指出，高血糖在疾病早期对患者身体造成的危害最大。为期8年的糖尿病控制和并发症试验研究结果表明，接受积极治疗的患者在为期8年的时间里肾病的发病率仅为2%；而且对同一患者而言，从早期糖尿病肾脏疾病期（Ⅰ–Ⅲ期）到临床糖尿病肾脏疾病期（Ⅳ期）的危险性降低了80%。李艳丽等将179例（男98例，女81例）符合条件的2型糖尿病患者作为研究对象，根据患者的尿微量白蛋白排泄率高低将所有患者分为糖尿病肾脏疾病组和非糖尿病肾脏疾病组。研究发现，糖尿病肾脏疾病组患者的FPG，2hPG，INS、2hINS、HbAlc水平均明显高于非糖尿病肾脏疾病组（均$P<0.001$）；多因素logistic回归分析结果提示高FPG，高INS、高HbAlc是糖尿病肾脏疾病发病的相关危险因素（均$P<0.05$）。

（五）高血压

高血压是与糖尿病肾脏疾病的发生和发展有密切关系的危险因素，两者同时存在，相互影响，互为因果形成恶性循环。体循环压力增高导致肾脏高灌注，肾血流动力学异常，肾小球通过增加物理张力和机械张力来改变肾小球细胞、系膜细胞和上皮细胞的生长和功能，导致系膜基质的增生和基底膜的增厚，肾小球异常的血流动力学也影响部分调节血管舒缩的生长因子肽类的表达，包括内皮依赖的松弛因子、内皮素–1、TDGF–βmRNA、纤溶酶原活化素等。2型糖尿病合并高血压的发病率较高，并且随着尿蛋白排泄率的增加而上升，高血压导致的血管病变可加速糖尿病肾脏疾病的风险。

有研究发现，合并高血压的糖尿病患者中，血压控制良好的患者肾衰竭的发生率明显低于血压控制不良的糖尿病患者，高血压是DM发病的危险因素之一，同时也是糖尿病肾脏疾病发生和发展的可调整的重要因素。高血压可加速糖尿病肾脏疾病的发展及肾功能减退，是影响糖尿病肾脏疾病进展的独立危险因素，有效的抗高血压治疗有助于防止糖尿病肾脏疾病的发展和延缓尿毒症的发生已被公认。Agarwal等观察了一组糖尿病肾脏疾病占48%的2型糖尿病人群，将其分为三组，收缩压控制较好组（<130mmHg）、收缩压控制中等组（130～149mmHg）和收缩压控制较差组（≥150mmHg），前两组进入终末期肾病的OR=3.87，后一组进入终末期肾病的OR=9.09，提示血压控制不佳将增加糖尿病肾脏疾病患者发展为终末期肾病的概率。UKPDS研究和ADVANCE研究表明，通过良好的血压控制可延缓糖尿病肾脏疾病的发生。UKPDS研究结果显示，收缩压每降低10mmHg，可以使微血管并发症的风险降低13%，而当收缩压<<120mmHg时，微血管并发症的风险则降到最低。另一项美国对于糖尿病患者的前瞻性研究显示，微量白蛋白组的基线收缩压水平低于大量蛋白尿组，3年间维持在微量蛋白尿阶段的患者的收缩压水平低于进展到终末期肾脏疾病患者的收缩压水平。

（六）血脂异常

糖尿病可伴有脂代谢异常，表现为载脂蛋白升高、高密度脂蛋白下降、低密度脂蛋白上升、高胆固醇血症、高甘油三酯血症，其中尤其以高甘油三酯血症最为常见。明显增高的甘油三酯可导致低密度脂蛋白成分增加，从而加重动脉粥样硬化。另外，当患者出现肾脏病变时可加重原有的脂代谢紊乱，异常的脂蛋白可使肾小球系膜细胞增生、基质含量扩增、激活炎症反应、损伤血管内皮细胞功能，互为因果，形成恶性循环，使肾脏病变加重。另外，Moorhead等人提出了脂质肾毒性的理论，他认为脂类本身就具有肾毒性，肾小球硬化是高脂血症这一独立致病因素作用的结果。脂质在肾小球内沉积，被巨噬细胞和单核细胞吞噬，诱导肾内炎症反应，增加氧自由基生成，进一步加重肾小球硬化。在2型糖尿病，血清胆固醇升高是糖尿病肾脏疾病形成的一个危险因素。研究发现，非高密度脂蛋白胆固醇除与糖尿病心血管事件相关外，与微血管并发症亦明显相关。但近期发现非高密度脂蛋白胆固醇与高密度脂蛋白胆固醇比值对2型糖尿病心血管事件风险的预测优于非高密度脂蛋白胆固醇、低密度脂蛋白胆固醇，较载脂蛋白apoB/apoA更能识别代谢综合征及胰岛素抵抗，推测非高密度脂蛋白胆固醇与高密度脂蛋白胆固醇比值可能与2型糖尿病早期肾脏疾病相关。另有研究显示，非高密度脂蛋白胆固醇、非高密度脂蛋白胆固醇与高密度脂蛋白胆固醇比值均与尿微量蛋白呈正相关，非高密度脂蛋白胆固醇与高密度脂蛋白胆固醇比值是2型糖尿病早期肾脏疾病发生的危险因素。1型糖尿病患者的血清甘油三酯、总胆固醇和低密度脂蛋白胆固醇的增加与微量白蛋白尿和大量白蛋白尿相关。有研究显示高脂饮食者发生2型糖尿病肾脏疾病的危险度是未高脂饮食的6.54倍，认为高脂饮食是糖尿病肾脏疾病的最重要的危险因素。同样，Gall等对白人2型糖尿病病人进行了为期5.8年的前瞻性的观察研究，结果也显示血脂升高是糖尿病早期肾脏疾病和临床肾脏疾病发生的危险因素。Ravid等人研究发现合并微量白蛋白尿的2型糖尿病患者，甘油三酯水平在疾病初期阶段和5年随访中均与肾功能的恶化具有相关性。

（七）吸烟

吸烟可以导致胰岛素抵抗，并且作为一个独立的危险因素，可增加动脉粥样硬化的发生，加速糖尿病大血管疾病的发生发展。肾脏是镉（Cd）毒性作用的主要靶器官，有研究表明糖尿病患者对镉的肾脏毒性作用具有易感性，烟草中存在镉的蓄积，吸烟者每天通过呼吸道吸收$1 \sim 3\mu g$镉，吸烟是人类接触镉的主要方式，可对其尿蛋白排泄率及肾功能有明显影响。有证据表明吸烟可导致2型糖尿病，并且可以增加2型糖尿病患者患大血管病变及微血管并发症的风险，影响疾病的预后。

Futoshi等对日本绝经前2型糖尿病妇女进行调查研究，20个吸烟患者对比35个与其相匹配的不吸烟患者，结果发现与不吸烟女性患者相比，吸烟患者中血清TG水平明显增高，HDL–C明显降低，尿白蛋白排泄率明显增高，表明吸烟可以使尿白蛋白排泄量增加，而尿白蛋白排泄率又是糖尿病肾病发展的重要因素。马莹等对150例2型糖尿病患者进行回顾性分析，结果表明吸烟可以导致糖代谢、脂代谢紊乱，与糖尿病肾脏疾病无相关性，但仍需要大样本量进一步探讨吸烟是否为糖尿病肾脏疾病发展的独立因素。夏彦等对平顶山某医院246例2型糖尿病患者以是否合并糖尿病肾脏疾病分组研究，提示吸烟是糖尿病肾脏疾病的独立危险因素（OR=3.395）。牟新等采用双向性研究，对150例糖尿病肾脏疾病患者进行流行病学调查，其中包括回顾性病例和前瞻性病例两部分内容，结果提示，吸烟及TGF–β基因T869C基因多态性是糖尿病肾脏疾病的独立危险因素。在存在遗传倾向的人群中，避免后天引发疾病的环境因素，不吸烟或早期戒烟，避免二手烟危害可改善早期糖尿病肾脏疾病的预后，提高患者生存质量，保护患者残存肾功能，对疾病的防治具有深远的意义。

（八）运动缺乏

运动锻炼在糖尿病肾脏疾病患者的综合管理中占重要地位。规律运动有助于控制血糖，减少心血管危险因素，减轻体重，提升幸福感，而且对糖尿病高危人群一级预防效果显著。流行病学研究结果显示：规律运动8周以上可将2型糖尿病患者HbAlc降低0.66%；坚持规律运动12~14年的糖尿病患者病死率显著降低。而缺乏运动，可导致患者代谢减慢，从而增加肥胖、高脂血症等糖尿病肾脏疾病的高危因素发生的风险，从而引发糖尿病肾脏疾病。

（九）尿酸异常

高尿酸血症与肾脏疾病相关。在糖尿病中，高尿酸血症仅仅是糖尿病肾脏疾病的标志物，还是参与了糖尿病肾脏疾病的发生，目前仍无共识。尿酸（UA）是机体内嘌呤类物质的代谢终产物，正常情况下机体每天的UA生成量和排泄量基本相等，若UA排泄减少或UA生成增多，则可发生高尿酸血症。近年来血尿酸水平与糖尿病肾脏疾病的关系越来越引起重视，高尿酸血症是糖尿病肾脏疾病的危险因素，而肾功能的下降也会导致高尿酸血症。有研究显示，肾脏对尿酸盐的清除能力较其他代谢指标更能精确的反映肾小球滤过率，肾脏对尿酸盐的清除率增加提示肾小球滤过率升高，可作为糖尿病肾脏疾病早期的诊断指标之一。国内外均有报告无论是1型糖尿病还是2型糖尿病，血尿酸水平均与糖尿病肾脏疾病的尿微量白蛋白排泄率有相关性，甚至非糖尿病人群也存在血尿酸水平与尿微量白蛋白率的相关性。高尿酸血症导致肾脏病变的机制尚未完全明确，在大鼠试验中，高尿酸血症对肾脏的主要损伤表现为肾小球硬化和基质纤维化。另外，有学者报道称，对于2型糖尿病患者，由于胰岛素抵抗，糖酵解中间产物可向5-磷酸核糖转移，此外肾小管对UA的重吸收率升高，也使UA排泄减少，从而导致血液中UA含量升高，而UA含量的升高一方面可加剧患者原有肾功能损伤，另一方面也可通过刺激血管内壁细胞增生、增大肾小球血管压力、促进尿酸结晶体形成等引发肾组织炎性反应，从而导致新的肾脏疾病的发生。

Steno糖尿病中心对1型糖尿病患者进行18年随访，每3年测定一次血尿酸水平，结果这些患者血尿酸水平均在正常参考范围内，但进展至大量蛋白尿组患者血尿酸水平显著高于正常蛋白尿或微量白蛋白尿组。另有前瞻性研究发现血尿酸水平与1型糖尿病早期肾功能下降相关。血尿酸水平也是2型糖尿病发生CKD的预测因素之一。吴迪等将354例2型糖尿病患者根据测定的24小时尿微量白蛋白值及尿常规结果分为单纯糖尿病组、早期糖尿病肾脏疾病组、临床糖尿病肾脏疾病组，研究显示，在回归分析中血尿酸为糖尿病肾脏疾病的危险因素，与大量相关临床研究相符。

（十）蛋白尿

蛋白尿本身可能会导致糖尿病肾脏疾病的进展。尿蛋白>>29g/24h与终末期肾病的风险增大显著相关。尿白蛋白的泄漏增加，可能会诱发肾小球损伤，其机制可能是通过激活炎症级联反应，这也是糖尿病肾脏疾病的治疗中减少尿白蛋白排泄的一个原因。而蛋白尿本身的形成也有其自身的危险因素。在2型糖尿病患者，与蛋白尿的发生高度相关的危险因素有收缩压、血浆甘油三酯、年龄、男性、糖尿病病程、吸烟、肥胖和糖尿病视网膜病变的存在。另外，同样是肾功能损伤的情况下，正常蛋白尿的肾功能受损患者与有蛋白尿的肾功能受损患者的一般概况也是不同的，前者的主要特征有女性比例更高，年龄偏大，肥胖发生率高，代谢控制较好，胰岛素使用较少，无吸烟史或吸烟较少，并有较低的大血管疾病发生率。肾功能受损反映了肾脏的滤过能力，而蛋白尿与肾脏疾病和全身血管炎症相关。周建辉等研究发现，蛋白尿水平是糖尿病肾脏疾病肾功能恶化重要的危险因素，亦是影响糖尿病肾脏疾病患者预后的可逆转的危险因素，部分患者的随访结果显示，肾活检时表现为大量蛋白尿的患者中位肾存活时间显著低于非大量蛋白尿患者，从而进一步证明蛋白尿对肾脏长期预后的影响。

（十一）C肽

近年研究表明，C肽是一种生物活性物质，它能协助控制血糖，改善微血管功能。糖尿病肾脏疾病的主要病理改变是肾小球硬化，与蛋白尿及肾功能损害有直接关系。PAS染色结果显示，C肽能够明显改善糖尿病肾脏疾病肾小球的微血管病理改变，其机制可能是通过下调肾小球微血管RAGE及蛋白激酶Cβ的表达，上调蛋白激酶A的表达来降低糖尿病GK大鼠肾小球硬化程度，从而减少糖尿病肾脏疾病大鼠的尿蛋白排泄。李冰昱等将70例患者分为2型糖尿病组和2型糖尿病肾脏疾病组各35例，观察两组患者年龄、性别、病程、体质量指数及生化指标的差异，并采用多因素非条件Logistic回归分析2型糖尿病患者并发肾病的危险因素。结果显示，2型糖尿病肾脏疾病组空腹及餐后C肽值均显著低于2型糖尿病组，差异均有统计学意义；Logistic回归分析显示，空腹C肽为糖尿病肾脏疾病发生的保护性因素，从而说明维持正常C肽水平是预防和延缓糖尿病肾脏疾病发生的关键。

总之，糖尿病肾脏疾病是糖尿病最重要的慢性并发症之一。糖尿病发生率和糖尿病人口老龄化的持续增加，导致糖尿病肾脏疾病的发生率也在逐渐增加，并逐渐成为ESRD的最主要的病因。通过对糖尿病肾脏疾病的这些流行病学调查研究使我们更深入全面地了解了本病发生率及相关危险因素，为早期发现、预防和治疗本病提供了重要的临床依据。当然，未来还需要进行更广泛地区的多中心研究来探讨糖尿病肾脏疾病的流行病学特征，以期能更好地防止本病的发生，延缓其进展并改善其预后。

第二章　中医对糖尿病肾脏疾病病因病机的认识

一、病名

中医学将糖尿病归于"消渴"范畴，古医籍对此论述颇多，早在《黄帝内经》书中就有"消渴""消瘅""肺消""膈消""消中"等病名的记载。后世医家在此基础上，对本病的文献记载更加丰富，如《金匮要略》设消渴专篇、《外台秘要》设消中消渴肾消篇、《诸病源候论》设消渴候、《圣济总录》设消渴门、《证治准绳》设消瘅篇等。上述古籍不仅确立了"消渴"的正式病名，而且对本病病因病机认识日益深刻，诊治日趋规范。糖尿病肾脏疾病是糖尿病最常见慢性并发症之一，古籍中并无相应病名记载，纵观历代医家，当以唐代王焘《外台秘要》中"肾消病"最为接近，其描述与糖尿病肾脏疾病关系较为密切。《外台秘要》卷第十一《消中消渴肾消方八首》："《古今录验》论：消渴病有三……渴饮水不能多，但腿肿脚先瘦小，阴痿弱，数小便者，此是肾消病也"。但从"肾消病"之描述可以看出，它实际上是包含了糖尿病肾脏疾病在内的多种糖尿病并发症。尽管如此，古医家对糖尿病肾脏疾病之证候描述仍不少见，如《秘传证治要诀及类方》卷之八《大小腑门》三消："三消久而小便不臭，反作甜气，在溺桶中滚涌，其病为重，更有浮在溺面如猪脂，溅在桶边如柏烛泪，此精不禁，真元竭矣。"刘河间《三消论》："若渴而饮水不绝，腿消瘦而小便有脂液者，名曰肾消。"至现代众多的医家开始认识到规范本病病名的必要性，针对本病的中医病名提出了多种观点。吕仁和等推荐将糖尿病肾脏疾病及其各种相关病证统一称之为"消渴病肾病"，既强调了糖尿病肾脏疾病继发于消渴，又指出其病位的关键在肾，而治疗方面自当以护肾固本为首要。亦有学者认为"消渴"已经是个完备的病名，再加"病"字不免有画蛇添足之嫌，将"消渴肾病"作为糖尿病肾脏疾病的中医病名似乎更为得当。从历代医家对糖尿病肾脏疾病病名的认识的变化，体现了本病尽管与消渴密切相关，但其病因病机、治则治法等已有别于消渴。

二、病因

（一）禀赋不足

《灵枢·五变》："五脏皆柔弱者，善病消瘅"。《灵枢·本脏》："心脆则善病消瘅热中""肺脆，则苦病消瘅易伤""肝脆则善病消瘅，易伤""脾脆，则善病消瘅易伤""肾脆，则善病消瘅，易伤。"说明在各种致病因素的作用下，先天禀赋不足，五脏虚衰者易发生消渴肾病。五脏机能不足对本病的发生起着不可忽视的作用，其中尤以脾肾为主，盖因脾为后天之本，主运化，肾乃先天之本，主封藏；若脾气亏虚，气血生化乏源，加之肾中精气不足，失于润养其他脏腑，则可出现口燥而渴，精微下泄，发为消渴肾病。

（二）饮食失宜

适宜的饮食可使后天之本得以源源不断的充养，进而水谷运化有道，精微输布正常，机体荣润，百病不侵。然而长期嗜食肥甘、煎熘炙煿；或纵饮无度，煎灼津液，致脾胃壅滞，气机不畅，运化失职，输布失司，皆可致病。《备急千金要方》卷二十一《消渴淋闭方》消渴第一中有论述如下："凡积久饮酒，未有不成消渴……遂使三焦猛热，五脏干燥，木石尤且焦枯，在人何能不渴。"《丹溪心法·消渴》则载有："酒面无节，酷嗜炙煿……炎火上熏，脏腑生热，燥炽盛津液干，焦渴饮水浆而不能自禁。"说明饮食无节或饮酒失度，久而久之均可导致脾胃正常运化的功能失调，耗伤谷液，损于肾中，发为消渴肾病。

（三）情志不畅

中医学认为长期情志不畅，容易导致气机郁结于内，久而化火，火热内燔，消烁肺胃，煎灼阴津，是为消证大病，如《灵枢·五变》曰："怒则气上逆，胸中蓄积，血气逆流……转而为热，热则消肌肤，故为消瘅"。《世医得效方》卷第七《大方脉杂医科》消渴："思虑劳心，忧愁抑郁，是致小便白浊"。脏腑之中，情志与肝脏密不可分，若长期情志失和导致肝失条达，气机郁滞，化火延及他脏，炎于上则煎灼肺津，或留于中则耗伤谷液，滞于下则损消肾精，是故变生为消渴肾病。

（四）劳欲失度

《古今录验》："房事过度，致令肾气虚耗故也，下焦生热，热则肾燥，肾燥则渴"。指出若壮年之时不懂谨惜，恣情纵欲，房劳过度而伤及先天之本，肾精亏损则命门之火无以安宅，封藏不固，终致肾亏、肺燥、胃热交织为病，积损正虚发为肾消、水肿。此外，若只图安逸享受，又或是过度操劳，均会引起"劳伤"，首伤脾胃，损耗精血，致机体虚弱，五脏亏虚，亦可导致消渴肾病的发生。

（五）失治误治

《三消论》："若渴而饮水不绝，腿消瘦而小便有脂液者，名曰肾消。"《医学纲目》卷之二十一《脾胃门》消瘅门："肾消者饮一溲二，其溲如膏油，即膈消消中之传变"。《杂病广要·内因类·消渴》中记载《卫生家宝》有论述曰：疾久之，或变为水肿，或发背疮……至死不救。由此可见，他病失治误治或疾病早期控制不当，不知调护，或调摄失度，脏器虚损，致使疾病加重而致日久变生为消渴肾病。

三、病机

消渴肾病的病机演变变化无常，历代医家对其病机均作出了不同的阐述，但其基本病机为本虚标实乃是各家的共识。其中本虚又有气、血、阴、阳之分，主要责之脾肾两脏；标实则以湿、热、痰、浊、瘀、毒等多种病理因素相互作用、兼而见之，其证型根据病位的不同及各类病理产物的差异而又大相径庭。

（一）本虚方面

1. 从气血阴阳论 《素问·举痛论篇》："百病生于气也。"张介宾《类经》十五卷《疾病类·情志九气》在此基础上进一步阐释为："气之在人，和则为正气，不和则为邪气。凡表里虚实，逆顺缓急，无不因气而至，故百病皆生于气"。气乃是机体生命活动的营养能源及基本动力，所以人体吐故纳新，生长繁衍，都是气作用的结果，所以气的变化常先于其他病变出现。柳红芳教授总结古今医学典籍及各家经验，指出"虚气留滞"这个理论能够较为完整地概括消渴肾病发生发展的核心病机："虚气"在糖尿病肾脏疾病的临床表现中可体现为各脏腑及气血津液的亏虚，是发病之本，发病之先；"留滞"则指诸如气滞、血瘀、痰凝、水停等引起经络阻滞的病理过程，是发病之标，发病之末；故消渴肾病的病性多为本虚标实，或虚实夹杂。仝小林教授同样也指出，糖尿病肾脏疾病的病机特征可以简要地概括为"虚、瘀、浊"三字，其中总以

"虚"为主，再以气血阴阳细分证型。时振声教授则持有以下观点，认为消渴肾病继发于消渴病的稽留难愈，其病机的动态演变过程为：由阴虚始，继而发展为气阴两虚，病程迁延会导致阴损及阳，最后出现阴阳两虚之证。总的来说，由古至今，气阴两虚及阴阳两虚被诸多医家认为是消渴肾病的核心病机。

2. **从脏腑论** 《扁鹊心书·消渴》云："消渴虽有上中下之分，总由于损耗津液所致，盖肾为津液之源，脾为津液之本，本原亏而消渴之证从此致矣。"。由此可得出，津液亏损乃是消渴肾病发生的根本原因，而脾肾两脏在其中扮演了非常重要的角色。现代医家在潜心研究古代医学典籍和总结自身临床经验的基础上，也对消渴肾病的病因病机有着自己独到的见解，一部分医者指出消渴肾病的早期病变的病机多为脾肾阴亏；继而阴损及阳，脾肾两虚，导致水湿横溢，泛溢肌表，气损及阳，又可导致络脉不利而血瘀更重；晚期由于肾阳衰微，内生湿浊，可出现毒邪攻窜、凌心犯胃等危候。赵玲教授认为脾肾亏虚血瘀是消渴肾病的核心病机。乃因脾为后天之本，行运化水湿之职，若脾虚失于运化，则会导致水液代谢失常，水湿无所化，是故糖尿病肾脏疾病患者多见舌体胖大、肢体浮肿等征；肾为先天之本，消渴病迁延难愈，日久由脾及肾，脾气亏虚则升清失职，水谷精微趋于下焦；肾气不足则封藏失职，精微物质失于固摄由尿中溢出则见小便浑浊。有医者总结李明权教授的临床经验，提出糖尿病肾脏疾病发病的基础是脾肾两脏虚损，导致水液蒸腾气化受阻，加之小肠、肺、膀胱分清泌浊的功能失调，最终导致元阳虚损，湿毒内蕴。

（二）标实方面

1. **从痰湿论** 《景岳全书》卷之十八《理集杂证谟》三消干渴："消渴虽有数者之不同，其为病之肇端，则皆膏粱肥甘之变，酒色劳伤之过，皆富贵人病之，而贫贱者鲜有也"，说明了饮食不节，嗜食肥甘，可导致脾胃亏虚，内生痰湿邪热，壅滞于经络，津液输布失常，机体失于润养而导致消渴病的发生。金元四大家之一的朱丹溪认为，机体津液输布功能的正常发挥，依赖于"脾气散精"的机能能否正常发挥。若脾气亏虚，则上不能输布精微以滋养肺气，水谷从旁而化，生痰而犯肺；下不能辅助肾气以制化水湿，水寒之气进一步加重肾阳的衰微，使机体失于温煦。由此可见，痰湿是由于机体水液代谢异常而产生的一种病理产物，而又是导致机体运化失常的致病因素之一，彼此互相促进，互为因果。总之，痰湿的产生离不开脾虚失于运化，肾虚蒸腾失职，津液输布异常等原因，且痰性黏滞，致病程缠绵，迁延不愈，故成为糖尿病肾脏疾病难以蠲除的原因之一。

2. 从瘀血论 清·唐容川《血证论·卷六·发渴》："瘀血发渴者，以津液之生，其根出于肾水，水与血交会转运，皆在胞中，胞中有瘀血，则气为血阻，不得上升，水津因不能随气上布。但去下焦之瘀，则水津上布，而渴自止。"詹锐文详细地论述了糖尿病肾脏疾病患者产生血瘀的病理基础，认为糖尿病的病程中出现气虚、阴虚、阳虚之病理变化，是导致瘀血产生的必要条件。气虚则无力推动血行，血液留滞则为瘀；阳虚则寒，寒凝则血滞；阴虚则生内热，煎灼血液，凝聚成瘀。气血阴阳的亏虚与血瘀的存在互为因果，相互影响。目前，不管是临床试验还是文献研究都证实了一个观点，即瘀血是导致糖尿病肾脏疾病的一个关键因素，且参与到本病发生、发展每一个阶段中，并且，几乎所有的糖尿病肾脏疾病患者在病程中均存在着程度不一的血瘀状态。正如叶天士主张的"久病必治络"，其所谓"病久气血推行不利，血络之中，必有瘀凝，故致病气缠绵不去"恰恰证实了这个观点。

3. 从浊毒论 浊者，不清也；毒者，厚也。正如《临证指南医案》卷四《积聚》初为气结在经，久则血伤入络"。糖尿病病程漫长且难以痊愈，日久必浊毒淤积，伤及经络，致血行不畅，涩滞成瘀，或毒邪壅遏气机，生痰化饮，毒、痰、瘀并行，久留不去，机体愈虚。李佃贵先生根据其多年临床经验总结出的"浊毒学说"，拓宽了糖尿病肾脏疾病病机研究的方向，极大地丰富了糖尿病肾脏疾病的治疗方法。近年来，今人在理论上将此学说发扬光大，从解毒论治消渴，取得了不少的成果：南征教授提出的糖尿病肾脏疾病"毒损肾络"学说，认为糖尿病肾脏疾病是由于脏腑功能和气血运行失常而致，局部经络气血阻滞，机体水津输布失常，出现气、血、痰、湿、水饮等病理产物蓄积于体内，日久化生成毒。其既是机体代谢异常产生的病理产物，又作为新的致病因素影响糖尿病肾脏疾病的发生发展。

第三章 糖尿病肾脏疾病的病理生理机制

糖尿病肾脏疾病是糖尿病常见的慢性并发症之一，也是导致终末期肾病的主要原因。糖尿病肾脏疾病是在遗传因素和个体差异的基础上由多种因素综合作用引发的，其病理生理机制十分复杂，目前尚未完全阐明。近年来越来越多的研究表明，糖尿病肾脏疾病发病的影响因素主要包括遗传因素与非遗传因素。非遗传因素主要涉及糖代谢紊乱、氧化应激、血流动力学改变、炎性介质、细胞因子、生长因子、肾小球滤过屏障的异常、足细胞的损伤及内质网应激反应等多种因素及环节，这些因素及环节最终均可导致肾小球基底膜增厚和系膜基质增加，而其中糖代谢紊乱被认为是引起糖尿病肾脏疾病发病的最主要因素。

一、糖代谢紊乱

（一）晚期糖基化终产物的沉积

糖基化终产物（advanced glycation end products，AGEs）的出现是由于糖尿病患者胰岛素分泌不足导致的血液中血糖浓度一直维持较高水平，长时间的持续高血糖导致葡萄糖与血液中的蛋白、核酸、氨基酸和各种脂类等大分子物质的游离氨基与葡萄糖、果糖等还原糖的醛基发生的缩合、重排、氧化修饰等一系列非酶性生化反应，最终形成的稳定化合物。其结构多样，在机体内以多种形式存在。动物实验已证实，在患有糖尿病的动物肾脏中可以发现AGEs明显增多，可见肾小球基底膜增厚、系膜基质增宽、肾小球硬化及肾间质纤维化等糖尿病肾脏疾病典型病理改变。AGEs可以通过与系膜细胞上特异性受体（RAGE）结合介导血管紧张素Ⅱ（AngⅡ）的产生，并导致大量细胞因子如白细胞介素-1α（IL-1α），肿瘤坏死因子α（TNF-α），促生长因子（IGF）等，尤其是转化生长因子β1（TGF-β1）的合成和分泌，可以引起细胞肥大，纤维连接蛋白合成，肾小球硬化。研究表明，减少或清除AGEs的药物，在逆转糖尿病模型大鼠蛋白尿及系膜扩张，抗蛋白交联及抗氧化等方面显示出一定疗效；而另一项针对RAGE基因敲除小鼠的研究则表明，对比未进行基因敲除的小鼠，其肾脏结构及功能损伤的发生均显著减轻。

（二）多元醇通路的激活

多元醇通路又称山梨醇通路，由醛糖还原酶（AR）及山梨醇脱氢酶（SDH）共同构成。人体中的醛糖还原可以控制多元醇通路的开关，在生理情况下，AR与葡萄糖的结合率很低，多元醇通路处于关闭状态。在糖尿病高糖条件下，继发性的细胞内高葡萄糖可激活AR，导致葡萄糖大量转换为山梨醇在组织内蓄积，山梨醇极性很强，不能自由透过细胞膜，于是在细胞内形成高渗状态，导致大量细胞外液渗入，靶细胞水肿；同时使细胞内肌醇池耗竭，谷胱甘肽水平下降，Na^+-K^+-ATP酶活性下降，组织细胞缺氧，这种改变可直接影响肾小球及肾小管细胞的功能，从而加速糖尿病肾脏疾病的发生与发展。细胞培养研究发现，高糖环境及AR的过度表达可增加纤维连接蛋白的表达，而AR抑制剂可抑制纤维连接蛋白的表达。因此，抑制AR可能有助于阻止糖尿病肾脏疾病患者细胞外基质（ECM）的沉积，延缓糖尿病肾脏疾病发展的进程。

（三）蛋白激酶激活

蛋白激酶C（PKC）是体内一组重要的蛋白激酶，广泛存在于人体的细胞、组织和器官中，通过参与膜蛋白磷酸化介导细胞增殖、分化及信号传递等多种生物活性反应。糖尿病患者的持续高血糖使组织细胞内二酯酰甘油（DAG）生成增多，可直接激活PKC。PKC激活后可通过促进前列腺素的生成，促进糖尿病肾脏疾病早期肾小球高灌注、高滤过状态的形成；也可通过改变ECM和基底膜结构，使肾小球毛细血管通透性增加；PKC还可直接刺激肾小球系膜细胞和内皮细胞，导致ECM分泌增多或通过激活蛋白（AP）-1，上调TGF-β的表达，来增加纤维连接蛋白和IV型胶原蛋白的表达，使ECM合成增加而损害肾脏；此外，PKC可通过增加血管内皮细胞生长因子（VEGF）的表达增加血管通透性，使血管内皮功能下降；通过刺激血小板聚集来增加核因子（NF）-κB和纤溶酶原激活物抑制剂（PAI）-1的含量和活性，诱发局部组织炎性反应和导致血栓性微血管病变，从而加重血管损伤。王海颖等研究糖尿病大鼠肾皮质PKC活性的变化及牛蒡子提取物对其影响，探讨牛蒡子粗粉及提取物治疗糖尿病肾脏疾病的作用机制。结果表明，牛蒡子提取物能降低胞膜PKC

活性，起到对肾脏的保护作用，证明抑制PKC的活性可以延缓或阻止糖尿病肾脏疾病的进展。研究分析PKC同种型特异性敲除小鼠和使用PKC-β抑制剂获得的数据表明，糖尿病诱导的PKC-α激活对白蛋白尿的发展至关重要，而PKC-β激活主要导致肾小球系膜扩张、基膜增厚和肾脏肥大。高血糖与血管紧张素Ⅱ等共同激活PKC通路，将各种细胞内蛋白质的丝氨酸或苏氨酸残基磷酸化，从而影响的细胞功能，可能是糖尿病肾脏疾病相关的发病基础。

（四）葡萄糖转运蛋白的表达及转位障碍

细胞糖代谢的第一道限速步骤是葡萄糖摄入，受多方面调控，葡萄糖转运蛋白（GLUT）的调节是其中关键环节。GLUT是介导哺乳动物细胞葡萄糖转运的主要载体，在机体糖代谢中具有重要作用，与糖尿病及其慢性并发症的发生、发展关系密切。肾小球系膜细胞有GLUT4表达，有试验显示高糖可明显抑制系膜细胞中GLUT4mRNA表达，导致参与转位的GLUT4数量减少，GLUT4由细胞内囊泡转位到细胞膜，才能完成葡萄糖的转运，所以GLUT4的表达和转位障碍参与了糖尿病肾脏疾病的发生。GLUT1是目前已知体内分布最为广泛的葡萄糖转运蛋白，是介导系膜细胞葡萄糖摄取的主要糖转运载体，主要分布在肾脏组织的肾小球、近端肾小管、髓袢升支粗段、集合管、系膜等部位。体外研究显示经GLUT1基因转染的系膜细胞，即使在正常葡萄糖浓度下也表现出过度的糖摄入、细胞肥大及ECM增加等类似糖尿病情况下出现的病理改变。

二、肾脏血流动力学的改变

高血糖可使糖尿病患者毛细血管持续性扩张，导致肾小球毛细血管壁的通透性增加，肾小球毛细血管基底膜增厚，内皮损伤，肾动脉及其分支硬化、弹性阻力增加及血管管腔闭塞，表现为肾脏各级动脉血流动力学改变。在糖脂代谢紊乱状态下，肾小球血管内膜下沉积的大量蛋白，包括免疫球蛋白、纤维蛋白原等，使得肾脏入球小动脉及出球小动脉血管壁出现玻璃样变，导致血管弹性减小，从而引起肾小球血流动力学的改变。肾病早期肾脏的微血管可出现结构改变，如内皮细胞增多、肥大，引发功能障碍，甚至引起血栓形成。而形成血栓的血管管腔闭塞，还可出现微血管瘤。Peng等研究发现，高血糖条件下大鼠模型中的AngⅡ增加，从而激活肾素-血管紧张素-醛固酮系统（RAAS），并通过产生大量的活性氧簇（ROS）和血浆内皮素1（ET-1），使得基底膜的脂质发生过氧化反应及蛋白质沉积。AngⅡ能够诱导单核细胞活化，促进巨噬细胞和血管平滑肌细胞分泌多种细胞因子，如TGF-β、IL-1、IL-6、IL-8、γ干扰素及单核细胞趋化蛋白1（MCP-1）。此外，Ang II也可上调TGF-β表达，促进肾脏系膜细胞、肾小管上皮细胞、间质成纤维细胞增生，并通过刺激这些细胞产生更多的纤溶酶原激活物抑制剂、金属蛋白抑制因子而使细胞外基质分解速度下降，导致细胞外基质累积，促使肾小球硬化及肾小管间质纤维化。早期糖尿病主要影响肾脏入球小动脉及邻近的血管，随着病程进展，血流动力学特征逐渐转化为高阻、低流速、低灌注。后期肾小球出球小动脉张力增加，肾小球内压增加，尿蛋白排泄率随之增加，最终导致蛋白尿、肾小球硬化及肾间质纤维化。

三、脂代谢紊乱

糖尿病患者除主要表现糖代谢紊乱外，常伴随着脂代谢紊乱。血脂异常与糖尿病肾脏疾病是相互影响的，高血脂促进糖尿病肾脏疾病的发生与发展，糖尿病肾脏疾病则进一步加重血脂的紊乱，形成恶性循环。糖尿病肾脏疾病早期的血脂异常以甘油三酯（TG）升高为主；至蛋白尿期，出现TG，胆固醇（TC）、低密度脂蛋白（LDL-C）显著升高，高密度脂蛋白（HDL-C）显著下降；终末期上述改变加重，并可出现极低密度脂蛋白胆固醇（VLDL-C）显著增高。当脂代谢紊乱程度超过脂肪组织的存储能力，就会沉积于非脂肪组织，造成该组织器官的损害。脂质在肾脏沉积，可直接损伤肾脏。脂质沉积在肾小球，刺激基底膜细胞增殖，ECM聚集，渗入肾小球的单核细胞和巨噬细胞吞噬脂质增加形成泡沫细胞，加重肾小球的硬化。大量脂质沉积在肾内使得肾内脂肪酸结构改变，缩血管活性物质释放增加，肾小球毛细血管内压升高；同时高脂血症能够降低纤溶活性，造成肾小球毛细血管的血栓栓塞，改变肾脏的血流动力学。另外高血脂可以影响凝血因子，促进血液凝固，加重微血管病变。血液黏稠度的增加使细胞聚集性增强、血流减慢，引起肾脏缺血、缺氧，导致微血管受损，通透性增强，血浆蛋白漏出增加，白蛋白排出随之增多。以上种种因素导致脂质在肾脏沉积，其结果是引起肾小球基底膜增厚、ECM聚集，进一步加重肾小球硬化和肾小管损伤程度，最终导致肾功能受损。有研究用MassoN染色发现糖尿病大鼠喂养8周即发现部分ECM在肾小管聚集；油红染色证实脂滴沉积于远端肾小管上皮组织，故认为脂滴在糖尿病肾病肾小管间质ECM沉积中起重要作用。

四、炎症反应与细胞因子

近年来，多项研究报道炎症因子在糖尿病肾脏疾病的发生和发展机制中有重要作用，并认为糖尿病肾脏疾病是一种炎症性疾病。在糖尿病状态下，高血糖、肾脏血流动力学的改变、脂类代谢紊乱等都可以刺激炎症介质及炎症因子的产生，加重肾脏组织损伤，促进糖尿病肾脏疾病进展。

（一）C反应蛋白

C反应蛋白（CRP）是一种急性时相蛋白，可以直接参与炎症过程。当机体发生感染和炎症时，体内的CRP急剧上升，其活性可受诸多因子如白细胞介素和肿瘤坏死因子（TNF）等调节。近年研究发现体内高水平CRP与DM有关，并且可能是糖尿病肾脏疾病发生发展的一个危险因素。有研究显示糖尿病肾脏疾病患者增高的CRP与增加的尿蛋白排泄有关，提示CRP参与糖尿病肾脏疾病的发生发展。CRP引起糖尿病肾脏疾病的机制被认为可能是：CRP可导致血管内皮细胞功能障碍或直接损伤血管内皮细胞，降低内皮型一氧化氮合酶的表达及生物活性；参与氧化应激，刺激血管内皮释放炎性因子如细胞间黏附分子（ICAM-1）、TNF及MCP-1等，促进白细胞释放超氧化物和蛋白水解酶，引起组织损伤；激活凝血系统和补体系统，导致机体凝血和纤溶系统平衡的失调，引起血管病变，并最终导致糖尿病肾脏疾病形成。

（二）趋化因子

人体内的趋化因子包括单核细胞趋化蛋白（如MCP-1）、正常T细胞表达和分泌因子（RANTES）、巨噬细胞炎性蛋白（MIP）等。单核细胞、巨噬细胞、内皮细胞、成纤维细胞、肾小球系膜细胞等都可表达MCP-1，其在高血糖、蛋白非酶糖基化产物、血管紧张素、氧化应激、炎症和肾小球血流动力学改变等刺激因素影响下表达明显上调。MCP-1主要趋化和激活单核巨噬细胞，而单核巨噬细胞浸润被证实在糖尿病肾病发生发展中起着重要作用。其促进糖尿病肾病发生发展主要通过以下途径：①激活NF-κB和AP-1；②激活蛋白水解酶，增加氧自由基的生成，损伤血管内皮细胞；③激活的单核细胞，还可诱导休眠状态的纤维细胞增殖转化为成纤维肌细胞，参与肾小球纤维化硬化，促进小管间质瘢痕化，导致糖尿病肾脏疾病的形成。④促进多种生长因子合成和释放，如TGF-β1和结缔组织生长因子（CTGF）等，促进细胞外基质合成和分泌，参与肾小球纤维化。

（三）黏附分子

黏附分子是介导细胞与细胞、细胞与细胞外基质间识别和黏附的一类大分子，其中属于免疫球蛋白超家族的ICAM-1和血管细胞黏附分子-1（VCAM-1）在糖尿病肾病发病过程中具有重要作用。正常情况下，肾小球内ICAM-1不表达或低表达；糖代谢紊乱时，可通过各种复杂的机制诱导肾小球内皮细胞ICAM-1表达增加。持续高糖状态下，蛋白质、核酸等大分子物质发生非酶糖基化，形成不可逆的AGEs，AGES可刺激内皮细胞表达ICAM-1。另外，肾小球高滤过、血脂紊乱及AngⅡ增加等也可能导致ICAM-1高表达。高表达的ICAM-1可促使单核巨噬细胞在肾脏浸润，其表达增加水平与巨噬细胞浸润程度平行，浸润的巨噬细胞进一步释放各种炎性因子如IL-1和TGF-β1等，加重炎性细胞的浸润，导致ECM产生增多和降解减少，这些都与肾小球的硬化的关系密切。另外研究证实VCAM-1也参与糖尿病肾脏疾病的发生发展，比较正常血压的DM和非DM患者血中VCAM-1水平和尿白蛋白的排泄，结果显示DM组VCAM-1显著升高，VCAM-1水平和24h尿白蛋白排泄显著正相关，提示VCAM-1也可能参与了糖尿病肾脏疾病的形成。

（四）肿瘤坏死因子

TNF-α是机体炎性反应与免疫功能的重要调节因子，最初对其的认识仅限于对肿瘤的特异杀伤作用，后发现其具有多种生物活性。近年来一些研究结果显示TNF-α可能是2型糖尿病及糖尿病肾脏疾病的主要发病原因之一。糖尿病肾脏疾病患者在高糖刺激下发生的血流动力学改变、产生的AGEs及代谢紊乱状态等均可刺激肾脏局部产生TNF-α。其机制可能与以下几点有感：①TNF诱导产生ROS，产生氧化应激；②增加系膜细胞环腺苷酸（cAMP）及环磷酸鸟苷（cGMP）的合成，促进系膜细胞合成前列腺素（PG）和血小板活化因子（PAF）增多，使系膜细胞结构和形态发生改变；③提高系膜细胞MCP-1的表达和分泌，促进炎症介质的表达；④诱导ICAM-1的表达及瘦素的分泌，加速糖尿病肾脏疾病的发生。

（五）血浆纤溶酶原激活物抑制因子

血浆纤溶酶原激活物抑制因子（PAI）是纤溶酶原活化系统（PAs）的重要调节物。血浆中PAI活性主要由PAI-1体现，是调节纤溶活性的关键因子，其主要来源于血管内皮细胞、血小板颗粒等。主要生理功能为抑制纤溶酶原活化剂（PA）、组织型和尿激酶型纤溶酶原激活物（t-PA和u-PA）、凝血、纤溶、补体激活和炎症反应等。代谢紊乱状态下出现的高胰岛素血症、高糖、AngⅡ、醛固酮、TNF-α及慢性缺氧等均可增加PAI-1的mRNA表达及合成。升高的PAI-1可抑制t-PA和u-PA的作用，抑制纤溶系统活性，阻碍ECM的降解，促进纤维蛋白沉积和ECM积聚，导致糖尿病肾脏疾病患者肾小球纤维硬化。PAI-1还抑制对ECM有降解作用的基质金属蛋白酶（MMPs）及丝氨酸蛋白酶的活性，使ECM降解失衡。另外PAI-1还可通过与u-PA受体结合和激活ERK/MAPK信号转导通路调节TGF-β1表达，使其表达增高，促进肾小球纤维化。

（六）白细胞介素

研究显示IL-1、6、8和18均参与机体的炎症反应过程。研究显示，伴蛋白尿的DM患者血清IL-6水平明显升高，血清IL-6水平与肾小球基底膜厚度呈正相关。IL-6促进糖尿病肾脏疾病的机制是通过旁分泌或自分泌形式与肾小球系膜细胞上的IL-6受体结合，刺激肾小球系膜的增殖和细胞外基质的产生，使肾小球滤过膜增厚；还可作用于血管内皮细胞，诱导其表达黏附分子和促凝血因子，黏附炎症细胞，促进血管内血栓形成，增加毛细血管通透性，从而加速糖尿病肾脏疾病的发生发展。IL-18又名IFN诱导因子（IGIF），是一种多效的促炎性细胞因子，其主要由单核细胞和巨噬细胞产生，也可由肾脏细胞和胰岛细胞等产生。临床研究表明，与正常人比较，DM患者尿和血清中IL-18显著升高并与尿白蛋白排泄显著正相关，其在糖尿病肾脏疾病早期阶段已经开始升高并预示糖尿病肾脏疾病的进展。IL-18在糖尿病肾脏疾病发病中的作用的可能机制与其能够促进TNF-β，干扰素（IFN）-γ等炎性细胞因子的产生；增强Fas介导的细胞凋亡的功能；促进一氧化氮（NO）的产生，引起肾小球超滤过及持续血管扩张及促进肾小管萎缩和肾间质纤维化的作用有关。

五、氧化应激

临床研究结果提示氧化应激的增加是糖尿病肾脏疾病发病的关键环节。氧化应激是指机体受到有害刺激时ROS产生增多和（或）清除减少，从而导致ROS在体内蓄积，引起的分子、细胞和机体的损伤反应。体外研究结果显示，糖尿病状态下肾小球上皮细胞、系膜细胞和近端肾小管上皮细胞的葡萄糖摄取率升高，糖代谢紊乱可通过影响线粒体呼吸链、NADPH氧化酶、黄嘌呤氧化酶和NOS等导致ROS大量产生。细胞质中ROS主要来源于NADPH氧化酶系统。ROS对肾的损伤作用主要表现在肾小球ECM的沉积和肾小管上皮细胞肾间质转分化。ROS引起肾小球ECM蛋白增加的机制可能线粒体中生成过多的自由基可激活多元醇通路、AGEs通路、PKC通路，进一步诱导自由基的产生，形成恶性循环，使肾小球纤维连接蛋白及Ⅳ型胶原等系膜区ECM蛋白合成增加、降解减少，足细胞nephrin表达下调，加速肾小球系膜的扩张。抗氧化剂能有效抑制PKC的活化、TGF-β和纤维连接蛋白表达的上调，表明ROS介导了肾小球ECM的沉积。抗氧化剂同样能减轻肾小管上皮间质转化，提示ROS在糖尿病肾小管间质纤维化中也起了重要作用。另外，ROS还参与了肾血流动力学的调节，它能直接刺激肾小管上皮细胞中AngⅡ大量表达，由于AngⅡ对肾小球出球小动脉的收缩作用强于入球小动脉，从而导致肾小球内高压的形成。AngⅡ还能诱导高糖环境下系膜细胞和肾小管上皮细胞中诱导型一氧化氮合酶（iNOS）的表达上调，导致NO的大量产生。NO作为重要的血管内皮舒张因子，能介导肾小球内高灌注、高滤过的发生。NO本身又是很强的自由基，可与超氧阴离子反应形成毒性更强的过氧化亚硝基，对细胞造成直接的毒性作用甚至诱导细胞凋亡。

六、足细胞自噬

多种信号转导通路参与哺乳动物细胞的自噬调节过程，目前关于糖尿病肾脏疾病与足细胞自噬调节的研究主要集中在营养相关信号通路上。研究表明，糖尿病条件下哺乳动物西罗莫司靶蛋白（mTOR）、AMP活化蛋白激酶（AMPK）、沉默信息调节因子1（Sirt1）等营养信号通路的改变可损伤自噬应激反应，这可能会加剧细胞器的功能障碍并导致糖尿病肾脏疾病进展。

（一）mTOR信号通路

mTOR是一种进化上保守的丝氨酸/苏氨酸蛋白激酶，广泛存在于真核生物中。其与不同的蛋白结合形成两个结构和功能不同的复合体，分别为mTORC1和mTORC2。其中，mTORC1是一种西罗莫司敏感蛋白激酶复合体，主要参与细胞生长、增殖、凋亡等细胞过程的调节，并被认为是细胞自噬的负性调控因子。最近的研究发现，糖尿病肾脏疾病的发生、发展与mTORC1的过度激活有关，足细胞特异性mTORC1激活可导致非糖尿病小鼠出现许多糖尿病肾脏疾病的特征性病理，如系膜扩张，肾小球基底膜增厚、足细胞的丢失以及蛋白尿。采用mTORC1抑制剂西罗莫司干预或基因下调mTORC1活性的方法可有效改善足细胞功能失常，从而防止糖尿病肾脏疾病的进展。有趣的是，在非糖尿病条件下，抑制mTORC1的活性会对足细胞产生严重的副作用，足细胞特异性敲除mTORC1会诱导蛋白尿的发生和肾小球硬化，长期应用西罗莫司治疗的患者尚有蛋白尿进展的风险。由此可见，mTORC1的基础表达与足细胞功能的维持以及糖尿病肾脏疾病的发病均有关，今后的研究尚需进一步阐明糖尿病中足细胞mTORC1信号通路和自噬相互关系的细节，探讨如何适当调节mTORC1，最终达到防治糖尿病肾脏疾病的目的。

（二）AMPK信号通路

AMPK作为自噬的调节器也被认为参与了糖尿病肾脏疾病的发病机制。AMPK的活性主要受细胞内AMP/ATP的精密调控，当胞内能量呈低水平时，AMPK被激活，并通过两个独立的机制来激活自噬：直接控制ULK1的磷酸化以及抑制mTORC1的活性。动物实验发现，STZ诱导的糖尿病大鼠以及db/db小鼠的肾皮质中AMPK的磷酸化和活性均受到抑制。此外，有实验证明，AMPK激活剂白藜芦醇可恢复STZ诱导的糖尿病肾脏AMPK的活性，减少蛋白尿，改善高血糖和肾功能障碍并减轻肾脏肥大。这些研究表明，AMPK的失活可抑制自噬并导致糖尿病肾脏疾病的发生，同时也提示了AMPK激活有望成为恢复糖尿病肾脏疾病自噬活性的治疗靶点。

（三）Sirt1信号通路

Sirt1是一种氧化辅酶（NAD+）依赖的去乙酰化酶，对自噬起着积极的调控作用。最近的一项研究表明，Sirt1缺乏与糖尿病肾脏疾病病理中的近端肾小管细胞损害以及足细胞损伤有关。db/db小鼠以及STZ诱导的糖尿病小鼠模型在蛋白尿发生前即可出现Sirt1的表达下降。动物实验显示Sirt1激活剂白藜芦醇可减少高糖诱导的氧化应激以及细胞凋亡，从而改善1型和2型糖尿病的肾脏损伤。此外，有研究显示Sirt1在胰腺β细胞的表达增加能够在高糖刺激时促进胰岛素的分泌并改善葡萄糖耐量。由此可见，Sirt1除了可通过调控自噬对肾脏产生保护作用外还具有诱导胰岛素分泌从而到达控制血糖的积极影响，这也使得Sirt1可能成为胰岛素抵抗和糖尿病肾脏疾病的一个极具前景的治疗靶点。

七、其他信号通路

信号通路是指能将细胞外的分子信号经细胞膜传入细胞内发挥效应的一系列酶促反应通路。这些细胞外的分子信号包括激素、生长因子、细胞因子、神经递质以及其他小分子化合物等。糖尿病肾脏疾病涉及的细胞类型广泛，信号通路十分繁杂，高糖条件下，肾小球内多元醇、己糖胺和肌醇等代谢通路被激活，引起AGEs生成增加，ROS增多，并且激活PKC信号，导致下游的TGF-β-Smad-MAPK、JAK-STAT信号通路的激活；同时转录因子如NF-κB、AP-1被活化，引起转位入核增加细胞因子如SP1、MCP-1等表达增多等。导致相关分子在转录及翻译水平上发生异常，最关键的是引起细胞外基质（ECM）蛋白分子如TGF-β、胶原、纤维连接蛋白（FN）表达增多，最终导致糖尿病肾脏疾病的发生。

（一）AGEs-RAGE信号通路

在正常生理条件下，体内能够生成少量AGEs，而在糖尿病肾脏疾病状态下，长期高血糖能够诱导细胞内及细胞外AGES生成增多。AGEs能与其细胞表面受体RAGE特异性结合，激活PKC、MAPK信号通路，激活转录因子NF-κB、AP-1，引起细胞炎症反应的发生。

（二）TGF-β信号通路

TGF-β信号通路的异常激活可能是糖尿病肾脏疾病肾脏炎症和肾纤维化的主要机制。TGF-β1是TGF-β家族的一个成员，TGF-β1在体内与细胞表面受体结合，激活下游的Smad分子，然后将TGF-β1信号从细胞表面受体传导至细胞核，激活或抑制相关靶基因的表达。在这个过程中，TGF-β下游的效应分子包括AGEs/PKC和DAG等。TGF-β首先与转化生长因子-β（TβR）Ⅱ结合，促使TβRⅡ发生磷酸化，再与TβRⅠ结合并使其磷酸化，然后磷酸化下游的Smad2/Smad3复合物，促使Smad2/Smad3与Smad4结合并转位入核，与特定DNA序列结合激活或抑制相关靶基因激活，引起肾脏纤维化和炎症反应的发生。此外AGEs和AngⅡ也能通过激活TGF-β，促使ECM蛋白合成增多引起肾纤维化。值得注意的是，AGEs和AngⅡ可以不依赖于TGF-β信号，而通过激活ERK及p38MAPK信号通路激活Smad2/Smad3复合物，来达到促进肾纤维化的病理进程的目的。

（三）JAK-STAT信号通路

信号传导及转录激活因子（STAT）含有SH2和SH3结构域，可与特定的含磷酸化酪氨酸的肽段结合。研究表明，用STZ诱导以后SA/+小鼠STAT磷酸化水平明显高于SA/-小鼠，并且SA/+小鼠炎症相关指标如IL-6、MCP-1和NF-κB的表达明显上调，纤维化成分Ⅳ胶原、TGF-β和ICAM-1mRNA水平明显升高，TGF-β和ICAM-1相关蛋白表达明显增多。此外，JAK2-STAT1/STAT3信号通路可促进AGEs诱导的大鼠肾脏成纤维细胞胶原形成。细胞外刺激因素如高糖、AngⅡ都能诱导STAT信号的激活。AngⅡ与JAK2膜受体结合后，能够增加活性氧的生成，并抑制磷酸酶SHP-1的活性，促进JAK2磷酸化，JAK2进一步激活下游的STAT（STAT1，STAT3，STAT5），引起TGF-β信号通路的激活，使ECM成分表达增多，最终导致肾小球纤维化。

第四章　糖尿病肾脏疾病的诊断

第一节　糖尿病肾脏疾病的中医诊断

现代医学认为糖尿病肾脏疾病的发生与慢性高血糖所致的肾小球高滤过、蛋白非酶糖基化、多元醇通路激活、蛋白激酶C活化、细胞外基质积聚以及细胞因子的参与有关。在中医学文献中可归类于"消渴病"继发的"水肿""肾劳""关格"等，与古代文献中的"肾消"密切相关，可统称为"消渴肾病"。其早期症状不突出，仅表现为尿白蛋白排泄率增加；中期可以表现为尿多浊沫、水肿等，肾功能指标尚正常，尿常规检查出现尿蛋白；晚期肾功能损害不断加重，失代偿期可以表现为乏力、腰腿酸痛、夜尿频多、水肿、食欲减退、面色无华、爪甲色淡等，甚至可以表现为恶心呕吐、大小便不通，出现多器官、多系统损害，酸碱平衡失调，水电解质乱，终成"关格"危候。目前糖尿病肾脏疾病尚无公认的中医诊断标准，当代名医名家中医工作者开展了大量的工作，旨在建立能被认可、可推广、立得住，既能体现中医药特色，又能与国际医学接轨的糖尿病肾脏疾病诊断标准，以期充分反映糖尿病肾脏疾病病程全貌，切实指引临床。

一、中华中医药学会发布的《糖尿病肾病中医防治指南》诊断标准（2011年版）

（一）诊断

1. 临床表现

（1）症状：本病早期除糖尿病症状外，一般缺乏肾脏损害的典型症状。临床期肾病患者可出现水肿、腰酸腿软、倦怠乏力、头晕耳鸣等症状；肾病综合征的患者可伴有高度水肿；肾功能不全氮质血症的患者，可见纳差，甚则恶心呕吐、手足搐搦；合并心衰可出现胸闷、憋气，甚则喘憋不能平卧。

（2）体征：早期无明显体征，之后可逐渐出现血压升高，或面色㿠白、爪甲色淡、四肢浮肿、胸水、腹水等。

2. 理化检查

（1）尿液检查

1）尿微量白蛋白：早期肾病患者表现为尿白蛋白排泄率增加，20～200μg/min。

2）24小时尿蛋白定量：早期糖尿病肾病尿蛋白定量＜0.5g/d；临床糖尿病肾病尿蛋白定量＞0.5g/d。

3）尿常规：糖尿病肾病早期无明显尿蛋白异常，其后可有间歇性蛋白尿发生，临床期可有明显持续性蛋白尿。

（2）外周血检查：糖尿病肾病肾功能不全可出现血红蛋白降低。

（3）血生化检查：临床糖尿病肾病及糖尿病肾病晚期可见肾功能不全，出现血肌酐、尿素氮升高。

3. 诊断、分期标准

（1）诊断标准　糖尿病肾病的确诊应根据糖尿病病史、临床表现、理化及病理检查，以及肾功能等综合作出判断。

1）早期糖尿病肾病：糖尿病病史（常在6～10年以上），出现持续性微量白蛋白尿（UAER达20～200μg/min或30～300mg/d），即应拟诊早期糖尿病肾病。

2）临床糖尿病肾病：糖尿病病史更长，尿蛋白阳性，甚至出现大量蛋白尿及肾病综合征，即应考虑临床糖尿病肾病。

3）诊断糖尿病肾病，需除外其他肾脏疾病，必要时作肾脏病理穿刺。组织病理检查如肾小球无明显细胞增生，仅系膜基质弥漫性增宽及肾小球基底膜广泛增厚（早期需电镜病理证实），尤其出现Kimmelstiel-Wilson结节时，即可确诊。

（2）分期标准：详见本章第三节。

4. 鉴别诊断

（1）鼓胀：本病严重水肿时可出现腹水，但鼓胀的主症是单腹胀大如鼓，四肢多不肿，反见瘦削，后期或可伴见轻度肢体浮肿。而水肿多周身皆肿，先从眼睑或下肢开始，继则延及四肢、全身。鼓胀每有肝病病史，是由于肝、脾、肾功能失调，导致气滞、血瘀、水聚腹中、面色苍黄、腹壁有青筋显露；本病则有肾病病史，乃肺、脾、肾三脏相干为病，而导致水液泛滥肌肤，面色白或晦滞，腹壁无青筋暴露。

（2）癃闭：本病关格需与癃闭鉴别。癃闭主要以尿量减少，排尿困难，甚至小便不通为主症，一般无呕吐症状。癃闭可发展为关格，而关格不一定都是由癃闭发展而来。

（二）中医辨证标准

本病基本特点为本虚标实，本虚为气（脾气虚、肾气虚）阴（肝肾阴虚）两虚，标实为湿热浊瘀。所及脏腑以肾、肝、脾为主，病程较长，兼证、变证蜂起。本病发病初期，阴虚为本，涉及肝肾；消渴日久，阴损耗气，以致肾气虚损；后期阴损及阳，伤及心脾，脾肾阳虚，水湿潴留；病至晚期，肾阳衰败，浊毒内停，水湿泛滥。

1. 主证

（1）气阴两虚证：尿浊，神疲乏力，气短懒言，咽干口燥，头晕多梦，或尿频尿多，手足心热，心悸不宁，舌体瘦薄，质红或淡红，苔少而干，脉沉细无力。

（2）肝肾阴虚证：尿浊，眩晕耳鸣，五心烦热，腰膝酸痛，两目干涩，小便短小，舌红少苔，脉细数。

（3）气血两虚证：尿浊，神疲乏力，气短懒言，面色淡白或萎黄，头晕目眩，唇甲色淡，心悸失眠，腰膝酸痛，舌淡脉弱。

（4）脾肾阳虚证：尿浊，神疲畏寒，腰膝酸冷，肢体浮肿，下肢尤甚，面色㿠白，小便清长或短少，夜尿增多，或五更泄泻，舌淡体胖有齿痕，脉沉迟无力。

2. 兼证

（1）阴虚阳亢证：兼见头晕头痛，口苦目眩，脉弦有力。

（2）血瘀证：兼见舌色紫黯，舌下静脉迂曲，瘀点瘀斑，脉沉弦涩。

（3）膀胱湿热证：兼见尿频、急迫、灼热、涩痛，舌苔黄腻，脉滑数。

3. 变证

（1）浊毒犯胃证：恶心呕吐频发，头晕目眩，周身水肿，或小便不行，舌质淡黯，苔白腻，脉沉弦或沉滑。

（2）溺毒入脑证：神志恍惚，目光呆滞，甚则昏迷，或突发抽搐，鼻衄齿衄，舌质淡紫有齿痕，苔白厚腻腐，脉沉弦滑数。

（3）水气凌心证：气喘不能平卧，畏寒肢凉，大汗淋漓，心悸怔忡，肢体浮肿，下肢尤甚，咳吐稀白痰，舌淡胖，苔白滑，脉疾数无力或细小短促无根或结代。

第二节　糖尿病肾脏疾病的中医辨证规律

糖尿病肾脏疾病是糖尿病常见和主要的慢性微血管并发症之一，也是糖尿病致死的主要原因之一。历代医家对糖尿病肾脏疾病的认识不断深化，形成了独特的理论体系。但由于古今医家对该病病因病机的认识不同，目前对糖尿病肾脏疾病的辨证分型尚无统一标准，许多医家都对糖尿病肾脏疾病的辨证方法提出过独到见解，形成了不同的诊疗模式和风格。临床辨证方法有分型辨证、分期辨证、分型分期辨证、分期分型辨证等；辨证模式有气血阴阳辨证、脏腑辨证、标本虚实辨证等不同；亦有另辟蹊径，采用体质辨证、六经辨证及三焦辨证者；可谓多姿多彩，各有特色，自成体系，对中医临床诊治糖尿病肾脏疾病起到了良好的推动作用。

一、分型辨证

分型辨证是目前临床上最常用的辨证论治方法，由于中医对糖尿病肾脏疾病的辨证分型缺乏共识，各医家都是依据各自的临床经验总结分型。从文献中梳理糖尿病肾脏疾病的分型辨证方法，发现采用八纲辨证结合脏腑辨证的医者占多数。

（一）气阴两虚

消渴病基本病机是阴津亏耗，燥热偏盛；消渴病日久，阴津亏耗无以载气而致气耗气散，燥热伤阴耗气而致气阴两虚。糖尿病肾脏疾病则是在气阴两虚的基础上发展而来，其主要病位在肾，与肝、心、肺、脾等脏腑功能均有关系，病情进展多由上焦实热渐转下焦虚寒，由气阴两虚转至阴阳两虚，最终导致浊毒内生，变证频生。故大多学者认为糖尿病肾脏疾病初期自气阴两虚始，且气阴两虚贯穿于本病的始终，尤以肾脏气阴两虚最为突出。

（二）脾肾亏虚

肾为先天之本，脾为后天之本，在消渴病的研究中，历代医家多强调肾虚，近年来更加重视脾肾两虚。糖尿病肾脏疾病属虚实夹杂证，脾虚是关键，肾虚是易感因素。情志失调，饮食不节，外感侵袭，致脾失健运，生痰贮肺于百脉，脉道痰阻血瘀，痰瘀交结，瘀阻肾络，故痰瘀肾络，凝滞脉道是主要病理变化；痰湿浊毒是痰瘀闭阻，阴阳衰竭的病理产物；久则肾气、肾阴、肾阳俱虚，精微失固，因实致虚，肺失通调，脾失转输，肾失蒸化。任全顺教授认为病理本质为脾肾亏虚为本，水湿、浊毒、瘀血为标。发生多因消渴缠绵日久，精气被夺，正气虚衰所致。其虚以脾肾两脏为主，多由消渴日久调治失当，加之先天肾元禀赋有亏，后天脾胃因饮食失节或消渴病后的各种病因直接导致其虚损，脾虚则健运失权，水谷精微失于运化输布，水湿潴留，精微下泄，肾虚封藏失职，气化不利，水湿浊毒内停。病情发展，脾肾虚衰，所用失司，气血俱伤，血脉瘀阻，浊毒积聚，诸症四起，最终阴阳皆损，升降失常，三焦阻滞，转为气机逆乱之关格。

（三）肝肾两虚

中医认为"肝肾同源"，肝主疏泄，肾主藏精，两者相互制约。若肝失疏泄，气郁化火，下劫肾阴可使肾之封藏失职而见多尿，甚则如膏如脂之蛋白尿。肝藏血，肾藏精，精血亏虚不能上荣，可见头晕、面色苍白等症，日久导致阴阳两虚，肾失温化，水液运行不利，浊毒内停，湿热内生，产生慢性肾功能不全乃至尿毒症。仝小林教授将糖尿病肾脏疾病按主证、兼证与变证来论治，病机特点是本虚标实，以主证为本，以兼证、变证为标。其病变发展规律是由气阴两虚进而肝肾阴虚、阴阳两虚，最终发展成脾肾阳虚。主证有气阴两虚、肝肾不足、阴阳两虚、脾肾阳虚之不同；而兼证则可分为痰瘀阻络、湿浊内蕴、水湿泛滥、湿热下注、血虚血瘀、阴虚阳亢等型；变证包括水气凌心射肺及关格两种。

（四）瘀血阻络

《血证论》卷六《发渴》："瘀血发渴者，以津液之生，其根出于肾水……有瘀血，则气为血阻，不得上升，水津因不能随气上布"。是故瘀血被认为是引起糖尿病肾脏疾病发生的一个重要因素，并且贯穿于整个病程的始终。关崧等认为其形成的主要原因如下：①气虚致瘀。患者多久病消渴，致人体气虚，气为血帅，气虚不能鼓动血液运行，而成瘀血。②气滞致瘀。患者多喜食肥甘厚味，易生痰湿，其性黏滞，易阻滞气机而致瘀；或情志失调，肝失条达，气机阻滞，阻碍血之运行而致血瘀。③阴虚致瘀。患者阴虚燥热，煎熬津液，更加津亏液少，而津血同源，互为滋生，津亏则不能载血畅行而致瘀血。④阳虚致瘀。消渴日久，阴损及阳而致阴阳两虚，阳虚则寒，寒则血凝而致血瘀。⑤久病致瘀。久病入络，血脉瘀滞，形成瘀血。瘀血的形成加重气滞之象，化热伤阴，并阻滞于肾，使肾主水的功能不能正常发挥，导致水肿发生。

（五）水湿痰浊

郑新教授认为：任何导致津液代谢失常的病因皆可生痰。糖尿病肾脏疾病初期燥热，热灼津液，炼津成痰；气虚不能行津，津停为痰；阳虚失于温煦，液凝为痰。而痰生之后，即随气升降，无处不到，成为新的致病因子。消渴日久，致脏腑阴阳气血进一步衰败，气血运行不畅，水液输布失常，水湿痰浊壅塞三焦，阻碍气机，导致脏腑功能失调加重，脾脏健运失调，至水湿泛溢肌肤则见全身水肿；痰浊阻塞肾关，使肾主开阖之职失常，致使精微失摄而下泄则见蛋白尿。

（六）毒损肾络

毒是泛指对机体有不利因素的物质，毒邪有内外之分。糖尿病肾脏疾病之毒主要是内生之毒，涵盖糖毒、脂毒等，属中医瘀毒、湿毒、痰毒、燥毒等多方面。毒是由于机体阴阳失和，气血运行不畅及脏腑功能失调而导致。毒邪贯穿糖尿病肾脏疾病的始终。毒邪具有损伤、致变、顽固、秽浊、结聚、依附等多种病理特性，其致病又具有虚、郁、瘀、痰、湿、燥等特点。糖尿病肾病发病中瘀、痰、湿、燥、虚等致病因素可在病变一定阶段同时存在或相继出现，且相互作用、相互影响、错综复杂。经络为气血出入之总途，也是毒邪传变之通道。肾络为病，多以内外二因为病之始，亦有经病入络，更有脏腑久病入络者。南征教授指出，毒邪有内外之分。外毒是指对于人体来说直接侵袭机体，并造成毒害的一类物质，一般多具有传染性和流行性；内毒是因脏腑功能和气血运行失常，使机体的生理或病理产物不能及时排出，出现气滞、痰凝、血瘀、湿阻内停等病理产物，又是新的致病因素。糖尿病肾脏疾病的发病虽与外毒无明显关系，但却与内毒关系密切。糖尿病肾脏疾病是在脏腑亏虚的情况下，因毒致病，毒又致虚，虚实夹杂，虚、毒、郁、痰、瘀是糖尿病肾脏疾病的重要病理特点，可互为因果，恶性循环，变证从生，乃至阴竭阳亡，而毒在其中起决定作用，是共性的因素。

综上可见，糖尿病肾脏疾病实质上是虚实并见、证候错综复杂的病证。其中医辨证分型，目前尚无统一规范，临床医家各持已见。标本虚实辨证以正虚、标实分别划分为若干证型。本虚多采用的是气血阴阳辨证、脏腑辨证模式。从气血阴阳角度来看，以气阴两虚、阳虚、阴阳两虚多见；从脏腑来看，病变部位以肝肾和脾肾为主。标实亦采用气血津液辨证模式，以血瘀、痰浊、水湿、毒邪等多见。比较一致的观点认为：糖尿病肾脏疾病病机早期为阴虚燥热，中期因燥热耗气、日久气阴两虚，晚期因阴损及阳而发展为肾阳亏虚或阴阳两虚；根据不同病理阶段相应分为气阴两虚、肾阳亏虚及阴阳两虚等三个基本证型，其辨证均围绕这些基本证型，进一步增减或细化。

二、分期辨证

分期辨证是指在明确疾病诊断的基础上，根据疾病不同阶段主症特点、兼症、舌苔脉象的不同，把疾病分成几个阶段，来分析、认识、归纳疾病发生发展规律的辨证方法。糖尿病肾脏疾病是现代医学病名，归属于中医学消渴肾病范畴，其病程绵长、病情轻重不一，且不同临床阶段证候特点不同。遵循疾病的发生与进展，中医各医家学者多将糖尿病肾脏疾病进行分期辨证，一般多分为三期。

（一）按中医发展规律进行辨证

程益春教授将糖尿病肾脏疾病分为三期论治，认为本病主要为消渴日久，致脏腑阴阳气血进一步虚衰而发病；其病机为本虚标实，本虚以脾肾亏虚为主，标实主要责之瘀血、水湿、浊毒三者为患。早期病变多为气阴两伤，肝肾亏虚，瘀血阻络；病情发展则阴损及阳，脾肾俱虚，致水湿潴留，泛溢肌肤，气虚阳损，又可使血行不利而加重瘀阻，临床表现为大量尿蛋白及水肿，当以健脾补肾、活血利水为治疗关键；晚期则因肾阳衰败、湿浊内停而出现浊毒上攻、犯胃凌心之危重证候，治当权衡标本缓急，或以健脾补肾扶本为主，或以泻浊利水治标为主，或标本同治，根据病情变化进行动态辨证。

刘启庭教授指出糖尿病肾脏疾病病变早期以阴虚为本，涉及肝肾；病变后期，阴损及阳，脾肾阳虚；病变晚期，肾体受损，肾阳衰败，浊毒内停，而致气血阴阳俱虚，脏腑功能严重失调，而气虚血瘀则贯穿本病的始终。亦将糖尿病肾脏疾病分为三型：①肝肾气阴两虚，湿瘀内阻，治宜滋补肝肾、祛湿活血；②脾肾阳虚，气血双亏，治宜温肾健脾、益气活血；③阳虚水泛，浊阴上逆，气血阴阳俱虚，治宜温阳利水、调补气血。

沈庆法教授则认为糖尿病肾脏疾病的病机特点是阴虚燥热，以阴虚为本，燥热为标，且多夹瘀，易生变证。病起初期，以燥热阴虚为主，此时病位在肺胃；病程迁延不愈，久则耗气出现气阴两虚，此时病位主要在肝肾；病情发展，阴损及阳而成阴阳两虚，此时病位主要在脾肾；脾肾两虚则水湿停滞，泛滥于肌肤而见水肿，甚至阳气衰竭，浊毒内停，水湿潴留，变证蜂起，可见阳衰湿浊瘀阻之危候。

（二）结合Mogensen分期进行辨证

现代医学根据糖尿病肾脏疾病病程发展将糖尿病肾病分为5期：Ⅰ期、Ⅱ期为糖尿病肾病前期，病情发展及临床表现不明显；Ⅲ期为糖尿病肾病早期，Ⅳ期、Ⅴ期为糖尿病肾病中期和糖尿病肾病晚期。林兰教授以气阴两虚为主，从整体观念出发，结合Mogensen分期对糖尿病肾病进行辨证。

1. 糖尿病肾病前期　即Ⅰ期和Ⅱ期，此期是糖尿病肾病的开始，由糖尿病肺胃热盛日久、耗伤气阴所致，多见气阴两虚型。此阶段患者常见神疲乏力，自汗或盗汗，口干多饮，心烦失眠，急躁易怒，尿频量多，舌红少津，脉弦细数。治宜益气养阴，清热润燥，体现了中医学治未病的理念。由于糖尿病肾病迁延反复，消渴日久，津伤气耗，津液不得上承，阴虚燥热，气阴不足最终所致气阴两伤，故以益气养阴、清热润燥为法。

2. 糖尿病肾病早期　即Ⅲ期，此期患者出现多食易饥、视物模糊、腰膝酸软、口干、舌苔白、乏力自汗出等症状的频率较高，同时亦可见肌肤甲错、耳鸣耳聋、怕热、肢体麻木等不适，表明糖尿病肾病早期本虚以脾肾气阴两虚多见，而标实证则以内热证、血瘀证表现多见，病位在中、下二焦，累及肝、脾、肾。治宜健脾补肾，活血化瘀。

3. 糖尿病肾病中期　临床常见倦怠乏力、头晕失眠、小便清长等症，或见颜面及双下肢轻度浮肿，舌质黯，苔白，脉沉细，多为阴损及阳，脾肾阳虚所致。脾气虚弱，运化失常，则见倦怠乏力，畏寒，纳呆便溏；脾胃衰败，浊毒内停，气血生化无源，故见面色萎黄或苍白无华；脾肾阳虚，清阳不升，脑失所养，则有头晕失眠。治宜温补脾阳，利水消肿。

4. 糖尿病肾病晚期　症见：精神萎靡不振，嗜睡，面黄晦暗，胸闷纳呆，恶心呕吐，浮肿，尿少便溏，舌质黯淡，舌体胖嫩，苔白腻，脉沉细无力。此期患者病情危重，变证迭起，病机上仍为虚实夹杂，但总以与脾肾两脏关系密切。肾消日久，阴损及阳，渐至肾阳亏虚，脾阳失于肾阳之温煦，终可致脾肾阳气俱虚，则脾不散精、失于统摄、肾失封藏、开阖失常，则精气下泄，体内痰瘀互结，水湿浊毒停滞，甚至凌心射肺，上犯清阳，蒙闭清窍所致。故此期可采用调补气血阴阳，健脾益肾降浊之法。

三、分期结合分型辨证

国医大师吕仁和教授较早提出了分期结合分型辨证方法，将糖尿病肾脏疾病分为早、中、晚三期。在证型相对固定的基础上，根据邪实的变化随时辨出证候，调整用药。

（一）早期肾功能正常期

特征为肾功能开始衰竭，伴血糖的逐特征为肾小球滤过率增高，进而出现蛋白尿，甚至出现浮肿，但肾功能尚能代偿。分为四型六候，四型为肝肾气阴虚型、肺肾气阴虚型、肝脾肾气阴阳俱虚型、脾肾气阳虚型；六候有气郁、瘀血、湿热、燥热、结热、热毒。

（二）中期肾功能失代偿期

渐下降和血压的逐渐升高。此期分五型九候：五型为气血阴虚、浊毒内留型，气血阳虚、浊毒内留型，气血阴阳俱虚、浊毒内留型，肺肾气虚、浊毒内留型及心肾气虚、浊毒内留型；九候除早期六候外，还可见痰饮、虚风内动、浊毒伤血三候。

（三）晚期尿毒症期

特征为肾衰竭期，可见电解质紊乱、酸碱失衡、贫血等一系列尿毒症表现。此期分五型十一候，五型与中期基本相同，但病情加重，症状增多；十一候除中期九候外，还可见浊毒伤神、浊毒伤心二候。

时振声教授把糖尿病肾脏疾病分为早期、临床期、终末期三期论治。根据疾病的动态演变规律，以治本补虚为主，治标祛邪为辅。

1. **早期三型** 肝肾阴虚型，治宜滋养肝肾为主；脾肾气虚型，治宜健脾固肾；气阴两虚型，治宜两补。

2. **临床期** 以气阴两虚为主，肝肾阴虚或脾肾气虚大多转化为气阴两虚，并可夹水湿、湿热、气滞、瘀血，正虚邪实并重。

3. 终末期 肾衰竭，以气阴两虚、阴阳两虚为主，浊毒上逆较为突出，可夹瘀血、湿浊、水湿等。

四、体质辨证

体质是人群及个体在遗传的基础上和环境的影响下，于生长、发育和衰老过程中逐步形成的，在功能、结构与代谢上相对稳定的特殊状态。当代著名中医学者王琦教授，长期致力于中医体质学说的研究，提出了"体质可分""形神构成""体病相关""体质可调"等一系列创新性论点。他认为：体质状态决定发病与否及发病的倾向性，即个体体质的差异性可导致个体对某些致病因素有着易感性，或对某些疾病有着易罹性、倾向性。因此，辨体质是辨病、辨证的基础，掌握糖尿病肾脏疾病患者的体质特点，可以在糖尿病肾脏疾病发生之前给予针对性的干预。积极调整"易患体质"，方能达到"治未病"的目的。

（一）先天禀赋的类型

《黄帝内经》中有多个篇章论述人先天禀赋的强弱可以对疾病的发生、发展变化和预后产生不同的影响。《灵枢·五变》中指出："五脏皆柔弱者，善病消瘅……夫柔弱者，必有刚强，刚强多怒，柔者易伤……此人薄皮肤，而目坚固以深者，长冲直扬，其心刚，刚则多怒……热则消肌肤，故为消瘅。此言其人暴刚而肌肉弱者也"。其中"五脏柔弱者"就隐含了消渴病的易感体质倾向；其次，"善病消瘅"者"暴刚而肌肉弱也"，说明在先天体质较弱的基础上，性情刚怒，易于生气的人更易发病，从中体现出情志因素与发病相关。《灵枢·五变》十分形象地将体质致病比喻为匠人伐木，言脏腑强弱犹如木之坚脆，"坚者不入，脆者皮弛……坚者则刚，脆者易伤"。借此可以说明，个体的体质差异在消渴病的发生中也起着非常重要的作用，而糖尿病肾脏疾病又是由消渴并发而来，故而五脏柔弱的体质更易发展成为糖尿病肾脏疾病。

1. 气虚质 糖尿病肾脏疾病体质分布以气虚质最高。说明体质与体内肾病的发生、发展相关。脾主健运，为气血生化之源。脾运失职，则异象环生；水谷精微不寻常道，可聚湿生痰，或精气外泄；肾乃真阴真阳之根本，赖后天充养，脾虚气血不足，则肾气受累。气虚质是以元气不足、脏腑功能低下为主要特征的体质状态。气虚质的原因主要是现代人普遍运动不足、缺乏锻炼，造成体内元气虚衰所致。这些也是近年糖尿病发病率增加的原因之一。

2. 阴虚质 《素问·阴阳别论篇》提出："二阳结，谓之消"。此二阳者，主要指的是胃和大肠。而其"结"的病变主要表现为多饮、多尿及大便干燥，说明燥热体质易引起阴虚热结。而《素问·气厥论篇》有论述曰："大肠移热于胃，善食而瘦，谓之食亦"。强调了燥热体质的人，由于热淫于内，灼津耗液，而身体消瘦，津亏热结，久至阴虚，进一步说明阴虚燥热是引起糖尿病肾脏疾病的典型病机。

3. 痰湿质 《素问·奇病论篇》中记载："此五气之溢也，名曰脾瘅。夫五味入口，藏于胃，脾为之行其精气，津液在脾，故令人口甘也，此肥美之所发也，此人必数食甘美而多肥也"。传统医学认为肥胖之人多为痰湿体质，痰湿内积，郁而化热，易发消渴，故而有"肥者令人内热，甘者令人中满，故其气上溢转为消渴"之说。经现代医学研究证实，痰湿型体质者的总胆固醇、甘油三酯、血糖及胰岛素水平都显著高于非痰湿型体质者，而其高密度脂蛋白及亚组分水平则低于非痰湿型体质者。此揭示了痰湿型体质在脂代谢、糖代谢及能量代谢上的特征。而糖脂代谢紊乱可促进糖尿病肾脏疾病的发生与发展，从侧面印证了糖尿病肾脏疾病与痰湿体质关系密切。

4. 瘀血质 自《素问·痹论篇》提出"病久入深，荣卫之行涩，经络时疏"，经叶天士发扬并阐明"初病在经，久病入络""经主气，络主血""病久、痛久则入血络""久病入络"学说已得到大部分医家的认可，而现代研究证实临床上许多慢性病患者到后期确实表现为血瘀证。《读素问钞·论治》："恐伤肾，肾主血，心肾有伤，血脉凝涩，故经络不通，病生不仁"。故肾病日久更易使人转变为血瘀质。研究发现糖尿病肾脏疾病患者的血瘀表现在开始出现持续性蛋白尿时即可发生，且贯穿病程始终。血瘀质的糖尿病肾脏疾病患者比例随着疾病的进展而逐渐升高，与之不谋而合，故可知血瘀质为糖尿病肾病后期基础的中医体质。

（二）三阴三阳体质学说

赵进喜教授基于张仲景阴阳学说，把人体生理功能划分为三阴三阳六个生理系统。同时，又根据人体三阴三阳六大生理系统功能不平衡，把人群体质划分为三阴三阳六个类型。即太阳体质、阳明体质、少阳体质、太阴体质、少阴体质、厥阴体质。认为辨体质是辨病辨证的基础，辨病是辨证紧密联系的环节，辨证是决定选方用药的关键，提倡辨体质与辨病、辨证"三位一体"的糖尿病肾脏疾病诊治模式。

1. 太阳体质 太阳系统是人体抵御外邪、调和营卫功能的概括，其功能的正常发挥与肺、督脉、足太阳膀胱经脉功能的正常密切相关。生理条件下，营卫调和、肺气宣降有序，汗出有度，体温正常。太阳体质之人，多形盛气虚，汗出异常易感冒，病理情况下多出现营卫不和，肺失宣降之表证，在糖尿病肾脏疾病人群中所占比例最少。

2. **阳明体质** 阳明系统主胃肠通降、传导化物，其功能正常与否与脾胃及大小肠功能正常发挥密切相关。生理情况下胃肠通降有序，胃实则肠虚，肠实则胃虚，虚实交替，大便正常。阳明体质之人多体格壮实，肌肉丰满，胃肠消化功能好，多食易饥，工作效率高。病理情况下，胃肠通降不行，传导失职，易大便干结，小便次数多，可见"脾约"证，或见消化不良、胃痛、呕吐等症状。在糖尿病肾脏疾病人群中所占比例最大。

3. **少阳体质** 少阳系统主调节情志、生发阳气、疏利气机，其功能正常发挥与肝胆和三焦功能正常与否有密切关系。少阳体质之人以女性多见，体质虚弱，性格内向，多忧郁，情绪悲观。病理情况下多见情志抑郁，阳气不伸，气郁化热等证，在糖尿病肾脏疾病人群中所占比例较少，多见于糖尿病视网膜病变、糖尿病胃轻瘫等患者。

4. **太阴体质** 太阴系统主脾胃运化、输布水谷精微，其功能维持与脾胃和大小肠的功能正常与否有关。生理条件下脾胃健运，气血生化有源，津液输布正常。太阴体质之人体质较弱，进食生冷油腻之品有腹泻倾向，平时多便溏或大便次数较多、质软。病理情况下脾胃运化失职，升降失司，常见于糖尿病胃肠自主神经病变患者。当脾土之真阳受损，水液输布失常，颜面、肢节水肿，常见于糖尿病肾脏疾病中晚期患者。

5. **少阴体质** 少阴系统主体内阴阳固秘、水火既济，其功能维持与心肾功能的正常发挥密切相关。生理条件下，体内阴阳调和，阴平阳秘，精神内守。少阴体质之人体质虚弱，平素畏寒、腰膝酸冷，性功能减退或较差低，或平素怕热，喜思考，有失眠倾向，性功能亢进等。病理情况下出现水火失济，阴阳亡脱，神失守舍等证，常见于糖尿病性心脏病、糖尿病肾脏疾病、糖尿病阳痿等患者。

6. **厥阴体质**

厥阴系统主控制情绪、潜藏阳气、平衡气机，其功能维持与肝和脾胃、心肾功能正常发挥有密切联系。生理情况下情绪稳定，阴精闭藏，阳气有制，气机平调。厥阴体质之人多性急易怒，控制情绪力差。病理情况下出现情绪失控，阳气不藏，肝气横逆之证，多常见于糖尿病视网膜病变、糖尿病性脑血管病变、高血压、糖尿病肾脏疾病等患者。

五、三焦辨证

三焦号称"孤府"，有名无形，其功能包括通行元气、腐熟水谷、决渎水道，这些功能由上、中、下三焦分工执行，并以肺脾肾三脏为核心。有学者认为三焦的气化根源于肾阴和肾阳。盖因肾为水脏，乃人体先天之本，而肾中阳气为全身阳气之根，三焦为"水道"，主司体内水液的流通与排泄，亦为水液输布与排泄之通道。肺脾肾对水液输布、排泄的功能，必须经由三焦"水道"，并依赖肾中阳气温煦蒸化来实现。上焦主宣发卫气，敷布精微；中焦主运化水谷，化生气血；下焦主分别清浊、排出，故水液的运行、水饮食物的消化、吸收及排泄需依靠三焦的气化功能，形成津液，形成气血，形成汗液、尿液，及各脏腑功能协调，共同完成。

任爱华教授认为，糖尿病属中医"消渴"范畴，三焦气机郁久化热，燥热耗伤阴津，形成糖尿病阴虚燥热的基本病机。糖尿病肾脏疾病则与消渴中的"肾消"有关，因肾与三焦气化相通，关系密切。消渴病日久，肺脾肾三脏俱虚，饮食津液不化精微，反聚成湿浊，湿浊之邪停滞，壅塞充斥于三焦，水道不通，可引发"肾消""水肿""尿浊""虚劳""癃闭""关格"诸证，故三焦决渎失职被认为是糖尿病肾脏疾病的基本病机。三焦是水火升降之通路，主升降出入，以肾系为根，上通于心包。三焦决渎失职，首先表现为上焦心阳虚衰，不能温化肾水，肺气虚不能通调水道，上源之水泛滥，故临床出现多尿；肺津不足则出现心烦、口干。中焦脾胃居中属土，为后天之本，气血生化之源，主运化水谷。《素问·经脉别论篇》："脾气散精，上归于肺，通调水道，下输膀胱"，如脾阳虚衰则上不能散精于肺而荣周身，下不能为肾关致精微外泄而见蛋白尿。肾为先天之本，水之下源，三焦气化之总司，久病及肾，肾阳虚则蒸化无能，本不固则心阳、脾阳无根，决渎失司故出现尿少尿闭，浊阴上犯则呕恶、心悸，水湿泛溢肌肤腠理流于全身，故出现周身水肿。

总而言之，三焦气机壅塞不通可导致糖尿病肾脏疾病的发生，其中肺脾肾三脏与三焦关系密切。三焦决渎失职引起肺脾肾三脏功能失常，出现糖尿病肾脏疾病的临床表现；反之，肺脾肾三脏功能的失常，又可影响三焦气化，导致疾病的进一步加重。是故对于糖尿病肾脏疾病的治疗更应重视通利三焦，调畅气机，恢复脏腑功能，用药应升降同施，使气化得利，水道得通，三焦得畅，脏腑得用。

六、膜原理论辨证

邪伏膜原理论虽然最早由明代温病学家吴又可确立，但早在《黄帝内经》中已有关于"募原"的记载。如《灵枢·百病始生》："留而不去，传舍于肠胃之外，募原之间。"《素问·举痛论篇》："寒气客于小肠膜原之间"，指出募原为胃肠之间的膜状组织，同时又分布于脏腑之间，后世多写作"膜原"。李中梓云："募原者，皮里膜外也。"说明膜原分布在体内深处脏与腑相连之间隙，在体内浅出则分布于肌肉与皮肤相接的间原之地。《温热经纬》卷四《薛生白湿热病篇》中记载："膜原者，外通肌肉，内近胃腑，即三焦之门户，实一身之半表半里也。"也正是因为膜原的特殊位置，决定了其"半表半里"的特性及其与三焦之间的密切关系。南征教授继承了国医大师任继学的思想理论，认为消渴病的病位之本在于人体之散膏，病之标在于三焦。所谓散膏，在《难经·四十二难》中有记载："有散膏半斤，主裹血，温五脏，主藏意。"并认为这里的散膏主要指今之胰腺。

消渴肾病与肾消、消肾或下消相关，其病机核心是阴虚为本，燥热为标，既有热燥之伤津耗液，也有寒燥之收束凝聚，使津液失于布散，毒邪由之而生，从而侵犯散膏、伤于三焦，故而膜原受损，气滞血瘀，使痰浊、毒邪聚于内而日久津液耗损成病。故而临床多见热毒、瘀毒、湿毒和浊毒等证候，可相兼为病。南征教授认为，膜原因其特殊的生理特性及其部位，并非所有疾病都能深入膜原。但除却疫毒所入膜原，其余凡是具有秽浊黏滞、缠绵集聚等性质的邪气均可侵入膜原。又因其部位较为隐秘，故而患病易缠绵不愈，起病缓而病程长，且药石之效难以到达，治疗较为困难。因而对于消渴肾病的病因病机，南征教授提出，一为先天不足，禀赋有异；二为燥邪伤津，肾阴亏虚；三为房劳不节，亏耗肾精；四为饮食情志失调，郁热伤阴。总而言之，不外乎脏腑之气失于平和，主要表现在以肾脏失养而致。但无论何种原因所致的消渴肾病，均不能忘却邪伏膜原这一重要的病理基础。因此在消渴肾病的治则方面，总以扶正祛邪、攻补兼施、调散膏、达膜原为主。而在治法上，则以解毒通络，益肾导邪为要。此外，还需要根据患者的疾病特性，辨证选药，知所变通。

第三节　糖尿病肾脏疾病的西医诊断标准

糖尿病肾脏疾病的西医诊断标准参照中华医学会糖尿病学分会微血管并发症学组组织国内的内分泌和肾内科领域专家共同制定的《中国糖尿病肾脏疾病防治临床指南（2019年版）》。糖尿病肾脏疾病是由糖尿病引起的肾脏损伤，以往用DN（Diabetic Nephropathy）表示，2007年美国肾脏病基金会（NKF）制定了《肾脏病生存质量指导指南》（简称NKF/KDOQI）。该指南建议用糖尿病肾脏疾病（DKD，Diabetic Kidney Disease）取代DN。而糖尿病肾小球病变（Diabetic Glomerulopathy，DG）这一病理诊断术语应当保留。DN侧重于病理诊断，大致与DG的概念相似。2014年美国糖尿病协会（ADA）与NKF达成共识，认为糖尿病肾脏疾病是指由糖尿病引起的慢性肾病，主要包括肾小球滤过率（GFR）低于60mL/（min·1.73m^2）或尿白蛋白/肌酐比值（ACR）高于30mg/g持续超过3个月。糖尿病性肾小球肾病专指经肾脏活检证实的由糖尿病引起的肾小球病变。本共识为了与国际指南一致，且强调糖尿病所导致的肾脏损害并不仅仅局限于肾小球，故采用术语糖尿病肾脏疾病。

糖尿病肾脏疾病的诊断分为病理诊断和临床诊断，肾脏病理被认为是诊断金标准。糖尿病主要引起肾小球病变，表现为肾小球系膜增生、基底膜增厚和K-W（Kimmelstiel—Wilson）结节等，是病理诊断的主要依据。糖尿病还可引起肾小管间质、肾微血管病变，如肾间质纤维化、肾小管萎缩、出球动脉透明变性或肾微血管硬化等，这些改变亦可由其他病因引起，在诊断时仅作为辅助指标。目前糖尿病肾脏疾病临床诊断的依据有尿白蛋白和糖尿病视网膜病变。糖尿病肾脏疾病早期可表现为尿白蛋白阴性，症状不明显，易被忽略，但目前仍缺乏比尿微量白蛋白更可靠敏感的糖尿病肾脏疾病早期检测指标。

一、糖尿病肾脏疾病的定义

糖尿病肾脏疾病系慢性高血糖所致的肾脏损害，病变可累及全肾，包括：肾小球、肾小管、肾间质、肾血管等。临床上以持续性白蛋白尿和（或）肾小球滤过率（Glomerular filtration Rate，GFR）进行性下降为主要特征，可进展为ESRD。典型的肾脏形态学改变包括：肾小球基底膜增厚、系膜基质增宽、肾小球硬化、足细胞丢失；肾小管基底膜增厚、肾小管萎缩及细胞凋亡增加、肾间质炎性浸润、肾间质纤维化、管周毛细血管稀疏；出入球小动脉壁玻璃样变，尤以出球小动脉的玻璃样变更具特征性。

二、糖尿病肾脏疾病的临床诊断思路

（一）首先应明确糖尿病是否合并CKD

CKD诊断依据2012年改善全球肾脏病预后组织（KDIGO）发布的CKD评估与管理临床实践指南（表4-1）。

表4-1　KDIGO慢性肾脏疾病诊断标准

肾损伤标志（至少满足1条）	①白蛋白尿（AER＞30mg/24h；ACR＞3mg/mmol或30mg/g）；②尿沉渣异常；③肾小管相关病变；④组织学异常；⑤影像学所见结构异常；⑥肾移植病史
GFR下降	GFR≤60mL/（min·1.73m²）

注：KDIGO：改善全球肾脏病预后组织；GFR：肾小球滤过率；AER：尿白蛋白排泄率；ACR：尿白蛋白与肌酐比值；以上两项中，满足任意一项指标持续超过3个月，即可诊断慢性肾脏疾病。

（二）能否肯定高血糖与CKD的因果关系或者高血糖为CKD的起始病因

需结合患者病程、血糖控制情况、肾脏损害和肾脏功能下降程度、是否合并其他糖尿病微血管病变等情况进行综合评估。1型糖尿病患者病程在10年以上，对于大多数患者而言高血糖与CKD的因果关系可基本确立。因2型糖尿病患者诊断时机通常较晚，无法明确具体发病时间，且合并高血压、血脂紊乱、高尿酸、肥胖及老年肾脏退行性变等其他肾脏损害的危险因素，甚至伴发原发性慢性肾小球肾炎，故通过病程确定高血糖与CKD的关系较困难。

（三）是否存在糖尿病视网膜病变

无论1型还是2型糖尿病患者，如果合并糖尿病视网膜病变，则有利于糖尿病肾脏疾病诊断。其中，增殖期糖尿病视网膜病变更具特异性。

（四）是否存在非糖尿病肾脏疾病（non-DKD）

临床中出现如下任意情况时，需考虑非糖尿病肾脏疾病：①病程较短（1型糖尿病＜10年）或未合并糖尿病视网膜病变；②GFR较低或下降过快；③尿蛋白迅速增加或出现肾病综合征；④顽固性高血压；⑤出现活动性尿沉渣；⑥其他系统性疾病的症状或体征；⑦给予血管紧张素转换酶抑制剂（ACEI）或血管紧张素受体拮抗剂（ARB）治疗后2~3个月内GFR下降大于30%；⑧肾脏超声发现异常。

（五）转诊问题

若患者不能满足糖尿病肾脏疾病诊断条件时，建议仅诊断为糖尿病合并CKD，有困难时将患者转诊至肾脏病专科，并由肾脏病专家进一步明确CKD病因。

三、糖尿病肾脏疾病临床诊断依据

（一）尿白蛋白

微量白蛋白尿是糖尿病肾脏疾病早期的临床表现，也是诊断糖尿病肾脏疾病的主要依据。

（二）糖尿病视网膜病变

糖尿病视网膜病变常早于糖尿病肾脏疾病发生，大部分糖尿病肾脏疾病患者患有糖尿病视网膜病变，但在透析的糖尿病肾脏疾病患者中，糖尿病视网膜病变的发病率反而减少，糖尿病视网膜病变被NKF/KDOQI指南作为2型糖尿病患者糖尿病肾脏疾病的诊断依据之一。2007年NKF指南荟萃大量研究后指出，在大量白蛋白尿者中，糖尿病视网膜病变对糖尿病性肾小球肾病的阳性预测值为67%~100%，阴性预测值为20%~84%，灵敏度为26%~85%，特异度为13%~100%；在微量白蛋白尿者中，阳性预测值为45%左右，但阴性预测值接近100%，灵敏度为100%，特异度为46%~62%。Meta分析结果表明糖尿病视网膜病变预测2型糖尿病肾病的灵敏度为0.65（95%CI：0.62~0.68），特异度为0.75（95%CI：0.73~0.78），阳性预测值为0.72（95%CI：0.68~0.75），阴性预测值为0.69（95%CI：0.67~0.72），提示糖尿病视网膜病变是2型糖尿病肾病诊断和筛查的有用指标。

至少具备以下1条：①能够肯定高血糖与CKD的因果关系或高血糖为CKD的起始病因或排除了non-DKD。②已有病理学诊断的支持：对于已行肾穿刺病理检查的患者，如存在糖尿病特征性的肾脏损害的病理学证据，糖尿病肾脏疾病诊断可确立。

四、糖尿病肾脏疾病的筛查和肾功能评价

（一）白蛋白尿

虽然微量白蛋白尿的增加不仅反映肾小球和肾小管功能的损伤，同时也反映全身血管内皮的损害，在其他代谢性慢性低度炎症疾病（如动脉粥样硬化、肥胖等）及一些免疫性疾病（风湿性关节炎）者微量白蛋白尿也增加，笔者认为微量白蛋白尿可能是慢性低度炎症的指标。但是微量白蛋白尿仍然是糖尿病肾脏疾病常用的最早期的临床监测指标之一，也是糖尿病肾脏疾病治疗效果判断的主要指标。研究结果显示，微量白蛋白尿正常高值也有临床参考价值。许多因素可增加微量白蛋白尿，如发热、感染等。

（二）尿微量白蛋白尿/肌酐比值（ACR）

除非大量蛋白尿或严重肾功能损伤的患者，通常肌酐以恒定的速度经肾脏通过尿液排出，所以尿肌酐与尿量密切相关，采用尿肌酐做校正可去除尿量对尿白蛋白排泄量的影响，因此ACR能更正确地反映肾功能的状态。大多数指南提倡测定ACR。

（三）肾小球滤过率（GFR）

研究证实GFR与糖尿病肾脏疾病的严重程度及肌酐密切相关，提示GFR反映糖尿病肾脏疾病的病变程度优于白蛋白尿。（经典的GFR测定为同位素测定，现多采用血浆肌酐计算的方法eGFR，如改良的MDRD。）许多国家的指南都建议每年糖尿病患者检测eGFR。eGFR不仅应用于CKD的分类，且广泛地作为判断药物对肾脏毒副作用的指标，因此受到临床医生的青睐。

（四）病理检查

糖尿病主要引起肾小球病变，表现为肾小球系膜增生、基底膜增厚和K-W结节等，是病理诊断的主要依据。糖尿病还可以引起肾小管间质、肾微血管病变，如肾间质纤维化、肾小管萎缩、出球动脉透明变性或肾微血管硬化等，这些改变亦可由其他病因引起，在诊断时仅作为辅助指标。既往2型糖尿病导致的肾脏损害参考1型糖尿病所致肾损害分为5期，每期在病理上有一定的特征。Ⅰ期：肾小球高滤过，肾脏体积增大；Ⅱ期：间断微量白蛋白尿，患者晨尿或随机尿ACR正常轻度或增高；Ⅲ期：早期糖尿病肾病期，以持续性微量白蛋白尿为标志，ACR为2.5～30mg/mmol（男），3.5～30mg/mmol（女），病理检查GBM增厚及系膜基质增宽明显，小动脉壁出现玻璃样变；Ⅳ期：临床糖尿

病肾病期，显性白蛋白尿，ACR＞30mg/mmol，部分可表现为肾病综合征，病理检查肾小球病变更重，部分肾小球硬化，灶性肾小管萎缩及间质纤维化；Ⅴ期：肾衰竭期。糖尿病肾脏疾病为慢性肾脏病变的一种重要类型。病理检查在排除非糖尿病肾脏疾病时具有重要参考价值。

以下情况应考虑非糖尿病肾脏疾病：糖尿病病程较短；单纯肾源性血尿或蛋白尿伴血尿；短期内肾功能迅速恶化；不伴视网膜病变；突然出现水肿和大量蛋白尿而肾功能正常；显著肾小管功能减退；合并明显的异常管型。鉴别困难时可以通过肾穿刺病理检查进行鉴别。

2010年，肾脏病理学会研究委员会首次提出了糖尿病肾病病理分级标准，在1型和2型糖尿病患者中均适用。根据肾脏组织光镜、电镜及免疫荧光染色的改变对肾小球损害和肾小管/肾血管损伤分别进行分级、分度。肾小球损伤分为4级：Ⅰ级：GBM增厚；Ⅱa级：轻度系膜增生；Ⅱb级：重度系膜增生；Ⅲ级：一个以上结节性硬化（K–W结节）；Ⅳ级：晚期糖尿病肾小球硬化。肾小管间质用间质纤维化和肾小管萎缩、间质炎症的程度评分，肾血管损伤按血管透明变性和大血管硬化的程度评分。

（五）肾功能评价

肾功能改变是糖尿病肾脏疾病的重要表现，反映肾功能的主要指标是GFR，根据GFR和其他肾脏损伤证据可进行CKD的分期（表4-2）。横断面调查结果显示，部分糖尿病患者无尿白蛋白排泄异常，但已经存在GFR下降，提示尿白蛋白阴性者也可能存在肾病，GFR可作为糖尿病肾脏疾病的诊断依据之一。GFR的评估方法分为外源性标志物的肾清除率测定法（如同位素稀释质谱法）和内源性标志物估算法。后者更经济实用，更适合于临床应用。估算GFR最常用的指标是血清肌酐，基于血清肌酐的肾小球滤过率的常用计算公式有CG（Cockcroft–Gault）公式和肾脏饮食修正公式（MDRD）。2014版中国专家本共识推荐使用2006年我国预估肾小球滤过率（eGFR）协作组制定的适用于中国人的改良MDRD公式：eGFR（mL/（min·1.73m^2））=175×血清肌酐（SCr）–1.234×年龄–0.179（如果是女性×0.79）。

由于尿白蛋白和GFR对糖尿病肾脏疾病的重要性，对这两项的检测是目前糖尿病肾病的筛检项目，一旦确诊糖尿病，应每年都进行筛检：①所有2型糖尿病患者应从确诊时和1型糖尿病患者病程超过5年时每年检查1次以评估UAE/AER。②所有成人糖尿病患者，不管UAE/AER如何，每年应至少检查1次血清肌酐，并用血清肌酐估计GFR。如果有CKD，需进行分期。

表4-2　慢性肾脏病的肾功能分期

分期		特点描述	GFR（mL·min^{-1}·1.73m）^{2}
1期		GFR增加或正常伴肾脏损伤	≥90
2期		GFR轻度降低伴肾脏损伤	60～89
3期	3a	GFR轻中度降低	45～59
	3b	GFR中重度降低	30～44
4期		GFR重度降低	15～29
5期		肾衰竭	<<15或透析

注：GFR：肾小球滤过率；肾脏损伤指病理、血、尿或影像学检查的异常。

五、糖尿病肾脏疾病的诊断

（一）慢性肾脏病（CKD）

2007年美国肾脏病专家提出了CKD的概念、临床诊断和分型，ADA随后建议糖尿病者需每年检测CKD。CKD反映了各种原因导致的肾脏损伤，因此对于筛查糖尿病肾脏疾病具有重要价值。临床研究证明CKD3期病人中20%～30%微量白蛋白尿正常。CKD1～2期病人可能微量白蛋白尿增加，但是GFR正常。因此可以理解CKD的优势在于综合了微量白蛋白尿和GFR测定的长处。所以糖尿病者每年必须检测白蛋白尿及EGFR并评估CKD。

（二）糖尿病肾脏疾病临床诊断标准

我国目前仍无统一的糖尿病肾脏疾病诊断标准，糖尿病肾脏疾病防治专家共识（2014年版）推荐采用表4-3诊断标准，符合任何一项者可考虑为糖尿病肾脏疾病（适用于1型及2型糖尿病）。

诊断时，出现以下情况之一的应考虑其CKD是由其他原因引起的：

（1）无糖尿病视网膜病变。

（2）GFR较低或迅速下降。

（3）蛋白尿急剧增多或有肾病综合征。

（4）顽固性高血压。

（5）尿沉渣活动表现。

（6）其他系统性疾病的症状或体征。

（7）血管紧张素转换酶抑制剂（ACEI）或血管紧张素Ⅱ受体拮抗剂（ARB）类药物开始治疗后2～3个月内肾小球滤过率下降超过30%。

表4-3　糖尿病肾脏疾病诊断标准

美国肾脏基金会肾脏病预后质量倡议（NKF-K/DOQI）指南标准	在大部分糖尿病患者中，出现以下任何一条者考虑其肾脏损伤是由糖尿病引起的： （1）大量白蛋白尿 （2）糖尿病视网膜病变伴微量白蛋白尿? （3）在10年以上糖尿病病程的1型糖尿病中出现微量白蛋白尿
中华医学会糖尿病学分会微血管并发症学组工作建议	（1）大量白蛋白尿 （2）糖尿病视网膜病变伴任何一期慢性肾脏病 （3）在10年以上糖尿病病程的1型糖尿病中出现微量白蛋白尿

第四节　蛋白尿的鉴别诊断与中医辨治

一、蛋白尿的诊断和鉴别诊断

（一）概述

蛋白尿是指尿蛋白排泄量＞150mg/24h。无症状蛋白尿是在无症状的人群中检测到蛋白尿，可能是原发或继发性肾脏病的最初表现，也可能是暂时性的或非进展性的尿检异常。无症状蛋白尿多在体检时发现，健康人群普查时，蛋白尿的检出率在0.4%～4.9%。根据蛋白尿的临床特征可分为间断性或持续性、直立性或非直立性、肾病性或非肾病性、孤立性或蛋白尿伴血尿等。无症状蛋白尿患者的预后差异大，一般功能性、一过性的大多预后良好，进展至肾功能不全的少见；持续性、进展性蛋白尿可发展至终末期肾衰。因此，应对无症状蛋白尿患者仔细检查蛋白尿原因，进行长期跟踪随访，掌握肾活检时机，制订合理有效的治疗方案，评估预后。

（二）定义

蛋白尿：正常人尿液中仅含有微量蛋白尿，为每日排泄尿蛋白仅20～80mg，若尿蛋白定性试验阳性或尿蛋白定量试验超150mg/24h，称为蛋白尿。

1. 蛋白尿：尿蛋白量＞150mg/24h，尿常规检测蛋白阳性。

2. 微量白蛋白尿：尿白蛋白量＞30mg/24h，尿常规检测蛋白阴性。

3. 大量蛋白尿：3.5g/day/1.73m^{2}体表面积　　（成人）

$\qquad\qquad$ 40mg/m^{2}体表面积/day　　（儿童）

（三）诊断和鉴别诊断

无症状蛋白尿由于缺乏临床症状和体征，其诊断必须依赖辅助检查。当发现尿常规检查异常时，必须进行一系列的检查，以明确蛋白尿的类型、严重程度，指导临床治疗、判断预后。

1. 诊断思路

发现蛋白尿→分辨真性与假性蛋白尿→判断蛋白尿是生理性还是病理性→确定蛋白尿的组成→确定蛋白尿的程度→确定蛋白尿的选择性→蛋白尿定量及病因的确定→确定产生蛋白尿的疾病→肾性蛋白尿的鉴别诊断。

2. 诊断流程

（1）定性检查：尿常规。

（2）半定量检查：尿蛋白/肌酐比值。

（3）定量检查：24小时尿蛋白定量和24小时尿白蛋白定量。

（4）尿蛋白分子量：尿蛋白电泳。

（5）尿蛋白分析：尿白蛋白、转铁蛋白、β2微球蛋白、α1微球蛋白、NAG，维生素结合蛋白、溶菌酶、T-H蛋白、α巨球蛋白、IgG，κ轻链、λ轻链等。

3. 检查项目

（1）尿常规：简单、快速、价格低廉。应多次重复检查，以明确是一过性、体位性或持续性蛋白尿。在长期随访过程中，应定期进行尿常规检查。

（2）24小时尿蛋白定量检查：明确尿蛋白的排泄量并观察其变化，指导临床开展肾活检。因正常尿检中含有蛋白质，故尿蛋白定量在临床上很重要。方法很多，常需留取24小时尿，加入甲苯1～2mL作为防腐剂。对一般患者检验尿蛋白均采用随机取尿测蛋白定性，持续数次发现"+"以上，再作24小时定量检验。一般2g以上的蛋白尿多为肾小球疾病性蛋白尿，2g以下蛋白尿的病因较复杂，可以是肾小球源性、肾小管性、组织性或渗出性蛋白尿等。

微量白蛋白尿及尿白蛋白/肌酐检测：微量白蛋白尿是指24s小时尿白蛋白排泄率在30mg～300mg或20～200μg/min；尿白蛋白/肌酐：10～25mg/mmol；总蛋白排泄<150mg/d。微量白蛋白尿是肾小球性疾病的一种类型，常在糖尿病肾病或高血压肾损害的早期检测到。在胰岛素抵抗型糖尿病患者中，微量白蛋白尿是有用的预示进展至糖尿病肾脏疾病的指标。尿微量白蛋白/肌酐的测定则校正了脱水引起的尿液浓度变化，能更好地反映尿微量白蛋白的排泄情况。清晨第一次尿或随意尿样均可。

尿系列蛋白/尿蛋白电泳：通过放射免疫或酶联免疫方法测定各种特异性蛋白质，包括尿维生素结合蛋白、NAG，α1-微球蛋白、微量白蛋白、转铁蛋白和免疫球蛋白IgG；通过尿蛋白电泳区别小球性或小管性蛋白尿、选择性或非选择性蛋白尿。

血常规：了解患者有无贫血及血液方面异常。

血生化检查：包括血糖（空腹和餐后）、肝肾功能、血脂等，了解有无糖尿病、高血脂等伴发疾病，了解肾功能情况。

肝炎病毒指标检查：包括乙型肝炎病毒、丙型肝炎病毒、艾滋病病毒等，以了解有无慢性病毒性肝炎及肝炎病毒相关性肾病。

免疫指标及血、尿免疫蛋白电泳检查：包括血免疫球蛋白、血沉、补体、类风湿因子、抗核抗体、抗双链DNA抗体、ENA等，排除系统性红斑狼疮、多发性骨髓瘤、轻链沉积病等继发性肾小球疾病。

肾活检病理检查：是有创检查，应掌握肾活检指征和时机。一般功能性、特发性、一过性、特发性间断性和直立性蛋白尿不需行肾活检；持续性蛋白尿者一般不需立即行活检，但必须密切随访，根据尿蛋白定量及肾功能情况决定肾活检时机，一般24小时尿蛋白定量大于1g或出现肾功能损害时应考虑肾活检；蛋白尿伴显著肾脏病者应及时肾活检明确病理类型、病变程度，为指导临床治疗和判断预后提供依据。无症状蛋白尿常见的病理类型为IgA肾病、局灶性节段性肾小球硬化（FSGS）和膜性肾病（MN）。

影像学检查：包括X线、B超、CT、磁共振检查等，以排除继发性、遗传性肾脏病。

4. 分辨真性与假性蛋白尿

假性蛋白尿常见于：①混入精液或前列腺液、血液、脓液、炎症或肿瘤分泌物以及月经血、白带等，常规尿蛋白定性检查均可呈阳性反应，尿沉渣中可见多量红、白细胞和扁平上皮细胞无管型，将尿液离心沉淀或过滤后，蛋白定性检查会明显减少甚至转为阴性。②尿液长时间放置或冷却后，可析出盐类结晶，使尿呈白色混浊，易被误认为蛋白尿，但加热或加少许醋酸后能使混浊尿转清，以助区别。③有些药物如利福平等从尿中排出时，可使尿色混浊类似蛋白尿，但蛋白尿定性反应呈阴性。④淋巴尿：当淋巴尿含蛋白质较少时，不一定呈乳糜状。

5. 真性蛋白尿中区分生理性还是病理性

（1）生理性蛋白尿：①功能性蛋白尿：一般为暂时性的，尿蛋白量一般小于<1g/24h，蛋白尿以中分子白蛋白为主，发生在剧烈运动后或发热过程中，过度寒冷、高温作业、精神紧张等交感神经高度兴奋等状态，原因去除后，蛋白尿即可消失。②体位性蛋白尿：一般小于<1g/24h，可作夜间卧床后晨起前的尿液和站立行动4 ~ 6小时后尿液的蛋白定性检查作比较，连续测定3天，如前者尿蛋白为阴性，而后者为阳性，则可确定为体位性蛋白尿，又称为胡桃夹现象，多见于瘦长体型的儿童及青少年。系由于左肠系膜上动脉和腹主动脉的夹角在直立位时压迫左肾静脉，使左肾静脉压力增高所致。③运动后蛋白尿：正常人在运动后会出现蛋白尿。运动的剧烈程度是决定蛋白尿的主要因素，一般在运动停止后0.5h内出现尿蛋白量的最高峰。

（2）病理性蛋白尿：指各种原发性或继发性肾脏疾病及遗传性疾病所致的蛋白尿，特点是尿蛋白持续不消退，或伴有血尿、浮肿、高血压等表现；也可呈单纯性蛋白尿，无任何临床症状或体征。

1）肾小球性蛋白尿：是由于肾小球滤过膜对血浆蛋白通透性增高所致。是临床最多见的类型，见于多种原发或继发性肾小球肾炎。是由于缺血、中毒、免疫病理损伤破坏了滤过膜的完整性；或由于滤过膜电荷屏障作用减弱而致。此类蛋白尿的特点一是蛋白量常较大，排出范围1 ~ 30g/d；二是其成分以白蛋白为主，或是以白蛋白及比其分子量更大的蛋白为主。

2）肾小管性蛋白尿：是由于肾小管对滤出蛋白的回吸收障碍所致。见于肾小管间质病变、肾盂肾炎、先天性肾小管病、低钾肾病等。此类蛋白尿的特点为尿蛋白总量通常较少，一般<1g/d；且仅含少量白蛋白，并以低分子量的

溶菌酶、β2-微球蛋白、轻链蛋白、维生素A结合蛋白等为主。

3）溢出性蛋白尿：是由于血循环中某些较低分子量（＜6万～7万）的蛋白质异常增多，经肾小球滤出，并超过肾小管再吸收能力而出现蛋白尿，此类蛋白尿早期并无肾本身病变。见于多发性骨髓瘤患者（尿中有本–周蛋白）、严重挤压伤的肌红蛋白尿、骨髓瘤及单核细胞白血病时的溶菌酶尿等。此类蛋白尿的特点：一是有引起异常血浆蛋白血症的原发病；二是尿蛋白定性分析可检出特殊蛋白质；三是早期肾小球功能正常。

4）分泌性蛋白尿：指肾小管、下尿路分泌的蛋白或其他蛋白质所致的蛋白尿。如肾小管受炎症或药物刺激后分泌IgA或大分子的Tamn–Horsfall蛋白质，其是形成管型尿的基质，也可能与免疫反应有关，但量不多。黏蛋白是由于尿路感染所产生的脓、血和分泌物及前列腺液、精液或混入阴道分泌物所致，含量一般不多。

5）组织性蛋白尿：正常尿中有一些可溶性的组织分解代谢产物，含量较少，但当中毒、缺血、炎症或肿瘤引其组织坏死时，含量可增加。如肾小球肾炎时尿中排除肾小球基膜抗原，肿瘤时尿中可查到与中流有关的特异抗原物质。

6. 确定尿蛋白质的组成成分　血浆中的蛋白质：经肾小球滤过和近端肾小管重吸收后溢出者；肾组织蛋白质：被小管细胞分泌或毁坏后漏出到尿中；尿路蛋白质：被膀胱、尿道、副腺分泌或漏出到尿中，作为组织损伤或炎症结果。

7. 确定蛋白尿的程度　轻度蛋白尿：24小时尿蛋白定量小于1g；中度蛋白尿：24小时尿蛋白定量在1.0～3.5g；重度蛋白尿：24小时尿蛋白定量超过3.5g。

8. 确定蛋白尿的选择性

（1）选择性蛋白尿：肾小球病变较轻时，只有中小分子量的蛋白质（以白蛋白为主，并有少量的小分子蛋白）从尿中排出，而大分子量蛋白质（如IgA、IgG等）排出较少，说明肾小球滤膜的选择性好，这种蛋白尿称为选择性蛋白尿。

（2）非选择性蛋白尿：反映肾小球毛细管壁有严重破裂损伤。尿蛋白成分，以大/中相对分子质量蛋白质同时存在为主，尿蛋白中，免疫球蛋白/清白蛋白比值＞0.5，半定量为+～++++，定量在0.5～3.0g/24h之间，多见于原发性肾小球疾病，如急进性肾炎、慢性肾炎、膜性或膜增生性肾炎等，及继发性肾小球疾病，如糖尿病肾炎、红斑狼疮性肾炎等。出现非选择性蛋白尿提示预后较差。

9. 蛋白尿定量及病因的确定　肾小管性尿蛋白的定量通常小于2.0g/d，尿蛋白定量高于2.0g/d以上时通常有肾小球病变引起的蛋白尿。当尿蛋白定量大于3.5g/d并伴有低蛋白血症时称为"肾病综合征"，此种情况的原因也多为肾小球病变。

10. 确定产生蛋白尿的疾病　如伴有明显水肿、血浆白蛋白过低、α1和γ球蛋白降低、α2球蛋白增高、β球蛋白和纤维蛋白、血清胆固醇、磷脂和脂蛋白增高—见于肾病综合征。如伴有水肿、血尿、高血压、管型尿等—多为急、慢性肾小球肾炎，继发性肾小球疾病，肾动脉硬化等。如伴有尿路刺激症状，尿沉渣中白细胞增多，出现脓尿、白细胞管型，尿培养有致病菌—见于肾盂肾炎。高尿酸血症—见于痛风性肾病或白血病侵及肾脏。应用抗生素药物、镇痛药或其他化学药品后出现蛋白尿—考虑为药物性肾损害。如年轻肾炎患者伴有耳聋、眼异常和家族病史—考虑为遗传性肾炎。

肾性蛋白尿的鉴别诊断一般根据病史、体查及实验室检查等资料，进行综合分析，可得出初步诊断。

（1）肾小球性蛋白尿：①尿蛋白含量一般较多，常在1g/24h以上；②常伴血尿、水肿、高血压或肾小球滤过功能低下等；③伴低蛋白血症和高脂血症。可见于以下疾病：

1）原发性肾小球疾病

①肾病综合征：大量蛋白尿（≥3.5g/24h）、低蛋白血症（30g/L）、水肿、高脂血症。

②急性链球菌感染后肾炎：常见于儿童，咽炎后6～10d发病，起病急骤，出现肉眼或镜下血尿，伴蛋白尿、红细胞管型尿，尿少、伴不同程度的氮质血症。

③急进性肾小球肾炎：起病急，少尿甚至无尿、血尿明显，出现蛋白尿，量不大，血压升高，常迅速发生和发展贫血和低蛋白血症，肾功能迅速恶化。

④IgA肾病：起病前多有感染，常为上呼吸道感染，临床表现为血尿、蛋白尿、肾综、高血压、慢性肾衰等，血清IgA增高，补体正常。

2）继发性肾小球疾病

①狼疮性肾炎：临床表现为蛋白尿（尿蛋白定量＞0.5g/24h）、细胞管型尿、高血压、水肿及肾功能不全，常伴有溶血性贫血或全血细胞减少，血沉增快，血浆丙种球蛋白升高，抗核抗体阳性，伴低补体血症。

②紫癜性肾炎：常有腹痛、关节痛、紫癜等症状，或分别出现肉眼或镜下血尿，蛋白尿、水肿。

③糖尿病肾病：常见于病程10年以上的糖尿病病人，蛋白尿，特征性眼底改变。

④乙肝（HBV）相关性肾炎：多见于儿童及青少年，以蛋白尿或NS为主要临床表现，血清HBV抗原阳性，患肾小球肾炎，并可排除狼疮性肾炎等继发性肾小球肾炎，肾活检切片中发现HBV抗原。

⑤肾淀粉样变：多见于40岁以上者，男多于女。有慢性感染或炎症病史，最早期的临床表现是蛋白尿的出现，蛋白尿为无选择性大分子蛋白尿，肾受累时体积增大。

3）先天性肾小球疾病：薄基底膜病：持续性镜下血尿，蛋白尿可无或较少，肾功能损害少见，无IV型胶原异常。EM：GBM呈弥漫变薄＜250nm，但无分层、断裂、厚薄不均等表现；遗传方式：常染色体显性方式遗传；致病基因：COL4A3，COL4A4。

（2）肾小管性蛋白尿：①尿蛋白一般低于1g/24h；②成分以溶菌酶及B2-微球蛋白为主；③伴多尿、口渴、多饮、肌无力、糖尿及酸中毒等；④肾小管功能检查受损。常见于以下疾病：

1）肾盂肾炎：蛋白尿含量少，定量常少于1g/24h；尿白细胞较多，可见白细胞管型，尿病原学培养阳性，抗菌药物治疗有效。

2）间质性肾炎

①急性间质性肾炎：由急性全身性感染、过敏、中毒等所致；少尿、蛋白尿、血尿、管型尿，重症可出现急性肾衰。

②慢性间质性肾炎：由急性间质性肾炎演变而来，也可由代谢障碍疾病、血液病、药物等引起，少量蛋白尿，定量不超过2g/24h，可有管型、红、白细胞尿，肾浓缩功能减退。

（3）溢出性蛋白尿：多见于多发性骨髓瘤，特征性临床表现：骨痛；血清单株免疫球蛋白增高；蛋白电泳有M蛋白；尿本周蛋白阳性；骨髓象显示浆细胞异常增生（占有核细胞的15%以上），并伴有质的改变。

（四）蛋白尿诊断的注意事项

1. 尿标本收集的注意事项

（1）采集尿标本要新鲜、干净（无菌操作）、量足。

（2）尿标本容器要清洁、干燥、标志清楚。

（3）事先清洁泌尿生殖器，留取中段尿。

（4）避免月经期留尿液。

2. 定性检查和定量检查相结合。

3. 注意多次复查和动态观察。

4. 尿内有无蛋白，并不是诊断有无肾脏病的唯一依据，肾外疾病时尿液内也可出现蛋白，健康人，尿液内也可含少量蛋白。

5. 有时有严重肾疾患时尿液内也可无蛋白出现。

6. 尿的理化检验不肯定诊断时，须作一些相应的特殊检查：尿路X线平片、静脉肾盂造影、肾动静脉造影、CT、核磁共振、B型超声波。

（五）蛋白尿的临床诊治指南相关内容精选

1. **尿白蛋白/肌酐比值（albumin Creatinine ratio，ACR）和尿白蛋白排泌率（albumin excretion Rate，AER）** 可作为任何年龄患者的蛋白尿评估方法：2012年肾脏病改善全球预后组织（kidney Disease：improving Global outcomes，KDIGO）颁布的《慢性肾脏疾病评估与管理临床实践指南》，对慢性肾脏病（CKD）的分期、评估和并发症管理进行了修正，分期结合了肾小球滤过率（Glomerular filtration Rate，GFR）和尿白蛋白水平（albuminuria），更有助于CKD患者诊疗和预后风险的评估。由于儿童尿白蛋白受年龄、性别、青春期和运动的影响，2003年KDIGO指南推荐中对于年龄＞2岁的儿童采用24小时尿蛋白排泌率（protein excretion Rate，PER）或晨尿的尿蛋白/肌酐比值（Urine protein / creatinine ratio，PCR）作为尿蛋白的分级标准。随着检测技术的发展，临床实验室可以定量检测尿液中的白蛋白，大量临床研究也提示ACR升高（≥10mg/g）和估算eGFR＜60mL/（min·1.73m^2）是终末期肾病（ESRD）、心血管疾病和全因死亡的独立风险因素，因此，2012版KDIGO指南中建议，儿童尿蛋白评估可采用尿ACR或AER测定。

2. **定时尿液标本** 由于尿白蛋白排泄在个体内的变异为4%～103%，而24小时尿液标本可以较好地消除个体一天内不同时段生理变异因素的影响，因此，早期实验室多采用24小时尿PER或24小时尿AER评估蛋白尿。但由于24小时尿标本留取费时、不便、患者顺从性差的缺点，很难在临床大规模开展监测与筛查时使用。因此，2013CKD临床实践指南推荐采用点尿样进行尿蛋白的检测。但在某些情况下，比如肌酐分泌不稳定的急性肾损伤患者、大量蛋白尿患者以及极端年龄和体重的患者，定时尿对蛋白尿的评估仍具有重要作用。

3. 随机尿液标本 晨尿和随机尿是临床上常用的标本检测类型。由于个体内变异较大，尿蛋白或白蛋白检测通常用尿肌酐进行矫正。相比随机尿，首次晨尿受到饮水和生理活动的影响较小。因此，2003KDIGO指南推荐使用首次晨尿PCR和ACR作为PER和AER的替代指标，用于评估蛋白尿，但也可以接受随机尿进行蛋白尿检测。在临床诊断和随访中，常检测一段时间内多次尿样的PCR和ACR来评估蛋白尿水平。如儿童2型糖尿病患者在并发症的评估治疗中，诊断之初应进行尿ACR的检测，并且应此后每年检测1次。如检测结果升高，需重复2~3次进行确定。

4. 尿白蛋白检测的标准化 尿液总蛋白组成成分复杂多样，被检测者不同健康状态和疾病情况下，尿液的蛋白种类和所占比例差异较大，从而很难实现尿总蛋白检测的标准化。ACR的变异来源于测定尿白蛋白和肌酐的不精密度和偏倚，肌酐和尿蛋白的标准化测定可以使不同地方不同方法学所获得的ACR值具有可比性，目前我国尚未颁布统一的尿白蛋白检测指南，建议患者在同一家实验室进行随访检测，以保证结果前后的可比性。

5. 结果报告方式和检测项目的选择 尿蛋白检测结果常见报告方式有：尿蛋白浓度（单位：mg/L），尿PER或AER（单位：mg/24h），每分钟尿PER或AER（单位：μg/min）和尿PCR或ACR值（单位：mg/mmol或者mg/g），这种现状难以统一。综合目前研究和尿白蛋白检测成本高等因素，对于选择尿总蛋白还是尿白蛋白用于肾脏疾病的诊断和治疗监测，目前国内尚没有统一定论。尿PCR或ACR均可用于一般人群筛查；尿ACR更适用于糖尿病肾脏疾病和其他肾小球疾病筛查，而尿PCR可能更适用于肾小管间质性疾病筛查，因为此时维生素结合蛋白、肽类激素、β2微球蛋白和轻链等是尿蛋白的主要变化组分。采用尿肌酐进行校正的ACR和PCR分别代表着单位肌肉量的AER和PER，因此，其与年龄、性别和种族等因素有关，而目前的蛋白尿参考区间以及临床判断值并未考虑到尿肌酐排泄率的因素。采用包含年龄和性别的公式对ACR和PCR进行校正，也许能更好地评估蛋白尿。

6. CARI指南（CarinG for Australians with Renal Impairment） 通过循证

研究方法对蛋白尿与肾病的关系、需要筛查蛋白尿的对象、成人及儿童蛋白尿的检测方法、

蛋白尿的监测时间及检测意义进行了评估。

（1）高危人群：高血压患者、血管疾病患者及肾脏疾病家族史者均为高危人群，对其行尿蛋白检测是一种较好的选择。

推荐：首选检测方法—尿PCR（尿蛋白/尿肌酐比值）。

（2）糖尿病患者、澳洲原住民以及托雷斯海峡岛民：相对于尿蛋白检测，将尿白蛋白检测作为这一人群的首选检测方法相对更为明智，因为后者更利于发现早期肾脏疾病。然而对于已明确肾病的患者来说，目前尚无明确证据证明二者谁更具有优势。

推荐：首选检测方法—尿ACR（尿白蛋白/尿肌酐比值）。

进一步检查：首次检查尿蛋白阴性或微量白蛋白尿，复检尿ACR。首次检查大量白蛋白尿：复检尿ACR或PCR。

（3）微量白蛋白尿是糖尿病肾病早期的预测指标。微量白蛋白尿是早期肾损害的标志，也是1型和2型糖尿病肾病进行性损害程度的一个独立预测指标。没有任何研究证实检测尿微量白蛋白较尿蛋白更加有效。然而，早期诊断和早期治疗必定会带来更好的预后。在已经发展至肾病患者中，没有依据显示二者哪个更有优势。

（4）CARI指南推荐的蛋白尿检测方法：①试纸法检测尿蛋白敏感度及特异度都较低，尿白蛋白检测的可信度稍高，但依赖于检测员及检测技术。②检测白蛋白尿最好采用晨起尿液，然而，利用随机尿样测定尿ACR也是可行的。如结果异常，可一次或多次检测随机尿样的微量白蛋白。③用尿PCR可明确诊断大于1g/d的蛋白尿。

7. CARI指南推荐的儿童蛋白尿的评估

（1）尿白蛋白/肌酐与尿白蛋白/肌酐比值与24小时尿蛋白定量相关，可以用来对儿童蛋白尿及白蛋白尿的监测。

（2）通过推荐检测尿蛋白总量来对健康儿童进行筛查，以及对肾病儿童进行监测。即使对尚未达到如下标准的糖尿病儿童亦推荐检测尿蛋白总量。

（3）推荐通过检测尿白蛋白来对符合如下标准的糖尿病儿童进行监测：①青春前期糖尿病症状：出现症状5年后或11岁时，或青春期时开始监测，之后每年监测1次；②青春期糖尿病症状：出现症状后2年开始监测，之后每年监

测1次。

（4）儿童蛋白尿的定量诊断依据

①生理性蛋白尿受儿童的年龄和身高的影响，单位$mg/m^2/24h$以表示，出生1年后蛋白量则相对恒定。正常值男童$<4mg/m^2/h$，女童$<100mg/m^2/24h$。

②国际肾病协会儿童分会定义肾性蛋白尿为夜间尿蛋白$>40mg/m^2/h$。对于成人相当于低于$1.7g/24h$，Glassock1998年建议用$3.5mg/1.73m^2/24h$作为统一标准。

③在婴幼儿中，因常年使用随机尿样检测蛋白/肌酐比值（Pr/Cr），因此精确的定时尿样分析一时间还得不到认可。

④已研究报道Pr/Cr与24小时尿蛋白密切相关。2岁以上儿童根据检测方法的不同而参考值也不同，$Pr/Cr<20\sim25mg/mmol$相当于24小时尿蛋白$<4mg/m^2/h$。

⑤生理性蛋白尿的参考值在6个月到2岁之间的儿童中稍高，为$Pr/Cr<50mg/mmol$。

⑥肾性蛋白尿$>40mg/m^2/h$相当于Pr/Cr比值$200\sim250mg/mmol$。体位性和直立性蛋白尿多见于儿童和青少年。但24小时尿蛋白一般小于1g，虽然有报道超过该值。长期随访研究提示预后好。

（5）收集时间：晨起第一次尿/早期上午尿和随机尿样Pr/Cr与24小时尿蛋白的变化具有相关性。因为简便易操作，一般采用随机尿Pr/Cr。然而，当晨起尿异常应排除直立型蛋白尿。

（6）儿童微量白蛋白尿：儿童先天性结构异常和肾小管功能紊乱比成人更常见，而高血压和糖尿病少见。结构和小管功能损害疾病小分子量蛋白多见，尤其是白蛋白。因此，总蛋白主要用于检测合并肾小管功能紊乱情况，而不是糖尿病。根据年龄标准糖尿病的儿童和青少年都应检测尿白蛋白而不是尿总蛋白。儿童尿白蛋白正常值尚未确定，但是其值应跟成人的参考值相似。建议微量白蛋白应根据年龄再细化。

8. NKF/KDOQI对于儿童蛋白尿的相关建议

（1）非糖尿病儿童：当为合并有慢性肾脏疾病的患儿筛查时，采用新鲜尿样检测总蛋白，可选方法有：试纸法测定尿蛋白，尿总蛋白/肌酐比值。直立性蛋白尿需通过反复检测晨尿或随机尿样加以排除。当为合并有慢性肾病的患儿进行筛查时，应采用新鲜尿液样检测尿总蛋白/肌酐比值。

（2）糖尿病儿童：在为合并糖尿病5年或5年以上的青春后期儿童筛查及监测时，应采用成人标准。在为其他合并糖尿病的患儿进行筛查时，应参照非糖尿病患儿指南。

9. 对可疑患有肾病或已患有肾病的患者进行尿蛋白的监测

（1）CARI指南建议需要知道确切尿蛋白时采用定时尿样的检测。大多数研究数据表明，可以用PCR/ACR精确预测蛋白尿的水平。

（2）NKF/KDOQI建议监测慢性肾脏疾病（CKD）成人患者的尿蛋白。检测新鲜尿液中尿蛋白/肌酐比值时应采用尿白蛋白/肌酐比值。当尿白蛋白/肌酐比值高（＞500～1000mg/g）时采用尿总蛋白/肌酐比值。

二、蛋白尿的中医辨治

蛋白尿常见于肾脏疾病，其病因复杂，伴随出现的证候变化多端，病情顽固，辨治颇为棘手。中医文献虽无蛋白尿的记载，但根据其伴随表现，可归属水肿、腰痛、虚劳范畴。作为一组微观证候及病理变化的综合体，它反映出肾病发生、发展、预后及转归动态变化的全过程，从宏观角度观察，它是不可见的，而伴随出现相关证候，在某一特定时期或阶段，可以是典型的，但在不少情况下，证候表现却是不典型，甚至无证可辨。关于蛋白尿的病机，中医认为蛋白是人体的精微物质，由脾生化，又由肾封藏。因此蛋白尿的形成，实与脾肾两脏的虚损密切相关。章虚谷《医门棒喝》："脾胃之能生化者，实由肾中元阳之鼓舞，而元阳以固密为贵。其所以能固密者，又赖脾胃生化阴精，以涵育耳"。唐容川《中西汇通医经精义》上卷《五脏所主》也说："脾土能制水，所以封藏肾气也"。说明脾的作用能够帮助肾的封藏。脾虚则不能升清，谷气下流，脾失固摄，精微下注，肾主闭藏，肾虚则封藏失司，肾气不固，精微下泄。另外湿毒内蕴，郁而生热，亦可使肾气不固而精气外泄。由于热为阳邪，性主开泄，肾受湿热熏灼而失统摄之能，致精关开多阖少，蛋白质等随尿而下，根据以上病机，辨证分型治疗蛋白尿，临床上每获良效。

（一）辨证求因与辨病识病

肾病蛋白尿及其伴随出现的症状，反映了疾病过程中各阶段主要矛盾，而辨证求因是辨证诸多内容的主要部分，是辨证施治的一个不可或缺的先决条件，辨病则是对以蛋白尿为主要特征的肾病发生、发展、转归全过程基本矛盾的概括。辨证与辨病相结合，则更能全面、深入地辨识疾病的本质。中医疾病大多是以主证命名，包括引起肾病蛋白尿在内的相关的水肿、腰痛、虚劳等病名，有时很难科学、准确地概括出其主要病因。若借鉴西医的诊断，有些肾病出现的蛋白尿，可供中医辨证参考，开发辨证新思路。

（二）总体病机与证候病机变化

正确掌握肾病总体病机，就掌握了肾病发生、发展、变化、转归及预后，为拟订治疗原则提供依据，审清肾病过程中证候病机变化，就掌握了阶段病变矛盾的主要症结，则为治疗方法提供依据。

（三）审因论治与辨证组方

各种肾病均可致蛋白尿。中医理论认为，蛋白尿的泄漏是阴精亏损，而阴精的封存、固摄与化生，主要为肾脾所主，故脾肾亏虚为本，疾病过程中所产生的水湿、邪毒、瘀血等为标。病理性质为本虚标实，虚实夹杂。故临床上多以益肾固精填精、健脾敛精生精治本，以利水、祛毒、化瘀治标为基本治疗法则。

1. 益肾固精填精法　患者常见腰膝酸软，头晕耳鸣，两腿沉重乏力，按之凹陷难复，可用六味地黄丸加味。补中有泻，对于肾虚阴精亏损，微有水肿者尤益。若水肿全消，可选用左归饮纯壮水之剂，重补元阴。临床可选加冬虫夏草、鹿茸、女贞子、紫河车、肉苁蓉、龟甲等补肾填精、滋阴壮阳之品。此即"善补阴者必于阳中求阴，则阴得阳升而源泉不竭"。另外，宜酌加莲须、五味子、覆盆子、沙苑子、菟丝子、金樱子、桑螵蛸等固涩摄精之品，以制约阴精的漏泄。

2. 健脾敛精生精法　患者症见面色㿠白，倦怠乏力，纳呆腹胀，泄泻，下肢微肿，按之凹陷难复。属脾虚失敛，精微下泄，运化失健，水湿内聚之证。可用参苓白术散加黄芪治疗，以补其虚，除其湿，行其滞，调其气，振奋脾胃，促其化生精微气血。如水肿全消，可先用补中益气汤加减，调补脾胃，升阳益气举陷，逆转脾精下泄。另外，均宜于两方中加芡实、覆盆子等益脾收涩敛精之品。在健脾敛精生精法中，尤须注意黄芪的选用。因黄芪有利尿作用，且能降低蛋白的排泄，这与黄芪的摄精作用相吻合；黄芪还可扩张血管，改善血流量，降低尿素氮，提高血浆蛋白，调节免疫平衡，减轻免疫复合物对肾小管基底膜的损害。

3. 利水消肿法

（1）温肾壮阳利水法：患者全身浮肿、腰膝酸软，面色㿠白，形寒肢冷，气短乏力。属阴精亏损，阴损及阳，肾阳亏虚，阴水泛滥之症。此症多见于尿蛋白漏泄较多者，治宜在益肾固精的基础上合用真武汤，酌加桂枝、蛇床子、土茯苓、蜂房、僵蚕、猪苓等温肾利水之品。

（2）益气健脾利水法：患者水肿，腰以下为甚，按之凹陷不易恢复，脘腹胀闷，纳减便溏，面色萎黄，神倦肢冷，小便短少。属脾虚失摄，不能助肾以制水，阴精亏损，阴水泛滥之症。此症亦多见于尿蛋白漏泄较多。治宜在健脾敛精的基础上，合用实脾饮加减。方中干姜、附子、草果仁温中散寒，振奋脾阳；白术、大枣实脾补虚，土实则水治；茯苓、木瓜利水祛湿；木香、大腹皮、厚朴理气，气行则水行。

（3）疏风清热解毒利水法：患者发热恶风，咽喉肿痛，随之小便短少，水肿迅速加剧，遍及全身。属风邪、湿毒内侵，阻遏肺气，内传于肾，水邪泛滥之症。治宜祛风清热解毒、宣肺利水消肿，可选用越婢汤加味治疗。风邪偏重者，宜加防风、荆芥、羌活等祛风药。

4. 活血消肿法 各种肾病中晚期，尤其是肾病综合征、糖尿病肾脏疾病等，在尿蛋白消耗、水肿的同时，往往存在继发性加重肾脏本身病变。患者出现腰酸腿痛，肢体麻木，小便不畅，舌质黯紫，脉沉涩等证候，此属水瘀互结之证。缘于水肿日久，阴精耗损，阴损及阳，肾阳衰弱，鼓动无力，血行受阻，血为之瘀结，反之瘀阻血脉，"血不利则为水"，则会加重水肿。治疗宜在补益肾脾、敛精利湿的基础上，酌加蜈蚣、水蛭、大黄、丹皮、川芎、地龙、益母草、天仙子、丹参等活血化瘀之品，使瘀血通利，水行通畅，肾功能恢复。据药理研究及临床证明，中药蝉蜕、蜈蚣、地龙、水蛭、桑螵蛸、僵蚕等虫类药具有较好的降低蛋白尿作用。

（四）单味中药治疗蛋白尿

1. 黄芪 黄芪，味甘微温，功能补气固表，利水消肿，是一种具有免疫调节作用的中草药，能增强活血化瘀药物的功效，降低尿蛋白。药理研究表明，黄芪还能增加肾小球滤过膜通透性，改善肾小球功能。

2. 冬虫夏草 冬虫夏草，是我国传统的名贵中草药，性甘温，具有益肾壮阳，补肺平喘等作用。研究证实，冬虫夏草能激活机体单核巨噬细胞的吞噬功能，维持机体CD4/CD8细胞的平衡，调节细胞免疫和体液免疫，从而减少尿蛋白。

3. 葛根 葛根，味甘性平，功能解肌退热，生津止渴，升阳止泻。从中药葛根中提取的葛根素，具有明显的活血化瘀通络之功，抗血小板聚集，降低血脂；扩张肾小球毛细血管，改善肾血流量，从而预防和治疗肾小球毛细血管内微血栓的形成，恢复肾小球滤过功能，延缓减轻肾脏损害，减少、缓解蛋白尿的产生。

4. 丹参 丹参，性苦微寒，有活血调经、凉血安神等功效。研究发现，丹参具有扩血管、抗凝抗血栓、降血脂、促进组织修复、抑制细菌等作用，能减少肾脏细胞凋亡，清除氧自由基，抑制成纤维细胞增殖、活化，促进成纤维细胞凋亡。

5. 川芎 川芎，辛温，有活血行气止痛、祛风胜湿之功。阿魏酸（FLA）为桂皮类化合物，普遍存在于川芎等常用植物药中，可有效拮抗内皮素引起的肾血管收缩，抑制肾小球系膜细胞增殖，抑制炎症及免疫反应，减少尿蛋白。

6. 升麻 升麻，甘辛微寒，具有清热解毒、升举阳气等功效。药理研究表明，清热解毒中药有抗感染和抗变态反应的作用，能帮助恢复肾功能，有利于蛋白尿阴转。临床上在健脾补肾化湿的基础上重用升麻，可使肾炎蛋白尿得到改善。

7. 白花蛇舌草 白花蛇舌草，甘苦微寒，有清热解毒、利湿通淋之功效。能刺激网状内皮系统增生，促进抗体形成，使网状细胞、白细胞的吞噬能力增强，有抗菌、消除炎症的作用。

8. 水蛭 水蛭，性平味咸苦，归肝、膀胱经，功能破血逐瘀、通经活络。临床病理分析表明，肾小球内纤维蛋白相关抗原（FRA）沉积与蛋白尿密切相关。水蛭能减少肾小球内FRA沉积，主要机制：①抗凝血酶。水蛭是最强的凝血酶特效抑制剂之一，它与凝血酶迅速结合，抑制血液凝固。②水蛭可活化纤维蛋白酶原前活化因子，分解纤维蛋白原和纤维蛋白。③能降低血液黏稠度。水蛭对全血黏度、纤维蛋白原、高血脂等均有降低作用。

9. 地龙 地龙，味咸性寒体滑，善走窜，能降泄，有活血化瘀、通络利尿的作用。药理研究表明，地龙有抗凝，降低血黏度，抑制血栓形成的作用；从地龙中提取的纤溶酶除了促纤溶作用，还具有抗免疫作用。此外，地龙可能通过增加血清NO浓度，舒张血管，抑制肾小球局部血栓形成，改善血液流变学，从而减少尿蛋白的排泄。

10. 蝉蜕 蝉蜕，甘咸性寒，甘能养，咸入肾，寒能清。既能祛风，又能宣肺，发汗消肿以利水之上源。临床上慢性肾炎患者常因上呼吸道感染而病情复发或加重，蛋白尿增加。蝉蜕通过降低血液内皮素，减少自由基释放，减少毛细血管内皮细胞损伤，降低蛋白尿。

肾病蛋白尿的辨证是一个比较复杂的问题，尤其是症状不典型者更为复杂而困难。因此，借鉴肾病蛋白尿的客观指标及变化规律，结合中医辨证分析，以探求宏观与微观辨证的切合点，拓宽求因的线索与视野，为病因不明、无症可辨之证开发新的辨证思路；审查总体病机与证候病机变化关系，为拟订治疗原则与治疗方法，提供可靠的依据。通过不同角度的综合分析，在很大程度上丰富了中医的辨证内涵，深化了中医肾病蛋白尿、肾病水肿辨证理论的知识。

第五节 糖尿病肾脏疾病水肿的鉴别诊断与中医辨治

一、糖尿病肾脏疾病水肿的鉴别诊断

水肿为组织间隙过量积液的一种病理现象，临床尤以下肢水肿最为常见。糖尿病人出现下肢浮肿，除了少数原因外，大多与糖尿病的各种慢性并发症有关，是许多慢性并发症的征兆。常见于以下情况：

（一）糖尿病并发肾功能不全

糖尿病肾脏疾病是导致糖尿病病人下肢水肿的最常见原因。糖尿病患者出现肾脏损害时，由于尿蛋白大量漏出、肾小球滤过率下降以及严重低蛋白血症而引起双下肢、眼睑及颜面浮肿，严重者可出现全身性浮肿。患者尿常规检查可见蛋白与管型，肾功能指标如肌酐、尿素氮等升高可资鉴别。

（二）糖尿病并发心脏病

糖尿病很容易并发冠心病、心肌病等心血管疾病，病情严重者可因心功能不全（尤其是右心功能不全）引起体循环瘀血及水钠潴留，导致颈静脉怒张、肝脾肿大及双下肢对称性水肿。这种病人往往同时伴有心慌、胸闷、气促等心血管症状及心电图缺血性改变，可资鉴别。

（三）糖尿病合并周围神经病变

糖尿病神经性水肿多见于双下肢，与体位、活动有关。这是由于自主神经（主要是交感神经）受损，引起末梢血管扩张充血，双下肢静脉瘀血而水肿；

此外，神经营养障碍引起局部毛细血管渗透性增加，也会导致下肢浮肿。糖尿病神经病变引起的水肿，大多伴有肢端麻木、疼痛、袜套样感觉减退等症状，可资鉴别。

（四）糖尿病合并下肢血管病变

当患者下肢静脉出现病变（如下肢深静脉血栓形成、静脉瓣膜关闭不全），导致静脉回流受阻而引起静脉高压时，可以出现下肢水肿，但往往呈单侧水肿。

（五）糖尿病合并足感染

患者足部皮肤损伤感染，局部炎症反应也可导致水肿，这类患者往往还伴有局部皮温升高、皮肤发红、疼痛等急性炎性表现。

（六）糖尿病合并严重营养不良

有些糖尿病患者，由于长期节食过度，热量以及蛋白质的摄入严重不足，导致低蛋白血症性及营养不良性浮肿。

（七）药物因素

某些降糖药物及降压药物均可引起水钠潴留，导致下肢浮肿。前者如胰岛素、噻唑烷二酮类药物（如罗格列酮、吡格列酮）；后者如钙离子拮抗剂（如硝苯地平、氨氯地平等）。其共同特点是水肿发生在用药后，停药后不久消失。

（八）糖尿病合并甲状腺功能减低

某些糖尿病人（尤其是老年女性患者）同时合并甲状腺功能减退，后者可引起下肢或颜面黏液性水肿，其特点是用指头按压水肿部位不出现凹陷性改变。此外，甲减病人往往有倦怠无力、嗜睡、怕冷、心动过缓、便秘等伴随症状，化验显示甲状腺功能（FT3、FT4）低下可资鉴别。

（九）特发性水肿

女性糖尿病病人出现下肢浮肿时，要注意排除"特发性水肿"。这种水肿常发生于育龄期，患者常伴有神经官能症的症状，水肿的发生常常与月经周期有关。"立卧位水试验"阳性将有助于特发性水肿的诊断。

其他方面，糖尿病患者如合并慢性肝病等情况时，也可出现下肢水肿。患者有慢性肝病表现（如纳差乏力、肝病面容、肝掌、蜘蛛痣、黄疸等）及肝功异常，结合肝胆B超检查可资鉴别。

总之，糖尿病水肿的原因是多方面的，要结合病人的具体情况，具体分析，以期查清原因，并给予针对性的治疗。

二、糖尿病肾脏疾病水肿的中医辨治

引起糖尿病肾脏疾病水肿的病因很多，从病变部位看，主要在肺、脾、肾，涉及肝、心、胃、膀胱等脏腑。从病理性质看，总属本虚标实之候，本为肺脾肾亏虚，标为水、湿、痰、瘀等病理产物的积聚。

（一）肺脾肾亏虚为本

1. **肺虚**　肺主气，主宣发肃降，为水之上源。肺失宣降，行水无力，津液不布，则口渴多饮。水道不通，则水液输布排泄障碍，而发为水肿。临床常用越婢汤、越婢加术汤、麻黄连翘赤小豆汤等加减治疗。药用麻黄、桂枝、生姜、杏仁、桑白皮、葶苈子、石膏、防风等。

2. **脾虚**　脾为后天之本，气血生化之源，同时，由于脾居中焦，为气机升降的枢纽，脾气亏虚，不能运化水湿痰饮，则出现水肿。因此，健脾益气是糖尿病肾脏疾病水肿必不可少的治法之一。采用健脾益气，化湿生津之法，方用玉屏风散、实脾饮、参苓白术散、苓桂术甘汤等加减，药用黄芪、白术、党参、太子参、山药、薏苡仁、茯苓、白扁豆等。

3. **肾虚**　肾乃先天之本，主藏精，主人体的生长发育与生殖，主水，主纳气。肾气亏虚，蒸腾气化功能减退，则会出现水液代谢障碍，水湿潴留体内而为水肿。因此，温补肾阳具有极其重要的作用，常用真武汤、济生肾气丸等加减治疗，药用熟附子、杜仲、巴戟天、淫羊藿、补骨脂、菟丝子、肉苁蓉等。同时，无阳则阴无以生，无阴则阳无以化，肾阴与肾阳之间相互资生、相互促进。阳虚日久，必然会伴随阴虚，阴虚日久，会导致阳虚，最终必成阴阳两虚之证。因此，临床治疗应当注意阴阳双补，或阴中求阳，使阴复阳旺，或阳中求阴，使阳旺阴生，临证可随证选用金匮肾气丸、左归丸、右归丸等加减化裁。

（二）痰湿瘀阻为标

人体津液的正常输布与排泄，主要依靠肺、脾、肾的相互作用，并与三焦、膀胱等的气化功能密切相关。若肺失通调，脾失转输，肾失开阖，三焦气化不利，水液潴留，即可导致水、湿、痰、饮等病理产物形成，最终可导致水肿的发生。临床常用五苓散等加减治疗，药用茯苓、猪苓、泽泻、苍术、白术、车前子、滑石、石韦、萆薢、土茯苓等。消渴病日久，必然本元之气大伤，虚损之象迭现。正气亏虚，无力行血，或阳气不足，血寒而凝，或阴液不足，血行艰涩，最终都可导致久病入络，血行瘀滞，络脉瘀阻而成血瘀证候。血不利则为水，瘀血既成，既可直接化而为水，又可闭涩经脉，水液传输紊乱而停积为水。活血利水也就成为治疗糖尿病肾脏病水肿的常用大法。临床常以桃红四物汤、血府逐瘀汤、当归芍药散、桂枝茯苓丸等加减治疗，药用桃仁、红花、地龙、水蛭、三七、益母草、泽兰、丹参、当归、川芎等。

第五章 糖尿病肾脏疾病的治疗进展

第一节 中医治疗糖尿病肾脏疾病的相关循证研究

循证医学是系统地查找、评价和使用证据，以指导临床医疗决策的方法学。这最早是由及从医学实践思考中建立维形。加拿大著名临床流行病学家及其同事正式提出，并在随后出版的第一部循证医学专著中对其作了定义："慎重、准确和明智地应用当前可获取的最佳研究证据，同时结合临床医师个人的专业技能和多年临床经验，考虑患者的价值观和意愿，将三者完美地结合，制定出具体的治疗措施"。循证医学作为近年来国际临床医学领域中迅速发展起来的新学科，不仅改变了传统的医疗卫生实践模式，而且已成为现代医学决策、实践的金标准，被认为是21世纪临床医学研究的新领域。它强调临床医学的实践和诊疗、医护决策必须建立在医生个人的优良临床知识、经验与从系统研究中获取的最佳的临床证据结合基础上。它的核心思想是：任何医疗决策的确定都应基于客观的临床科学研究为依据，同时也重视个人的临床经验。中医学作为一门经验医学，很多中医专家积累了丰富的临床经验，在中医药治疗糖尿病肾脏疾病中取得了良好疗效，同时近几年来也开展了大量的随机对照临床试验（randomized-controlledtrials，RCT）及联合多个RCT的系统评价（systematicreview，SR），对糖尿病肾脏疾病的治疗提供了有效的循证医学证据。根据糖尿病肾脏疾病干预措施的分类不同，可以分为古方、经方加减治疗（如六味地黄丸、补阳还五汤等；现代自主研制或者临床产生效用的变方，并且制作方法改良，除传统的汤剂、丸剂、散剂、膏剂、贴敷剂、泡洗剂、药针灸等方法外，还有现今工艺制成的注射液、胶囊（如丹参注射液、百令胶囊、通心络胶囊、金水宝等）、从某一治法论治切入（如益气滋肾通络中药、清热活血中药等）、某味药（涉及文献篇，如黄芪）或者其提取物（如雷公藤多苷）等。现将近几年来中医治疗糖尿病肾脏疾病的一些相关循证临床研究介绍如下。

一、经方、古方治疗糖尿病肾脏疾病

（一）六味地黄丸

六味地黄丸原名地黄丸，是宋代儿科医家钱乙在《小儿药证直诀》中化裁金匮肾气丸所拟的方剂，主要用于治疗小儿肾虚引起的"五迟"。经元、明两代医家运用与发展，由明代医家薛己提出六味地黄丸之名，《正体类要·正体主治大法》云，"筋骨作痛，肝肾之伤也，用六味地黄丸"，主要用于治疗肾阴虚以发挥滋阴补肾的功效，此方名被后世医家认同并沿用至今。

六味地黄丸治疗糖尿病肾脏疾病自古有之，《脉症治方》卷之二《燥门》消渴指出"下消渴者，烦躁引饮，耳轮焦，小便如膏，正所谓焦烦水易亏是也，此为肾消，宜六味地黄丸主之。"现代临床上也多有应用，剂型也多有变化，如六味地黄汤、六味地黄丸、六味地黄颗粒、六味地黄软胶囊等。

六味地黄丸（汤）对肾脏病的临床辅助治疗具备一定的疗效，实验研究则证实了单独使用六味地黄丸（汤）对多种肾病模型动物也具有很好的防治效果，体现在改善肾功能和减轻病理损伤等，机制研究主要集中在抗炎、抗脂质过氧化、抑制TGF-β1/SMADS信号通路、抑制肾实质细胞凋亡等环节。现代实验研究显示，六味地黄丸具有保护糖尿病肾病大鼠肾脏的作用，其机制可能与降低NF-κB、ICAM-1蛋白表达、抑制肾脏蛋白激酶C（PKC）激活相关。

曹占花等观察阿卡波糖与六味地黄丸联合治疗早期糖尿病肾病患者的临床，结果显示六味地黄丸治疗组患者的24小时尿蛋白、血糖、血脂及尿微量白蛋白等指标均低于对照组，提示阿卡波糖与六味地黄丸联合治疗对于早期糖尿病肾病患者疗效显著。王久香观察六味地黄丸联合缬沙坦钾治疗早期糖尿病疗效，将50例患者给予缬沙坦钾片50mg/次口服，1次/d，作为对照组，另50例患者在治疗组西药治疗基础上加用六味地黄丸治疗，9g/次，2次/d作为治疗组。8周后检测2组患者的收缩压、舒张压、血肌酐、血尿素氮、尿微量蛋白、尿蛋白排泄率C反应蛋白，结果发现2组患者与治疗前相比上述指标均显著降低，治疗组患者的各指标降低更加明显（P＜0.05），说明六味地黄丸化裁联合缬沙坦钾比单纯使用缬沙坦治疗早期糖尿病肾病有更好的疗效。

张蕾等对六味地黄制剂治疗糖尿病肾病进行了系统评价，共纳入11篇符合标准的随机对照试验，719例患者，其中六味地黄制剂组371例，对照组348例。六味地黄制剂（组成：熟地黄、山萸肉、牡丹皮、山药、茯苓、泽泻，具有滋阴补肾功效）。结果提示：与对照组相比六味地黄制剂能有效治疗糖尿病肾病（OR值3.7，95%CI：2.54～5.39），改善尿微量白蛋白排泄率（WMD值20.10，95%CI：15.56～24.64），降低空腹血糖（WMD值0.41，95%CI：0.25～0.58），但对餐后2h血糖和血肌酐无明显改善作用。提示六味地黄制剂可以有效治疗糖尿病肾病，改善其尿微量白蛋白排泄率及空腹血糖。

（二）补阳还五汤

补阳还五汤出自清代王清任之《医林改错》。方中黄芪大补元气，使气旺以促血行，为君药；当归尾活血通络而不伤血，为臣药；赤芍药、川芎、桃仁、红花活血祛瘀，为佐药；地龙通经活络，周行全身以行药力，为使药。全方标本同治，补气而不壅滞，活血又不伤正，共奏益气活血祛瘀之效。补阳还五汤原为中风之气虚血瘀证所设，近年来被愈来愈多地应用于慢性肾脏病（CKD）的治疗中，并取得较好的疗效。其中补阳还五汤在糖尿病肾病中的应用最为广泛。

补阳还五汤中的黄芪可避免毛细血管通透性增强、强化毛细血管抵抗能力，对血小板的聚集抑制效果良好，还可控制血糖血脂、调节肾脏功能、避免肾小球动脉硬化、调节蛋白含量；方中川芎、丹参可对抗机体缺氧和组织纤维化抑制免疫炎症反应、调节微循环；女贞子可保护肝脏、对抗炎症、调节免疫功能、控制血糖血脂；独活可对血管紧张素受体作用产生抑制效果还可镇痛、抗凝、对抗血小板凝集、对抗炎症、防止血栓形成；桃仁、地龙、赤芍药、红花、川芎、当归等药物联用可促进血管扩张、血液环境改善、肾脏内部纤维蛋白沉积，消散对肾小球及肾脏组织结构有很大保护作用。方中大黄可对肾小管内皮细胞增生、肾小球系膜细胞增生产生阻碍，避免上述细胞过度增生引发受损肾小球代偿性肥大和蛋白质、糖、脂肪异常代谢以及肾组织高代谢状态进而控制尿蛋白量。

在补阳还五汤治疗糖尿病肾病的临床实践和研究中，一般采用的治疗方法为在西医的基础上联合补阳还五汤治疗，观察的指标主要有尿微量白蛋白水平、临床疗效、肌酐水平、尿素氮水平等。黄宏俊等研究显示在常规治疗的基础上加用补阳还五汤能有效降低血糖，改善肾功能，其作用机制可能与改善肾血流动力学参数有关。林国彬等证实补阳还五汤能明显改善早期糖尿病肾病患者的临床症状，其作用机制可能与下调其血清炎性因子（CRP）及血浆纤溶酶原激活物抑制因子-1（PAI-1）水平有关。血管内皮生长因子（VEGF）及其受体（Flt-1）在糖尿病肾病的发病机制中起重要作用。叶仁群等观察了60例糖尿病肾病患者的血清VEGF水平及Flt-1的表达，发现应用补阳还五汤治疗后血清VEGF水平及Flt-1的表达较治疗前均明显下降，差异有统计意义（P<0.05），说明补阳还五汤可降低早期糖尿病肾病患者血清VEGF水平及Flt-1蛋白的表达。李作森等系统评价17个补阳还五汤临床研究，结果显示：补阳还五汤治疗糖尿病肾病有一定的疗效。①补阳还五汤对糖尿病肾病患者肾功能有一定改善作用，如UAER、24小时尿蛋白定量和尿素氮降低；②补阳还五汤在治疗糖尿病肾病总有效率方面优于常规治疗；③补阳还五汤在降低血肌酐和控制血糖方面与常规治疗疗效相当。

（三）真武汤

真武汤是仲景针对少阴肾阳亏虚，气不化水，水气内停而设。方用炮附子、白术、茯苓、生姜、芍药5药，功效为温阳利水，治疗阳虚水泛证，此为治疗脾肾阳虚、水湿泛滥的基础方。后世医家亦对本方进行了比较系统的研究，并在临床不断尝试以此为基础方加减变化来治疗糖尿病肾病。

现代药理研究认为附子含乌头碱等多种生物碱，对垂体-肾上腺皮质系统有兴奋作用，能增加尿中17-酮类固醇的排泄，对某些肾上腺皮质功能不全的患者，具有肾上腺皮质激素样作用，还能兴奋迷走神经中枢和强心作用。黄芪可以减少尿蛋白，促进肝脏合成白蛋白的作用，对于纠正大量蛋白尿引起低蛋白血症和水肿十分有利，还能促进肾脏病变修复，利尿降压作用。白芍药也有增强心肌收缩力，改善微循环的功效，并可通过中枢神经发挥镇痛效果。猪苓参与钠、氯、钾等电解质的调节，此外还有镇静和降低血糖的作用，玉米须现代药理研究具有降血糖的作用。

王淑兰等运用加服加味真武汤（熟附子12g，茯苓15g，白芍药15g，生姜15g，白术15g，黄芪20g，玉米须20g，丹参15g，泽泻12g，党参20g）治疗脾肾阳虚的Ⅳ期糖尿病肾病患者，结果显示在常规治疗基础上给予加味真武汤内服，能明显改善Ⅳ期脾肾阳虚型糖尿病肾病患者的临床症状，减少尿蛋白，改善肾功能，且无副作用。

胡佳卉等人对真武汤治疗糖尿病肾病进行了系统评价，共纳入10个RCT，按对照组不同分成3个亚组：常规疗法+真武汤加减与常规疗法相比较的RCT3个，常规疗法+真武汤加减与常规疗法+西药治疗比较的RCT4个，常规疗法+西药+真武汤加减与常规疗法+西药治疗比较的RCT3个。无论是哪一种，在提高总有效率及降低24h尿蛋白定量、降低血清肌酐（Scr），中医证候积分（即改善临床症状）方面疗效相当，且某些指标如提高总有效率等方面真武汤加减这一组有优于对照组的趋势。

（四）五苓散

五苓散出自《伤寒论》，是针对太阳病汗不得法，表邪循经入里，影响膀胱气化功能、消渴或烦渴而设。药用茯苓、猪苓、白术、泽泻、桂枝五味，具有健脾利水，通阳化气的作用，仲景主要用以治蓄水证及痰饮、水湿证。本方辨证要点为小便不利，小腹硬满或胀满，渴欲饮水但饮后欲吐。五苓散通阳利水，淡渗利水的作用显著，是治疗水湿内停之证的常用方剂。现代一些医家对其进行相关研究、根据其主要表现消渴及烦渴进行加减化裁、联合用药应用于临床，认为其对减轻糖尿病肾病所致的水肿、消渴等表现亦有一定的疗效。

现代医学研究表明，五苓散能提高Na^+-K^+-ATP酶活性，增强肾小球滤过功能，提高大鼠心肌细胞心钠素的分泌，抑制肾小管对水分和钠离子的重吸收。毛振营在常规治疗糖尿病基础上，以五苓散合血府逐瘀汤加减治疗糖尿病肾病160例，并与单纯西药疗法120例进行对照观察，结果治疗组经治疗后24小时尿蛋白明显减少，血肌酐、尿素氮显著降低，总胆固醇、甘油三酯降低，全血黏度和血浆黏度显著降低，各观察指标与对照组比较存在显著差异。

（五）肾气丸

《金匮要略·消渴小便利淋病脉证并治》云："男子消渴，小便反多，以饮一斗，小便一斗，肾气丸主之"，消渴下消，阴阳俱虚，肾与膀胱蒸腾气化功能失常，就会出现小便反多与小便不利两方面的变化，若小便反多，则为多尿，若小便不利，则发为水肿。这十分切合糖尿病肾脏疾病辨证属肾阴阳俱虚者。何少霞用金匮肾气丸加味治疗糖尿病肾病46例，治疗8周，总有效率82.6%。全小林教授擅长以经方治疗糖尿病及其各种并发症，对于糖尿病肾脏疾病他主张用肾气丸治疗。胡孝荣等调查68例糖尿病肾病患者应用济生肾气丸改汤剂口服治疗45天，比较治疗前后空腹血糖、血压、血脂、24h尿蛋白定量、尿白蛋白排泄率、肾功能等变化，从而得出结论：济生肾气丸配合糖尿病的基础治疗有利于减轻蛋白尿、降低血脂、保护肾功能。

二、现代验方治疗糖尿病肾脏疾病循证研究

（一）芪药消渴胶囊

芪药消渴胶囊的组成：西洋参、黄芪、生地黄、山药、山茱萸、枸杞子、麦门冬、知母、天花粉、葛根、五味子、五倍子；具有益气养阴、健脾益肾作用。倪青等采用多中心、随机、双盲、安慰剂对照的试验设计方法，共有146例早期糖尿病肾病患者完成观察，其中试验组101例，对照组45例，两组在接受常规治疗的基础上，试验组加用芪药消渴胶囊6粒/次，3次/d，共治疗12周。结果显示：试验组中医证候疗效总有效率87.13%，对照组73.33%，两组疗效比较差异有统计学意义（P＜0.05）；治疗后较治疗前，中医单症状消失率及血糖、血脂、肾功能、24小时尿白蛋白排泄率、24小时尿蛋白定量等指标的改善情况，试验组均优于对照组（P＜0.05）。提示芪药消渴胶囊治疗早期糖尿病肾病具有较好的疗效。

（二）糖肾方

中药糖肾方颗粒由中日友好医院李平教授团队研究开发的治疗糖尿病肾病的中药方剂。该方由黄芪、生地黄、山茱萸、三七、卫矛、熟大黄、枳壳组成。研究表明糖肾方可以减少糖尿病肾病患者尿蛋白排泄，提高肾小球滤过率，降低血中甘油三酯和胆固醇水平。李平教授团队开展了6家中心、随机双盲、安慰剂平行对照临床试验，在ACEI/ARB常规治疗基础上以安慰剂为对照，给予糖肾方。经过24周治疗，发现糖肾方作用明显优于单独使用ACEI/ARB类药物，使治疗显性蛋白尿有效率提高30%，使治疗肾小球滤过率有效率提高了11%。

（三）糖肾康胶囊

糖肾康胶囊由黄芪、女贞子、旱莲草、赤芍药、丹参、冬虫夏草等组成，具有补益肝肾、益气活血之效。樊威伟等在基础治疗的基础上给予糖肾康胶囊，与贝那普利片进行对比，结果显示：糖肾康胶囊组在治疗后能明显改善24小时尿蛋白定量、TC、TG、LDL-C、HDL-C、血栓调节蛋白（TM）水平，优于对照组（P＜0.05，P＜0.01）。提示糖肾康胶囊具有血管内皮保护作用，其机制可能与改善脂质代谢、减轻高凝、防止尿蛋白外漏、延缓肾小球硬化、调节糖代谢和改善微循环有关。

三、中成药治疗糖尿病肾脏疾病循证研究

（一）丹参注射液

丹参注射液是活血化瘀的一个主要药物，其主要成分为丹参酮。丹参具有活血、化瘀、抗凝，抑制血小板黏附、聚集、释放，扩张血管、降低外周血管阻力等作用。通过消除自由基、降低脂质过氧化反应，释放血管内皮松弛因子与前列腺素I2，松弛血管，改善微循环，增加肾血流量并具有调节微循环流态和改善微循环周围状态作用。

胡波等人观察丹参注射液联合贝那普利治疗Ⅳ期糖尿病肾病患者的临床疗效，结果显示治疗后贝那普利组、丹参联合贝那普利组血压、SCr、24小时尿蛋白定量、TC、TG、D-二聚体、FIB、Hcy均明显降低（P＜0.05），GFR、尿AQP2均明显升高（P＜0.05），且各指标改善情况均明显优于对照组（P＜0.05）；丹参联合贝那普利组治疗后SCr、24小时尿蛋白定量、TC、TG、D-二聚体、FIB、Hcy均明显低于贝那普利组（P＜0.05），而GFR、尿AQP2均明显高于贝那普利组（P均＜0.05）。提示丹参注射液联合贝那普利治疗Ⅳ期糖尿病肾病效果更好，可明显提高GFR及尿AQP2水平，降低24小时尿蛋白定量、SCr、TC、TG、D-二聚体、FIB、Hcy水平。

李会芳等人对丹参注射液辅助治疗糖尿病肾病的有效性和安全性进行了系统评价，共纳入9篇随机对照试验，包括723例糖尿病肾病患者。Meta分析结果显示：与常规治疗组相比，联用丹参组可以提高糖尿病肾病的治疗率，并能降低3期糖尿病肾病患者24h-UTP，但在血肌酐（Cr）、糖化血红蛋白（HbAlc）、血浆总胆固醇（TC）、三酰甘油（TG）、舒张压（DBP）、收缩压（SBP）等方面降低不明显。同时有3篇研究分别报道了使用丹参注射液出现了咳嗽（5例）、球结膜出血（1例）、血管性水肿（1例）、速发型皮肤瘙痒（2例）、类静脉炎反应（12例）、腹泻（4例）、窦性心动过速（2例）等不良反应。

（二）百令胶囊

百令胶囊是人工冬虫夏草的药物制剂，主成分是虫草菌，主要功效为免疫调节、改善血脂和保护肾脏等。百令胶囊作为人工冬虫夏草制剂之一，可减轻肾小球的压力，提高肾小球的高滤过情况，具有促进肾小管细胞增殖和减弱肾小球代偿性肥大的作用，可稳定肾小管细胞溶体膜，延缓溶酶体膜的破裂，因

此可以起到修复肾小管的作用。百令胶囊还可有效地抑制醛糖还原酶，减少细胞脂质过氧化损害。

汪秀华和刘玉峰将替米沙坦与百令胶囊联用治疗早期2型糖尿病肾病患者，结果表明联合组的治疗前后24小时尿微量白蛋白排泄率、血钾、血肌酐水平均优于对照组。王建民等将百令胶囊与氯沙坦联用治疗糖尿病肾病，证实百令胶囊联合氯沙坦治疗糖尿病肾病患者可显著降低患者的蛋白尿水平，改善肾功能，且具有一定的降血脂作用，疗效显著且无明显不良反应。张建伟和顿利杰采用百令胶囊辅助治疗糖尿病肾病患者，观察患者血清炎性因子的影响，结果证实百令胶囊辅助治疗可明显降低患者血清，保护肾脏功能。

唐榕等人针对百令胶囊联合常规治疗对早期糖尿病肾病的疗效及安全性进行系统评价，共纳入29篇RCT，包括1601例患者，结果显示百令胶囊联合常规治疗能够改善糖尿病肾病患者的尿蛋白排泄率、血肌酐、尿素氮，但对空腹血糖无明显影响。在安全性方面，百令胶囊联合常规治疗组及常规治疗组均未发生严重不良反应，有2项研究提示百令胶囊可能引起一过性转氨酶升高，有1项研究提示常规治疗可能引起头昏、头痛、皮肤瘙痒。不良反应均较轻微，常在观察或对症治疗后得到有效缓解。

（三）金水宝胶囊

金水宝胶囊是人工发酵培养的菌丝，经发酵成为冬虫夏草菌粉。其主要成分包含虫草酸、虫草多糖、虫草素等。作为我国的传统中药，冬虫夏草，具有秘精益气、补益肺肾的功效。临床常用于肺肾两虚，精气不足，神疲乏力，腰膝酸软等虚证。在治疗糖尿病肾脏疾病时，该药具有益气养阴，肾气充实，则摄纳有权，开阖有度，达到精微不外泄之功效。金水宝的中药成分富含氨基酸、多糖、脂肪酸等多种微量元素，具有保护肾脏的功效。现代药理研究亦证明金水宝胶囊具有提高细胞免疫功能、扩张血管、增强血液循环、降压、增强肾上腺皮质功能等功能。金水宝不仅有增强细胞免疫功能、促进蛋白合成和降低血脂的扶正固本作用，而且能减轻肾小球的病理变化，促进肾小管上皮细胞修复，抑制肾小管萎缩和间质纤维化，明显降低早期糖尿病肾病尿微量白蛋白的漏出，促进肾功能恢复。金水宝胶囊含有脂肪酸，可调节脂代谢紊乱，提高红细胞超氧化物歧化酶（SOD）活性，清除自由基，降低血脂，抑制血小板聚集，降低血液黏稠度，延缓和阻止肾小球动脉粥样硬化和肾小球硬化。

张煜敏等人系统评价金水宝胶囊治疗糖尿病肾病的疗效，共纳入29个随机对照试验，1763例患者进行Meta分析，金水宝治疗组与对照组相比，在降低尿白蛋白排泄率及24小时尿蛋白定量，改善肾功能，降低血胆固醇及三酰甘油方面有显著性差异（P均<0.05）。在改善空腹血糖、糖化血红蛋白和血压方面无显著性差异。

四、单味药或提取物治疗糖尿病肾脏疾病循证研究

（一）黄芪

黄芪为豆科草本植物，性味甘温，具有补气固表、利水退肿、托毒排脓、生肌等功效。张颖通过观察黄芪注射液联合缬沙坦治疗糖尿病肾病的疗效，得出黄芪联合缬沙坦在效降低UTP、MALB及Cr方面有较好疗效。赵琳琳等对31例糖尿病肾病患者使用黄芪联用洛丁新治疗，结果显示FBG、UAER、血、尿$\beta2$-MG较治疗前明显下降，TG、TC及血黏度亦明显降低，表明黄芪能促进尿钠排泄、减少尿蛋白漏出、有效治疗糖尿病肾病。李新对糖尿病肾病常规治疗的基础上用黄芪注射液肾俞、足三里、三阴交穴位注射，认为能更好地保护肾脏功能，延缓病情的进展。

（二）大黄

大黄为蓼科属多年生植物，性味苦寒，具有下积滞、泄浊毒，清湿热、凉血祛瘀的功效。蔡世红运用大黄粉对显性糖尿病肾病进行了治疗观察，在积极控制血压及血糖的同时，大黄组采用生大黄粉胶囊口服，对照组采用缬沙坦口服，结果比较，大黄组在降低24小时尿蛋白定量、SCr、TC、BMI等优于缬沙坦对照组，其中血肌酐下降最明显，与缬沙坦组比较差异有统计学意义（P<0.05）。提示大黄能显著降低显性糖尿病肾病尿蛋白，改善胰岛素抵抗，延缓肾衰竭的发展。

李春庆等观察大黄联合替米沙坦片治疗2型糖尿病肾病的疗效，结果与单用替米沙坦相比，连用大黄治疗后患者UTP、尿mA1b、尿β_2-MG，尿NAG酶改善更明显，且血ALB、BUN、SCr改善及TC、TG、LDL-C、血黏度下降是单用替米沙坦所没有的，表明大黄联合替米沙坦可在治疗糖尿病肾病上可从蛋白尿、血脂、血流动力学等多方面保护肾脏功能。

（三）三七

三七为五加科植物，性温、味甘、微苦，具有止血、散血、定痛的功效。沈健应用三七总皂苷胶囊联合氯沙坦治疗27例早期糖尿病肾病患者，临床症

状改善，UAER明显下降，疗效满意。张征宇等在饮食控制、降血脂治疗及控制血糖基础上，给予糖尿病肾病患者加用三七总苷注射液，血尿β_2-MG、mA1b、UTP均明显下降，优于对照组，且治疗过程中未发现副作用及严重不良反应，表明三七总苷可有效改善糖尿病肾病患者的肾功能。

（四）雷公藤总甙

雷公藤总甙是卫茅科雷公藤属植物雷公藤Tripterygiumwilfordii Hook. F.的根部提取混合物，具有抗炎、免疫抑制等药理作用，其主要活性成分包括雷公藤甲素（trip-tolide，雷公藤内酯醇）、雷公藤乙素（tripdiolide，雷公藤内酯二醇）、雷公藤红素（celastrol，南蛇藤素）等。

目前，已有多个关于雷公藤总甙治疗糖尿病肾脏疾病的临床研究报道。临床研究显示，雷公藤总甙治疗糖尿病肾脏疾病蛋白尿，比ACEI、ARB更加有效。崔培霞使用雷公藤总甙60mg/d治疗尿蛋白≥0.7g/24h的糖尿病肾病患者，疗程3个月，结果患者的24小时尿蛋白较治疗前减少（P＜0.05），与应用ACEI或ARB的对照组相比，尿蛋白下降更明显（P＜0.05）。

另有研究证实，雷公藤总甙对于ARB治疗效果不佳的大量蛋白尿糖尿病肾脏疾病患者有效。葛永纯等选取尿蛋白≥2.5g/24h的糖尿病肾病患者进行临床实验，治疗组给予雷公藤总甙120mg/d治疗3个月后减量至60mg/d维持治疗3个月，对照组给予缬沙坦160mg/d治疗6个月。结果显示治疗组尿蛋白较治疗前明显下降，第1、第3、第6月平均下降幅度分别为32.9%、38.8%和34.3%；对照组尿蛋白无明显下降，甚至到第6月时出现上升趋势。

黄静等人对2014年前的临床研究进行系统评价，通过对13个随机和半随机对照试验，1119例糖尿病肾病患者进行Meta分析，雷公藤总甙联合ACEI/ARB制剂降低糖尿病肾病患者24小时尿蛋白、24小时尿白蛋白排泄率上优于常规治疗，表明雷公藤总甙是治疗糖尿病肾病的有效药物。

已有研究证实，在一定的剂量范围内，雷公藤总甙的疗效随用药剂量的增加而增强。但由于雷公藤总甙的毒性问题，应注意其使用剂量、疗程。现有研究中，雷公藤总甙单用或与ACEI、ARB合用的常用的剂量为60mg/d，疗程3～6个月为主。现有报道的最短疗程是使用雷公藤总甙60mg/d治疗1个月，24小时尿蛋白明显下降。

五、糖尿病肾脏疾病中医循证研究存在的问题

（一）证据种类丰富数量多，但高质量的研究证据缺乏

糖尿病肾脏疾病的临床证据来源范围很广，包括原始研究与高质量的二次、三次研究，分布广泛。相关的原始研究证据类型也很多，既有临床随机对照试验、非临床随机对照试验，也有相当数量的描述性研究以及叙述性研究，如个案报道、医案医话、专家经验等。这一类研究文献虽然在现今循证医学证据评价体系中被列为较低的级别，但是它蕴含着丰富的中医药临床思维和运用经验。如若完全硬性遵守证据分级标准而仅将其作为末级证据对待，会丧失中医药诊疗特色，同时也会失去大量有启发的信息。可见规范中医药叙述性研究和在严谨基础上建立能够体现中医特色的证据评价标准也是亟待解决的问题。

大多数二次研究都是传统的综述类文献，这些文献虽然对评价研究成果的价值和意义、发现存在的问题等具有建设性价值，然而受到作者自身专业水准、资料及数据收集和纳入文献的广度和正确性的影响颇大，且往往不能定量获得所采取干预措施的总效应量，所以很难有效指导临床实践。另一方面，相关的系统评价分析床实践指南等证据很少。当然这与循证医学在我国起步比较晚有关，也与中医药疗效评价还不那么规范有关，因而出现较大的临床异质性，不便于定性定量合成。

（二）高阳性率，发表偏倚大

由于临床研究倾向于发表阳性结果，也往往以此作为课题能否顺利结题的标准，所以高阳性率是很难避免的。并且期刊往往青睐于接受阳性结果。当然，作者主观上不愿发表阴性结果也是主要原因。通过相关研究，我们还发现对于疗效判断指标的选择也易于出现阳性结果，这亦是造成发表偏倚的原因。

（三）病证术语不规范，指标选用不规范

临床证据的病证既有单独采用中医病名、也有仅用西医病名，目前尚无法把二者完全统一起来。然而病名就像把细胞上的特异靶点。为了"靶向明确"，尽快加速中医规范化的步伐，那么采用规范的病证名称系统势在必行。各类文献所选用的指标繁多不统一，主次不鲜明。初步翻阅文献十几篇，仅某中药方剂治疗糖尿病肾脏病所纳入的指标就有二三十种之多，这样不便于最终统计分析和资料整合。不仅是指标，对其所使用的单位也应统一。

第二节　早中期糖尿病肾脏疾病的诊治对策和中医辨治

糖尿病肾脏疾病治疗的关键在于早期诊断及防治，一旦进入临床蛋白尿期，肾损害则难以逆转。糖尿病肾脏疾病的发病机制较复杂，至今仍未完全明确，但普遍认为，持续的高血糖引起的肾脏血流动力学改变、糖代谢异常伴蛋白质及脂肪代谢异常是糖尿病肾脏疾病病变的基础，众多细胞因子被激活是糖尿病肾脏疾病病变的直接机制，而以上各种机制中氧化应激是糖尿病肾脏疾病发病的共同机制。

早中期糖尿病肾脏疾病是糖尿病肾脏疾病的重要阶段，有效的治疗可以逆转尿蛋白和减少终末期肾病的发生。早中期糖尿病肾脏疾病的主要病理改变为肾小球硬化、肾小管间质纤维化、肾小管上皮细胞和血管损害。表现为肾小球基底膜增厚和系膜基质增生、结节型肾小球硬化、肾小管间质出现炎症、肾小管上皮细胞可见颗粒样和空泡变性、肾动脉及其主要分支动脉粥样硬化。早期糖尿病肾脏疾病，相当于Mogensen分期的Ⅲ期；中期糖尿病肾脏疾病，即临床期糖尿病肾脏疾病，显性蛋白尿期肾功能正常者，相当于Mogensen分期的Ⅳ期肾功能正常者。无任何干预的早中期糖尿病肾脏疾病，多于5～10年后发展为肾衰竭（RF）。

一、糖尿病肾脏疾病早期诊断研究进展

目前，临床上多采用微量白蛋白尿（MAU）作为预测糖尿病肾脏疾病的指标。然而，近年来，采用微量白蛋白尿预测糖尿病肾脏疾病的价值受到质疑。原因如下，首先，被检测有微量白蛋白尿的糖尿病肾脏疾病病人中大部分可以恢复到正常尿液。其次，只有少数病人进展为蛋白尿。第三，1型糖尿病（Type 1 diabetes mellitus，T1DM）病人中有1/3的病人在检测出微量白蛋白尿而非蛋白尿后不久就发展为终末期糖尿病肾脏疾病。MAU作为糖尿病肾脏疾病风险预测指标阳性率为43%，而阴性率为77%。所以临床应用需要更理想的预测糖尿病肾脏疾病风险的其他指标。目前相关领域正在寻找的新的生物学标

记物，具有更高的敏感性和特异性，早期诊断糖尿病肾脏疾病，实施早期有效的干预措施。研究比较多的标记物有胱抑素C、血清同型半胱氨酸（Hcy）、尿糖苷酶（NAG）等。

CysC检查：CysC是一种122个氨基酸组成的蛋白质，人体所有有核细胞都能持续产生CysC且相当恒定。肾脏是清除循环中CysC的唯一器官，它在体内几乎完全被肾小球滤过，肾小管吸收后迅速被降解后经肾脏排出，不会重新进入血液循环，因此能较为敏感准确地反应肾小管滤过功能。段丹波等将145例2型糖尿病患者分为早期肾损害组（72例）和对照组（73例）。应用受试者工作特征曲线（ROC曲线）分析血清CysC发现糖尿病早期肾损害的灵敏度、特异度，计算其阳性预测值、阴性预测值及Kappa值，评估血清CysC对糖尿病早期肾损害的诊断价值并估计相应诊断界点。研究结论认为血清CysC在糖尿病早期肾损害的诊断中具有较高的灵敏度和特异度，在血清CysC接近实验室正常参考值范围上限时说明糖尿病患者可能已经出现早期肾损害。

Hcy检查：Hcy是一种反应性血管损伤氨基酸，血液中高含量的Hcy通过氧化应激、致炎作用和免疫相关因素等介导血管内皮细胞的损伤，促进血管平滑肌增生。近来国外有学者认为Hcy是甲硫氨酸的代谢中间产物，作为人体一种非必需含硫氨基酸，Hcy在正常血液中主要以蛋白结合体形式存在，只有少部分以游离形式存在。Buysschaert等研究显示糖尿病肾脏疾病患者血清中Hcy高表达，认为Hcy参与了糖尿病肾脏疾病的肾脏损害，高浓度的Hcy会损伤肾小球微血管的内皮细胞、促进肾脏系膜细胞的增殖，也是糖尿病肾脏疾病的独立危险因素。

NAG检测：尿NAG主要来源于肾近曲小管上皮细胞，当肾组织受损，尤其是肾近曲小管上皮细胞受损时，尿NAG的活性可在其他尿酶活性升高之前即显著升高。实验结果可以看出，肖春燕在Ⅰ组患者中，发现mALB尚未增高之前，其尿NAG含量已明显增高，并与对照组相比差异具有统计学意义。熊建辉等通过研究尿NAG的水平随着患者病情的发展或好转而升降，说明尿NAG不仅可以作为糖尿病早期肾损害的敏感指标，还可提示糖尿病肾损害的程度，监测病情的发展及疗效。

除了以上标记物，肿瘤坏死因子受体1（TNFR1）和肿瘤坏死因子受体2（TNFR1）、中性粒细胞明胶酶相关的脂质运载蛋白（NGAL）、肾损伤分子1（KIM1）等指标亦显示与糖尿病肾脏疾病的早期损伤相关，但能否应用在临床中仍需前瞻性的研究来证实。

二、早中期糖尿病肾脏疾病的西医治疗对策

糖尿病肾脏疾病若在早期进行有利的干预治疗，仍有希望防止病情发展及延缓其发展速度。近年来，以肾素-血管紧张素系统（RAS）阻断剂为基础的联合用药，中西医结合及中医中药的广泛应用，以及倡导减轻体质量，限制血糖和适量运动的健康生活方式等的新理念与新方法在临床的应用，对2型糖尿病控制肾损害的病情发展取得了重大进展，不仅提高了临床疗效，还明显改善患者的生命质量。

（一）生活方式干预

生活方式干预是糖尿病治疗的基石，其中饮食、运动在糖尿病治疗的经典模式中排名前两位。研究表明，戒除吸烟、饮酒、暴饮暴食等不良嗜好，以及适宜的身体锻炼，保持标准体重，均能有效的预防和延缓糖尿病肾脏疾病的发生与发展。

1. 饮食治疗　临床和实验研究显示高蛋白饮食可增加肾小球高滤过和高压，加重糖尿病肾脏疾病的进展。低蛋白饮食可改善肾脏血流动力学，减轻高血糖引起的高滤过，延缓糖尿病肾功能损伤的进程。目前主张在糖尿病肾脏疾病早期即应限制蛋白质摄入，蛋白质的摄入量宜限制在0.8～1.0g/（kg·d）。一般认为优质动物蛋白质可获得较多的必需氨基酸，并且动物蛋白质不易导致高滤过，此外对糖尿病肾脏疾病的患者还应提供合理的热量，足够的维生素和微量元素。（具体饮食治疗详见本章第七节。）

2. 运动治疗　定期的适当强度的有氧运动是控制糖尿病及其相关并发症的另一个卓有成效的方法。在没有运动禁忌的情况下，患者应该根据自身的年龄、身体状况及个人爱好制定切实可行的运动方案，选择适宜的运动种类。糖尿病肾脏疾病病变早期可采用太极拳、五禽戏、八段锦、鹤翔桩、强壮功等传统锻炼功法，适量活动，不宜剧烈运动；糖尿病肾脏疾病肾衰竭者应以卧床休息为主，活动量不宜过大，不可过劳，可选用气功加内养功等静功法。同时还要注意调控运动的强度和频率，运动时间应该尽可能选在进食后1—2小时，保持每周进行5次或以上的低中等强度的有氧运动，并配合适量的无氧运动，每次运动持续的时间，应根据自身其心血管健康状况和耐受性情况调整，但至少应保持在半个小时以上。

（二）血糖控制

糖尿病早期表现为肾小球滤过率增高及肾脏增大，当血糖得到及时有效地控制时，这种改变可以恢复，此外控制高血糖可减少糖基化终末产物生成，减少糖基化终末产物对肾脏损害。DCCT已肯定地揭示了理想的血糖控制，能有效地预防糖尿病肾脏疾病的发生、发展。UKPDS证实：良好的血糖控制可明显减少糖尿病微血管并发症的发生。

降糖药物的选择，并发有早期糖尿病肾脏疾病的糖尿病患者，胰岛素应尽早使用，可以有效控制血糖且无肝肾损害，在肾功能不全时，宜选用短效胰岛素，以防止胰岛素在体内蓄积发生低血糖。对于口服降糖药的选择，在早期糖尿病肾脏疾病阶段尚无明确的禁忌。但值得提出的是，近来对噻唑烷二酮类的研究显示，其除了有降糖作用外，还可降低早期糖尿病肾脏疾病患者尿白蛋白排泄率，减慢糖尿病肾脏疾病进程，其机制可能是：噻唑烷二酮类减少糖尿病患者肾系膜区基质扩张，噻唑烷二酮类激活系膜细胞的过氧化物酶体增殖物激活受体γ（PPARγ）或过氧化物酶体增殖物激活受体α（PPARα）发挥局部的基因调控作用，同时噻唑烷二酮类还能降低动物的三酰甘油和游离脂肪酸，从而达到保护肾脏的作用。恩格列净是一种高选择性的钠-葡萄糖协同转运受体2（sodium/glucose cotransporter 2，SGLT2）抑制剂。一项研究将伴有微量蛋白尿的2型糖尿病患者随机分到恩格列净10mg组、25mg组或安慰剂组，研究结果显示，与安慰剂组相比，恩格列净10mg组和25mg组尿蛋白/肌酐比值分别减少30%和25%。这表明恩格列净有一定的肾脏保护作用，具体机制值得进一步探讨。

（三）血压控制

大量的研究显示，控制糖尿病患者的高血压状态，可明显减少糖尿病肾脏疾病的发生和发展，减少终末期肾病的发生。血压控制的目标：成年人控制在＜140/80mmHg。糖尿病患者从出现微量蛋白尿起，无论有无高血压均应服用ACEI或ARB类药物，但如出现低血压应停服。该类药不但能降低系统高血压，而且能通过血压依赖性肾小球血流动力学效应、非血压依赖性肾小球血流动力学效应及非肾小球血流动力学效应，从而有效地减少尿蛋白及保护肾功能。

（四）纠正血脂异常

糖尿病肾脏疾病患者血LDL-C＞2.6mmol/L，TG＞1.7mmol/L，应开始调

脂治疗，首选他汀类降脂药，它能够有效降低LDL-C浓度，通过抑制系膜细胞增生、纤溶酶原抑制物的表达、细胞外基质产生，可延缓肾小球动脉硬化的进展，减轻肾脏病变。

（五）针对糖尿病肾脏疾病病理机制的治疗

1. 阻断多元醇通路　糖基化终末产物（Advanced glycationproducts，AGEs），可激活系膜细胞内转录生成因子TGFβ-Smad信号通路及肾小管上皮细胞内人核因子κB（NF-κB），导致醛糖还原酶活性增强，多元醇通路被激活，葡萄糖大量转化为山梨醇，在细胞内积聚导致渗透压明显升高，对细胞产生渗透性损伤，影响肾小球和肾小管功能。

依帕司他是醛糖还原酶抑制剂，为葡萄糖生成山梨醇的限速酶，通过抑制此限速酶，使山梨醇在细胞内的浓度下降，减轻了山梨醇聚集的渗透性损坏，同时也降低了氧化应激和炎症反应的程度。研究显示，依帕司他不仅能减少糖尿病早期微量白蛋白的排泄，也能抑制糖尿病视网膜点状出血和硬性渗出。

2. 改善循环　糖尿病肾脏疾病早期可出现肾小球高灌注、高滤过和高压力，可导致肾小球内皮细胞和肾小管上皮细胞受损，使滤过屏障功能下降，加剧尿蛋白形成。同时血液处于高凝状态，易形成血栓尤其是微血栓，微血栓堵塞肾小球毛细血管，加重肾脏损害。

（1）前列地尔：前列地尔通过舒张血管，改善微循环，抑制血小板聚集，可减少尿蛋白的漏出，其机制是通过增加肾脏血流量，降低动脉阻力和肾小球内压，抑制肾素-醛固酮系统的活性，可改善糖尿病肾脏疾病的高灌注和高滤过，抑制血栓素A2的合成与细胞因子的炎性作用，减少免疫复合物的沉积，防止肾小球内血栓的形成，最终减少尿蛋白的排出。

（2）肝素类药物：肝素具有抗凝、抗血栓形成以及抗炎、抑制细胞增殖等作用，其不仅增加纤溶系统及纤溶酶的活性，减少细胞外基质形成，还可重建已遭破坏的毛细血管基底膜，减少尿蛋白的漏出，同时肝素还带有负电荷，通过与内皮细胞表面结合，在肾小球内达到局部抗凝血作用，阻碍血栓形成，并且可重建和修复已遭受破坏的肾小球的滤过屏障，减少尿蛋白排泄。临床上常用的有低分子量肝素钙、舒洛地特等药物。

（3）胰激肽原酶：胰激肽原酶能够激活纤溶酶原，使其转化为纤溶酶，可预防和治疗微血栓，此外还可以舒张血管平滑肌，扩张血管，改善微循环。有研究显示，在糖尿病早期肾脏疾病时，加用胰激肽原酶，可使尿蛋白排泄率显著下降，治疗糖尿病早期肾脏疾病效果明显。

（六）抗氧化治疗

抗氧化治疗能够抑制氧化应激反应，阻止蛋白质的糖基化反应，抑制醛糖还原酶，阻断多元醇通路，延缓糖尿病早期肾脏疾病的进展。临床中应用的抗氧化治疗有硫辛酸、含铬和多酚的药物等。

三、早中期糖尿病肾脏疾病的中医治疗

（一）早中期糖尿病肾脏疾病的中医辨证规律

中医药治疗糖尿病肾脏疾病可以有效保护肾功能，延缓疾病进程，尤其是针对早期糖尿病肾脏疾病能明显减少尿微量白蛋白排泄量。但目前关于早期糖尿病肾脏疾病证候特点未形成统一的认识，文献报道呈现出证候分类多样化的特点。

1. **气阴两虚** 许多医家认为，糖尿病肾脏疾病早期多表现为气阴两虚。晋中恒等认为糖尿病肾脏疾病的病机是一个动态发展的过程，表现为气虚/阴虚—气阴两虚—阴阳两虚，并且夹浊毒、水湿、瘀血等标症，早期以气阴两虚为主，气虚无力鼓动血脉，阴虚脉道不力，则瘀阻肾络，瘀血从生。吕仁和教授则认为糖尿病肾脏疾病是由燥热之邪，耗伤气阴，日久伤及脾肾，至气阴两虚，后期久病入络而致瘀，并提出了在肾之络形成"微型癥瘕"理论。于世家教授认为病变由阴虚燥热日久耗伤气阴，最终导致气阴两虚，并且夹湿夹瘀。

2. **脾肾两虚** 《素问·奇病论》曰："帝曰：有病口甘者，病名为何？何以得之？岐伯曰：此五气之溢也，名曰脾瘅……肥者令人内热，甘者令人中满，故其气上溢，转为消渴……"。《灵枢·本脏》云："肾脆则善病消瘅"。这都指出，本病的发生发展与脾肾两脏，密切相关。现代医家朱成英等认为本病早期表现为脾肾两虚，其发生过程中脾气亏虚是其始动因素，肾虚是本病发生、发展的根本原因，燥热、湿热、瘀热共为病因之标。彭万年教授认为本病的病机为脾肾亏虚，湿浊瘀毒，认为本病系因多种原因致脾胃虚损，运化失职，水湿内停，肾虚则封藏失职，精微下泄，水湿潴留。时振声认为脾肾两虚指脾虚气陷、精液下注或肾气不固，精浊下流。杨雪军、谢桂权均指出无论是微量和大量蛋白尿，应抓住主要矛盾，脾肾两虚是关键，因脾虚统摄失司，脾不升清，精微下泄，肾不藏精，精气下泄，则见"尿浊"。

3. **脾肾阳虚** 随着糖尿病肾脏疾病蛋白尿的增多，肾病从早期往中期发

展，患者肾虚程度更重，有医家认为，随着蛋白尿增多，有由气虚向阳虚转化的趋势。李建民认为患者蛋白尿量越大，脾肾气虚越明显，随着蛋白尿量越大，水肿显现，则肾阳虚病机转换越显著。余江毅认为早期微量蛋白尿以气阴两虚为主，大量蛋白尿以脾肾阳虚、湿浊内蕴为主。周阳、康路等均认为糖尿病肾脏疾病患者进入临床蛋白尿期多属脾肾阳虚、精微下注。

4. 血瘀 叶天士《临证指南医案》所指出："百日久恙，血络必伤……经年宿病，病必在络……初为气结在经，久则血伤入络。"本病久病不愈，气阴两伤，导致肝肾阴虚，络脉失养，血行不畅，肾气虚则固摄无权，精微外泄。张琪教授认为瘀血贯穿糖尿病肾脏疾病始终，因为糖尿病肾脏疾病病程长，"久病入络"，久病多瘀，瘀血阻滞肾络，使精气不能够顺畅流通，壅而外溢，使蛋白尿顽固难消；瘀血阻滞络脉，旧血不去，则新血不生，不能营养脏腑经络，则可进一步导致脾肾固摄无权，气化不利，加重蛋白尿。张岩认为血瘀是糖尿病肾脏疾病的病机特点，并且贯穿于糖尿病肾脏疾病的始终。谢明映也认为本病属于中医所说的久病入络，导致的痰瘀阻络的病理状态。柳传鸿认为本病早期是肾阴虚最终导致肾阴阳两虚，并且血瘀贯穿本病始终。

5. 湿浊 脾脏喜燥恶湿，湿邪困脾，清阳失展，脾失健运，统摄升清无权，则水谷精微下泄而出现蛋白尿。湿性黏滞、缠绵，湿邪可随体质不同，或从热化，或从寒化。而更多医家重视湿热在糖尿病肾脏疾病蛋白尿中作用，因湿和热易于胶滞互结，湿热留于体内，常致蛋白尿病势缠绵、反复。叶传蕙认为湿热不除，蛋白难消，论述了湿热在糖尿病肾脏疾病中的重要作用，叶景华认为湿热之邪既可困阻中焦，脾不升清而清浊俱下；又可扰乱下焦，致封藏失职，精微下泄致蛋白尿。可见，湿邪是糖尿病肾脏疾病早中期蛋白尿反复发作、迁延不愈的重要因素。

（二）早中期糖尿病肾脏疾病的中医辨证论治特点

1. 补肾

（1）区分肾精不足、肾阴虚、肾阳虚；肾虚之本为肾精不足，区分肾精不足、肾阴虚、肾阳虚是补肾前提。临证应辨别肾精、肾阴、肾阳之偏虚，对证选药。肾精不足、肾气不固可见腰酸膝软，治标在于收摄固脱、封藏保精，可选用金锁固精丸、缩泉丸等。常用药物为：金樱子、芡实、覆盆子、益智仁，均具有益肾缩尿双重功效；偏阴虚可兼心烦、失眠多梦、手足心热，或面部潮红，热气上冲，治疗宜滋肾阴、清内热，选用黄精、石斛、女贞子、旱莲草、山茱萸、桑寄生、玄参、麦冬等；有虚火者，治疗宜清虚火，可在滋肾阴基础上选加知母、黄柏、龟甲、牡丹皮；偏阳虚者可兼畏寒、肢体欠温，膝冷、五更泄泻、小便清长、夜尿多，或阳痿、性功能障碍等，可选菟丝子、淫羊藿、肉苁蓉、鹿角胶、龟甲胶等。肾阴阳两虚者则既有阴虚见证，又有阳虚见证，治之又当阴阳双补，如肾气丸、济生肾气丸等。

（2）缓补优于峻补：补肾的时候注意缓补优于峻补，若以峻补之品，徒增"闭门留寇"之害，治疗以平为上，药用平和之品，如制何首乌、女贞子、旱莲草、菟丝子；补肾填精之品时宜循序渐进，常配伍陈皮、枳壳防滋腻碍胃，虚不受补；温补肾阳选用杜仲、续断、桑寄生、牛膝、狗脊等平和之品，久服不易伤阴。

（3）适当予固摄及通利之品："肾精贵乎专涩"，因此，顺从肾脏封藏之性，既要填精益肾，又要固精补肾。尤其对于蛋白尿量多，病情反复，实邪不明显者更加适宜。叶景华认为对于久病、蛋白尿反复难愈者，多辨证加入金樱子、芡实、五味子、覆盆子、龙骨、牡蛎等以益肾固摄。但需注意对于湿邪较盛的患者固摄药应谨慎使用，以免妨碍祛湿化瘀。

叶天士云："非通无导涩，非涩无固精"。而浊窍开则清窍闭，故于补涩固精时，酌加一、两味通利药，不但能引导涩味固精，且能使补肾药更好地发挥补益之效。固涩药久用塞滞脾胃，在兼有瘀、湿、浊等标实证时更有闭门留寇之弊，所以治宜补而不涩，清补结合，可适当加用土茯苓等通利之品。

2. 健脾与补脾 中焦脾胃虚弱是糖尿病肾脏疾病重要病机，对于糖尿病肾脏疾病蛋白尿患者，表现为形体肥胖、纳差、头昏沉重、四肢困倦、思睡、大便稀溏、舌苔厚腻等，治疗当以健脾为主，各医家根据脾虚兼证不同，选用不同处方，若以脾虚为主治疗以健脾为主，选用四君子汤、健脾汤，用药选用黄芪、党参、山药等；若兼痰湿，根据痰湿轻重程度不同选用六君子汤、参苓白术散、藿朴夏苓汤、藿香正气散、平胃散，用药多选用芳香化湿或燥湿健脾之品，常用藿香、苍术、法半夏、陈皮、厚朴、白蔻仁、草果、砂仁等；若兼水肿选用五苓散或五皮饮加减；若兼中气下陷，出现头晕乏力、腹胀下坠、便意频频、脏器下垂等，治疗宜健脾升提法，选用补中益气汤。

3. 活血化瘀的应用 血瘀当顾本虚病机，澄清血瘀的源流，糖尿病肾脏疾病患者出现面色黧黑，身体麻木疼痛，痛处固定，肌肤甲错，舌质紫黯，或有瘀点瘀斑，舌下络脉分支多或紫或迂曲，脉涩等均为瘀血的表现。瘀血是蛋白尿形成的病理基础，瘀血使精不畅流，同时使脾失运化、不辨清浊、肾失固摄的情况更加严重，形成恶性循环，从而导致尿中蛋白难以消除。因此治疗时不可一味地健脾补肾，要重视活血化瘀。

治疗血瘀一定要找到血瘀的源头，补足气血阴阳是关键，而不是一味地堆积活血化瘀药。根据气虚、血虚、阴虚、阳虚的不同，配伍补气、养血、滋阴、助阳等不同方法，气虚多选用补阳还五汤、补中益气汤，血虚、阴虚多选用桃红四物汤；而且要根据血瘀的寒热及程度选择用药，因热血瘀可用赤芍药、牡丹皮，因寒致瘀可重用当归；血瘀轻证可选用葛根、丹参、鸡血藤等草木类药物养血活血，病久血瘀重证则选用性善走窜搜剔的虫类通络药，如水蛭、土鳖虫、全蝎、地龙等。

四、预后

综上所述，由于糖尿病肾脏疾病肾脏病变为慢性进行性损害，临床症状出现较慢，一般出现蛋白尿时糖尿病病程多达5～10年以上，而在糖尿病肾脏疾病的早期，肾小球已有变化，除了尿白蛋白排泄率增加，而无任何肾脏损害的临床症状。一旦到了临床期糖尿病肾脏疾病，出现持续性蛋白尿，其肾功能将不可遏制地进行性下降。可见糖尿病肾脏疾病的预后不良，因此如何早期诊断和筛查糖尿病肾脏疾病，并在糖尿病肾脏疾病的早中期，及时进行治疗，对减缓肾功能减退的进程，改善糖尿病肾脏疾病的预后具有积极的意义。

第三节 终末期糖尿病肾脏疾病的对策和中医辨治

终末期糖尿病肾脏疾病是糖尿病患者后期严重的并发症，患者最重要的临床表现是尿蛋白显著升高，肾功能严重受损，严重威胁了患者的生命与生存质量。糖尿病肾脏疾病的治疗以控制血糖、血压、减少蛋白尿为主，还包括生活方式干预、纠正脂质代谢紊乱、治疗肾功能不全的并发症、透析治疗等。而对于终末期糖尿病肾脏疾病的治疗在前面治疗基础上，主要在于延缓肾功能不全的进展，使用血液透析、腹膜透析和肾脏移植等肾脏替代治疗以维持患者的生活质量和延长患者的生命。

一、终末期糖尿病肾脏疾病流行病学

糖尿病肾脏疾病在糖尿病人群中的发生率为20%~40%（美国），伴有终末期肾病（End-stage renal disease，ESRD）的5年生存率小于20%，糖尿病肾病致尿毒症死亡者，约占诊断年龄31岁以下糖尿病患者的27%~31%，美国维持性血液透析患者的43%为糖尿病肾病。

2006年，美国肾脏数据系统（USRDS）资料显示，ESRD新患者中糖尿病占44.3%，日本则为42.5%（日本肾病学会资料），中国台湾为42.4%，中国香港为41.0%。上海市透析登记显示，ESRD患者中糖尿病肾脏疾病的比例也由1999年的9.0%升至2006年的18.4%，中山大学附属第一医院ESRD进行腹膜透析的患者中54%为慢性肾小球肾炎，22%为糖尿病肾脏疾病，但是新增的病例中糖尿病已达到33%。由此可见糖尿病肾脏疾病成为ESRD的重要原因。

二、终末期糖尿病肾脏疾病的西医治疗对策

（一）生活方式干预

改变生活方式包括改变饮食结构、运动、戒烟、控制体重，有利于延缓糖尿病肾脏疾病的进展，保护肾功能，提高终末期糖尿病肾脏疾病患者的生活质量。

1. 饮食　对有大量蛋白尿、水肿、肾功能不全的终末期糖尿病肾脏疾病患者，应给予高热量低蛋白饮食（具体饮食方案参见本章第七节）。应注意饮食中电解质的摄入，当GFR<25mL/（min·1.73m²）时，应限制钾的摄入（一般为1.5~2g/d）；当GFR<10mL/（min·1.73m²）或血清钾水平>5.5mmol/L时，应严格限制钾的摄入（<1g/d）。

2. 运动　有小样本试验发现，对于终末期糖尿病肾脏疾病患者，每周2~3次以上的有氧运动、对抗性运动，有利于控制血压、减轻炎症并改善生活质量。但不适当的运动容易因过度耗能诱发低血糖，或因胰岛素水平不足诱发酮症，因此建议ESDN患者在专业人士的指导下制定合理的运动方案，减少运动不良后果的发生。

3. 戒烟　吸烟是糖尿病肾脏疾病患者蛋白尿及肾功能不全进展的危险因素之一，因此，减少吸烟甚至戒烟是糖尿病肾脏疾病患者控制糖尿病肾病进展的

重要措施。

（二）血糖控制

良好的血糖控制能显著降低糖尿病相关并发症，对于透析患者，避免血糖出现较大波动，确保患者的血糖控制在安全范围内，可提高治疗效果。王质刚指出血液透析患者空腹血糖控制在8.25～11.1mmol/L，餐后2小时在11.1～16.5mmol/L较为安全。血糖控制目标为糖化血红蛋白（HbA1c）不超过7%，对于透析患者，HbA1c控制目标可适当放宽至不超过8%。由于终末期糖尿病肾脏疾病患者的红细胞寿命缩短，HbA1c可能被低估，使用果糖胺或糖化血清蛋白反映血糖控制水平更可靠。

1. 口服药物　终末期糖尿病肾脏疾病患者由于肾功能严重减退，药物代谢受到不同程度的影响，加上透析本身对药物分布、代谢及清除也存在明显的影响，因此对于终末期糖尿病肾脏疾病患者，应慎重选择口服降糖药。二甲双胍不与蛋白结合，完全以原型经肾脏滤过，在终末期糖尿病肾脏疾病患者可能出现药物蓄积，导致乳酸酸中毒等严重不良后果，因此对严重肾功能不全患者应避免使用。阿卡波糖主要在肠道降解，很少部分（约2%）吸收后经肾脏排泄，但临床上几乎只用于肌酐2mg/dL以下人群，尚无在终末期糖尿病肾脏疾病患者中使用的数据。而且，终末期糖尿病肾脏疾病尿毒症患者常有明显消化道症状，所以并不适合此类患者。格列苯脲的代谢产物有降糖活性，其在肾功能不全患者体内积聚，可能引起低血糖，且未积累透析患者的用药经验，在透析患者应禁用。格列喹酮主要经胆道排出，但约有5%经肾脏排出，因此，当肾功能轻中度下降时，可以正常应用。格列奇特、格列吡嗪的代谢产物均可经肾脏排泄，终末期糖尿病肾脏疾病患者不适用。瑞格列奈、那格列奈主要经肝脏代谢，只有少量药物原型及部分代谢产物经肾脏排泄，终末期糖尿病肾脏疾病患者不需要调整药物剂量。噻唑烷二酮类药物治疗可能会导致患者水钠潴留，增加发生心衰的风险，终末期糖尿病肾脏疾病患者慎用。艾塞那肽经肾排泄，禁用于终末期糖尿病肾脏疾病患者，利拉鲁肽在中度肾功能损害患者中治疗经验有限，不推荐使用。DPP-4抑制剂中，仅有利格列汀可用于终末期糖尿病肾脏疾病患者。SGLT2抑制剂中，达格列净禁用于eGFR＜60mL/（min·1.73m²）患者，坎格列净禁用于eGFR＜45mL/（min·1.73m²）患者。

2. 胰岛素治疗

外源性胰岛素主要经肾脏代谢，随着肾功能的衰退，外源性胰岛素的用量必须减少。对于终末期糖尿病肾脏疾病患者，由于胰岛素清除率下降，胰岛素作用时间延长，常规胰岛素治疗往往容易导致低血糖或高血糖和低血糖的交替发作。速效胰岛素类似物起效快，作用时间短，更适合血透患者餐后血糖的控制，并且避免了下一餐前的低血糖。长效胰岛素类似物如（甘精胰岛素）能够有效降低血透患者HbA1c水平，同时避免低血糖的发生。目前认为三餐前速效胰岛素及基础长效胰岛素类似物的方案可能是维持血液透析患者的最佳治疗选择。相对于皮下注射胰岛素，腹透液中加入胰岛素更能模拟生理情况下的胰岛素吸收方式。此方法低血糖发生率较低，并且避免了注射的痛苦，但也存在对胰岛素需要量大、费用高、肝包膜下脂肪变性及感染等缺点。

血液透析：每天胰岛素需要量较小，可餐前给予胰岛素，也可给予中效胰岛素2次/d。腹膜透析：可腹腔内注射，也可皮下注射。以前认为腹腔内注射胰岛素可使胰岛素快速、连续、平稳地进入肝脏门脉循环，避免了皮下注射后出现高胰岛素血症，使血中胰岛素维持在稳定水平，同时腹腔内给药还有利于脂类代谢，降低了动脉粥样硬化可能。但近来发现由于腹腔给药胰岛素用量大，增加了经济费用，且腹腔内给药有可能导致腹膜的改变，同时长期的腹腔内使用胰岛素可导致肝脏被膜下广泛脂肪变性坏死及腹膜炎发生率升高，现在更多地选择皮下注射胰岛素。

（三）控制血压

严格控制血压，不仅能延缓糖尿病肾脏疾病的进展，还能降低患者心血管疾病的风险。2017ADA糖尿病指南建议糖尿病患者的血压控制目标为140/90mmHg。ACEI/ARB类药物因具有控制血压、减少蛋白尿、延缓肾衰竭的作用，在降压药中可优先选择，但对出现高血钾、肾动脉狭窄或干咳的患者禁用。ACEI或ARB降压效果不理想时，可联合使用CCB、噻嗪类或袢利尿剂、β受体阻滞剂等降压药物。

1. ACEI 培哚普利在透析中可被清除，中重度肾功能损害患者应根据肾小球滤过率变化调整剂量，起始剂量2mg/d，最大剂量不超过8mg/d，在透析患者中培哚普利清除率同肾功能正常患者。卡托普利在肾功能严重减退患者中应谨慎使用。贝那普利用于重度肾功能不全患者时需减量，透析对贝那普利的浓度无影响，透析后无须补充药物。雷米普利在中度肾功能不全患者中需减量，且不能应用于聚丙烯腈或甲基烯丙基硫化钠高通量滤膜或血液透析。福辛普利在肾功能不全患者中应减量或停药，它在透析中不可清除，但在高流量透析膜进行血液透析时较易引起类过敏反应。赖诺普利在严重的肾功能不全患者中半衰期可达40小时以上，可在体内发生蓄积，蓄积的原药可在透析中去除。

2. ARB　氯沙坦在肾功能不全患者中无须调整剂量，缬沙坦在肾功能减退的大部分患者中都无须调整用药，但在严重肾功能不全患者中用药经验不足，应谨慎用药。替米沙坦及坎地沙坦在轻中度肾功能不全患者中无须调整用量，重度肾功能不全患者禁用。厄贝沙坦在肾功能不全及血液透析的患者中可能需要调整剂量。

3. CCB　在肾功能受损时，长效钙通道阻滞剂无须减低剂量，尤其适用于合并冠心病、肾动脉狭窄、重度肾功能不全、存在ACEI或ARB使用禁忌的患者。

4. 利尿剂　氢氯噻嗪促进钾钠排泄，造成低钠血症时可引起反射性肾素和醛固酮分泌，在无尿或肾功能损害患者的效果差，大剂量使用易导致药物蓄积，增加毒性，故其慎用于该类患者，应从小剂量每日25mg开始。

5. β受体阻滞剂　比索洛尔50%通过肝脏代谢为无活性的代谢产物然后从肾脏排出，剩余50%以原形药的形式从肾脏排出，对于轻中度肾功能不全患者剂量不需调整，当GFR<20mL/（min·1.73m^2）时每日剂量不超过10mg，但透析患者使用经验较少。拉贝洛尔55%~60%的原形药物和代谢产物由尿排出，血液透析和腹膜透析均不易清除，应慎用于肾功能不全者。

（四）纠正脂代谢紊乱

高脂血症不仅直接参与糖尿病胰岛素抵抗和心血管并发症的发生，低密度脂蛋白胆固醇还可通过作用于肾小球系膜细胞上的LDL受体，导致系膜细胞和足细胞的损伤，加重蛋白尿和肾小管间质纤维化的进展。因此，积极纠正糖尿病肾脏疾病患者脂代谢紊乱，有重要意义。

血脂的控制目标为LDL-C水平在2.6mmol/L以下（合并冠心病患者控制在1.86mmol/L以下）。他汀类药物中，辛伐他汀、氟伐他汀等在轻至中度肾功能不全患者中无须调整药量，但在重度肾功能不全（如Ccr<30mL/min时需减量或禁用。阿托伐他汀的血浆浓度治疗效果不因肾功能下降而影响，故肾功能不全患者无须调整用药剂量，同时，由于阿托伐他汀与血浆蛋白的广泛结合，血液透析不能显著提高其清除率，但目前尚缺乏在透析患者中的用药经验，需谨慎用药。贝特类药物能增强脂蛋白酯酶的活性，加速VLDL分解代谢，并抑制肝脏中VLDL的合成与分泌，但在终末期糖尿病肾脏疾病患者中，应根据其

GFR水平减少使用，并在严重肾功能不全患者中禁用。如非诺贝特不能用于透析患者，且当GFR<50mL/（min·1.73m²）时禁用。胆固醇吸收抑制剂依折麦布在不同肾功能水平下均无须调整剂量。

（五）肾脏替代治疗

对糖尿病肾脏疾病肾衰竭者需透析或移植治疗时，应尽早开始。一般肾小球滤过率降至15~20mL/min或血清肌酐水平超过442μmmol/L（5mg/dL）时应积极准备透析治疗，透析方式包括腹膜透析和血液透析。有条件的患者可行肾移植或胰–肾联合移植。（详见第五节）

三、中医论治对策

（一）病因病机认识

1. 本虚 本虚尤其是肾虚为终末期糖尿病肾脏疾病发病的根本。《灵枢·五变》"五脏皆柔弱者，善病消瘅"，指出了五脏虚弱是发生消渴病的首要因素，对于终末期糖尿病肾脏疾病多是在消渴病日久及肾，在肾虚的基础上出现相关脏腑及气血虚损。终末期糖尿病肾脏疾病多是由消渴病治不得法，阴津持续耗伤，加之肾元禀赋有亏，终致真元虚损。初为阴虚或气阴两虚为主，久则可向脾肾阳虚、肝肾阴虚、阴阳两虚转化。肾元不足贯穿了整个病程的始终，是其转化及发展的内在基础和主要矛盾。现代对于终末期糖尿病肾脏疾病的研究发现，其病位以肾为主，其次为脾、肝、心、肺、肌肤、心神、胃，尤其以肾之气虚精亏为多见。

2. 标实 所谓标实，是指终末期糖尿病肾脏疾病在本虚的基础上兼夹血瘀、痰饮、水湿、浊毒等。瘀血的形成因阴虚内热耗液灼津或者损伤脉络而成或者是阴损及阳，阳虚寒凝而成；或者因痰湿阻滞脉络，脉络血行不畅而成瘀。对于终末期糖尿病肾脏疾病患者其血瘀贯穿始终，阴虚、气虚、阳虚均可致瘀。血瘀一成，阻滞气机影响水谷精微和津液输布，湿邪乃盛；又因瘀血化热，热伤气阴，使瘀血更甚，湿热瘀结，日久化毒，毒伤肾络，肾功失调，或者痰、热、郁、瘀互结，阻于络脉，形成微型癥瘕。

3. 升降失常是终末期糖尿病肾脏疾病的病机关键 升降失常，清阳不升，浊阴不降是糖尿病肾脏疾病发展到终末期的病机关键。机体在正常生理状态下，人体五脏六腑升降出入相因相用，共同维持机体的动态平衡，从而保持"清阳出上窍，浊阴出下窍；清阳发腠理，浊阴走五脏；清阳实四肢，浊阴归六腑"的状态。如果脏腑气机升降失常或是气化失调，就会表现出"出入废，则神机化灭；升降息，则气立孤危"的病理状态，产生相应的病症。

糖尿病肾脏疾病最初是肾小球滤过率增高，而蛋白尿是其最主要的表现清阳不升，则无法将体内合成的蛋白等精微物质运送输布，患者同时出现水、钠潴留、代谢产物在体内蓄积，浊阴不能出下窍所致。病情进展到了晚期，患者出现面色晦暗，是体内秽浊之气当降不降反上溢于面部的表现，清阳之气不能上荣于脑故头晕、倦怠乏力，胃气不降、浊气阻碍脾胃气机，故食少纳呆、恶心呕吐。浊阴不能出下窍的原因是虚，尤其是在脾肾两虚的基础上导致的清阳不升，浊阴不能出下窍。因此，虚是造成终末期糖尿病肾脏疾病升降失常的原因，清阳不升，浊阴不能出下窍是升降失常所造成的必然结果。

（二）中医药治疗

糖尿病肾脏疾病晚期，患者肾络瘀结，肾体劳衰，肾用失司，浊毒内停，五脏受损，气血阴阳衰败。此类患者病情较重，多表现为：神疲乏力，面色㿠白或晦暗，唇甲色淡，腰膝酸软，心悸喘憋，尿少水肿，纳呆呕恶，大便秘结。舌淡胖，苔腻，脉沉细无力。治疗上以温肾助阳，活血化瘀，通腑泻浊为法。方选金匮肾气丸加减。常用药：熟附子、肉桂、熟地黄、山茱萸、山药、泽泻、茯苓、牡丹皮、大黄、桑螵蛸、金樱子、覆盆子、丹参、川芎、红花等。方中熟附子、肉桂温肾助阳；熟地黄、山茱萸、桑螵蛸、金樱子、覆盆子固肾益精，山药补脾固精，泽泻、牡丹皮清热泻火，茯苓健脾渗湿，丹参、川芎活血化瘀，大黄通腑泻浊。身倦乏力者，加黄芪、党参、黄精补益正气；阳痿者，加巴戟天、淫羊藿、肉苁蓉温肾壮阳；兼有肢体浮肿者，加济生肾气丸或真武汤温阳利水。中成药可选用金匮肾气丸、金水宝胶囊、百令胶囊等。

晚期糖尿病肾脏疾病兼证多见为尿毒证。尿毒证是以肾元衰败、湿毒蕴聚、壅滞三焦、动血扰神为主要病机。湿毒是一类具有黏滞、重浊、稠厚、污秽特性的内生病理产物和致病因素，临床辨证以呕恶纳呆、口腻味臊、神志呆钝为要点。临床表现多见为呕恶纳呆，口腻味臊，神志呆钝，或烦闷不宁，皮肤瘙痒，衄血或便血，舌苔污浊垢腻，脉滑数。治以清热除湿蠲毒为法，方选四妙散、苏叶黄连汤合调胃承气汤加减。

第四节　糖尿病肾脏疾病的替代疗法

糖尿病肾脏疾病的发展过程是可以延缓但不可逆的，其是目前引起终末期肾病的主要原因。糖尿病肾脏疾病在许多国家是患者接受肾脏替代疗法的首要病因，因此，我们在防治糖尿病肾脏疾病发生和发展的同时，也应重视终末期糖尿病肾脏疾病患者的替代治疗。目前，终末期糖尿病肾脏疾病患者的肾脏替代治疗方式主要有腹膜透析、血液透析、移植（肾移植和胰肾联合移植）三种，根据患者具体情况选择其中一种进行治疗。

一、透析时机的选择

临床上慢性肾脏病5期患者透析治疗的开始时机一直没有统一意见，对于终末期糖尿病肾脏疾病，大多数的学者认为开始透析的标准要早于非糖尿病肾脏疾病，并认为早期透析可以使患者更加获益。终末期糖尿病肾脏疾病患者存在严重的水钠潴留、心脏负荷、蛋白质合成障碍，更早的贫血和尿毒症症状。

因此，推荐当糖尿病肾脏疾病进入4期，内生肌酐清除率（Ccr）在20～30mL/min时，即可开始准备替代治疗，Ccr在10～15mL/min时可以开始透析；若出现严重尿毒症症状，即使Ccr在15～20mL/min时也应开始透析治疗。事实上，许多患者透析时的Ccr远远<10mL/min，甚至<5mL/min，这些患者直到出现一些严重的并发症（急性左心心力衰竭、肺水肿、高血钾）时才进入到透析治疗。

IDEAL研究认为，早期透析组估算的肾小球滤过率[eGFR10～14mL/min·1.73m^2]与晚期透析组eGFR[5～7mL/min·1.73m^2]相比，患者的生存率并无明显改善，而不良事件发生率也无显著差异。新近研究显示糖尿病ESRD患者早透析与晚透析死亡率并无显著差异，建议糖尿病ESRD患者开始透析的时机等同于其他非糖尿病ESRD患者，即密切监测尿毒症症状或其他并发症，或eGFR下降至6mL/（min·1.73m^2）或以下作为开始透析的指征。

因此，反对单纯依赖eGFR来强调早期开始，如果患者没有任何临床症状，可以尽量保护残肾功能，等待内瘘成熟，避免深静脉插管，而对于有并发症的患者，特别合并糖尿病这类特殊人群，当早期就出现严重的并发症时则需要尽早透析。

二、腹膜透析

腹膜透析利用人体自身的腹膜作为透析膜，使进入腹腔的透析液与腹膜另一侧的毛细血管内的血浆成分进行溶质和水分的交换，从而将体内潴留的代谢产物和多余的水分排出体外，达到肾脏替代治疗的目的。腹膜透析能通过腹膜注入胰岛素，能更好地控制血糖；其无需抗凝，避免血管通路，透析过程中体液和电解质变化相对稳定，血流动力学稳定，更有利于保护残余的肾功能。腹膜透析的缺点主要是引起腹膜炎等感染并发症，且有报道称腹腔应用胰岛素会增加感染风险，加剧腹膜硬化；其次含糖透析液的使用导致糖负荷过多，加重代谢紊乱，引起高脂血症等。但腹膜透析操作较血液透析方便，费用较低，易被患者接受，对终末期糖尿病肾脏疾病患者有重要意义。

三、血液透析

血液透析是将体内的血液引流出体外，在透析器中通过弥散、对流的方式使血液与透析液进行物质交换，达到清除体内多余水分及代谢产物、维持电解质和酸碱平衡，最后将净化的血液回输的过程。血液透析可将体内潴留的代谢废物排出，减少机体内毒素，促进肾功能的修复。血液透析主要的问题是血管通路的建立及维护。终末期糖尿病肾脏疾病患者的血管条件较差，建立血管内瘘的失败率较高，且较非糖尿病患者易并发血栓、感染、窃血综合征、狭窄、假性动脉瘤等。糖尿病患者因自主神经功能紊乱、血管损害、严重贫血、左心室顺应性下降等，在血液透析中容易发生低血压等并发症。尽管如此，血液透析仍是终末期糖尿病肾脏疾病患者最常用的治疗方式。

四、透析方式的选择

目前尚无证据支持或反对某一种特定的透析模式作为糖尿病ESRD治疗的首选模式。糖尿病ESRD特别是老年患者通常有较严重的周围血管病变，建立动静脉瘘用于血液透析受到限制。此外，这些患者多伴有自主神经病变，在血液透析过程中常发生低血压。相对于血液透析，腹膜透析治疗糖尿病ESRD患者有以下优势：居家治疗、具有自主的生活方式；血流动力学较稳定、较少发生低血压；较好地保护残肾功能；无须血管造瘘；较少发生血源性疾病。然而腹膜高通透性、液体超负荷、透析液葡萄糖负荷引起的代谢紊乱、腹膜透析相关腹膜炎、营养不良是影响糖尿病ESRD患者选择腹膜透析的不利因素。研究显示：对于年龄小于65岁、无并发症的糖尿病ESRD患者，腹膜透析与血液透析患者生存率无显著差异。也有报道，与血液透析比较，首选腹膜透析治疗患者早期有较好的生存，但随着透析时间的延长，患者远期生存优势逐渐丧失。

对于老年、女性、有并发症或虚弱的患者，首选腹膜透析死亡风险增加。近年的观点认为，糖尿病ESRD患者既可选择腹膜透析也可选择血液透析，主要在于最大限度利用每种透析模式提供的优势。临床上，透析方式的选择应根据糖尿病ESRD患者并发症、独立性及社会支持、医疗资源可及性和患者获得充分信息后的个人愿望而确定。基于上述提到的并发症及不同透析模式的利弊，多数学者建议糖尿病ESRD患者首先选择腹膜透析，一旦出现腹膜透析相关并发症，则转血液透析治疗。

五、移植

目前对于终末期肾脏疾病患者的移植治疗研究和应用较多的是肾移植和胰肾联合移植，此外，尿源性干细胞移植等治疗技术也在快速发展，部分已应用于慢性肾脏疾病的治疗中。

近年来，终末期糖尿病肾脏疾病患者接受肾移植的人数在不断增加，成功的肾移植大大地提高了患者的生存率。肾移植术的主要难度在于终末期糖尿病肾脏疾病患者多存在全身动脉粥样硬化，导致围手术期心脏并发症增多、手术困难及术后移植肾的血流灌注不足。另外，患者的血糖波动、伤口愈合难、高血压、胃麻痹等问题同样影响术后的恢复，因此，在肾移植术前及术后均应对患者进行系统评估，加强并发症的处理。肾移植可使肾功能恢复正常，但因有糖尿病的存在，单独肾移植效果较差，移植肾仍可迅速发展为糖尿病肾脏疾病。胰-肾联合移植或胰岛-肾联合移植将成为治疗终末期糖尿病肾脏疾病的最有效途径。有研究发现，对于1型糖尿病伴终末期肾衰竭的病人，胰肾联合移植较单纯肾移植更能延长患者的寿命。随着免疫抑制剂的使用和发展，移植技术的实践与不断完善，更多的学者倾向于对糖尿病肾脏疾病患者早期行胰肾联合移植，或在接受肾移植稳定后再行胰腺移植。但供体的匮乏，患者本身的耐受水平及经济承受能力极大地限制了器官移植技术的应用与发展。

六、替代治疗后并发症及处理

肾脏替代治疗作为终末期糖尿病肾脏疾病重要的治疗手段，防治其并发症的发生也十分重要。有效控制替代疗法的并发症如心血管事件、代谢紊乱、营养不良和感染等，能大大提高患者的长期生存率。

（一）血糖波动和血脂紊乱

血糖的严格控制，可以延缓糖尿病肾脏疾病的发生及发展，减少感染的风险，改善胃麻痹和体位性低血压，降低心血管疾病的发生率。但终末期糖尿病肾脏疾病患者胰岛素抵抗及胰高血糖素增加等，造成患者血糖升高，加上腹膜透析时应用的含糖透析液，更加重了患者血糖控制的难度。另外透析过程中患者对胰岛素敏感性的恢复及残余肾功能的修复又可能使患者胰岛素用量减少，因此要个体化、及时地调整胰岛素用量，达到最佳的控制血糖水平。如进入透析患者可适当减少胰岛素用量，透析后停用当次胰岛素，患者进食过多或伴有感染时，适当增加胰岛素剂量等。

由于过多的葡萄糖被吸收转化及低蛋白血症促进肝脏合成增加，造成终末期糖尿病肾脏疾病患者的血脂紊乱。此外，腹膜透析导致的高糖血症及血液透析长期应用醋酸盐、肝素亦导致血脂代谢异常。因此在透析治疗过程中，更应加强脂质代谢的监控，尽量减少血脂代谢紊乱产生的不良影响。

（二）心血管事件

心血管事件是透析治疗患者出现的主要并发症之一，主要与终末期糖尿病肾脏疾病患者常合并高血压，更易发生心肌梗死、脑卒中等有关。腹膜透析清除中大分子毒素物质的效果较血液透析更好，能减少体内的升压物质，降低血管平滑肌细胞内的钠离子和钙离子浓度，达到降低血压的效果。血液透析时患者体内进入大量的渗透液，容易导致容量依赖性高血压，而由于超滤使肾素血管紧张素活性增强，导致肾素依赖性高血压。因此，在终末期糖尿病肾脏疾病合并高血压患者的治疗中，可以考虑选择腹膜透析。血液透析的患者如透析中出现高血压，应缓慢超滤降低干体重。同时，降压药物应尽量使用ACEI、钙拮抗剂，慎用β-受体阻滞剂。

终末期糖尿病肾脏疾病患者血管功能差、自主神经功能紊乱、严重贫血、低蛋白血症等导致患者对低血容量代偿性调节应答机制受损，过度控制血压易发生低血压。低血压尤其是透析中低血压，可加重冠状动脉粥样硬化性心脏病和冠状动脉缺血。在透析过程中出现低血压，应使用碳酸氢盐或高钠（140～145mmol/L）透析液，停止超滤或使用低超滤率（<500mL/min）。低血浆蛋白者，予静滴白蛋白或血浆。用EPO纠正贫血使Hct>30%。药物降压治疗的患者，在透析前停药，防止低血压。

（三）营养不良

透析过程中，不但有害物质被清除，机体原有的电解质、蛋白质或氨基酸等也被清除体外，造成患者营养不良。并且，因终末期糖尿病肾脏疾病患者腹膜通透性增加，加上腹膜转运类型以高转运类型相对较多，使得腹膜透析患者较血液透析患者更易丢失蛋白质，造成严重的低蛋白血症。因此，在治疗过程中，应注意观察患者的营养情况，通过胃肠内或胃肠外加强营养支持，必要时营养透析，用含糖透析液。

（四）炎症和感染

随着透析技术的不断成熟，腹膜炎的发生率已较前明显下降，其发生主要与不规范操作有关，应严格执行无菌操作降低其发生率。血液透析中导管相关性感染，是患者透析失败甚至死亡的原因之一，严格无菌操作、规范局部换药和导管护理，使用抗感染涂层的导管，并应用抗生素封管等手段可降低其发生率。肾移植后常见的感染并发症为伤口感染、肠穿孔和泌尿道感染，可引起移植后肾盂肾炎、肾乳头坏死、肾及肾周脓肿，需选择合适的抗生素治疗。

（五）移植后糖尿病

胰肾联合移植术后复发糖尿病，与术后激素联合环孢素抗排斥治疗有关。环孢素可诱导糖尿病复发，且与环孢素呈剂量依赖性，他克莫司治疗者复发率更高。另外，年龄、肥胖、糖尿病家族史、类固醇激素等均是糖尿病发生的危险因素。对于移植后糖尿病需使用胰岛素治疗。

第五节　糖尿病肾脏疾病的中医特色疗法

有效地治疗糖尿病肾脏疾病，控制并逆转早期糖尿病肾脏疾病，延缓其肾功能减退的进程，是临床工作者必须面对和亟待解决的难题。中医学在诊治糖尿病及其并发症方面积累了丰富的经验，充分发挥中医特色治疗的优势，提高综合诊治能力，可更有效地改善糖尿病肾脏疾病的预后。因此，发掘并深入研究早期防治、延缓糖尿病肾脏疾病进展的中医特色疗法具有重要意义。

一、中药灌肠

（一）疗法简介

中药灌肠是将中药药液从肛门灌入直肠或结肠，使药液保留在肠道内，通过肠黏膜的吸收达到清热解毒、软坚散结、泄浊排毒、活血化瘀的作用的一种操作方法。常用有肛门注入法和直肠滴注法。

1. 操作方法

（1）直肠注入法

①备齐用物携至床前，解释目的、方法。嘱病人排空大便。②测量药液温度，39℃～41℃，用注射器抽取药液备用。③摆好体位，根据病变部位取左侧或右侧卧位，臀下垫胶单和治疗巾，并用小枕抬高臀部10cm左右，暴露肛门，注意保暖。④润滑肛管前端，与注射器连接，排气后夹紧肛管，轻轻插入肛门约10～15cm，松开止血钳缓缓推注药液，药液注完后在注入温开水5～10mL，用止血钳夹住肛管，轻轻拔出，放于弯盘中。⑤用卫生纸轻轻揉擦肛门，嘱病人尽量保留药液，协助取舒适卧位。⑥整理用物，洗手、记录。

（2）直肠滴注法

①备齐用物携至床前，解释目的、方法。嘱病人排空大便。②测量药液温度，39℃～41℃，倒入灌肠筒或输液瓶内，挂在输液架上，液面距肛门约30～40cm。③摆好体位，根据病变部位取左侧或右侧卧位，臀下垫胶单和治疗巾，并用小枕抬高臀部10cm左右，暴露肛门，注意保暖。④润滑肛管前端，与输液器连接，排气后夹紧输液管，轻轻插入肛门10～15cm，用胶布固定，松开止血钳，调节滴速，每分钟60～80滴。⑤待药液滴完时夹紧输液管或灌肠筒的连管，拔出肛管放入弯盘。用卫生纸轻揉肛门部。⑥协助病人取舒适卧位，嘱咐病人尽量保留药液1小时以上，臀部小枕可1小时以后再撤去。⑦整理用物，洗手，记录。

2. 适用范围 适用于糖尿病肾脏疾病伴有肾功能不全者，其中药灌肠特色疗法方案可进一步根据临床情况辨证使用。

3. 方药 基本方包括生大黄、蒲公英、煅牡蛎、阳虚比较明显者加附子。其功效主要涉及通腑泻浊、行气活血、清热利湿、温阳益气等方面。

常用药物有：川芎、生甘草、槐花、龙骨、黄连、黄柏、黄芩、栀子、赤芍、黄芪、丹参、枳实、崩大碗（积雪草）、益母草、苦参、紫花地丁、红花、桃仁、牡丹皮、六月雪、土茯苓、全蝎、芒硝、泽泻、枳壳、干姜、白术、当归、川芎、川牛膝、茯苓、荆芥穗、炒蒲黄、五倍子、补骨脂、白芷、淫羊藿、金银花、大腹皮、杜仲、枸杞子、五味子、草豆蔻、草果、瓜蒌、灵芝。

4. 注意事项

（1）中药保留灌肠前应先了解病变的部位，以便掌握灌肠时的卧位和肛管插入的深度，灌肠前

让病人排空大便，必要时可先行清洁灌肠。

（2）药液温度应保持在39℃~41℃，过低可使肠蠕动加强，腹痛加剧，过高则引起肠黏膜烫伤

或肠管扩张，产生强烈便意，致使药液在肠道内停留时间短、吸收少、效果差。

（3）为使药液能在肠道内尽量多保留一段时间，对所使用药物刺激性强的病人可选用较粗的导尿管，并且药液一次不应超过200mL，可在晚间睡前灌肠，灌肠后不再下床活动，以提高疗效。

二、针灸疗法

（一）疗法简介

针灸疗法是针法和灸法的合称。针法又称"毫针疗法"，是以毫针为针刺工具，通过在人体十四经络上的腧穴施以一定的操作方法，以通调营卫气血，调整经络、脏腑功能而治疗相关疾病的一种方法。灸法是用艾条、艾柱或药条点燃后，直接或隔姜熏烤腧穴或患处，通过温和热力来刺激皮肤穴位以防病治病和保健的一种方法。针灸治疗可以通过改善糖代谢紊乱、脂代谢紊乱、影响血流动力学、氧化应激等方面来改善糖尿病肾脏疾病的病理改变。

（二）操作方法

多数临床医师建议针对糖尿病肾脏疾病患者应在辨证论治的基础上施以不同针灸疗法，或采取补肾活血针刺法，或施以平补平泻法，或采用调理脾胃针

法，配合灸法。

（三）适用范围

适用于糖尿病肾脏疾病各期，针灸疗法方案可根据患者的临床实际情况辨证使用。

（四）常用处方

1. 肝俞、胃脘下俞、脾俞、肾俞、关元、关元、足三里、三阴交、太溪、血海等；

2. 曲池、支沟、合谷、足三里、血海、阴陵泉、丰隆、地机、太冲、三阴交、天枢、膏肓、肾俞、白环俞及中脘、中极等；

3. 肾俞穴、脾俞、肺俞、三阴交为主穴，可配足三里、曲池、气海、中脘、支沟等。

4. 注意事项

（1）患者在过于饥饿、疲劳及精神紧张时，不宜立即进行针刺治疗。对身体虚弱、气血亏虚的患者，应该卧位，针灸手法不宜过重。

（2）有皮肤感染、溃疡、瘢痕或肿瘤的部位，不宜针灸。

（3）体针疗法虽具有疗效肯定、取穴方便、安全经济等优点，但作为糖尿病肾病各证型治疗的辅助疗法，必须与药物、饮食、运动等疗法相结合，方能达到预期目的。

（4）糖尿病肾脏疾病患者多选用背部俞穴及腹部募穴为主，需注意的是糖尿病肾脏疾病后期浮肿明显的患者谨慎治疗，避免局部烫伤加重病情。

三、中药熏洗（药浴）

（一）疗法简介

中药熏洗疗法是以中医药基本理论为指导，把中药煎煮后，先利用蒸汽熏蒸，再用药液淋洗、浸浴局部患处的一种防治疾病的方法。它是借助药力和热力，通过皮肤黏膜作用于肌肤，促使腠理疏通，脉络调和，气血疏通。其中，中药熏洗疗法包括熏法和洗法，一般先熏后洗，根据治疗形成和使用部位不同，可分为全身熏洗、局部熏洗两种。局部熏洗法又可分为手部熏洗法、足部熏洗法、眼熏洗法、坐浴熏洗法等。

我国中药熏洗疗法的历史源远流长，奠基于秦代，发展于汉唐，充实于宋明时期，成熟于清代。早在3000多年前的商殷时期，宫廷中就盛行用药物进行沐浴，以防治疾病。在我国现存最早的古医书《五十二病方》中就有洗浴法、熏浴法的记载。张仲景《金匮要略》曰："蚀于下部则咽干，苦参汤熏洗之。"晋代葛洪《肘后备急方》有"渍之""淋洗"的论述。唐代时期药浴配方的数目、用药水平、应用的广泛性都达到了空前的水平。宋代《太平圣惠方》有熏洗方163首。金元时期张从正把熏洗疗法列入治病之大法。清代的吴尚先在药浴种类上论述了熏、洗、沐、浴、喷、浸、渍、浇的八法。

糖尿病肾脏疾病常用的是全身熏洗，即中药药浴。中药药浴主要是采用发汗解表作用的中药熏洗以促进发汗，消除积存在体内过多的毒素及水分，进而减轻肾脏负担，保护残余肾单位，延缓透析期到来。

（二）操作方法

1. 物品准备：熏洗药物、浴具、热水。

2. 一般在药中加水适量，沸后20分钟，在将药物加入，煎沸后即可使用。

3. 将煎好的药汤趁热倒入浴具内，先用药热气熏蒸患处约5～10分钟，再用

毛巾浸汁热敷局部，带药液温度降到40℃左右时，嘱患者将患处置于浴具内，药液泡洗约15分钟。

4. 无菌纱布擦干。

（三）适用范围

适用于糖尿病肾脏疾病肾功能不全皮肤瘙痒患者。

（四）常用药物

基本方：麻黄、地肤子、苦参、细辛、桂枝。功效主要涉及疏风解表、清热利湿解毒、养血活血、渗湿止痒。

其他常用中药：附子、羌活、独活、泽兰、土茯苓、姜黄、鸡血藤、防风、五倍子、当归、侧柏叶、皂刺、丝瓜络、急性子、蒲公英、黄柏、白鲜皮、苦参、桑叶、麻子仁、瓜蒌、红花、蝉蜕、生姜、苍耳子、金钱草、威灵仙、明矾、生大黄、桃仁、杏仁、金银藤、桑白皮、水蛭、怀牛膝、千里光、马齿苋、生甘草、木瓜、苏叶、金银花、荆芥、丹参、冰片、蛇床子等。

（五）注意事项

1. 妇女月经和妊娠期、高血压患者不宜使用熏洗和坐浴。

2. 伴有急性传染病、重症心脑血管疾病者禁用。

3. 熏洗过程中一定要根据病人的耐受程度调节适宜的药液温度，特别是老

年患者，由于对温度的敏感性下降，在熏洗时要防止烫伤的发生。

4. 合并有传染病的患者应使用单独的浴具，并单独严格消毒。

5. 皮疹、瘙痒等过敏症状时应立即停止使用，必要时外用可外涂抗过敏药膏，口服抗过敏药物。

6. 对于烫伤后皮肤局部出现水疱或溃烂者患者，应避免抓挠，保护创面或涂烫伤软膏、红霉素软膏等。

四、穴位贴敷疗法

（一）疗法简介

穴位贴敷疗法又称外敷法，是将药物研为细末（可与各种不同的液体调制成糊剂）敷贴于体表的特定部位（穴位或患部）以治疗疾病的一种方法，是中医常用的外治法之一。

（二）操作方法

1. 贴法：将已制备好的药物直接贴压于穴位上，然后外覆医用胶布固定；或先将药物置于医用胶布粘面正中，再对准穴位粘贴。硬膏剂可直接或温化后将硬膏剂中心对准穴位贴牢。

2. 敷法将已制备好的药物直接涂搽于穴位上，外覆医用防渗水敷料贴，再以医用胶布固定。使用膜剂者可将膜剂固定于穴位上或直接涂于穴位上成膜。使用水（酒）浸渍剂时，可用棉垫或纱布浸蘸，然后敷于穴位上，外覆医用防渗水敷料贴，再以医用胶布固定。

（三）适用范围

适用于糖尿病肾脏疾病各期。

（四）常用处理

肉桂、吴茱萸各研磨成粉，调醋贴敷在双足三里、双涌泉。

（五）注意事项

1. 在应用过程中，如出现皮肤过，瘙痒潮红，发出小水泡，应立即停用。

2. 外敷时注意调节干湿度，过湿容易外溢流失；若药物变干，须随时更换，或加调和剂湿润后再敷上。

五、穴位注射

（一）疗法简介

穴位注射技术又称水针，是选用中药制剂注入有关穴位以治疗疾病的一种方法。本法以中医基础理论为指导，以激发经络、穴位的治疗作用，结合近代医学中的药物药理作用和注射方法而形成的一种独特疗法。

经络是连续液相为主的多孔介质通道，穴位给药可通过此通道发挥作用。研究发现经脉组织能够较好地传递液体压力波动，支持经脉是一种以液相为主的连续多孔介质通道，而穴位注射的药物将通过这一液体通道特异性地作用于靶组织。药物被约束在经脉中而不向经脉外扩散，从而保证了药物的浓度，再加重组织液沿经脉的运输作用，药物可较快地到达病患的部位，这种传递渠道比通过血液的全身性扩散其药物浓度要高，其特异性好，副作用小，因而具有较好的治疗效果。

（二）操作方法

1. 评估患者，做好解释，嘱患者排空二便。

2. 配制药液。

3. 备齐用物，携至床旁。

4. 协助患者取舒适体位，暴露局部皮肤，注意保暖。

5. 取穴，常规消毒皮肤。

6. 一手绷紧皮肤，另一手持注射器，对准穴位快速刺入皮下，然后用针刺手法将针身推至一定深度，上下提插至患者有酸胀等"得气"感应后，回抽无回血，即可将药物缓慢推入。

7. 注射完毕拔针，用无菌棉签按压针孔片刻。

8. 观察患者用药后症状改善情况，安置舒适体位。

（三）适用范围

适用于糖尿病肾脏疾病各期。

（四）常用药物

1. 黄芪注射液，穴位：足三里、肾俞、三阴交。

2. 丹参注射液，穴位：足三里、肾俞。

（五）注意事项

1. 局部皮肤有感染、瘢痕、有出血倾向及高度水肿者不宜进行注射。

2. 孕妇下腹部及腰骶部不宜进行注射。

3. 配置药物剂量，注意配伍禁忌。

4. 注意针刺角度，观察有无回血。避开血管丰富部位，避免药液注入血管内，患者有触电感时针体往外退出少许后再进行注射。

5. 注射药物患者如出现不适症状，应立即停止注射并观察病情变化。

第六节　糖尿病肾脏疾病的营养治疗及中医食疗

营养治疗是糖尿病的基础治疗之一。通过营养治疗，可以减轻胰岛β细胞的负担，有利于β细胞功能的恢复。还可使肥胖者降低体重，增加胰岛素受体数目和敏感性。1971年，美国大学糖尿病研究计划小组（简称UGDP）认为"单纯饮食疗法，比合用药物治疗能更有效地延长患者的生命"。尽管这一观点仍有争议，但营养治疗确实是糖尿病治疗中至关重要的基础疗法。轻型的非胰岛素依赖型糖尿病通过营养治疗可以有效地控制血糖。营养治疗通过调整膳食营养素的结构，以获得理想的代谢结果（包括血糖"糖化血红蛋白和血脂等），延迟或防止糖尿病并发症的发生，有助于维持理想体质量并预防营养不良的发生，从而提高糖尿病患者的生活质量。

营养治疗不仅是糖尿病治疗中最具挑战性的方面之一，也是糖尿病管理成功的一个必要组成部分。对所有糖尿病病人来说，饮食疗法都是必需的，而且是长期的，甚至是终生的。其中，饮食营养治疗对于糖尿病肾脏疾病的治疗以及有效延缓病情进展均十分重要。临床医生单纯使用药物，而不注意了解或关注患者的饮食情况，或者不懂营养学及糖尿病肾脏疾病相关营养的知识，都不利于糖尿病肾脏疾病的治疗与康复。特别是对于目前立足于社区的全科医师，在对糖尿病肾脏疾病患者的病情进行追踪观察的同时，更应加强对患者饮食调控情况的监督和指导。

一、营养治疗的作用与目的

营养治疗在于维持机体正常需求的同时，减轻胰岛素β细胞负担。尤其是肥胖型的非胰岛素依赖型糖尿病患者，通过饮食和运动这两个基础疗法相结合，控制热量，减少机体脂肪库存，使胰岛素受体密度增加，与靶细胞的亲和力增强，有利于胰岛素充分发挥生物效应，有效地降低超重，从而控制血糖。同时，通过营养治疗制定切实可行的膳食食谱，达到营养平衡，改善机体营养状态，增强机体抵抗力。

糖尿病患者的营养治疗需强调个体化治疗，饮食应在考虑个体的年龄、体质量、心理、情绪、文化因素、生活方式偏好、其他慢性疾病等因素的基础上满足其营养需求，以预防和治疗糖尿病并发症。

二、树立健康饮食观念

对糖尿病患者来说，实行营养治疗首先要树立健康饮食观念。既往对糖尿病控制饮食，部分患者理解片面，有的认为营养治疗就是饥饿疗法，主食吃得越少越好，安排每日主食少于200克，或以大量的动物蛋白和脂肪来替代主食，其结果，造成机体热量不足，发生低血糖。同时大量的脂肪在体内分解，容易诱发酮症，甚至酮症性酸中毒。还有的患者控制饮食仅仅少吃米、面的主食，对含糖量高的糕点、水果、副食品不加限制；也还有患者盲目听信"偏方"大量吃西瓜、喝蜂蜜来治疗糖尿病，结果导致血糖急骤上升，病情迅速恶化。

糖尿病患者需要控制饮食，但是并不是说什么都是不能吃。其实很多食物都是可以选择的，只不过要控制全天的总热量和糖类、蛋白质、脂肪三大营养物质按合适比例摄入。热量需要因人而定，不同年龄、不同工作方式、不同的病情，热量的需求均不同，小儿应满足其生长发育需要，孕妇应满足胎儿生长的需要。适量的主食配以适量的副食才是合理的饮食方案。过食肉类、蛋类及高脂肪亦不利于治疗。对熏制、腌制、泡制等食物，不宜食用或尽量少食用。另外煲汤是南方饮食特色之一，作为药食同源的一些中药往往被选作汤料，可以作为饮食治疗的药物较多，建议在医生的指导下选择煲汤的食材，避免诸如虚寒证使用了寒凉之品、燥热证使用温补之品，这样反而会加重病情。

糖尿病肾脏疾病患者应注重整体膳食结构，比单纯强调个别营养素作用更为关键。因此，有必要向患者宣传健康饮食的观点。饮食营养治疗并不是不让吃饭，也不是饭吃得越少越好。而是按照机体的需要，摄入适量的碳水化合物、脂肪、蛋白质，充足的维生素、纤维素，还有必需的无机盐和微量元素，保持营养平衡。

目前的饮食控制主要遵循低蛋白食物与膳食纤维结合的原则，结合运动，加强锻炼，保持肌肉质量，但要确保总能量的摄入，需要有足够的氨基酸，但我们现在也更注重人文方面，在给患者提供饮食治疗或者制定专门的营养食谱时，还要注重患者的意愿，取得他们的支持与配合，提高患者的依从性，这样才能获得更好的治疗效果。我们发现了更多降低后期并发症发生率的辅助食品原料，比如多酚可显著降低糖尿病肾脏疾病患者中末期肾病累积发生率，延缓糖尿病肾脏疾病进展，而我国具有丰富的麦麸、金针菇、高粱麸等资源，均含有丰富的活性多酚，通过这些食品原料的添加，可使治疗更有效。我们开始注重于研发更高质量符合中国人群使用的产品，具有更大的意义。

饮食健康教育对于树立健康饮食观念尤其重要。糖尿病健康教育不仅能够帮助患者提高生活质量，减少医疗开支，同时能够改善代谢控制情况。但我们现在缺乏专业人员，一般以讲座形式展开教育，难以做到因人施教，我们需要研究出统一的饮食控制效果评价和分析的方法，针对每个患者不同的病情及影响因素制定相应的个体化的饮食方案。

三、糖尿病肾脏疾病的基本营养治疗原则

（一）营养治疗的目的

糖尿病肾脏疾病的饮食营养治疗主要是通过改善血糖控制，降低血压，减少蛋白摄入量，防治由于水钠潴留或尿中丢失大量蛋白引起的浮肿、高血压及电解质紊乱，维持营养平衡，供给充足的能量，适量的蛋白质、钠、钾、钙及维生素的饮食，以期达到控制和延缓疾病进展的作用。

（二）能量供给

糖尿病肾脏疾病患者在进行低蛋白饮食时，能量摄入应基本与非糖尿病肾脏疾病者相似，其能量供给必须充足，一般可按125.52～146.44kJ/（kg·d）供给，每日总能量在8368～12552kJ，这样才利于提高蛋白质的利用率，以减轻蛋白质对肾脏的负担。但是，对于肥胖合并相关肾病的患者，需适当限制能量，每天可在非肥胖患者能量供给量的基础上减少1046～2092kJ，直至其达到理想体重。肥胖程度的增加可导致终末期肾病的风险相应增加。合理控制体质量不但可延缓糖尿病肾脏疾病的进展，而且有利于降低肾脏移植的风险。

（三）蛋白质供给

对于糖尿病肾脏疾病患者从出现蛋白尿起即需要限制膳食中的蛋白质摄入，2010年ADA糖尿病指南对于伴有早期CKD和晚期CKD的糖尿病患者，推荐将蛋白质摄取量分别减少到0.8～1.0g/（kg·d）和0.8g/（kg·d）。对于肾功能正常的糖尿病肾脏疾病患者，饮食蛋白质为0.8g/（kg·d）；肾功能不全非透析期以0.6g/（kg·d）；透析后按透析要求增加蛋白量，可能对某些患者更有利。而单纯的低蛋白饮食容易发生营养不良，营养不良又会加重肾衰进展。防治营养不良的关键是保证患者起码的蛋白质需要量和足够的热量，患者蛋白质摄入量每天不低于0.6g/kg，每天的热量需达35kcal/kg，肥胖或老年患者热量可略少。同时，在施行低蛋白饮食，尤其是极低蛋白饮食时，为防治营养不良，一般建议给患者补充复方α-酮酸制剂或必需氨基酸。而且有研究表明，补充复方α-酮酸制剂在延缓肾损害进展上疗效优于必需氨基酸制剂。

除了限制蛋白质摄入量外，还要注意种类的选择。肾功能不全时，供给的蛋白质应以高生物价的优质蛋白质（即动物蛋白）为主，优质蛋白质含量占50%以上，如瘦肉、鸡蛋、牛乳等。一般认为，要少用或不用植物蛋白。此外，大豆中含有的异黄酮、金雀异黄素和大豆黄素具有许多生物作用，除降低胆固醇、改善血管功能和维持骨矿密度外，还可减轻女性行经期的不适，对保护肾脏也有一定的裨益。对肾功能正常的糖尿病肾脏疾病患者来说，只要不超过蛋白质的允许摄入量，豆类蛋白质至少不亚于其他来源的蛋白质。

需要注意的是，采取低蛋白饮食辅助治疗糖尿病肾脏疾病的患者，需保障总能量的摄入。许多糖尿病肾脏疾病患者经常有自发的降低总蛋白摄入的举措，为了保持能量平衡，机体不得不动用自身存储的蛋白质，加速体内蛋白代谢，加大尿素、尿酸等有毒物质的浓度，加剧了糖尿病肾脏疾病的症状。因此，采用低蛋白饮食辅助治疗时，必须首先确定患者每日所需能量，并通过食物交换份确定营养食谱，以确保总能量的摄入。

（四）脂肪供给

在1型糖尿病患者中，高脂血症，很大程度上为高甘油三酯血症，可通过严格的血糖控制得到逆转。相反，2型糖尿病患者的高脂血症通常在糖尿病发生之前可能已经存在。虽然某种程度上通过良好的血糖控制可以改善，但除非饮食控制，否则高脂血症情况通常会长期存在。当发生肾疾病和蛋白尿时，特别是已达到肾病综合征的蛋白尿水平时，血脂控制的难度会加大。因此，对于糖尿病患者尤其是合并LDL胆固醇升高者，推荐其饱和脂肪酸的摄入量应减少到小于总热量的7%。对于糖尿病肾脏疾病的患者须制定更加有针对性的饮食建议。

糖尿病肾脏疾病患者推荐膳食脂肪摄入量：总脂肪供能比低于30%，饱和脂肪低于10%，胆固醇低于200mg/d。食物脂类的来源分植物性食物和动物性食物"为防止胆固醇增高，多采用富含不饱和脂肪酸的鱼类和植物脂肪，研究发现给肾病大鼠提供n-3多不饱和脂肪酸可以降低血清胆固醇，减少蛋白尿，从而减少肾小球损伤.故膳食宜选海鱼类、核桃、花生、芝麻、葵花籽。减少摄入动物性食物如猪、羊、牛等的动物脂肪及骨髓、肥肉、乳类及蛋黄等，避免过多提供饱和脂肪酸、胆固醇。同时应注意摄入必需脂肪酸，包括亚油酸、亚麻酸。其主要来源于植物种子油、大豆油。若缺乏将导致细胞免疫功能受损，甚至引起肾脏形态学上的改变，不利于疾病的康复。

（五）碳水化合物供给

碳水化合物摄入量占总能量的55%~65%，宜多选淀粉类食物，如藕粉、凉粉、粉皮等。这些食物在体内代谢后，产生二氧化碳和水，不会增加肾脏负担。但应当注意的，当合并有脂蛋白血症时，饮食中碳水化合物的供给就要降至相当于总能量的35%。

（六）水供给

有尿少、水肿或心力衰竭的患者应严格控制进水量，但对尿量>1000mL/d而又无水肿者，则不宜过于限制水的摄入，以利于体内代谢产物的排泄，但临床应密切观察病情变化，必要时复查电解质。

（七）限制钠和钾的摄入

糖尿病肾脏疾病患者的血压往往是倾向于对钠敏感，减少钠的摄入可降低血压，甚至可通过钠的摄入量预测心血管疾病的死亡率。进食过多的钠盐，不但会引起血压增高，还可加重肾脏负担，临床上应根据患者的病情，分别采用低盐或无盐饮食。患者若合并有水肿和高血压时，食盐摄入量应控制在2~3g/d，水肿严重者食盐应控制在2g/d以下或短期给予无盐饮食。当出现高血钾状态时，限制钾的摄入，慎用含钾量高的蔬菜和水果。肾病若合并高血钾状态，将加速其病情发展。若患者使用利尿药物出现呕吐、腹泻等症状时，应注意监测血钠、血钾的含量，根据病情予以适当补充，以维持电解质平衡。常见食物的钠盐含量和钾含量（表5-1，表5-2）。

表5-1 富含钠的食物（mg/100g）

食物	钠含量	食物	钠含量
米饭（蒸，粳米）	1.7	草鱼	46.0
面条（煮，富强粉）	26.9	蛤蜊	6.1
馒头（蒸，标准粉）	165.2	河虾	133.8
金华火腿	233.4	海蟹	260.0
酱牛肉	869.2	扇贝	339.0
香肠	2309.2	醋	262.1
烤鸡	472.3	甜面酱	2097.2
蛋（白皮）	94.7	麻辣酱	3222.5
内脂豆腐	17.0	酱油	5757.0
豆腐干	633.6	味精	21053.0

注：根据中国预防医学科学院营养与食品研究所编著的《食物成分表》整理。

表5-2 常见食物中钾的含量（mg/100g）

食物名称	钾含量	食物名称	钾含量	食物名称	钾含量
紫菜	1796	小米	284	橙	159
黄豆	1503	带鱼	280	芹菜	154
冬菇	1155	黄鳝	278	柑	154
赤豆	860.0	鲢鱼	277	柿	151
绿豆	787	玉米（白）	262	南瓜	145
黑木耳	757	鸡	251	茄子	142
花生仁	587	韭菜	247	豆腐干	140
枣（干）	524	猪肝	235	大白菜	137
毛豆	478	羊肉（肥瘦）	232	甘薯	130
扁豆	439	海虾	228	苹果	119
羊肉（瘦）	403	杏	226	丝瓜	115
枣（鲜）	375	牛肉（肥瘦）	211	牛乳	109

食物名称	钾含量	食物名称	钾含量	食物名称	钾含量
马铃薯	342	油菜	210	葡萄	104
鲤鱼	334	豆角	207	黄瓜	102
河虾	329	芹菜（茎）	206	鸡蛋	98
鲳鱼	328	猪肉	204	梨	97
青鱼	325	胡萝卜	193	粳米（表二）	78
猪肉（瘦）	295	标准粉	190	冬瓜	78
牛肉（瘦）	284	稻米（标二）	171	猪肉（肥）	23

（八）维生素及矿物质供给

因患者代谢异常和饮食的严格控制，容易导致水溶性维生素如维生素B、维生素C等以及微量元素铁、锌等缺乏，因此在膳食中应尽量补充，根据具体病情可适当补充相关制剂。饮食中应富含各种维生素，尤应多用含维生素丰富的绿色蔬菜、水果，保证每日维生素C摄入量至少在100mg以上，并补充含钙丰富的食物如虾米、虾皮、蟹、鱼、海藻、海带、蛤蜊、牛奶和乳制品、蛋类、骨头汤、小鱼、核桃、花生等。

（九）膳食调配

糖尿病肾脏疾病合并水肿者，宜选用消肿利水食物，如赤小豆、薏苡仁、茯苓粥、鲤鱼、鲫鱼、冬瓜等。根据糖尿病肾脏疾病的不同病期及肾功能状态提供各种营养素，以增加抵抗力，避免因营养调配不当加重肾脏疾病的进展。尽量不食用刺激性食物，如辣椒、咖喱、葱、蒜等。同时也应注意避免或忌用富含嘌呤类的食品，以免增加尿酸，加重肾脏负担。含嘌呤高的食物有瘦肉类、动物肝、肾、心、脑、肉馅、肉汁、肉汤、鲫鱼、鱼子、小虾、淡菜等。宜食含钠低的食物，如葫芦、茄子及绿色蔬菜与水果。

四、糖尿病肾脏疾病的中医食疗

中医食疗是以中医理论为指导，根据药食同源、医养同理的原则，和现代营养融合为一体，辨证辨病相结合，提供个体化食疗方案，建立食疗双重干预方法，比单一的西医治疗有明显优势具有一定的实用意义。探索具有中医特色、口感好、味道鲜美的、有效的、个性化的糖尿病肾脏疾病食疗药膳，不仅可以增强糖尿病肾脏疾病患者体质、减轻病状、减少西药的毒副作用，更重要的是，它能提高临床治疗效果。

（一）中医辨证饮食

1. 气虚证：宜食补气的食品，如瘦肉、白扁豆、鹌鹑等。

2. 血虚证：宜食补血的食品，如动物血制品、红皮花生、黑豆等。

3. 阴虚证：宜食清凉类的食品，如银耳、莲子、玉竹等。

4. 阳虚证：宜食性质温热、具有补益肾阳、温暖脾胃作用的食品，如鸡肉、韭菜、生姜、干姜、花椒等。

5. 血瘀证：宜食活血化瘀的食品，如玫瑰花、油菜等。

6. 痰湿证：宜食化痰利湿的食品，如木瓜、荸荠、紫菜、扁豆、红小豆、包菜、薏苡仁、鲫鱼、鲤鱼等。不宜多吃酸涩食品，如柚子、枇杷等。

7. 湿浊证：宜食祛湿化浊的食品，如土茯苓、怀山药等。

（二）糖尿病肾脏疾病常用中医食疗方

1. 葛菜煲鱼

原料：杏仁25克，葛菜450克，猪蹄450克，鱼1条，罗汉果1/5个。

做法：葛菜洗净，猪蹄用凉水涮过，鱼肉煎黄铲起。把适量水煲滚，放下葛菜、鲢鱼、猪蹄、罗汉果、杏仁煲滚，慢火煲3～4小时，下盐调味。

适应证：痰湿证。

2. 肉丝炒凉瓜

原料：凉瓜300克（切丝），猪瘦肉150克（切丝），蒜茸1茶匙，豆豉1汤匙。猪瘦肉200克，木耳25克，葱2根（切段），生抽、糖、麻油各适量。

做法：肉丝用调料拌匀，爆透凉瓜，下蒜茸、豆豉爆香，下肉丝炒熟，勾芡上碟。

适应证：阴虚证。

3. 脆耳嫩藕滑肉片

原料：猪瘦肉200克，木耳25克，葱2根（切段），生抽、糖、麻油各适量。

做法：嫩藕刨皮洗净，切成细丝。瘦肉切丝，放入生抽1茶匙拌匀略腌。木耳浸水洗净，切丝待用。

用油2汤匙爆炒葱段、肉丝及木耳。将藕丝及调料加入炒匀，即可食。

适应证：气阴两虚证。

4. 陈皮鸭汤

原料：瘦鸭半只，冬瓜1200克，芡实50克，陈皮10克。

做法：冬瓜连皮切大块。鸭用凉水涮过。把适量水煮滚，放入冬瓜、鸭、陈皮、芡实，煲滚，以慢火煲3小时，下盐调味。

适应证：肾虚水湿证，此汤有益肾固精、利湿消肿、降糖、开胃之功。

5. 海带冬瓜甜汤

原料：海带200克，紫菜50克，冬瓜250克，无花果20克。

做法：冬瓜去皮、瓤，洗净切成小方块。海带用水浸发，洗去咸味。无花果洗净。用6碗水煲冬瓜、

海带、无花果，煲约2小时，下紫菜，再煲滚片刻即成。

适应证：肾虚水湿证。此汤有利湿消肿、降糖益肾之功。

6. 冬瓜瘦肉汤

原料：冬瓜400克，冬菜2汤匙，猪瘦肉150克。

做法：冬瓜去皮、瓤，洗净，切小粒。冬菜洗净抹干水。猪瘦肉洗净，抹干剁细，加调料腌10分钟。加入适量水烧成，放入冬瓜烧滚，下瘦肉搅匀，熟后，下冬菜，加盐调味即成。

适应证：肾虚血瘀水停证。

7. 玉米须粥

原料：新鲜玉米须100克（干品50克），小米50克，精盐适量。

做法：先将玉米须洗净，加水适量，煎汁去渣，加入小米煮粥，粥将熟时，调入精盐，再煮1~2分钟即可。每日2次，温热服食，7~10日为1个疗程。

适应证：湿浊证。

8. 加味茯苓粥

原料：茯苓30克（干品15克），粳米50克，冰糖适量。

做法：先将茯苓加水200毫升，煎至100毫升，去渣留汁，入粳米、冰糖，再加水400毫升左右，煮至米开花，粥稠即成。每日2次，温热服食。

适应证：气阴两虚证。

9. 莲子粥

原料：莲子25克，粳米100克，冰糖适量。

做法：将莲子、粳米淘洗干净，共入锅中，加水适量煮粥，待熟时加入冰糖稍炖即成。早、晚餐服食，连食数剂。

适应证：阴虚内热证。

总之，糖尿病肾脏疾病的饮食营养治疗不能仅仅理解为少吃主食，更不能误解为"饥饿疗法"，而应当提倡树立健康饮食的观念。针对适用于糖尿病肾脏疾病患者的营养治疗，需根据病情，制定合理的膳食计划，做到低胆固醇、低盐、高纤维饮食，多吃粗粮，实现营养平衡，最终达到延缓糖尿病肾脏疾病进展的目的。

第七节　西医治疗糖尿病肾脏疾病的指南变革

糖尿病肾脏疾病起病较隐匿，一旦进入大量蛋白尿期后，进展至ESRD的速度显著增加，因此早期诊断、预防与延缓糖尿病肾脏疾病的发生发展对提高糖尿病患者存活率，改善其生活质量具有重要意义。为规范糖尿病肾脏疾病的诊断和治疗，2007年和2012年美国肾脏病基金会（National Kidney Founation，NKF）所属"肾脏病预后质量倡议"（Kidney Disease Outcomes Quality Initiative，KDOQI）工作组、2012年国际肾脏病组织"肾脏病：改善全球预后"（Kidney Disease：Improving Global Outcomes，KDIGO）、美国糖尿病学会（American Diabetes Association，ADA）以及2014年中华医学会糖尿病学分会（Chinese Diabetes Society，CDS）和内分泌学分会（Chinese Society of Endocrinology，CSE）先后就糖尿病肾脏疾病及糖尿病合并慢性肾脏病（chronic kidney diseases，CKD）的诊断和治疗制定了相关的临床指南和专家共识。近年来，DKD的研究取得了重要进展。随着临床证据的陆续发布及一些新药的上市，因此参照中国2型糖尿病防治指南（2017年版）制定了《中国糖尿病肾脏疾病防治临床指南（2019年版）》。

一、糖尿病肾脏疾病的定义、筛查和诊断

糖尿病肾脏疾病是由糖尿病引起的肾脏损伤，以往用DN（diabetic nephropathy）表示，2007年美国肾脏病基金会（NKF）在《糖尿病及慢性肾脏病临床实践指南》中建议用DKD（diabetic kidney disease）取代DN。2014年美

国糖尿病协会（ADA）与NKF达成共识，认为糖尿病肾脏疾病是指由糖尿病引起的慢性肾病，主要包括肾小球滤过率（GFR）低于60mL/（min·1.73m²）或尿白蛋白/肌酐比值（ACR）高于30mg/g持续超过3个月。

各临床指南和共识均推荐所有1型糖尿病患者病程超过5年时和2型糖尿病患者在确诊时每年均应常规进行糖尿病肾脏疾病的筛查。筛查内容包括检测随机尿白蛋白与肌酐比值（UACR）以及估算肾小球滤过率（estimated GFR，eGFR）。

目前糖尿病肾脏疾病的临床诊断为推测性诊断，缺乏特异性的标准和指标。《2019年中国糖尿病肾病疾病防治临床指南》提出DKD通常是根据UACR升高和（或）eGFR下降、同时排出其他CKD而作出的临床诊断。诊断DKD时应注意以下方面：合并视网膜病变有助于DKD的诊断；确诊DKD后，应根据eGFR进一步判断肾功能受损的严重程度。

在诊断糖尿病肾脏疾病时，各指南及专家共识均推荐在出现以下情况之一时应考虑CKD由non-DKD引起：①1型肾病病程短（<10年）或未合并糖尿病视网膜病变；②GFR迅速下降；③蛋白尿急剧增多或肾病综合征；④顽固性高血压；⑤出现活动性尿沉渣；⑥其他系统性疾病的症状或体征；⑦血管紧张素转换酶抑制剂（ACEI）或血管紧张素Ⅱ受体拮抗剂（ARB）类药物开始治疗后2~3个月内GFR下降超过30%。⑧肾脏超声发现异常。若患者不能满足糖尿病肾脏疾病诊断条件时，建议仅诊断为糖尿病合并CKD，诊断困难时将患者转诊至肾脏专科，并由肾脏病专家进一步明确CKD病因。

二、糖尿病肾脏疾病的治疗

糖尿病肾脏疾病的治疗以控制血糖、控制血压、控制血脂、减少尿白蛋白为主，还包括生活方式干预、纠正脂质代谢紊乱、治疗肾功能不全的并发症、透析治疗等。

（一）生活方式干预

KDOQI指南、ADA指南及中国糖尿病肾脏疾病防治临床指南（2019年）均推荐CKD1~4期的糖尿病患者饮食蛋白的摄入量为0.8g/（kg·d），不推荐低于0.8g/（kg·d）蛋白的摄入量，应避免高蛋白饮食[>1.3g/（kg·d）]。而KDIGO指南对蛋白摄入有所放宽，推荐糖尿病肾脏疾病且GFR<30mL/（min·1.73m²）（GFR分期G4~5期）的患者，降低蛋白质摄入到0.8g/（kg·d），并给予合适的患者教育，有进展风险者应避免高蛋白饮食[>1.3g/

（kg·d）]。CDS专家共识建议糖尿病肾脏疾病患者应避免高蛋白饮食，严格控制蛋白质每日摄入量，不超过总热量的15%，微量白蛋白尿者每千克体重应控制在0.8～1.0g，显性蛋白尿者及肾功能损害者应控制在0.6～0.8g。由于蛋白质的摄入减少，摄入的蛋白质应以生物学效价高的优质蛋白质为主，可从家禽、鱼、大豆及植物蛋白等中获得。有关于钠的摄入，KDIGO指南推荐糖尿病肾脏疾病患者钠盐的摄入6g/d但不应低于3g/d。此外，各指南还鼓励糖尿病肾脏疾病患者每周应至少进行150min以上中等强度的有氧运动（每周至少5次，每次30min），以及停止吸烟并达到健康体重。

（二）血压控制及蛋白尿治疗

各指南推荐糖尿病合并ＣＫＤ１～４期患者血压控制目标为ＢＰ＜130/80mmHg。KDIGO指南推荐无论是否合并糖尿病，AER＜30mg/24h时BP≤140/90mmHg；建议AER＞30mg/24h时BP≤130/80mmHg；老年患者血压的控制目标应综合考虑患者年龄、并发症及相关的治疗，并密切关注降压治疗相关不良事件，如电解质紊乱、急性肾功能不全、体位性低血压和药物副反应等。ADA指南及中国2019年指南推荐糖尿病患者血压控制目标为BP＜140/90mmHg，对年轻患者或合并UACR（mg/g）≥30患者的血压控制目标为＜130/80mmHg。血管紧张素转换酶抑制剂（ACEI）或血管紧张素受体拮抗剂（ARB）在糖尿病肾脏疾病有控制血压、减少蛋白尿、延缓肾功能进展的作用，是目前治疗糖尿病肾脏疾病的药物中临床证据最多的，被推荐作为治疗糖尿病肾脏疾病的一线药物。糖尿病肾脏疾病或糖尿病合并高血压的患者首选使用其中一种，不能耐受时以另一种替代，使用期间应监测血清肌酐及血钾水平。ACEI或ARB降压效果不理想时，可联合使用噻嗪类或襻利尿剂、非二氢吡啶类钙通道阻滞剂（CCB）、β受体阻滞剂等降压药物。ACEI用于1型糖尿病大量蛋白尿患者可有效降低白蛋白尿，减慢GFR下降速度和肾衰竭的发生，ARB对2型糖尿病患者大量白蛋白尿患者可减慢GFR下降速度和肾衰竭的发生，利尿剂可增强ACEI或ARB的降压作用，有助于患者血压达标。不推荐正常血压、正常尿白蛋白的糖尿病患者使用ARB或ACEI类药物；建议正常血压白蛋白尿水平ACR≥30的糖尿病患者使用ACEI或ARB类药物。各指南和共识均不推荐联合使用ACEI和ARB。如果已在联合使用ACEI和ARB，则需要监测和随访血钾和肾功能。

（三）血脂的治疗

血脂紊乱是糖尿病肾脏疾病患者常见并发症，血脂紊乱不仅直接参与心血管并发症的发生，还可以加重蛋白尿和肾小球及肾小管间质纤维化的进展。ADA、KDOQI和KDIGO指南均建议所有糖尿病合并CKD患者使用他汀类药物或他汀类药物联合依折麦布降低LDL-C治疗，以减少主要动脉粥样硬化事件风险，包括已经接受肾移植的患者。同时推荐糖尿病已经接受透析治疗的患者不要起始他汀类药物治疗。而中国指南建议糖尿病肾脏疾病患者血脂干预治疗切点：血清LDL-C＞3.38mmol/L，三酰甘油（TG）＞2.26mmol/L。治疗目标：LDL-C水平降至2.6mmol/L以下（并发冠心病降至1.86mmol/L以下），TG降至1.5mmol/L以下。建议首选他汀类药物，以TG升高为主时可首选贝特类降脂药。

（四）肾脏替代治疗

KDIGO指南建议当出现一个或多个以下情况时开始透析：①肾衰竭所致的症状或体征（浆膜炎、酸碱或电解质异常、瘙痒）；②不能控制的容量负荷或血压；③营养状况逐渐恶化，且饮食干预无效；④认知障碍。这通常但不总是发生在GFR介于5～10mL/（min·1.73m^2）之间。当成人GFR＜20mL/（min·1.73m^2），并在之前的6～12个月以上存在进展性和不可逆性糖尿病肾脏疾病的证据时，应考虑先期活体肾移植。而ADA指南推荐当糖尿病肾脏疾病患者eGFR＜30mL/（min·1.73m^2）时应转诊至肾脏科评估是否行肾脏替代治疗。CDS专家共识建议GFR＜15mL/（min·1.73m^2）的糖尿病肾脏疾病患者在条件允许的情况下可选择肾脏替代治疗，包括血液透析、腹膜透析和肾脏移植等。

三、预后评估

评价糖尿病肾脏疾病的病情基于GFR和白蛋白尿，GFR和尿白蛋白对糖尿病肾脏疾病预后的影响见表5-3。但影响糖尿病肾脏疾病进展的因素还包括是否合并Non-DKD和其他危险因素及并发症情况（如年龄、性别、种族、高血压、血脂异常、吸烟、肥胖、心血管疾病及肾毒性药物使用等），KDIGO指南建议在实际工作中需要结合以上指标进行综合评估。此外，糖尿病肾脏疾病并发症的发生与肾功能水平密切相关，ADA指南及CES专家共识推荐当GFR＜60mL/（min·1.73m^2）时，还需对CKD并发症进行评估：包括代谢性酸中毒、电解质紊乱、贫血、慢性肾脏疾病-矿物质-骨代谢异常（CKD-MBD）、继发性甲状旁腺功能亢进等，具体评估指标、评估时机、监测频率详见表5-4。

表5-3 2012年KDIGO CKD分期对预后的影响

肾小球滤过率	GFR mL/（min·1.73m²）	白蛋白尿分期		
		正常到轻度增加（A1期）UACR<30	中度增加（A2期）UACR30~300	重度增加（A3期）UACR>300
G1 正常或升高	≥90	低危	中危	高危
G2 轻度降低	60~89	低危	中危	高危
G3a 轻到中度降低	45~59	中危	高危	极高危
G3b 中到重度降低	30~44	高危	极高危	极高危
G4 重度降低	15~20	极高危	极高危	极高危
G5 肾脏衰竭	<15	极高危	极高危	极高危

注：CKD：慢性肾脏病；GFR：肾小球滤过率；UACR（mg/g）：尿白蛋白/肌酐比值。

表5-4 糖尿病患者CKD管理

GFR[mL/（min·1.73m²）]	推荐
所有糖尿病患者	每年监测血肌酐、eGFR、UACR、血钾
45~60	如果怀疑糖尿病合并non-DKD或CKD病因不清楚时，转诊至肾脏专科
	考虑调整目前使用药物剂量
	每6个月监测1次eGFR
	每年至少监测1次血电解质（包括钙、磷）、血红蛋白、酸碱平衡、甲状旁腺素
	确定维生素D是否充足
	考虑骨密度监测
	建议营养科咨询
30~44	每3个月监测1次eGFR
	每3~6个月监测1次血电解质（包括钙、磷）、酸碱平衡、甲状旁腺素、血红蛋白、体重
	考虑调整目前使用药物剂量
<30	转诊至肾脏专科

四、何时转诊肾内科

糖尿病肾脏疾病的首诊医师常为内分泌科医师，因此明确糖尿病肾脏疾病转诊至肾脏专科接受管理和治疗的时机显得尤为重要。各指南及专家共识推荐将患者转诊至肾脏专科的时机为：①糖尿病合并CKD病因不确定时（无糖尿病视网膜病变、严重蛋白尿、活动性尿沉渣、eGFR迅速降低）；②患者出现明显CKD并发症，如贫血、继发性甲状旁腺功能亢进症、CKD骨矿物质代谢紊乱、难治性高血压、电解质紊乱、代谢性酸中毒等，无法管理时；③疾病进入终末期[GFR<30mL/（min·1.73m²）]时。

第八节　糖尿病肾脏疾病的护理

"三分治七分养"，护理工作在糖尿病肾脏疾病的治疗过程中起着非常重要的作用。对糖尿病肾脏疾病患者进行有效的饮食护理、运动护理、药物治疗护理及心理护理等，可以帮助减轻糖尿病肾脏疾病带来的危害。

一、护理评估

病史资料的采集与评估是患者入院评估的重点。全面收集患者主、客观资料，应包括下列几个方面。

（一）一般情况评估

1. 现病史及既往史　了解患者糖尿病发病年限，糖尿病肾脏疾病发病年限，用药及就医的经过，既往患病情况。

2. 心理社会资料　评估患者对疾病的认知程度、心理状态、有无顾虑等，如担心预后，缺乏配合治疗、护理的知识。了解患病对患者的学习、日常生活、工作、家庭、经济等各方面的影响。观察是否有因不良情绪造成的生理反应，如食欲不振、睡眠障碍等。评估患者的应对能力、能否应用恰当的心理防卫机制进行应对。评估患者的社会支持系统，包括家庭成员组成，家庭成员对患者的关怀程度，能够提供的帮助，所在社区的医疗保健资源、设施，出院后继续就医的条件等。

3. 行为能力及风险评估　评估患者日常生活能力，老年人、眩晕或病情危重患者，还需要视情况进行压疮风险及跌倒风险的评估。

（二）身体状况评估

1. 症状体征　评估患者的生命体征、神志、营养状况、视力；观察面色、眼睑、手指了解是否有水肿或贫血表现；大便是否通畅；观察患者小便的量、颜色、性状变化。

2. 检验检查　了解有无白蛋白尿、血尿、管型尿；血常规情况；肾功能检查情况；B超、计算机断层扫描（CT）检查等。

3. 专科评估　了解患者饮食、运动规律，用药有无遵医嘱，用法用量是否正确，有注射胰岛素的患者要评估胰岛素注射方式是否正确；了解患者低血糖发生的历史，评估低血糖发生的风险。

（三）治疗方案

了解患者目前使用的降糖、降压、调脂药物的种类、剂量、使用的时间，并观察药物的疗效及不良反应。

二、护理措施

糖尿病肾脏疾病的治疗以控制血糖、控制血压、减少尿蛋白为主，还包括生活方式干预、纠正脂质代谢紊乱、治疗肾功能不全的并发症、透析治疗等。根据患者评估的情况，选择合适的、个体化的护理措施是护理过程的关键。

（一）一般护理措施

1. 患者入院后常规测量体温、脉搏、呼吸、血压、体重、身高等指标，还需要测量随机指尖血糖。

2. 向患者介绍主管医生及护士，介绍病区环境及设施、请假探视制度，做好订餐指引等，解除患者紧张情绪，帮助患者迅速适应住院环境。

3. 做好基础护理，床单位保持整洁。病房适度通风，保持合适的温湿度。室内光线柔和，明暗适度，安静无噪声。

4. 病房环境安全，地面干洁，无障碍物，走廊、卫生间有扶手，病房内物品如病床、床头柜固定，不摇晃。

5. 病情观察：根据病情定时巡视患者，加强对生命体征的监测。准确记录出入量；注意观察患者的神志、心电图、大小便情况，如果出现异常，及时报告医生，及早确诊并采取有效的治疗措施。

6.做好标本的采集：留取尿液标本按检验项目的要求加入防腐剂。随机尿不受时间限制，随时可留取尿液标本。晨尿为清晨起床后，未进早餐和做运动之前第一次排出的尿液标本。24小时尿标本从晨7：00起至次晨7：00止（含7：00），在设定开始计时的时间起点（如当天7：00）嘱患者排空膀胱并弃去尿液，以后每次先排尿于一清洁的容器内（如便器）再倒入标本容器内（减少标本被污染的机会），至设定计时的时间终点（如次晨7：00）排空最后一次尿液于容器内，为完整留取计时尿标本过程。计时尿标本送检前需混匀标本，准确测量并记录总量，再从中取出适量尿液（一般留取40mL，24小时尿留取100mL），置于有盖容器内用于检验，余尿弃去。留取计时尿标本当天除正常饮食外不需特意多喝水，女性患者需注意避开经期，清洁外阴，儿童注意防止粪便污染。

7.遵医嘱进行药物治疗，给药时间方式准确无误，严格执行查对制度，并且做好用药指导。对于药物的疗效及用药后的反应要密切观察，及时和医生沟通。

8.做好各种管道的护理，如腹部透析、血液透析管路等等。

（二）心理护理

糖尿病肾脏疾病病程长，难以治愈，患者精神压力大，容易产生焦虑、抑郁、消极悲观或孤单的负面情绪，这对控制病情、恢复健康具有极大的影响。护士要有高度的责任感和同情心，针对患者不同的心理问题提供个性化的心理护理。

1.多数患者及家属，尤其是初诊断的患者，对于疾病相关了解少，产生迷惘、不知所措的心理。常反复地咨询自己的病情和治疗方案。此时护士要提供热情优质的服务，耐心、恰当地说明病情，解释疑问，介绍糖尿病知识，增加患者自我调节的能力。

2.患者情绪容易受到血糖波动及病情变化的影响，产生焦虑、急躁。护士应当耐心倾听引导患者陈述表达情绪，帮助他们树立治疗疾病的信心，帮助患者了解影响血糖波动的因素、预防及延缓并发症的方法，共同制定实施治疗方案，帮助患者意识到自己在治疗的过程中占主导地位，引导患者积极参与治疗。

3.出现并发症的患者多数存在较重的心理负担，认为自己患了不治之症，对于并发症的发生有自责心理。护士应积极地向患者介绍成功治疗的病例，组织患者之间的经验交流，以减轻其焦虑情绪，鼓励患者用乐观的态度积极配合治疗。

4. 有的患者会出现自暴自弃的心理，不控制饮食，不规律运动，不定期检查，不按医嘱用药，使病情加重。护士应当及时向患者及家属介绍疾病的发生机制、治疗方法及治疗效果，讲清楚不良生活习惯以及不规律的治疗对疾病发展的影响，使患者意识到配合治疗的重要性，放下思想包袱，排除干扰，配合治疗。

5. 家庭支持对糖尿病肾脏疾病患者的治疗尤其重要，护士要帮助患者家属了解疾病相关知识，帮助患者争取家属的支持和鼓励。告知患者家属应多关心患者的病情及心理状况，督促并协助患者做好生活护理和病情监测，改变家庭生活中不良的生活方式，使患者的治疗计划顺利实施。为患者创造一个充满温情的家庭生活氛围，共同战胜疾病。

（三）饮食护理

饮食控制在糖尿病肾脏疾病治疗中非常重要，是治疗的基础。无论何种情况，饮食治疗都必须长期坚持。低盐、低蛋白、低胆固醇和低脂肪饮食是糖尿病肾脏疾病的饮食原则。按糖尿病肾脏疾病肾功能的变化进行分期饮食指导，饮食应清淡，少食油腻、辛辣刺激的食物，烹调方式以蒸、煮、焖等为主，少采用煎炸等方式。每周测量体重1~2次，随时掌握体重变化，详细记录24h出入量，为药物治疗提供可靠的参考资料。

具体的饮食指导内容，可参考本书第八节，糖尿病肾脏疾病的营养治疗及中医食疗部分。

（四）运动指导

糖尿病肾脏疾病患者运动干预的主要目标是提高生理储备能力，增强肌肉力量和减少身体功能的局限性（或尽可能长时间阻止病情恶化），减少慢性肾病症状出现的次数以及降低慢性肾病症状的严重程度，预防心血管并发症。运动治疗的原则是因人而异，适可而止，循序渐进，持之以恒。

1. **运动前评估** 由于大多数慢性肾病患者都伴随有心血管和代谢性疾病，在开始运动之前，首先应该常规评估患者的运动能力、心血管危险因子及身体机能等，必要时需进行运动试验和心肺功能试验，检测心电图、心率、血压、最大耗氧量和血乳酸水平，这样有利于设定适于不同患者的个体化的运动训练方案。

2. 运动方式 长期运动可视为逐步提高病人的生理状态，纠正异常的生化过程，达到药物、饮食、运动3种方式综合治疗。长期运动对糖尿病肾脏疾病患者的治疗、控制尤为重要。糖尿病肾脏疾病患者适宜做一些轻、中度的运动，一定强度的有氧运动（如走路、骑车、球类运动或游泳等）可以增强心肺功能。运动方法多种多样，如散步、游泳、慢跑、太极拳、体操和武术等。

3. 时间和频率 运动时间宜选择在餐后1小时左右进行，避开药物作用高峰。空腹运动有发生低血糖反应的风险，餐后立即运动影响食物消化吸收，具体时间可以根据个人习惯进行调整。

运动的持续时间为每次20～60min，在正式运动前进行5～10min热身放松运动，在即将运动结束时，再做5～10min的恢复整理运动。运动频率以3～5天/周为宜，如果能坚持1次/天最为理想。

4. 注意事项 要选择舒适的鞋子及衣着，运动环境应安全，避免受伤。最好是结伴运动，这样也有利于运动计划的长期坚持。应随身携带含糖食品和糖尿病急救卡；注射胰岛素的患者在运动前不要将胰岛素注射在四肢，避免肢体运动加速胰岛素吸收带来低血糖风险的增加；在运动时要密切监测血糖变化（在运动前、运动后或运动中随时监测血糖）。注意调整降糖药物和饮食，掌握好运动强度和运动时间。

（五）皮肤护理

皮肤感染在糖尿病肾脏疾病患者中非常多见，这跟患者皮肤含糖量高利于细菌繁殖有关，且糖尿病肾脏疾病患者末梢微小血管硬化，血循环不畅，影响伤口的愈合。

1. 常见皮肤病变的临床表现

（1）皮肤细菌感染：表现为疖、痈、毛囊炎等。

（2）皮肤真菌感染：表现为女性阴道炎与外阴炎、体癣、股癣及手足癣。

（3）皮肤瘙痒症：可分为泛发性和局限性瘙痒症。

（4）糖尿病性水疱病：常突发起病，可无任何症状，多见于四肢末端，大小不等，酷似烫伤水疱。

（5）糖尿病性坏疽：常见于下肢尤其是足趾，偶见于外生殖器。初期局部皮肤麻刺感，以后逐渐或突然发生坏疽。

（6）湿疹：多发生于外阴等摩擦处及皮脂分泌较多的部位，表现为小丘疹、丘疱疹或小水疱。

（7）胫前色素斑：早期可发生胫前部位红斑、水疱或紫癜，以后逐渐形成不规则褐色萎缩斑，数目不等，独立或群集，分布于两侧。

（8）胡萝卜素沉着疹：常见于手心和脚心等角质层较厚的部位，呈黄色或橘黄色。

2. 皮肤护理措施

（1）保持皮肤清洁，勤洗澡，不使用过热的水，选择温和中性的沐浴露，避免碱性太强刺激皮肤。

（2）勤剪指、趾甲，不要修剪过短，应该一字型平剪，边缘用指甲锉修剪圆滑。有视力障碍者要请家人帮助，避免损伤。

（3）保持外阴干净，勤换内衣，选择宽松、透气性好的棉质内衣，经常用温水冲洗外阴。

（4）定期检查牙齿，保持口腔清洁，注意饭后漱口、早晚刷牙，防止口腔感染。

（5）水肿患者，应经常擦洗和翻身，保持被褥干燥和平整，以防发生压疮，每2小时协助翻身1次，且应避免拖、拉、拽等动作。

（6）发现皮肤感染要高度重视，及时就医，在医生的指导下进行处理，避免感染扩散。

（六）排便护理

糖尿病肾脏疾病患者肾功能受损，排尿异常多见于大量蛋白尿，晚期可见少尿甚至无尿，伴糖尿病周围神经病变的患者，膀胱增大，残余尿增多，可表现尿潴留。

高浓度的血糖，对自主神经有损害作用，致胃肠蠕动无力，大便不易排出，发生便秘。

1. 排尿护理

（1）保持床铺被褥及衣裤平整、柔软、清洁、干燥，避免局部皮肤受摩擦刺激。

（2）保持会阴部皮肤清洁卫生，每天温水擦拭。

（3）准确记录24小时出入量，监测血压、体重。

（4）遵照医嘱使用药物，观察药物的效果，有不适及时与医生沟通。

（5）必要时导尿。

（6）少尿者控制入量，根据病情适当限制钾盐和钠盐的摄入。尿量异常及时与医生沟通，尽快处置。

（7）夜尿增多者，睡前减少饮水量，晚间护理提醒患者排尿后睡觉。环境安全，物品固定，做好防护措施，避免跌倒。

2. 排便护理

（1）饮食干预：加强纤维素的摄入，鼓励患者多进食如麦麸、水果、蔬菜和坚果等纤维丰富的食物。纠正饮食习惯：糖尿病患者本身有严格的饮食控制，建议患者多食粗粮、豆类及其制品，增加富含维生素B1的食物，促进胃肠蠕动，同时禁食辛辣刺激性食物。

（2）排便指导：正常患者建议采用蹲姿，利用重力和增加腹内压促进排便，告知患者严禁用力排便，以防心脑血管疾病并发症或加重病情，尽量保持每日大便1次，创造良好的排便环境，发现便意应立即排便，不可分散注意力，可腹部按摩以促进排便。

（七）控制血糖

严格控制血糖可减少糖尿病肾脏疾病的发生或延缓其病程进展。

1. 血糖控制目标 糖尿病肾脏疾病患者的血糖控制目标应遵循个体化原则。

在糖尿病肾脏疾病早期血糖控制是最基本又最重要的。理想的目标血糖为空腹血糖（FBG）4.4～6.1mmol/L，餐后2小时血糖（2hPBG）4.4～8.0mmol/L，糖化血红蛋白（HbAlc）不超过7%。对中老年患者，FBG5.6～8.0mmol/L，2hPBG6.1～10.0mmol/L，HbAlc控制目标适当放宽至不超过7%～9%。由于慢性肾病患者的红细胞寿命缩短，HbAlc可能被低估。在CKD4～5期的患者中，用果糖胺或糖化人血白蛋白反映血糖控制水平更可靠。

2. 降糖药物 包括双胍类、磺脲类、格列奈类、噻唑烷二酮类、α-糖苷酶抑制剂、二肽基肽酶Ⅳ（DPP-4）抑制剂、胰高血糖素样肽1（GLP-1）类似物、钠-葡萄糖协同转运蛋白2（SGLT2）抑制剂及胰岛素。根据药物的作用机制不同，服法有所不同，经肾脏代谢的药物慎重选择。注意观察药物的疗效，发生不良反应及时和医生沟通。

3. 降糖药物的注射 注射技术在糖尿病药物治疗中扮演重要角色，涉及注射部位的选择和轮换、捏皮手法、注射角度的选择和注射器具的丢弃等多个方面。

（1）注射部位的选择：根据可操作性、神经及主要血管之间的距离、皮下组织状况等，人体适合注射胰岛素的部位是腹部、大腿外侧、上臂外侧和臀部外上侧。不同注射部位吸收胰岛素速度快慢不一，腹部最快，然后依次为上臂、大腿和臀部。

腹部边界如下：耻骨联合以上约1cm，最低肋缘以下约1cm，脐周2.5cm以外的双侧腹部；双侧大腿前外侧的上1/3；双侧臀部外上侧；上臂外侧的中1/3。

尽管透过衣物注射不会引起不良后果，但当用这种方式注射时，患者无法捏起皮肤及观察注射部位，并且穿透衣物引起损伤会造成疼痛的增加等，因此这种注射方式并不理想。

餐时注射短效胰岛素等，最好选择腹部。希望减缓胰岛素的吸收速度时，可选择臀部，臀部注射可最大限度地降低注射至肌肉的风险。儿童患者注射中效或者长效胰岛素时，最好选择臀部或者大腿。

（2）注射部位的轮换：注射胰岛素后产生局部硬结和皮下脂肪增生是胰岛素治疗的常见并发症之一，注射部位的轮换是有效的预防方法，从注射治疗起始，就应教会患者易于遵循的轮换方案。随着治疗的进展根据需要进行调整。医护人员应至少每年评估1次患者的部位轮换方案。

这种轮换包括不同注射部位之间的轮换和同一注射部位内的轮换。

一种已证实有效的注射部位轮换方案：将注射部位分为四个等分区域（大腿或臀部可等分为两个等分区域），每周使用一个等分区域并始终按顺时针方向轮换。在任何一个等分区域内注射时，连续两次注射应间隔至少1cm（或大约一个成人手指的宽度）的方式进行系统性轮换，以避免重复组织创伤。

注射部位不同，胰岛素吸收速率不同。因此，为了准确预测每次注射胰岛素后的药效，必须严格遵守"每天同一时间，注射同一部位"、"每天不同时间，注射不同部位"或"左右轮换"。一旦发现注射部位有疼痛、凹陷、硬结的现象出现，应立即停止在该部位注射，直至症状消失。

（3）注射部位的检查与消毒：患者应于注射前检查注射部位，不可在皮下脂肪增生、炎症、水肿、溃疡或感染的部位注射，注射时，应保持注射部位的清洁，当注射部位不洁净或患者处于感染易于传播的环境（如医院或疗养院），注射前应消毒注射部位，不可隔衣注射。

（4）捏皮：注射前，检查注射部位，根据患者的体型、注射部位皮肤厚度及针头长度，确定是否需要采用捏皮注射及注射角度；当皮肤表面到肌肉间的推测距离短于针头长度时，捏起皮肤可使该部位的皮下组织深度变深，能够有效提高注射安全性。

捏皮的正确手法是用拇指、食指和中指提起皮肤。如果用整只手来提捏皮肤，有可能将肌肉及皮下组织一同捏起，导致肌内注射，捏皮时力度不得过大导致皮肤发白或疼痛。

在腹部捏皮相对比较容易（非常肥胖患者腹部皮肤紧绷除外）；但在大腿部位，捏皮较为困难；臀部捏皮难度更大（很少需要），并且在臀部几乎不可能进行捏皮（自我注射患者）；选择上臂为注射部位时需捏皮注射。

最佳顺序应当是：捏皮；然后与皮肤表面成90°缓慢注射胰岛素；拇指按钮完全推下后（用胰岛素笔注射时），让针头在皮肤内停留10s；以刺入时的相同角度拔出针头；松开捏皮；安全处理用过的针头。

（5）进针角度：为保证将胰岛素注射至皮下组织，在不捏皮的情况下也可以45°注射，以增加皮下组织的厚度，降低注射至肌肉的危险，使用较短（4mm或5mm）的针头时，大部分患者无需捏起皮肤，并可90°进针；使用较长（≥6mm）的针头时，需要捏皮和（或）45°进针以降低肌内注射风险。

（6）针头留置时间：使用胰岛素笔注射在完全按下拇指按钮后，应在拔出针头前至少停留10s，从而确保药物全部被注入体内，同时防止药液渗漏，药物剂量较大时，有必要超过10s。与胰岛素注射笔不同，注射器内塞推压到位即可拔出，无需在皮下停留10s即可拔出。

（7）注射器材的规范废弃：使用后的注射器或注射笔用针头属于医疗锐器，不合理的处置不仅会伤及他人，也会对环境造成一定的污染。处理废弃针头或者注射器的最佳方法是，将注射器或注射笔用针头套上外针帽后放入专用废弃容器内再丢弃，若无专用废弃容器，也可使用加盖的硬壳容器等不会被针头刺穿的容器替代。

（8）针头重复使用的危害：所有型号一次性注射笔用针头仅限一次性使用，在完成注射后应立即卸下，当患者自我注射时，套上外针帽后废弃，而不应留置在胰岛素笔上。这样可避免空气（或其他污染物）进入笔芯或笔芯内药液外溢，进而影响注射剂量的准确性，有助于平稳控制血糖，并最终减少医疗费用。

（9）注射工具的选择：目前临床中常用的注射工具分为胰岛素专用注射器、胰岛素注射笔和胰岛素泵三种类型，可以根据患者的病情、年龄、认知能力、经济状况等不同情况选择适宜的注射技术。

4. 低血糖 使用降糖药物的患者，有出现低血糖的风险。患者必须接受全面的健康指导，避免由于延误进餐、运动过量、操作错误等原因而导致低血糖的发生。同时，随身准备含糖食物在发生低血糖反应的时候及时进餐缓解症状。

5. 血糖监测方案 目前临床上血糖监测方法包括利用血糖仪进行的毛细血管血糖监测、连续监测3天血糖的动态血糖监测（CGM）、反映2～3周平均血糖水平的糖化白蛋白（GA）和2～3个月平均血糖水平的糖化血红蛋白（HbAlc）的检测等。其中毛细血管血糖监测包括患者自我血糖监测（SMBG）及在医院内进行的床边快速血糖检测（POCT），是血糖监测的基本形式，HbAlc是反映长期血糖控制水平的金标准，而CGM和GA反映近期血糖控制水平，是上述监测方法的有效补充。

（1）因血糖控制非常差或病情危重而住院的患者应每天监测4～7次血糖或根据治疗需要监测血糖，直到血糖得到控制。

（2）采用生活方式干预控制糖尿病的患者，可根据需要有目的地通过血糖监测了解饮食控制和运动对血糖的影响来调整饮食和运动。

（3）使用口服降糖药者可每周监测2～4次空腹或餐后2小时血糖，或在就诊前一周内连续监测3d，每天监测7点血糖（早餐前后、午餐前后、晚餐前后和睡前）。

（4）用胰岛素治疗者可根据胰岛素治疗方案进行相应的血糖监测：①使用基础胰岛素的患者应监测空腹血糖，根据空腹血糖调整睡前胰岛素的剂量。②使用预混胰岛素者应监测空腹和晚餐前血糖，根据空腹血糖调整晚餐前胰岛素剂量，根据晚餐前血糖调整早餐前胰岛素剂量，如果空腹血糖达标后，注意监测餐后血糖以优化治疗方案。③使用餐时胰岛素者应监测餐后或餐前血糖，并根据餐后血糖和下一餐餐前血糖调整上一餐前的胰岛素剂量。

（5）特殊人群（围手术期患者、低血糖高危人群、危重症患者、老年患者、1型糖尿病、妊娠期糖尿病等）的监测，应遵循以上血糖监测的基本原则，实行个体化的监测方案。

（八）控制血压

血压升高不仅是加速糖尿病肾脏疾病进展的重要因素，也是决定患者心血管病预后的主要风险因素。在2型糖尿病肾病患者中，血压对肾功能的影响更加突出，在处于糖尿病早期的糖尿病患者中采用强化的血压控制，不但可以显著减少糖尿病大血管病变发生的风险，还显著减少了微血管病变发生的风险。严格控制高血压能明显减少糖尿病肾病患者尿蛋白水平，延缓肾功能损害的进展。强化血压控制还可使心血管病终点事件的风险下降20%~30%。

1. 血压控制目标 糖尿病患者的血压控制目标为<130/80mmHg，对年轻患者或合并肾病者的血压控制目标<130/80mmHg，舒张压不宜低于70mmHg，老年患者舒张压不宜低于60mmHg。

2. 降压药物的选择 ACEI或ARB在糖尿病肾脏疾病患者中有控制血压、减少蛋白尿、延缓肾功能进展的作用，是目前治疗糖尿病肾脏疾病的药物中临床证据最多的，被推荐作为治疗糖尿病肾脏疾病的一线药物。糖尿病肾脏疾病或糖尿病合并高血压的患者首选使用其中一种，不能耐受时以另一种替代，使用期间应监测血清肌酐及血钾水平。ACEI或ARB降压效果不理想时，可联合使用钙通道阻滞剂（CCB）、噻嗪类或袢利尿剂、β受体阻滞剂等降压药物。

3. 血压监测 准确监测血压，做到定时、定部位、定体位。保持平和心态，避免情绪变化引起血压波动。

（九）纠正脂质代谢紊乱

高脂血症不仅直接参与糖尿病胰岛素抵抗和心血管并发症的发生，低密度脂蛋白胆固醇（LDL-C）还可以通过导致系膜细胞和足细胞的损伤，加重蛋白尿和肾小球及肾小管间质纤维化的进展。糖尿病患者出现肾病综合征和肾功能不全，又会进一步加重高脂血症。因此，积极纠正糖尿病肾脏疾病患者体内脂代谢紊乱，对糖尿病肾脏疾病的治疗具有重要意义。

1. 血脂控制目标值 糖尿病肾脏疾病患者血脂干预治疗切点：血LDL-C>3.38mmol/L（130mg/dl），甘油三酯（TG）>2.26mmol/L（200mg/dl）。

治疗目标：LDL-C水平降至2.6mmol/L以下（并发冠心病降至1.86mmol/L以下），TG降至1.5mmol/L以下。

2. 降脂药物 他汀类药物可减少糖尿病血管疾病的发生率和肾功能减退，建议所有糖尿病患者均应首选口服他汀类药物，以TG升高为主时可首选贝特类降脂药。老年、严重肝肾疾病、甲状腺功能减退等，慎用降脂药，并严密监测和随访，一旦发现异常，及时停药。

3. 血脂监测 CKD1～4期患者至少每年检测一次血脂水平（包括TC、HDL-C、LDL-C、TG），治疗方案调整或临床情况改变时每2～3个月监测1次。

（十）透析治疗的护理

对糖尿病肾脏疾病伴终末期肾脏病的患者，倾向于早期透析，如有较严重的水钠潴留、高血压或左心功能不全经保守治疗疗效不佳，或出现恶心、呕吐和乏力，或出现精神症状如睡眠-觉醒节律障碍或昏迷，或有高分解代谢等均为开始透析的指征。透析包括腹膜透析、血液透析。

1. 腹膜透析

（1）心理护理：腹膜透析作为一种有创伤性的终身治疗，对于长期透析患者，尤其是老年患者容易出现焦虑、悲观、抑郁等心理问题。护理人员应本着尊重、耐心的态度循循善诱，讲解时语言通俗，易于掌握，尽量应用图片和影像进行直观教育，并争取家属的配合，共同完成透析操作。

（2）饮食护理：腹膜透析患者由于食欲下降，小分子溶质清除不充分，蛋白质和氨基酸从透析液中丢失以及反复发生腹膜炎，可出现蛋白质-能量营养不良。平均每天丢失蛋白质5～11g，发生腹膜炎时患者出现腹痛、食欲下降、恶心、呕吐以及腹膜通透性增高，蛋白质丢失量可增至原丢失量的1～30倍。增加透析次数，提高透析液的渗透压，发热均可使蛋白质丢失量增多。因此应增加营养，改善食欲，补充足量的蛋白质和热量。摄入蛋白质以进食高价优质蛋白质为主，如牛奶、鸡蛋、瘦肉、鱼等含丰富必需氨基酸的动物蛋白质；摄入足够的能量。

（3）关注血糖变化：糖尿病肾脏疾病腹膜透析患者容易出现血糖控制不佳。护理人员需严密观察患者意识及生命体征，并询问饮食情况，定时监测血糖情况，发现问题及时处理。血糖波动较大的患者，随时监测血糖情况，及时调整饮食及胰岛素的用量。应告知患者定时、定量进食的重要性，向患者讲解发生低血糖的症状，告知随身携带糖果和饼干，外出时一定要随身携带糖尿病证明卡，以防发生意外情况时可迅速获得信息。

（4）用药指导：由于胰岛素易被腹透袋壁部分吸附，因此实际加入量应为中和每袋腹透液葡萄糖所需胰岛素剂量的2～3倍。胰岛素属蛋白制品，应避免腹透液温度过高。腹腔给药时胰岛素注入腹透液后应注意将腹透液充分摇匀。皮下注射胰岛素应尽量避免脐周部位，可选择在手臂、大腿外侧，经常更换注射部位，防止皮下硬结产生。合并有高血压患者，告知定期监测血压，选择既能保护残余肾功能，又可以减轻心脏负荷的降压药物，将血压控在130/80mmHg以下。

（5）预防感染：腹膜炎是腹膜透析的主要并发症和治疗中断的原因。应严格培训操作人员，妥善固定透析短管，避免过度牵拉、扭曲，沐浴时以敷贴保护局部皮肤，防止潮湿。告知患者设立一个独立的操作房间，要彻底清扫、消毒，采光良好，备用紫外线灯，每天消毒2次，每次30min，定时通风，尽量避免人员走动。准备充足所需腹透液、碘伏帽、保温袋、弹簧秤、体重秤、记录本等腹透所需用物。对腹透患者进行培训，指导患者及家属早期识别腹膜炎的知识，掌握腹膜炎及隧道口感染的预防及初步处理方法。

（6）关注心血管并发症：心血管病变是导致腹膜透析患者死亡的主要原因之一，应将腹膜透析患者作为心血管并发症的高危人群，告知患者定期门诊随访，并必要时采取干预措施预防并发症发生，以保护残余肾功能。还应积极纠正贫血，加强饮食管理，适当减肥，选用生物相容性高的透析液减轻腹膜的微炎症状态。加强对患者容量控制的宣传教育，告之准确记录尿量及透析液的超滤量，每日测量体重，低盐饮食，不鼓励患者不节制地摄入钠盐。只要血压正常，透析初期尚存残余肾功能的患者每天食盐不超过6~7g。对于残余肾功能下降、透析时间超过1年或高腹膜转运类型的患者，每日钠盐摄入应<3g。应加强患者居家治疗的自我监测及自我管理能力，按专病门诊的要求随访，每半年测定1次透析充分性及腹膜的转运功能，及时调整透析方案。当患者的残余肾功能进一步丧失或对利尿剂反应较差时，应及时行腹膜平衡试验并调整透析处方，改变腹透液的留腹时间，如可调整为日间透析。若调整后透析液超滤量<1250mL/d，或<400mL/h时，则考虑使用高渗透析液。每半年进行X线摄片、心脏超声检查1次。

（7）定期随诊：通过电话、家访及组织活动来帮助居家腹膜透析的患者建立自我管理机制，及时发现问题。建立门诊腹透病历，定期为患者进行相关的实验室检查，要求患者每月复诊1次，腹透记录本应记录患者每天的透析情况。

2. 血液透析

（1）心理护理：糖尿病肾脏疾病患者病程长，病情反复，当病情发展到尿毒症期时，必须进行血液透析来维持生命，容易产生焦虑、紧张、自卑、抑郁和悲观绝望等。有效的心理干预可以使多数患者摆脱绝望、焦虑情绪，并逐步减轻心理压力，增强战胜疾病的信心，从而提高生存质量。

（2）饮食护理：饮食治疗是糖尿病肾脏疾病治疗的基础，有效的饮食控制不但能保持患者良好的营养状况，维持体重，还能帮助调节改善钙磷代谢紊乱，减少水肿，维持血钾平衡，改善低蛋白血症。

应根据患者饮食习惯、生理和心理因素，制定符合患者个性需求的食谱，指导患者多选择优质蛋白，如鱼、瘦肉、牛奶等，每日摄入蛋白质1.0~1.2g/kg。有高脂血症者，主张用不含饱和脂肪酸的植物油为主，尽量不食用动物性脂肪。有严重低蛋白血症的患者，可输入血浆或人血白蛋白。两次透析间期体重增加应控制在1.5kg以内为宜，限制钠盐的摄入，减少橘子、冬菇、土豆等含钾高的食物，防止高血钾。

（3）血管通路的维护

1）动静脉内瘘使用的时机：动静脉内瘘成熟至少需要4~6周，对于慢性肾衰竭的患者，应动员患者为血液透析提早准备，这需要医护人员向患者及家属充分解释病情，说明早建立动静脉内瘘对疾病治疗的好处。避免过早使用动静脉内瘘，缩短内瘘的寿命。术侧肢体避免静脉穿刺及采血，指导患者术前后功能锻炼，提高手术成功率。

2）穿刺方法及部位：选择阶梯式或纽扣式穿刺法，切忌定点法，穿刺成功后应妥善固定，尽量做到一次穿刺成功，避免多次穿刺损伤血管。动脉穿刺点至少距吻合口5cm以上，静脉穿刺点要尽量离开动脉穿刺点，两针之间的距离一般应在8~10cm，但最好不在同一血管上。动脉侧穿刺时，用手压迫血管近心端，离心方向进针；静脉侧穿刺时，最好选择非吻合血管，向心方向进针，穿刺角度以30~45°为宜。

（4）预防并发症

1）血肿：内瘘"成熟"后再启用是预防血肿的关键因素，护士应提高穿刺技术，避免在同一部位反复穿刺；如出现血肿，及时给予冰敷，24小时后热敷。

2）假性动脉瘤：穿刺时力求熟练、准确，有计划的穿刺内瘘血管，避免在同一部位短时间内反复穿刺，透析结束拔针时，按压穿刺点力度要适宜，不可过重，按压位置应在血管进针处，嘱患者抬高穿刺的肢体。

3）血栓形成：长期维持性血液透析患者大多伴有高血压、糖尿病、血管硬化等并发症，患者血管条件差、内膜增生、高凝状态、吻合口狭窄、反复穿刺、压迫止血不恰当、低血压等原因导致内瘘血流不足，血栓形成，甚至导致内瘘堵塞。预防的措施包括：术后尽早抬高肢体，加强术肢锻炼，加强营养，使血管充分扩张；做好卫生宣传教育，保持穿刺部位皮肤清洁、干燥，避免内瘘侧肢体受压和用力过猛，禁止在内瘘侧肢体注射、输液、测血压，指导患者内瘘侧肢体衣着要宽松，以防感染或形成血肿；有计划合理使用瘘管，穿刺时要严格执行无菌操作，避免在某一点反复穿刺使血管弹性纤维受损，血栓形成，局部瘤样扩张，内膜增厚，血管狭窄；透析后指压10~15min，保持内瘘血管通畅；内瘘术后适当使用抗凝剂以防血栓堵塞内瘘，当有血栓形成时，尽早行外科处理；指导患者自我检查血管，经常触摸有无震颤，若震颤消失，尽快就医，促进瘘管的功能锻炼，平时多做些握拳运动、屈腕运动，促进血液循环。

（5）低血压防治：早期透析，合理控制透析的量及速度，根据患者病情正确选择透析方式，有效的血糖控制，严密的病情观察是预防血液透析患者低血压的重点。

（6）低血糖防治：糖尿病肾脏疾病血液透析患者，在每个透析周期都会丢失20~30g的葡萄糖，在无糖透析的情况下，更容易发生低血糖。在透析前、中、后有预见性的适当补充葡萄糖可以减少低血糖的发生。透析过程中要加强巡视，及时询问患者有无不适，若患者出现反应迟钝、大汗淋漓、语言障碍等低血糖现象，并及时处理。注意每个患者胰岛素的用量必需个体化，且透析前不能使用胰岛素，以避免低血糖的发生。

（十一）中医护理

1. 常见证候要点

（1）气虚证：神疲乏力，少气懒言，自汗易感。舌淡胖有齿印。

（2）血虚证：面色无华，唇甲色淡，经少色淡。舌质淡。

（3）阴虚证：怕热汗出，或有盗汗，咽干口渴，大便干，手足心热或五心烦热。舌瘦红有裂。

（4）阳虚证：畏寒肢冷，腰膝怕冷，面足浮肿，夜尿频多。舌质淡胖苔白。

（5）血瘀证：定位刺痛，夜间加重，肢体麻痛，肌肤甲错，口唇舌紫，或紫黯、瘀斑。舌下络脉色紫怒张。

（6）痰湿证：胸闷脘痞，纳呆呕恶，形体肥胖，全身困倦，头胀肢沉。舌苔白腻。

（7）湿浊证：食少纳呆，恶心呕吐，口中黏腻，口有尿味，神志呆钝，或烦闷不宁，皮肤瘙痒。舌苔白腻。

2. 常见症状施护

（1）水肿

1）评估水肿程度，监测体重、腹围。

2）观察排尿的次数和量，使用利尿剂者观察电解质和生命体征变化。

3）阴囊水肿者可局部垫起，避免受压；严重胸、腹水时取半坐卧位。

4）遵医嘱耳穴贴压，取脾、肾、内分泌等穴，耳部水肿患者禁用。

（2）皮肤瘙痒

1）着柔软棉织品，避免化纤、羽绒、羊绒等织品，沐浴或泡脚时水温40℃以下。

2）修剪指甲，指导患者勿搔抓皮肤。

3）遵医嘱给予中药涂药。

4）遵医嘱中药药浴，药液温度在40℃以下，药浴时间要短，以20分钟为宜。

5）遵医嘱中药熏洗，皮肤破溃者禁用。

（3）泡沫尿（蛋白尿）

1）观察尿泡沫多少及消散时间。

2）注意观察发热、劳累等因素对患者蛋白尿的影响。

3）遵医嘱艾灸，取足三里、肾俞、脾俞、气海、三阴交等穴。

（4）恶心呕吐

1）保持口腔清洁。

2）舌面上放鲜姜片，以缓解呕吐。

3）口中氨味者，予以冷开水或饮柠檬水漱口。

4）遵医嘱艾灸，取膈俞、胃俞、神阙等穴。

5）遵医嘱穴位按摩，取足三里、内关、合谷等穴。

（5）头胀肢乏

1）定时血压监测，高血压危象者应绝对卧床休息，立即报告医师。

2）保持大便通畅，勿屏气或用力排便，顺时针按摩腹部。

3）遵医嘱穴位按摩，取三阴交、足三里、风池、百会、太阳等穴。

4）遵医嘱耳穴贴压，取心、脑干、神门等穴。

3. 中医特色治疗护理

（1）药物治疗

1）内服中药：一般情况下每剂药分2～3次服用，具体服药时间可根据药物的性能、功效、病情遵医嘱选择适宜的服药时间；一般情况宜采用温服法，成人一般每次服用200mL，心衰及限制入量的患者每次宜服100mL，老年人、儿童应遵医嘱服用。

2）中药注射剂：用药前认真询问患者药物过敏史。按照药品说明书推荐的调配要求、给药速度予以配置及给药。中药注射剂应单独使用，现配现用，严禁混合配伍。中西注射剂联用时，应将中西药分开使用，前后使用间隔液。除有特殊说明，不宜两个或两个以上品种同时共用一条静脉通路。密切观察用药反应，尤其对老人、儿童、肝肾功能异常等特殊人群和初次使用中药注射剂的患者尤应加强巡视和监测，如出现异常立即停药，报告医生并协助处理。

3）外用中药：使用前注意皮肤干燥、清洁，必要时局部清创。应注意观察用药后的反应，如出现灼热、发红、瘙痒、刺痛等局部症状时，应及时报告医师，协助处理；如出现头晕、恶心、心慌、气促等症状，应立即停止用药，同时采取必要的处理措施，并报告医师。过敏体质者慎用。

（2）特色技术

1）中药熏洗：利用利水消肿沐足方，经过煎煮成中药液，通过足部熏洗仪进行足部浸泡按摩的外治方法，刺激足部穴位，以增强血脉运行，疏通经络，增强新陈代谢，达到促进局部水肿消除和调理全身脏腑的目的。操作时注意水温的控制，防止烫伤。

2）中药结肠透析治疗：以大黄为主的中药方，加水煎煮留汁200mL，注入肠腔内，利用结肠自身潜在的吸收和排泄功能，清除结肠内和肠黏膜上的有害代谢产物和毒素，达到治疗慢性肾衰竭的目的。操作时注意控制透析液的温度和灌入速度，保证透析液的保留时间。

3）吴茱萸热奄包：吴茱萸可暖胃，温肾阳；有行气活血、散寒止痛、燥湿降逆的作用。将吴茱萸炒热或用微波炉加热后，装入小布袋中扎好，放在腹部来回推熨。可有降逆止呕的功效。

4. 健康指导

（1）生活起居

1）保证病室空气流通，避免交叉感染。

2）做好个人卫生。

3）对患者生活自理能力程度进行评估，定期监测血糖。采用中低强度的有氧耐力运动项目，如步行、慢跑、骑车等。

4）指导患者进行中医养生功的锻炼，如八段锦、太极拳、经络拍打健身操等。

5）透析前健康教育。让患者充分了解透析的最佳时机、血液透析和腹膜透析方式的适应证、禁忌证、优缺点等。

（2）饮食指导：加强个体化饮食管理，记录出入量。

1）气虚证：宜食补气的食品，如瘦肉、白扁豆、鹌鹑等。

2）血虚证：宜食补血的食品，如动物血制品、红皮花生、黑豆等。

3）阴虚证：宜食清凉类的食品，如银耳、莲子、玉竹等。

4）阳虚证：宜食性质温热、具有补益肾阳、温暖脾胃作用的食品，如鸡肉、韭菜、生姜、干姜、花椒等。

5）血瘀证：宜食活血化瘀的食品，如玫瑰花、油菜等。

6）痰湿证：宜食化痰利湿的食品，如木瓜、荸荠、紫菜、扁豆、红小豆、包菜、薏苡仁、鲫鱼、鲤鱼等。不宜多吃酸涩食品，如柚子、枇杷等。

7）湿浊证：宜食祛湿化浊的食品，如土茯苓、怀山药等。。

8）减少粥和汤的摄入，饮水量应根据患者每日尿量而定，一般以前一日总出量加500mL水量为宜。

（3）情志调理

1）多与患者沟通，使其了解本病与情志的关系，保持乐观稳定的情绪。

2）护理干预，存在颅内出血的危险时，应立即报告医生，观察患者有无抑郁、焦虑症状，针对不同的情志问题，采用释疑解惑、以情胜情等方法进行干预。

（十二）出院指导

1. 遵医嘱用药，避免使用肾毒性药物。

2. 根据病情适量活动，以提高机体抵抗力，但切勿劳累。

3. 强调饮食治疗的重要性，控制总热量、高维生素、优质低蛋白、低盐低钠饮食，控制摄入水量，避免高钾食物及饮料。

4. 积极预防感染，避免与呼吸道感染患者接触，避免人流密集的公共场所。

5. 定期复查肾功能、血电解质、糖尿病慢性并发症筛查等，准确记录每日的尿量、血压、血糖、体重。维持性透析患者要遵医嘱按时透析，不可擅自中断。

6. 随访与慢性病管理

糖尿病肾脏疾病是一种慢性病，需要长时间的监护、观察和照顾。随着我国老龄化趋势显现，慢性病患病人数增多，慢性病管理的理念也逐渐被引入到临床工作中。目前，以广东省中医院为代表的医护团队，2009年引进"慢性肾脏疾病管理模式"结合广东省中医院开展的中医中药特色疗法，逐步形成了具有中医特色的慢性病管理模式。通过慢性病管理平台，开设了专门的肾病管理门诊，做到规范化的随访与宣传教育，慢性肾病患者并发症的发生率明显降低，患者再次住院率下降，健康意识明显增强，依从性提高。

第六章　当代名中医治疗糖尿病肾脏疾病的经验

一、张琪

（一）个人简介

1922年11月出生，河北省乐亭县人，是当代著名中医学家，黑龙江中医药大学教授、博士研究生导师。中华中医药学会终身理事，黑龙江省中医药学会名誉会长。广东省中医院客座教授，浙江省中医院顾问。首批享受国务院特殊津贴。全国继承老中医药专家学术经验指导教师。国家中医药管理局"十五"中医肾病重点学科学术带头人。2009年被授予国医大师称号。

（二）学术思想

1. 活用经方治水肿　水肿是各种急慢性肾病的典型表现，虽然病种不一，但张老治水肿在辨证论治基础上，以经典名方活用，临床多起效验。如风水初起，张老常用加味麻辛附子汤（麻黄、附子、生石膏、苍术、细辛、桂枝、生姜、红枣），达宣肺清热、温肾利水之目的；若为阳虚阴水证，张老常用真武汤合生脉饮加味（附子、茯苓、白术、白芍药、生晒人参、麦冬、五味子、益母草、红花、桃仁、生姜、甘草），达温肾健脾利水之目的；若为水气交阻证，常用《太平惠民和剂局方》木香流气饮衍化（生晒人参、白术、茯苓、甘草、陈皮、半夏、公丁香、木香、枳实、厚朴、槟榔、香附、草果仁、青皮、大黄、肉桂），达强健脾胃、温振脾阳、疏肝理气、泻热利湿之目的；对于三焦水热证，常用疏凿饮子化裁（羌活、秦艽、槟榔、商陆、椒目、大腹皮、海藻、茯苓皮、泽泻、赤小豆、生姜皮、牵牛子），达发汗、利小便、通大便、表里上下分消其水之目的；湿热中阻证，常用中满分消丸衍化（黄连、草果仁、槟榔、半夏、干姜、陈皮、姜黄、茯苓、生晒人参、白术、猪苓、泽泻、知母），达健脾胃、清湿热、除湿利水分消之目的；上热下寒证，常用瓜蒌瞿麦丸加味（天花粉、瞿麦、附子、山药、泽泻、茯苓、麦冬、知母、桂枝、黄芪、甘草），达清肺健脾、温肾利水之目的。

2. 蛋白尿治疗经验 蛋白尿是糖尿病肾病的主要表现，临床上进行蛋白尿控制难度较大。张老对此有深入的研究，常从四方面进行治疗：一是从气阴两虚着手，方用清心莲子饮加味（黄芪、党参、地骨皮、麦冬、茯苓、柴胡、黄芩、车前子、石莲子、甘草、白花蛇舌草、益母草），达益气养阴、兼清湿热之目的；二是从肾气不固着手，方用参芪地黄汤加味（熟地黄、山萸肉、山药、茯苓、牡丹皮、泽泻、肉桂、附子、黄芪、党参、菟丝子、金樱子），达补肾摄精之目的；三是从脾胃虚弱着手，活用升阳益胃汤（黄芪、党参、白术、黄连、半夏、陈皮、茯苓、泽泻、防风、羌活、独活、白芍药、生姜、大枣、甘草），达补益脾胃、升阳除湿之目的；四是久治不愈者，张老认为多为湿毒内蕴，方用自拟方利湿解毒饮（土茯苓、萆薢、白花蛇舌草、萹蓄、竹叶、山药、薏苡仁、滑石、通草、白茅根、益母草、金樱子），达清热利湿解毒之目的，对于长期蛋白尿不消、经他法治疗不效者，用此方后蛋白尿往往可以消失。

3. 慢性肾衰的治疗经验 慢性肾衰竭多由慢性肾病日久发展而来。在慢性肾病阶段，尽管临床表现特点不尽相同，但从其疾病演变过程分析，多由脏腑功能虚损，复为六淫所伤，加上情志、劳累因素，而致正气虚衰，浊邪壅滞引发诸证。正虚邪实是主要病理机制，脾肾虚损则是慢性肾病发病的根本，是病机的关键，它贯穿于疾病发展演变过程的始终。慢性肾病发展至慢性肾衰竭阶段，大多已有湿浊郁久化毒，湿毒入血，血络瘀阻的病理改变。这些病理改变虽然起源于正虚，但是如果留滞停蓄，又会不断加重正气的耗损，使慢性肾衰竭进一步恶化。因此张老特别强调，慢性肾衰竭病机演变的基本特征是脾肾两虚、湿毒内蕴、血络瘀阻、正虚邪实、虚实夹杂，这种特征决定了慢性肾衰竭具有病势缠绵、证候多变、难以速愈的特点。

因此，在临床上必须明辨虚实轻重缓急，抓住重点，达到抓本则标明的目的，才能施治恰当。张琪教授认为慢性肾衰竭病机复杂，非复方不能取效，故治疗慢性肾衰竭患者的处方药物往往在20味左右。张琪教授认为慢性肾衰竭的具体治疗应进行分期论治。

（1）肾功能不全代偿期：早期临床上无明显慢性肾衰竭时湿浊毒邪留滞的症状，一般表现为乏力倦怠、腰酸腰痛、夜尿频多、肢冷、恶寒等症状，此时应以扶正为主，使正气恢复则邪气自然消失。张老常用脾肾双补方（黄芪、党参、白术、当归、远志、何首乌、熟地黄、菟丝子、女贞子、山茱肉、淫羊藿、仙茅、枸杞子、丹参、山楂、益母草、山药），从调整机体阴阳平衡入手，增强机体抗病能力，从而使残存的肾功能得到保护，以延缓慢性肾衰竭病情的进展。

（2）肾功能不全失代偿期及肾衰竭期：此期体内毒素潴留增多，临床以脾肾两虚，湿浊瘀阻者居多，临床表现为面色萎黄或苍白、倦怠乏力、气短、腰酸膝软、腹胀呕恶、舌淡黯、苔厚、脉沉滑或沉缓。张老以扶正祛邪，标本兼顾的原则，施以补益脾肾，活血泻浊之法，常用扶正化浊活血汤（红参、白术、茯苓、菟丝子、熟地黄、淫羊藿、黄连、大黄、草果仁、半夏、桃仁、红花、丹参、赤芍药、甘草）治疗。方中用人参、白术、茯苓、甘草取四君益气健脾之意，助气血生化之源，以菟丝子、熟地黄等补肾益精养血，大黄、黄连合草果、半夏以清热解毒化浊，桃仁、红花、丹参、赤芍药活血化瘀。该方补泻熔为一炉，使补得消则补而不滞，消得补则泻浊益彰。

（3）尿毒症期：尿毒症期是慢性肾功能不全的终末期。这一时期患者不仅症状严重，而且并发症多，往往涉及多个脏腑，湿热、浊毒、瘀血等标邪日盛，张老强调当务之急就是祛邪，在治疗上除口服汤剂外，还应以静脉给药和灌肠以及血液透析等治法相配合。张老或运用化浊饮（大黄、黄芩、黄连、草果、藿香、苍术、紫苏、陈皮、半夏、生姜、茵陈、甘草）化浊泻热，或是应用加味解毒活血汤（连翘、桃仁、红花、当归、枳壳、葛根、赤芍药、生地黄、牡丹皮、丹参、柴胡、甘草、大黄），达解毒活血化瘀之目的。

尿毒症患者胃肠道症状也较为明显，张老认为顾护胃气十分重要，宜先用中药调理脾胃，一则使患者饮食量的增加而增加营养的摄入量，提高患者的抗病能力；二则通过保护胃气来减轻因服用其他众多药物而对胃肠道产生的毒副作用，以及防止尿毒症所致的消化性溃疡等的出现。

二、吕仁和

（一）个人简介

1934年9月生，北京中医药大学东直门医院主任医师、教授、博士生导师。现为国家中医肾病重点专科、国家中医药管理局内分泌重点学科和肾病重点专科学术带头人，兼任世界中医药学会联合会糖尿病专业委员会会长。是国家中医药管理局全国名老中医药专家传承工作室指导老师，国家第三批名老中医"师带徒"指导老师，首批全国中医药传承博士后合作导师，北京中医药大学老中医专家学术经验继承博士后导师，第四批北京市老中医药专家学术经验继承工作指导老师，中央保健局会诊专家，享受国务院政府特殊津贴。2013年被北京市评为第二届"首都国医名师"。2017年被授予"国医大师"称号。

（二）学术思想

1. 三期九度，定病情轻重

糖尿病肾脏疾病患者从尿中出现微量白蛋白，到肾功能逐渐损害，终至肾衰竭尿毒症，是一个肾小球硬化症不断加重的过程。吕教授依据现代理化检查指标结合临床表现，把糖尿病肾脏疾病分为三期九度。明确分期分度，可明确糖尿病肾脏疾病病情的轻重缓急，了解本症在临床中发生、发展、转归和预后的规律，便于疗效观察和寻找防治措施。

（1）早期：从肾小球滤过率增高直到慢性肾功能不全代偿期。同时还可能有自主神经、周围神经、眼底、皮肤、血管病变发生。早Ⅰ度：内生肌酐清除率（Ccr）＞120mL/min，尿检无蛋白；早Ⅱ度：尿微量白蛋白排泄率20～200μg/min（30～300mg/24h），无下肢浮肿；早Ⅲ度：尿蛋白定量≥500mg/24h，或尿蛋白加浮肿，但血清肌酐（Scr）＜132.5μmol/L。

（2）中期：慢性肾功能不全失代偿期（442μmol/L＞Scr≥132.5μmol/L）。除因糖尿病所致的糖、蛋白质、脂肪代谢失常外，因肾功能减退而血清肌酐、尿素氮、中分子物质增加，贫血慢慢出现，酸碱、水电解质代谢紊乱。同时可能有高血压、冠心病、脑血管病发生。中Ⅰ度：221μmol/L＞Scr≥132.5μmol/L，Ccr50mL/min；中Ⅱ度：311μmol/L＞Scr≥221μmol/L，Ccr40mL/min；中Ⅲ度：422μmol/L＞Scr≥311μmol/L，Ccr30mL/min。

（3）晚期：尿毒症期（Scr≥422μmol/L）。肾性贫血明显，血清尿素氮显著升高，低血钙症出现，高血磷，血pH值下降，二氧化碳结合力降低，神经、血管、眼、皮肤、心、脑等并发症均有可能出现。晚Ⅰ度：707μmol/L＞Scr≥422μmol/L，Ccr20mL/min；晚Ⅱ度：1060μmol/L＞Scr≥707μmol/L，Ccr10mL/min；晚Ⅲ度：Scr≥1060μmol/L，Ccr＜10mL/min。

2. 分型分候，明标本虚实 糖尿病肾脏疾病的发生与患者素体肾虚、饮食失宜、情志郁结、失治误治等因素有关。糖尿病肾脏疾病的病机在早、中、晚期各有其矛盾的特殊性，并且处于一个永恒的变化过程中。吕教授认为应该根据各期正邪的特点，以正虚辨证型，以邪实定证候，进行分型分候。

（1）早期

四型六候。

早期患者除具备气虚共同病机外，根据或兼阴虚、或兼阳虚、或兼阴阳俱虚，结合五脏病位，分为四个证型。

1）四型

Ⅰ型（肝肾阴虚）：临床表现为腰膝酸软，疲乏无力，头晕目眩，烦热多汗，双目干涩，视物模糊，大便秘结，舌质红苔黄，脉弦细数，治宜滋补肝肾、益气养阴，少佐清热。

Ⅱ型（肺肾阴虚）：临床表现为胸背腰膝疼痛，神疲乏力，声低懒言，易于感冒，或咳嗽气短，手足心热，大便偏干，舌红苔黄，脉细数，治宜滋补肺肾、益气养阴，少佐清热。

Ⅲ型（脾肾阳虚）：症见腰背肢体疼痛沉重，肌瘦乏力，纳少腹胀，畏寒肢冷，面足浮肿，大便偏溏，舌胖嫩，苔白滑或腻，脉沉细滑。治宜助阳益气、补肾健脾。

Ⅳ型（肝脾肾阴阳俱虚）：表现为腰腿疼痛，神疲乏力，易感气短，怕冷怕热，手足心热而手足背反冷，舌胖有裂纹，苔黄白相兼，脉细滑数。治宜调补阴阳。

2）六候

肝郁气滞：症见口苦咽干，胸胁苦满，纳食不香，舌黯苔白，脉弦。拟舒肝解郁法。

血脉瘀阻：见唇黯即是。

湿热中阻：症见胸脘腹胀，纳食不香，时有恶心，身倦头胀，四肢沉重，大便秘结，舌胖嫩红，苔黄腻，脉弦滑，治宜清化通利。

肺胃燥热：症见口渴多饮、多食易饥，小便量多，舌红少苔，脉滑数。治宜滋阴清热、生津润燥。

胃肠结滞：症见大便干燥、脘腹胀满，舌红苔黄厚，脉数有力。治宜清热润肠。

外感热毒：症见咽喉肿痛，发热恶寒，便干尿黄，舌红苔黄，脉象浮数。治宜清热解毒。

（2）中期

五型九候。

中、晚期患者普遍存在气血亏虚和浊毒内停的病机，临床上根据兼阴虚、阳虚、阴阳俱虚的实际情况，结合五脏定位，分为五个证型。

1）五型

Ⅰ型（肝肾阴虚）：临床表现为神疲乏力，面色苍黄，头晕目眩，怕热便干，舌体偏瘦，质黯淡苔薄黄，脉弦细数。治宜益气养血、滋阴降浊。

Ⅱ型（脾肾阳虚）：症见神疲乏力，面足浮肿，畏寒肢冷，肤色苍黄，肌肤甲错，时有恶心，舌胖、质淡黯、苔白，脉沉细，治宜益气养血、助阳降浊。

Ⅲ型（脾肾阴阳俱虚）：症见头晕目眩，面足浮肿，不耐寒热，肤色苍黄，肌肤甲错，时有恶心，食少纳呆，大便干稀无常，舌黯有裂纹，舌苔或黄或白，脉象弦滑。治宜调补气血阴阳、降浊利水。

Ⅳ型（肺肾阴阳俱虚）：症见腰背酸痛，胸闷咳嗽，气喘咳痰，心悸气短，神疲乏力，不耐寒热，大便干稀无常，口唇舌黯，脉滑数。治宜调补气血阴阳、清肺降浊。

Ⅴ型（心肾阴阳俱虚）：症见胸背腰膝酸痛，神疲乏力，心悸气短，时有心痛，全身浮肿，咳逆倚息不能平卧，纳谷不香，口唇舌黯，脉数或结代。治宜益气养血、活血降浊。

2）九候

除早期六候外，还可见如下证候。

痰饮内停：症见胸脘满闷，咳痰，或呕吐清水，咳逆倚息，背部畏寒，舌黯苔白水滑，药用补中益气汤合苓桂术甘汤。

虚风内动：症见手颤，四肢酸痛，胫酸转筋，甚至瘈疭抽搐，舌淡，脉弦细或细弱。治宜养血活血息风。

浊毒伤血：可表现为鼻衄、龈衄、肌衄、呕血、便血等。

（3）晚期

五型十一候。

证型与中期基本相同，但证情加重，症状增多。十一候除中期九候外，还可见浊毒伤神：症见心烦急躁，失眠，躁扰不安，或神情淡漠，甚至昏不识人，昏迷谵妄；浊毒伤心：症见心悸，气短，胸闷，动则气喘，不得平卧，甚至怔忡，脉象三五不调。

3. 六对论治 "六对论治"是在长期以来临证诊治疾病的过程之中，在整体观及辨证论治的思想指导之下，由吕仁和教授逐渐总结出来的结合症状与疾病的六种常用治病方法，其内容包括六个方面：对症状论治，对症状辨证论治，对症状辨病论治与辨证论治相结合，对疾病论治，对疾病辨证论治，及对疾病分期辨证论治。吕仁和教授将这六种论治方法总结为"六对论治"，并将其运用到临证实践当中，根据病情先后，灵活选择这六种方法对疾病进行论治，积累了大量的经验，在这六种方法中，吕老认为"对病分期辨证论治"为治疗糖尿病肾脏疾病的主要方法。

（1）对症状论治：对症状论治的诊治要点集中在症状上，临证常用来针对患者具有明显不适症状，以某一症状为主要矛盾时的情况。医生对刚出现的症状或体征，应用一定的治疗手段将其缓解或者解除即为对症状论治。优点在于可以迅速缓解病人之不适症状，提高患者的生活质量，缺点在于不能从根本上对疾病进行治疗从而彻底地解除疾患，有时还可能加重病情的进展，是一种临时舍弃整体而抓住片面来进行临床治疗的方法。例如糖尿病肾脏疾病患者出现大便干结时用熟大黄、元明粉等，出现时水肿用猪苓、茯苓、泽泻、泽兰、车前子等，出现咽喉肿痛时用金银花、连翘、山豆根、黄芩等，出现血糖升高时加夏枯草、鬼箭羽降糖，出现血压升高时加天麻、钩藤、杜仲、川牛膝降压，出现大量蛋白尿时加金樱子、芡实等。

（2）对症状辨证论治：对症状辨证论治的要点仍然集中在症状上，区别在于本方法是专门针对不易解除甚至没有有效的治疗方法的复杂症状而言的，无法利用单一的诊治手段立即解除，所以就必须采取辨证论治来分析症状，推断出其病机特点再选择合适的有针对性的诊治手段，以期缓解患者的痛苦，改善其生存质量。如不寐为糖尿病肾脏疾病常见的症状，较难解除，根据其病位、病性及病机的各有不同，临床上有心脾两虚、心神失养，心肾不交、阴虚火旺，心胆气虚、痰浊内扰，内热上扰心神，肝郁化火等几种证型，临证需仔细辨别证候，辨清证型，分型论治。

（3）对症状辨病论治与辨证论治相结合：吕老认为，症状只是患者的主客观表现，虽然能够为疾病的诊断提供线索，也能够为证型及证候的确定提供依据，但是大多数症状并没有特异性；而疾病具有其特定的病因、病机、症状、证候及转归和预后，是疾病不同时期及不同证候的综合概括。一种症状可以出现在多种疾病中，其预后具有很大的差异，所以在临证时首先根据症状辨清疾病为首要目的，而疾病的各个阶段其证候特点及病机不同，根据症状辨别证候能够更好地指导临床用药，因此很多症状的治疗都需要辨病与辨证论治相结合来论治。以蛋白尿为例，这一症状虽然是糖尿病肾脏疾病的主要临床表现，但是仍然可以出现在多种肾性及非肾性疾病当中，如急性肾小球肾炎、慢性肾小球肾炎、IgA肾炎、隐匿性肾炎、狼疮肾、紫癜肾、痛风肾，间质性肾炎、肾动脉栓塞，多发性骨髓瘤、肿瘤、泌尿系感染等，这些疾病的预后大不相同，所以对于糖尿病伴有蛋白尿的患者首先应该辨别为糖尿病肾脏疾病还是非糖尿病肾脏疾病，然后根据症状辨清证型，再对证论治。

（4）对疾病论治：对疾病论治的重点在疾病本身，是建立在对疾病的病因病机的准确掌握之上的，而不必重视症状的有无及偏颇。大多数疾病本身都有其病机特点，而针对某一疾病的辨病论治进行长期的经验积累，总能够积攒下许多宝贵的经验方剂与治法，临证无需再进一步辨证论治就能够取得较好的疗效，是站在较高层次上的治疗方法，适用于病因病机比较明确的疾病。

（5）对疾病辨证论治：对疾病辨证论治是从疾病的整体角度来进行的，关注重点依然是病，是在对疾病论治的基础之上进一步采用辨证论治以期完善治疗的方法。目前临证与教学多采用这一方法，在首先确定患者所患为何种疾病的情况下，研究患者的各种症状和体征来确定其属于何种证型，以此来选方用药。吕老在临床上习惯将疾病进行辨证分型、分证候，概括疾病不同阶段的病因病机及证候特点，再按照不同的证型及证候论治。

（6）对疾病分期辨证论治：对疾病分期辨证论治是专门针对慢性复杂性疾病的诊治手段，这类疾病病机复杂，在病程不断进展的过程当中，其病证纷繁复杂，很难对其进行准确的辨证分型论治，因此就需要人为地将这类疾病分为几个阶段，再根据各阶段的病理特点对其进行分型论治。是站在整个疾病进程的整体之上，对疾病的诊疗进行总结论治的方法。吕仁和教授认为糖尿病及其并发症均属于慢性疾病，病情进行性进展，期间常兼夹多种症状，使其病机趋于复杂化，利用分期辨证论治，根据理化检查指标人为地将本病分为几个阶段，再分析每个阶段的基本病机及病理，在此基础上指导临床，有利于医生准确地抓住复杂病情的主要矛盾来辨证论治。

吕仁和教授将对疾病分期辨证论治作为临证诊治糖尿病肾脏疾病的主要方法，根据患者的临床表现及生化病理检测指标将本病分为早期（肾功能代偿期）、中期（肾功能失代偿期）及晚期（尿毒症期）3个阶段。

4. 微型癥瘕学说　在消渴病早期的脾瘅期，由于"五气之溢"，导致机体出现热郁、气滞、痰蕴、血瘀的变化，这些变化所形成的产物将相互纠结，聚散无常，进一步可形成有形可征的病理改变，在脾瘅后续消渴期、消瘅期的疾病进展过程中影响脏腑功能和机体阴阳平衡导致机体脏腑器官出现病理学改变。

这种由热、郁、痰、瘀等导致的功能异常到形态改变的过程与中医学癥瘕的消散聚积的变化过程有相类似之处，其形成过程早期呈隐匿状态，之后病变由经及络，在机体络脉等微小病位成形，进而病变由络及经，导致所属脏腑经脉受损。吕老把这种功能和形态相互影响的病变称为"微型癥瘕"，其发生发展过程称为"微型癥瘕形成"。"微型"既是指病变隐匿，发生于机体的微小部位，又提示其处于疾病早期，由瘕聚逐渐形成癥积。"癥瘕"反映出糖尿病特别是糖尿病并发症，病变是从无形可查到有形可征的特点，同时也提示糖尿病和并发症都存在一定的可控、可逆倾向，早期干预对病情控制有利，晚期则难以治疗。糖尿病肾脏疾病早期存在肾小球高滤过状态和毛细血管血流动力学异常，而无病理形态改变；随着肾小球系膜区胶原增多，逐渐呈现结节性肾小球硬化，微血管瘤形成，毛细血管扩张，基底膜增厚，系膜基质增生，出现形态异常，既有郁滞扩张之瘕，又有瘀结增生之癥。这种病理变化过程可以看作"微型癥瘕"形成的一种体现。

古今医家对糖尿病肾脏疾病病机认识有"肾虚""脾虚""肝郁""瘀血阻滞""气虚血瘀""气阴两虚""阳虚"等学说，古今医家对糖尿病肾脏疾病病机认识虽存在着差异，但皆来源于实践，是从气血津液、脏腑等不同角度或发病阶段来认识和反映糖尿病肾脏疾病病机的。如简单地把糖尿病肾脏疾病视为"气虚血瘀""气阴两虚"，或视为"脾虚"，视为"肝郁"，都是不全面的。糖尿病肾脏疾病病程长，病情复杂，虚实并见，寒热错杂，不同阶段病性、病位也不同。吕仁和教授提出的糖尿病肾脏疾病微型癥瘕病理假说，体现了糖尿病肾脏疾病动态性、整体性、复杂性，能全面地反映糖尿病肾脏疾病发生、发展、变化的机理。微型癥瘕病理假说指导临证时应抓住微型癥瘕这一共性病理环节，及早治疗，以阻止其微型癥瘕的形成，防止瘕聚不断发展成癥积。

三、吴以岭

（一）个人简介

教授、博士生导师，中国工程院院士，中医络病学学科创立者和学科带头人，两项国家973计划项目首席科学家，络病研究与创新中药国家重点实验室主任，国家心血管病中心专家委员会副主任委员，中华中医药学会科技创新首席专家，国家中医药管理局络病重点研究室主任，兼任中国中西医结合学会副会长、中华中医药学会副会长、中华中医药学会络病分会主任委员。

（二）学术思想

1. 络病理论研究框架

"三维立体网络系统" "三维立体网络系统" 是从时间、空间和功能角度，对网络全身的络脉系统进行的高度概括：络脉是从经脉支横别出、逐层细分、纵横交错、遍布全身，广泛分布于脏腑组织间的网络系统，虽庞大繁杂，却具有明显的细化分层和空间分布规律，按一定时速与常度，把经脉运行的气血津液输布、弥散、渗灌到脏腑周身，发挥着"行血气而营阴阳，濡筋骨，利关节"（《灵枢·本脏》）的生理功能，是维持生命活动和保持人体内环境稳定的网络结构。

（1）络脉的网络层次和空间位置

①网络层次：经脉是运行气血的主干，络脉是由经脉支横别出的分支，络脉自经脉分出后又逐层细分，形成别络、系络、缠络、孙络等不同分支，孙络之间有缠绊，构成网状的循环通路。②空间位置：由经脉别出的络脉循行于体表部位的是阳络、浮络，循行于体内的为阴络，阴络多分布于各个脏腑，成为"脏腑隶下之络"（《临证指南医案》），随其分布区域不同而称为心络、脑络、肝络、肾络等，其散布气血的功能也往往成为所在脏腑功能的组成部分。可见，络脉在体内的空间位置呈现出外（浅而在外—浮络、阳络）—中（伏行分肉—经脉）—内（脏腑之络、阴络）的分布规律。

由此可见，络脉的组织结构与经脉明显不同，具有支横别出、逐层细分、络体细窄、网状分布，络分阴阳、循行表里的空间结构特点，这对于说明疾病的传变发展规律具有重要意义。络脉的空间位置既反映了一般疾病发展的普遍规律，又反映了多种迁延难愈的难治性疾病由气及血，由功能性病变发展到器质性损伤的慢性病理过程，此即叶天士在《临证指南医案》所云："其初在经在气，其久入络入血。"

2. 从络病学说论治糖尿病肾脏疾病的病机

（1）气阴两虚是糖尿病肾脏疾病的发病基础：消渴病迁延日久，伤津耗气，五脏所伤，久必及肾，导致糖尿病肾脏疾病的发生，因而探讨糖尿病肾脏疾病病机需结合糖尿病进行。消渴虽有上、中、下之分，实皆与脾有关。脾运化、布散功能失常，难以散精至肺，肺受燥热所伤，则见口渴多饮；脾失健运，难为胃行其津液，四肢肌肉失于充养，形体日渐消瘦；脾虚日久累及肾元，肾失固摄，则水谷精微下泄，尿多且甜。可见三消皆与脾的病理变化有关。脾失转输之因素，以气阴两虚在临床最常见，表现为乏力倦怠、口渴多饮、消瘦、多尿等。因此，吴以岭教授认为气阴两虚引起的脾之转输失常导致的水谷输布和利用上的不平衡及代谢紊乱状态是消渴病根本的病理变化，也是糖尿病肾脏疾病的发病基础。

（2）络脉瘀阻、津凝痰聚是糖尿病肾脏疾病的主要病理环节：气为血之帅，气行则血行，气滞则血瘀。血能在络脉中正常运行，主要依靠气的推动作用。络体细小迂曲的结构特点决定气血环流缓慢。气虚鼓动无力则易滞易瘀；阴虚津亏液少，络脉涩涩；阴虚燥热，耗津灼液，血液枯涩，瘀血内生。津液的正常代谢亦需借助气的推动作用，气虚不能推动津液的运行，或瘀血阻滞络脉，津血不能正常互换，或阴虚不能制火，虚火炼液成痰，均可引起津液的输布代谢失常，化为痰浊阻滞络脉。津血同源，痰瘀相关，二者既是病理产物，又作为新的致病因素，相互影响、转化，交结阻于肾之络脉，导致肾络自身功能失调；同时络脉病变也会影响津血的运行，加快痰瘀的化生，痰、瘀、络三者相互影响加速本病的发生发展。

（3）络息成积是糖尿病肾脏疾病主要病理改变：络息成积是邪气稽留络脉，络脉瘀阻或瘀塞，瘀血与痰浊凝聚而形成的病变。《灵枢·百病始生》论曰"虚邪之中人也，始于皮肤……留着于脉，稽留而不去，息而成积。或著孙脉，或著络脉，或著经脉"，指出邪气久聚络脉，稽留不去，息而成积的病理变化。又说"肠胃之络伤，则血溢于肠外，肠外有寒汁沫与血相搏，则并合凝聚不得散而积成矣"，明确指出癥积乃由凝血不散与津液涩渗著而形成。此外《难经·五十五难》论述了邪入五脏阴络留而成积的病变类型"肝之积，名曰肥气……心之积，名曰伏梁……脾之积，名曰痞气……肺之积，名曰息贲……肾之积，名曰贲豚"。上述记载了脏器络脉瘀滞积聚成形，在外扪而可及的病理性扩大，其中包括发生在脏腑组织内的占位性病变，也包括由于络病引起的继发性病理改变。吴以岭教授认为瘀血痰浊凝聚蕴结阻滞肾络，产生肾脏组织继发性的病理改变，即络息成积的病机变化。络外、络周之变又反过来影响络脉，从而形成恶性循环。

（4）"益气养阴、祛瘀化痰、通络消积"的治法及通肾络组方：针对糖尿病肾脏疾病"气阴两虚、脉络瘀阻、津凝痰聚、络息成积"的病理机制，依据"络以通为用"的原则，当以"益气养阴、祛瘀化痰、通络消积"为治疗大法。气阴两虚为糖尿病肾脏疾病发病之本，故益气养阴是抑制病机进展、截断糖尿病向糖尿病肾脏疾病转化的关键。痰、瘀、积是糖尿病肾脏疾病病变过程中的病理产物，它们又可与气阴两虚这一发病基础互为因果而使病情呈恶性循环式加重。因此在益气养阴的同时，还要针对络脉瘀阻、津凝痰聚、络息成积这一病理机制特点采取祛瘀化痰、通络消积之法，在直接通络治疗的同时，把祛除络脉不通的原因与继发性脏腑组织病理改变有机结合，故可使气血调和、络脉通畅，达到气旺、血畅、络通、积消的目的，恢复络脉正常的津血互换、营养代谢的作用。

四、南征

（一）个人简介

1942年1月生，长春中医药大学终身教授，首批国家级名中医，国家朝医文献整理和适宜技术推广项目首席专家，国家新药评审委员会委员，国家名老中医药专家传承工作室建设项目专家，世界中医糖尿病专业委员会副会长，享受国务院政府特殊津贴。

（二）学术思想

南征教授从中医整体理论出发，坚持以继承为特色，发展为中心，创新为重点，不断实践，提倡辨证求因，审因论治，深入探讨中医理论的精髓。南征教授在糖尿病、糖尿病肾脏疾病等治疗方面临证经验丰富，思路独特，形成了一套独特的理论体系。糖尿病方面，南教授认为现代临床中真正具有典型的"三消""三多一少"症状的患者并不多见，较多见的是气阴两虚兼瘀、阴虚热盛兼瘀、痰瘀互结、寒热错杂等证候。

消渴并证方面南征教授依据叶天士"久病入络"理论，指出消渴日久不愈，湿浊、郁火、痰瘀、燥热、外毒等互结为毒邪，日久毒邪损伤络脉，形成并证。其毒邪上犯损伤心、脑、肺，发为消肺、膈消，即消渴心动悸、消渴卒中等；毒邪中溢损伤肝胆脾胃，发为消中，即消渴胃病、消渴胆胀、消渴肝病等；毒邪下侵发为消肾，即消渴肾病。

1. 毒损肾络 南征教授首次提出消渴肾病名字，并提出"毒损肾络"病机学说，认为毒邪从气街处侵入肾络，久而损伤肾间动气发为消渴肾病。痰、瘀、湿、热交阻络脉，是毒邪产生的病理基础；元阴元阳受损，五脏六腑失其温煦、滋养，脏腑失衡，脏腑气机失畅，是毒邪形成的关键。糖尿病肾脏疾病发生是因为消渴病日久，缠绵不愈，毒邪（糖毒、脂毒等）内生，或由机体衰老，毒自内生，或由禀赋不足，胎毒为患，循络而行，伤阴耗气，阴损及阳，致阴阳气血失调，脏腑亏损，病变波及三焦、脏腑经络，尤以毒损肾络为病机核心。

2. 扶正祛邪是糖尿病肾脏疾病的根本治则　邪盛谓之毒，机体内的生理或病理产物不能及时排出或化解，蕴积体内，化生毒邪。毒、虚并存，正邪（毒）交争是糖尿病肾脏疾病的基本病理。毒损肾络，肾元亏虚，肾之体用俱病是糖尿病肾脏疾病迁延难愈的根本原因。在糖尿病肾脏疾病中把握毒邪致病的环节，就是抓住了糖尿病肾脏疾病的共性发病环节，也就是抓住了矛盾的主要方面，并当结合虚实缓急的不同，根据毒邪的性质特点，停留部位，兼夹及病势的发展情况及正气驱邪情况，综合考虑、判断，立法组方。

中医辨证常以肝肾阴虚、脾肾阳虚、心肾阳虚为主证，治法分别以滋补肝肾、益气养阴、解毒通络、活血化瘀，通阳利水、活血通络、解毒降糖，方药分别以一贯煎合地黄生姜煎丸加减，真武汤、实脾饮合地黄生姜煎丸加减，生脉散、五苓散合葶苈大枣泻肺汤加减，做到"已病防变"，也要在未出现明显的糖尿病肾脏疾病表现时，做到"未病先防"，防微杜渐。因此，辨证论治、扶正祛邪是糖尿病肾脏疾病的根本治则。

南征教授认为"络脉循环血液，散膏病久则入络，络者主血，血液受邪扰则循环阻滞为瘀为毒，血瘀则津液外渗为痰为饮，其邪毒由气街处侵犯于肾间动气之处。"此气街部，是指气血交汇之处，《灵枢·卫气》曰："请言气街。胸气有街，腹气有街，头气有街，胫气有街"。可谓全身皆有气街也。肾藏精，内蕴肾间动气，病久则精气为毒邪所遏，肾络损伤，气血交会失常，气化失司而致消渴肾病。

3. 补肾解毒通络是治疗糖尿病肾脏疾病的主要途径　依据毒邪多变的致病特点，圆机活法，才能突出辨治之精髓，必以解毒（伏其所主、先其所因之法）-通络（畅通气血、既病防变之道）-保肾（扶正固本之基）之法，应用于消渴肾病，达到标本兼治，促进病情的康复。

4. 消渴肾病的治疗与咽喉关系密切　南征教授认为消渴肾病与咽喉关系密切。咽喉为足少阴肾经所过之处，亦为胃经、肝经脉所经之处，为一身之要，当外感六淫之邪侵入咽喉，邪气久留，盘踞不除而成毒，日久毒邪沿肾经进犯于肾，从气街处起，引起气血逆乱，伤及肾间动气，继而损伤肾之体用。毒邪日久伏于膜原，当膜络失去肾气顾护，命门温润，毛脉无力固血，血液外渗，形成血尿；肾失封藏，脾不升清，精微物质外漏而形成蛋白尿。故治以解毒利咽，益肾通络，方药常用金荞麦、木蝴蝶、马勃、郁金之类解毒利咽；善用穿山甲、血竭之类活血化瘀，益肾通络，下病上治，整体治疗。

五、栗德林

（一）个人简介

1940年9月生，主任医师，教授，博士生导师，国家级名中医。任国家级重点培育学科中医内科学学科带头人，中华中医药学会中医内科分会常务理事，消渴病委员会主任委员，世界中医联合会糖尿病专业委员会副会长，美国亚洲医学研究院名誉院长，享受国务院政府特殊津贴。

（二）学术思想

栗教授在长期临床工作中对糖尿病和糖尿病肾脏疾病的辨证治疗积累了丰富的经验，有着全面认识和研究，提出对本病的独到见解，将糖尿病肾脏疾病的病机概括为"奇恒柔弱、内热熏蒸、伤津耗气、血稠液浓、蓄浊失精"，同时着重强调气阴两虚为糖尿病肾脏疾病的基础病机。瘀浊阻滞贯穿本病发生发展的始末，由此病机来源而立"益气养阴，温阳益肾，祛瘀化浊"的治疗法则。

1. 糖尿病肾脏疾病中医病名探讨 古文献中并无"糖尿病肾脏疾病"的病名记载，但文献中记载的有关消渴病日久出现"肾消""尿浊""水肿""水病""胀满""吐逆"等的论述与糖尿病肾脏疾病的临床表现十分相近，糖尿病肾脏疾病属于消渴病的并发病之一。由于很多中医学病名与西医学病名的命名不同，大多数的西医学病名是不能与中医病名一一对应的。所以，栗教授主张在研究对象明确的情况下，仍采用西医学病名——糖尿病肾脏疾病；在总结性的中医论述中，仍称之为"肾消"。尽管糖尿病肾脏疾病并不等于肾消，但传统意义上的肾消是一个大概念，是可以包括糖尿病肾脏疾病的。

2. 糖尿病肾脏疾病病因病机的认识

（1）病因：关于糖尿病肾脏疾病的病因，多数医家都认为与患者先天禀赋不足、情志失调、饮食不节、房劳过度、外感及失治误治等因素相关，而栗教授认为本病主要归为先天禀赋不足、久病消渴及劳伤太过三方面。西医学中提出的遗传背景是糖尿病肾病易感性的重要决定因素与栗教授所提出的先天禀赋不足思想一致，中医学病因病机将这种易感性归纳为"脏腑柔弱""禀赋不足"等。栗教授认为，"先天禀赋不足、脏腑柔弱"是导致糖尿病肾脏疾病的内在因素。五脏之中，肾为先天之本，主封藏，肾中精气亏虚，阴精不能滋养濡润其他脏腑，遂出现口燥作渴，精微下泄。《圣济总录》卷第五十八《消渴门》消渴小便白浊："消渴……久则渗漏脂膏，脱耗精液，下流胞中，与水液混浊，随小便利下膏凝。"文中所提的"久"字可以明确说明本病是因病久后才出现，所以"久病"成为糖尿病肾脏疾病出现的重要因素。正常人的饮食，通过脾胃的运化转输，输注于各脏腑，濡养五脏，洒陈于六腑，如若长期饮食不节，饥饱无度，恣食肥甘厚腻，使脾胃正常运化转输功能受损，运化输布失职，致食积化热，灼伤津液。当脾胃损伤，后天之精化生不足，脏腑失养，加之先天之精匮乏，则使肾失封藏，精微丢失，进一步导致湿从中生，湿浊、痰浊等病理产物的产生，而致糖尿病肾脏疾病的形成。情志不舒，肝气郁结，郁久化热，热盛化火，火热之邪上灼肺阴，中耗胃津，下消肾阴，甚者扰动肾关，肾之封藏之职受损，使精微流失于下而发为糖尿病肾脏疾病。从现代医学看，暴饮暴食，饮食不节，可导致血糖、血压、血脂升高，动脉粥样硬化进一步加重，这些因素均促使了糖尿病肾脏疾病的发生。

（2）病机：栗教授认为，糖尿病肾脏疾病的发病机制按照阴虚-气阴两虚-阴阳两虚这一规律发展，但贯穿疾病发展全过程的关键是气阴两虚。另外，在此基础上伴有瘀浊内阻是导致糖尿病肾脏疾病发生、发展的重要因素。糖尿病肾脏疾病日久，阴损及阳或后天之精化生不足，可导致阳虚，在此基础上，又可生成瘀血、痰浊、湿浊等病理产物，在虚实夹杂的情况下，病变过程更加复杂。尽管在糖尿病肾脏疾病发病过程中可阶段性的出现燥热、阴虚、阳虚、血瘀、湿浊等病理产物，但是气阴两虚才是糖尿病肾脏疾病的基本病机。瘀血与糖尿病肾脏疾病的关系在古代就引起了各医家的重视，并在临床实践中总结出瘀血产生的原因及相应的症状。现代医家通过对中医古籍文献的大量研究和丰富的临床观察，指出糖尿病肾脏疾病患者的红细胞滤过指数、全血黏度及细胞比容较正常人明显升高，几乎全部糖尿病肾脏疾病患者均存在皮下瘀斑、瘀点，腰部刺痛，肌肤甲错，舌质紫黯或有瘀点、瘀斑等情况。同时，瘀血又可导致机体其他的病理改变，如瘀阻于肾，肾气化无力，肾主水功能受到影响，导致水肿的发生；瘀阻于肾关，肾之开阖失司，致使精微失摄而下泄，形成尿浊。浊也是糖尿病肾脏疾病病程中不可忽视的病理产物，在古籍中浊多指痰浊、湿浊，相当于西医学所讲的水、电解质代谢紊乱，脂质代谢异常，及机体代谢产物（如尿素氮、肌酐）的堆积。

3. 治则应标本兼顾，治法宜全面综合　中医学总的治疗原则是"扶正祛邪""平调阴阳"。在临床治疗中，必须辨清标本缓急，急者治其标，缓者标本兼治。经过大量临床实践观察证实，诸多糖尿病肾脏疾病患者，不管病情轻重，其疾病的发生发展都是呈逐渐加重的趋势，所以栗教授提出"标本兼治、以治本为主，兼顾其标"的治疗原则。依法立方，拟定了"益气养阴、温阳益肾、祛瘀化浊"的具体治疗大法和益气养阴为基础的指导思想，独到地总结出：气阴两虚证得到有效纠正，疾病就会逐渐向好的方面转化；否则病情会进一步恶化。所以应努力纠正"气阴两虚"这一重要病理环节是抑制糖尿病肾脏疾病进一步发展的关键。栗教授在此论述基础上，融入自己多年的临床经验，把温阳益肾法与益气养阴法相结合，应用于糖尿病肾脏疾病发展的不同时期，而并非仅用于中、晚期糖尿病肾脏疾病已出现的阴阳两虚证，在养阴益气、温阳益肾的同时加上化浊祛瘀之法，这样既能使阴阳互根互用而助养阴之力，又可缓解瘀浊内阻之趋势。对糖尿病肾脏疾病的发生、发展起到有益的影响。

六、聂莉芳

（一）个人简介

1947年10月生。主任医师、博士生导师。国家级名中医，中华中医药学会肾病分会副主任委员、全国IgA肾病协作中心负责人，中国中西医结合学会肾病专业委员会副主任委员；北京中医药学会理事、肾病专业委员会主任委员，北京中西医结合学会肾病专业委员会副主任委员，北京医学会肾病专业委员会委员，国家科技进步奖评审专家等。

（二）学术思想

1. 分期论治　聂教授主张进行分期论治糖尿病肾脏疾病，将其分为早、中、晚三期。早期患者以蛋白尿为主，水肿不明显，肾功能正常，因此治疗以减少尿蛋白为主，兼顾利水消肿；中期患者蛋白尿与水肿并见，但水肿表现较为明显，因此治疗时以利水消肿为主，兼顾减少尿蛋白；晚期患者出现肾衰竭，进展至关格期以恶心呕吐为主要症状，治疗则主要调理脾胃以止其呕恶，兼顾利水消肿。

早期糖尿病肾脏疾病以蛋白尿为主要表现，根据其病机特点，聂教授将其分为肝肾阴虚型和气阴两虚型，拟定糖肾1号方和糖肾2号方分别治之。糖肾1号方治以滋养肝肾、平肝潜阳为主：天麻、杜仲、川牛膝、怀牛膝、泽泻、芡实、杭菊花、丹皮、制大黄、白芍药、生地黄、山药、茯苓、山萸肉、黄连、丹参、生石膏等。合并视物模糊不清者加谷精草；夜寐不安者加炒枣仁。糖肾2号方治以补气养阴为主，即参芪地黄汤加味：太子参、生黄芪、生地黄、山药、泽泻、玄参、川牛膝、怀牛膝、山萸肉、丹皮、竹茹、苍术、丹参、冬瓜皮、芡实、茯苓、菟丝子、黄连。便干者加制大黄；便溏者取炒白术易山药以达健脾止泻之功；合并轻微恶心呕吐者，加姜半夏以和胃止呕。

糖尿病肾脏疾病中期，患者蛋白尿与水肿并见，但多以水肿为突出表现。此期多表现为水肿尿少，面唇紫黯，月经量少甚或闭经，舌淡黯或有瘀斑，舌苔水滑，脉沉涩。同时结合现代医学的观点，其病例特点主要表现为肾小球的硬化，加之持续出现蛋白尿而致低蛋白血症，此时患者处于血液高凝状态。针对此期，聂教授辨证为血瘀水停为主，采用加味当归芍药散，以达活血利水之功，处方组成：当归尾、生白术、赤芍药、白芍药、泽兰叶、川牛膝、怀牛膝、川芎、茯苓、丹参。床应用过程中，如遇肿甚者加车前子、冬瓜皮；女性患者伴有月经量少或闭经时，加益母草、红花；气虚明显者加生黄芪或加西洋参；伴阳虚者加桂枝，甚者加制附片。

糖尿病肾脏疾病晚期与中医学的关格病相对应，患者出现肾衰竭甚或尿毒症，以恶心呕吐为主要临床表现，同时可伴有下肢或全身水肿，以湿热中阻证居多。针对此证，聂教授常采用黄连温胆汤合生脉饮加减，以清热化湿、和胃降逆。处方组成：黄连、姜半夏、陈皮、麦冬、竹茹、茯苓、枳实、太子参、五味子、生甘草、生姜、鸡内金、制大黄、冬葵子等。

2. 善用对药　聂教授在临证处方时还特别注重针对某些典型症状采用对药配伍治疗。针对血糖偏高者，聂教授喜用施今墨之降糖对药，即"黄芪配山药""苍术伍玄参"；对于多饮多食等上、中二消症状明显者，多以生地黄配石膏，前者滋肾阴，后者清肺胃之热，可明显减轻多饮多食症状；针对蛋白尿，聂教授认为其系精微物质从尿中丢失，治疗时应兼顾固肾涩精，因此多在方中配伍水陆二仙丹，即芡实、金樱子。

3. 活血化瘀药物的应用　在糖尿病肾脏疾病的治疗过程中，聂教授对于活血化瘀药的应用，在不同时期是有不同特点的。结合本病西医的病理特点，早期以肾小球硬化为突出表现，中期同时伴有血液高凝状态，因此活血药用量相对较大，但性质平和，如丹参15～30g，当归尾12～15g；至晚期，聂教授认为此时由于尿毒症毒素的刺激，会增加患者血管脆性，加之凝血机制失常，多有出血倾向，若再重投活血化瘀药，则可诱发出血，因此如果没有明显的血瘀表现，则继续选用活血力量平和的丹参及当归尾，但此时的用量明显小于早中期，丹参3～6g，当归尾6～9g，或是只选用其中的一味。

七、林兰

（一）个人简介

主任医师，教授，博士生导师。中国中医研究院首席研究员；国家级名中医；国家卫生和计划生育委员会"重点专科"、国家中医药管理局"全国中医内分泌重点专科"和"全国中医内科内分泌学重点学科"学术带头人，中央保健委员会会诊专家、国家药品监督管理局药品评审专家。曾任中国中西医结合学会糖尿病、内分泌专业委员会主任委员、中华医学会理事。享受国务院政府特殊津贴。

（二）学术思想

1. 强调中西医结合早期干预　糖尿病肾脏疾病早期主要以尿白蛋白排泄率增高为主要表现，进一步发展则形成临床蛋白尿，血液流变学与肾血流动力学异常是其主要改变，同时又是促使糖尿病肾脏疾病发生发展的重要因素。

根据糖尿病肾脏疾病的形成特点，即由上焦实热到下焦虚寒、由气阴两虚到阴阳两虚、浊毒内阻，将早期糖尿病肾脏疾病归属中医"消渴病"的范畴，气阴两虚兼夹血瘀为其基本病机。临床表现既有糖尿病的特征，又有实验室诊断的客观依据，早期进行合理的调治，是防止该病进一步发展的关键。因此，强调中西医结合早期治疗，着眼于控制糖尿病与降低尿微量白蛋白两方面，以益气养阴、活血化瘀作为首选法则。益气养阴为补脾气、益肾阴，升清固肾以治其本，活血化瘀能改善微循环、降低血黏度以治标，标本兼顾，从而延缓发生肾脏损害的病理过程。

2. 微观辨证与宏观辨证相结合　林兰教授认为对于中医诊断和治疗，应重视微观辨证与宏观辨证相结合，注重将宏观证候演变规律与微观指标的动态变化相结合。临床上将糖尿病肾脏疾病分为以下几种常见证候。

（1）肺胃气阴两虚证：表现气短自汗，倦怠乏力，食纳欠佳，胃脘不适，咽干舌燥，平素易感冒，出现纳食欠佳，气短懒言，倦怠乏力，自汗盗汗，小便频数，舌淡红苔薄，脉虚细等。肾小球滤过率、肌酐清除率（GFR）升高，CT或B超提示肾脏体积比正常人增大约20%。

（2）心脾气阴两虚证：表现失眠多梦，心悸健忘，头晕目眩，倦怠乏力，食纳不佳，舌淡，脉濡细。病理改变表现为肾小球基底膜增厚和肾小球系膜区扩张，肾体积增大，UAER20–200mg/min。

（3）脾肾气阴两虚证：表现纳呆乏力，胃脘胀满，腰膝酸软，耳鸣耳聋，面色萎黄，小便清长，大便溏薄，舌淡苔薄白，脉虚细。病理改变表现为肾小球基底膜增厚和系膜基质增加更明显。可伴有血压升高。

（4）肝肾阴虚证：表现头晕目眩，耳鸣心悸，五心烦热，神志不清，四肢抽搐，溲赤便秘，舌红苔少或剥苔，脉弦细或弦细数。或见急躁易怒，面红目赤，颜面虚浮等，一般UAER＞200mg/min或持续蛋白尿＞0.5g/24h，水肿，血压升高。

（5）脾肾阳虚、浊毒瘀阻证：面色萎黄，倦怠乏力，面目肢体浮肿，腰以下为甚，脘腹胀满，纳呆便溏，形寒肢冷，小便短少，舌体胖大，舌淡或黯淡，苔白腻，脉濡细。或见全身水肿，腰膝为甚，按之凹陷不起，腰痛酸重，恶寒肢冷等。或见胸闷泛恶，纳呆身重，神志不清，恶心呕吐，肢体麻木疼痛等。

客观指标不仅为糖尿病肾脏疾病早期诊断、早期干预提供了有力的依据，而且为糖尿病肾脏疾病的中医辨证提供客观依据，可提高中医辨证治疗的准确性。

3.从瘀论治糖尿病肾脏疾病 林兰教授认为早在2型糖尿病发病阶段存在的阴虚燥热是引发血瘀证的初始病因。因阴虚脉道枯涩，血行不畅，易致瘀阻脉络；燥热灼伤津液可使血枯成瘀。这时血瘀证临床症状虽不明显，但往往在血液流变学方面已呈现异常，具有高凝固性、高黏度、高聚集性特点。

《金匮要略》《血证论》均述及瘀血致口渴，《圣济总录》："消渴病多转变……久不愈……能为水肿。"《杂病源流犀烛·三消源流》曰："有消渴后身肿者，有消渴面目足膝肿小便少者。"至糖尿病肾脏疾病阶段多已存在气阴两虚，气虚运行无力，气为血帅，气虚则血滞；且久病及肾，久病入络，久虚必瘀，又是糖尿病肾脏疾病血瘀证的重要成因。有人对有关血瘀与衰老的实验研究进行了回顾，指出随增龄出现的各种"瘀"象，如皮肤色斑、舌质黯紫或多瘀点，以及与衰老相关的各种疾病（动脉硬化、前列腺增生等），均有典型的瘀血表现。从而明确指出"衰老必瘀"。

糖尿病肾脏疾病属本虚标实之证，由于多种因素造成人体气化功能失常，致使水谷精微不能正常蒸化输布，从而使肺、脾、肾诸脏受损，肾虚是糖尿病肾脏疾病发生发展的关键，气阴两虚是其本，瘀血阻络为其标。肾虚血瘀贯穿始终，故治疗重在补肾化瘀。补肾治疗能改善肾虚症状，还需重视活血化瘀治疗。肾主气化，即水液代谢和分清泌浊的功能，若湿浊内留，清浊相混，或化热生毒、生风动血、或化寒成痰、、或浊瘀互结伐害五脏。通过补肾活血使肾功复健，气化正常，络通水去而肿血消。

补肾活血处方，如桃红四物汤（桃仁、红花、当归、川芎药、赤芍药、熟地黄）、大黄化瘀汤（大黄、川芎、丹参、益母草、水蛭）、莪棱消渴方（三棱、莪术、桃仁、丹皮、牛膝、生黄芪、生龙骨、生牡蛎、丹参）、加减二陈汤（半夏、陈皮、茯苓、白术、苍术、草决明、党参、葛根）、资生汤（生山药、玄参、白术、鸡内金、牛膝）、补阳还五汤（黄芪、当归、川芎、桃仁、红花、赤芍药、地龙）等，临床上可酌情选用。药理实验研究证实，多数活血化瘀药物具有解除微血管痉挛，增加血流量，改善微循环，抑制血小板聚集，降低血脂及血液黏稠度的作用，改善病变组织缺血状态。

4. 病证结合 林兰教授建议以中医辨证为纲、西医分期辨病为目，辨病与辨证相结合，运用西医学的分期标准（Mogensen分期标准），便于从客观上把握糖尿病肾病的发生、发展规律；依照中医理论进行辨证，便于发现在不同时期或同一时期因患者的禀赋不同和环境因素等所导致的证候差异，提高对糖尿病肾脏疾病诊断和治疗的准确性。

高滤过期多见肺胃气阴两虚证，治宜益气养阴，补益肺胃。方以补肺汤、益胃汤加减。药用：太子参、生黄芪、生地黄、桑白皮、五味子、北沙参、麦冬、玉竹。

静息期多属心脾气阴两虚证，治宜补益心脾，方以人参归脾汤加减。药用：党参、炒白术、远志、木香、当归、生黄芪、炒枣仁、龙眼肉、茯神、甘草等。

隐性期多属脾肾气阴两虚证，治宜补益脾肾为主，方以六君子汤合六味地黄汤加减。药用：党参、炒白术、吴茱萸、炙甘草、半夏、茯苓、薏苡仁、山药、熟地黄、大腹皮、炒扁豆、陈皮等。如有水肿，治宜温补脾阳，利水消肿，方以实脾饮加减。药用：茯苓、猪苓、大腹皮、白术、苍术、草豆蔻、厚朴、桂枝、木香、木瓜、制附子等。

临床期多属肝肾阴虚证，治宜补益肝肾，滋阴潜阳，方以杞菊地黄汤加减，药用：枸杞子、菊花、山茱萸、丹皮、泽泻、生地黄、山药、茯苓、猪苓、石决明、磁石等。

终末肾病期多属阳虚水泛、浊毒上逆证，治宜温阳利水，逐毒降逆，方以大黄附子汤加味。药用：制附子、生大黄、清半夏、木香、苍术、厚朴、生姜、砂仁、藿香等。

八、仝小林

（一）个人简介

1956年1月出生，国家重大基础研究项目（"973"计划）首席科学家，国家科学技术进步二等奖获得者，全国优秀科技工作者，享受国务院特殊津贴。现任中国中医科学院广安门医院科研副院长，国家中医药管理局内分泌重点学科带头人，中国中医科学院首席研究员，中华中医药学会量效分会主任委员，国家中医临床研究基地糖尿病研究联盟主任委员，国家药典委员会委员。2015年7月31日入选中国科学院院士增选初步候选人名单。

（二）学术思想

1. 态靶因果

"态靶因果"思想是仝小林教授参考现代医学对疾病的认识，按照传统中医思维临床实践多年总结出的一种临证思想，其本质是：审视疾病发生发展全程，分析归纳疾病发展各阶段的核心病机，探寻治疗疾病的靶方靶药，从而实现对疾病全程全方位的掌控，提高治疗的靶向性与精准性。

"态靶因果"思想既有对疾病发生发展态势的宏观把握又有对疾病发生发展关键靶标的微观辨识，"态靶因果"临证思维需要从空间到时间上对疾病全面认知，对疾病全程掌握。用"态靶因果"思维临证，需以病为纬，代表疾病发生发展全程；以态为经，代表疾病当前所处阶段，并且向前寻因，向后问果，最后遣以方药。经纬相交处即是当期疾病的主要矛盾，根据主要矛盾，予以方药；并且向前据病因用药以消除疾病之因；向后据预后用药以截断病程，预防并发症。其思维过程如图5-1（以糖尿病肾脏疾病为例）。

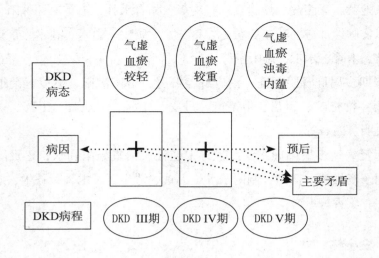

图5-1　"态靶因果"临证思维图

（摘自：陈弘东. 21例临床蛋白尿期糖尿病肾病的回顾性分析及仝小林教授 "态靶因果"思想浅析[D]. 中国中医科学院，2016.）

（1）糖尿病肾脏疾病之态：仝小林教授认为糖尿病全程可以分为郁、热、虚、损四大阶段。初期，多因饮食积滞和情志不调而表现出食郁和气郁的状态；郁久化热，热邪波及脏腑则表现出肺热、胃热、肝热、肠热等脏腑热态；中期，壮火食气，伤阴耗气，脏腑元气渐衰，痰浊瘀血渐生，表现为虚实夹杂之态；晚期，脏腑虚衰渐重，阴阳两虚，脏腑经络受损，出现诸多糖尿病并发症，进入脏腑损伤的阶段。

糖尿病肾脏疾病即属于糖尿病"损"的阶段，主要表现为肾气亏损，肾络瘀滞。就糖尿病肾脏疾病病程而言，早期，肾气亏虚，无以封藏，精微下漏，则出现微量蛋白尿。中期，随着病情进一步发展，肾气亏虚更重，无力固摄精微，微量蛋白尿逐渐转为大量蛋白尿；肾虚无以气化，水液不得输布则见肢体水肿；气虚无力运行血液，血液瘀滞则见皮肤色黯，肌肤甲错，舌底瘀滞；肾气亏虚，腰府失养则见腰膝酸痛，神疲乏力。晚期，血行瘀滞，水湿停聚，痰浊内生，日久化为浊毒进一步损伤肾络，终致肾衰竭。

总体上，糖尿病肾脏疾病表现为虚实夹杂之态，虽然本虚有气血阴阳之别，标实有痰浊、水饮、瘀血、浊毒之异，但其核心病机可归纳为气虚血瘀，浊毒内蕴，故应以益气活血，通腑泄浊为基本治法。

（2）糖尿病肾脏疾病之靶：所谓"靶"包括以下两层意思，一是症靶，即针对患者主症，使用相应的靶药以迅速缓解患者不适；二是标靶，即针对关键异常的化验指标，使用具有明确效用的指标药，使其恢复正常。症靶药、标靶药都是在临床实践中不断探寻不断发现的。

1）症靶：糖尿病肾脏疾病患者临床上常见主症多为乏力、畏寒、水肿、皮肤瘙痒、呕吐等。在辨证的基础上，针对不同主症，使用症靶药，可以提高疗效。

乏力：本症多是气虚所致，故予以益气之药，黄芪入肺胃而补气，专补胸中大气，临床可根据患者乏力程度，灵活施量，一般可用30～120g。

畏寒：气虚伤阳者，多有畏寒之症，糖尿病肾脏疾病畏寒者多因肾阳不足所致，临床常予附子、红参、淫羊藿三药相伍，其中人参大补元气而培元，淫羊藿功专补肾而扶阳，附子温命火而消阴翳。

水肿：气化不利，血行不畅，停聚而为水饮，患者可见足跗水肿甚则全身漫肿，常予茯苓、猪苓、泽泻以健脾渗湿利水，其中茯苓利水燥土，泻饮消痰；猪苓行水泄滞，开腠发汗；泽泻善走水府而开闭癃，利水迅速。水肿严重者，茯苓、猪苓可用至150g以上或酌加商陆、大戟等泻下逐水药以缓水急。

呕吐：以呕吐为主症者，多见于糖尿病肾脏疾病晚期，此时浊毒扰胃，胃气上逆而呕吐，多予旋覆花、代赭石、半夏等药物，其中旋覆花涤痰浊而下气逆，代赭石重坠除哕而降逆气，半夏降浊阴而止呕吐并常配伍生姜以辛开苦降。

皮肤瘙痒：多为血糖过高或糖尿病肾脏疾病晚期浊毒内蕴者，糖毒、浊毒犯及肌肤，故皮肤瘙痒难耐，常以白鲜皮、地肤子、苦参相伍，三药相合除疥癣而杀虫止痒，常用剂量为15～30g，或外用泡澡方（麻黄、桂枝、白芍药、透骨草、艾叶、葱白、生姜）以皮肤微微汗出为度，使糖浊之毒随汗液外泄而止痒。

2）标靶：现代医学已证实一些关键临床指标可以影响糖尿病肾脏疾病的预后，因此在治疗糖尿病肾脏疾病时，需密切关注这些指标，如尿蛋白、血尿酸、血肌酐、血红蛋白、糖化血红蛋白、血脂、血压等。

尿蛋白：尿蛋白是糖尿病肾脏疾病病情发展的关键指标，被广泛用于糖尿病肾脏疾病的诊断、分期和疗效观察。蛋白尿是由于气虚不摄，肾络损伤，精微下漏所致，故治疗宜以益气活血通络为主，常予黄芪、丹参、水蛭粉。黄芪补气之功最优，能升阳举陷而固摄蛋白。丹参破宿血生新血而疏通血脉，修复肾络，现代药理表明丹参可以改善血液高凝状态、调整纤溶活力、抑制免疫复合物沉积，从而减少尿蛋白。水蛭善破积血，能化坚瘕，糖尿病肾脏疾病瘀血日久，深伏于肾络，非草木之品可化，水蛭味咸专入血分，于气分丝毫无损。现代药理表明水蛭具有抗炎抗纤维化作用，可以有效地清除免疫复合物，减少肾小球纤维蛋白抗原沉积，延缓肾脏进一步损伤。

血肌酐：血肌酐是评估肾功能的关键指标，当肾小球滤过率下损伤50%以上时，血肌酐才出现升高，进入肾衰阶段。血肌酐亦属浊毒，肾衰时浊毒不得经肾代谢进入小便，日久浊毒内盛进一步损伤肾脏，治疗当通府泄浊，使浊毒泄于后关，故临床常用大黄3～30g，根据患者病情或生用或酒用。大黄善破癥瘕积聚，能推陈致新，荡涤肠胃，能通腑降浊，改善氮质血症。

血脂：脂代谢异常是糖尿病肾脏疾病进展的重要因素。高脂血症时，过多的脂类沉积于肾小球基底膜，刺激基底膜细胞增殖和细胞外间质生成引起肾损害。治疗高脂血症，红曲是已知具有明确降脂作用的中药，红曲具有健脾消食、活血祛瘀、化浊降脂的功效，研究表明红曲含有洛伐他汀，能够降低血清总胆固醇、降低低密度脂蛋白胆固醇、降低甘油三酯，并且其作用优于纯洛伐他汀。临床使用时根据患者血脂水平可予红曲3～12g。

血压：高血压是糖尿病肾脏疾病的危险因素之一。随着病情发展，肾小球逐渐硬化，RAS系统活化，患者表现高血压，并且高血压又加速肾小球硬化，使疾病恶性循环。现代研究表明天麻、钩藤、罗布麻叶、夏枯草、地龙、益母草等中药均有较好的降压作用，因此可作为高血压的靶药使用。

3）糖尿病肾脏疾病之因：全小林教授认为糖尿病肾脏疾病发生的基本条件是脏腑虚损，根本原因是肾络瘀滞。现代研究表明糖尿病肾脏疾病的发生发展主要在于基底膜增厚、系膜增生、肾小管间质损害以及肾血管损害。其中最特征性的组织病理损害是结节性毛细血管间的肾小球硬化，表现为系膜区结节，肾小球毛细血管被外推和压迫，甚则毛细血管形成微血管瘤。肾小管的病变主要可见肾小管基膜增厚、肾间质纤维化、肾小管萎缩和肾间质炎症性渗出等。肾血管的损害主要表现为小动脉透明变性与大血管粥样硬化。总之，糖尿病肾脏疾病早期主要表现为局部微循环障碍和全身血液流变的异常。因此糖尿病肾脏疾病的发生发展原因在于肾络受损，而肾络受损的本质就是肾脏微循环障碍。

4）糖尿病肾脏疾病之果：糖尿病肾脏疾病若不能得到有效的治疗，其最终临床结局就是发展为终末期肾病，最终导致死亡。由糖尿病肾脏疾病导致的ESRD的比例已经居于ESRD人群的榜首，肾脏功能衰竭，无法代谢毒素，毒素在体内蓄积，从而出现尿毒症的各种症状，如恶心呕吐、皮肤瘙痒、口中氨臭味以及严重贫血等。一般从出现临床蛋白尿，至发展为ESRD，平均需要5~7年时间，因此治疗糖尿病肾脏疾病时，需有已病防变的思想观念，在治疗全程中，时刻关注临床关键指标，提早用药，对症处理，尽可能地延缓糖尿病肾脏疾病进展。

2. 把握三关

三关是指胃关、前关、后关。

（1）胃关：指胃腑的收纳，胃气的调畅功能。脾胃为后天之本，治疗中调理脾胃是治疗的重点之一。早期，调理脾胃的气机，以辛开苦降为基本治法，以半夏泻心汤、生姜泻心汤、甘草泻心汤，大黄黄连泻心汤及干姜黄芩黄连人参汤为代表方剂。后期出现呕吐症，以止呕、调理饮食、增加营养为治疗目的，预防和治疗低蛋白血症，以苏连饮、小半夏汤辛开苦降调畅气机，以附子理中汤温胃止呕，旋覆花代赭石汤重镇降逆止呕。

（2）前关：是指膀胱气化，小便的排出及其伴随的浊毒的排泄通道。正常情况下，肾主水，主膀胱气化和小便排出，同时排出机体的代谢产物。肾脏功能失常，肾阳不足则不能化气，水液代谢失常伴有代谢产物堆积，导致水肿、肌酐升高、尿素氮升高等，形成浊毒内蕴的病机。故治疗当温补肾阳，增加膀胱气化功能，温阳化气，温阳利水，以五苓散、真武汤、苓桂术甘汤为代表方；又健脾而能利水，以茯苓、黄芪为代表药物；又有利水渗湿之法，以车前子、泽泻为代表；又有活血利水法，以益母草、茺蔚子、泽兰为代表。

（3）后关：指大便排出，同时伴有浊毒的排出。当肾脏排泄浊毒之力减弱，可以增加肠道排毒以代偿，主要运用于慢性肾衰竭的阶段。且慢性肾衰竭阶段，常伴有便秘主症，故运用通便法既可通腑，又能排泄浊毒，当出现呕吐时还可以促进胃气的降逆。运用以酒大黄、生大黄通腑泻浊，又大黄能活血化瘀而保护肾络；以麻子仁、瓜蒌仁润肠通便；以肉苁蓉、锁阳温肾通便；以当归补血通便；以生白术健脾益气通便等。

3. 守法守方 糖尿病肾脏疾病Ⅲ、Ⅳ期治疗以降低尿微量白蛋白为主，并预防病情进一步进展，需长期治疗，以达到稳定病情、提高生活质量的目的。若出现呕吐、水肿等不适主诉，当急则治标。因糖尿病肾脏疾病Ⅲ、Ⅳ期病机明确，治疗的法则也相对固定，又病情属于长期存在致病因素（高血糖、高血压、高血脂等），又不断进展，故需要长期而持久的治疗，当守法守方。在长期治疗中，可以选用丸剂、散剂缓图以稳定病情。

九、金洪元

（一）个人简介

1937年出生，主任医师、教授。先后担任全国中医肾病专业委员会理事，全国中医肝病专业委员会委员，全国中医脾胃病专业委员会委员，新疆中医药学会会长，新疆中医民族医药评审委员会副主任委员，新疆维吾尔自治区卫生系列中医药高级职务评审委员会委员，新疆维吾尔自治区政协委员，新疆维吾尔自治区人民政府专家顾问团成员，香港中科中医癌症治疗中心荣誉顾问等。国家一、二、三、四批名老中医"师带徒"指导老师。

（二）学术思想

1. 病因病机 金洪元教授认为，糖尿病肾脏疾病的病因病机关键在"痰湿，瘀血"。糖尿病的形成多为先天禀赋不足，后天又过食肥甘厚腻之物，伤脾生痰，化热灼阴，脾伤气虚，阴伤血亏，因虚致瘀，痰湿阻滞气血，成滞成瘀，有瘀必有痰，有痰必有瘀，痰瘀伤脾，阻于肾络，精气失摄，肾精失固，精气亏耗，失于化气、行水，瘀阻肾络，水肿尿浊。病因多为湿热，痰湿，进而燥热，阴虚久病，气虚阳虚，痰湿夹瘀，后期水湿失运不化而水肿。

糖尿病肾脏疾病为糖尿病常见并发症之一，尽管消渴基本病机为气阴两虚，燥热内生，但从糖尿病发展至糖尿病肾脏疾病的不同分期阶段，一般需经过5~10年，患者"三多一少"的症状不典型，而腰膝酸软、面色苍白或晦暗、疲倦乏力、嗜卧懒动、纳差等症状为临床糖尿病肾脏疾病常见。故治疗上本质以脾虚失运、肾精失固为主。脾虚包括脾气虚和脾阴虚，脾气虚者常见，脾阴虚常被忽视。脾阴不足病因是多方面的，其一素体阴津不足，或年老津亏，或感受燥热之邪劫夺脾胃之阴；其二木火体质，易生内热，烦躁多怒，五志过极，以致阳升火炽，灼伤阴津；其三饮食偏嗜辛热，或饮酒过度，温热化燥而伤阴；其四不辨脾胃阴虚之证而误治，如辛散劫阴，燥热助火而伤阴。同时瘀、痰以及不循常道之水液为糖尿病肾脏疾病的病理产物，唐容川《血证论》云："瘀血在里则渴，所以然者，血与气本不相离，内有瘀血，故气不得通，不能载水津上升，是以为渴，名曰血渴，瘀血去则不渴也。"明确提出瘀血致渴的机制。

中医学脾主运化不仅包括脾胃两脏的功能，同时也包括了胰腺的功能。因为食物中的糖、蛋白质、脂肪以及各种维生素及微量元素等营养物质，必须经胰腺细胞分泌的胰淀粉酶、胰脂肪酶、胰蛋白酶化学消化，才能被机体吸收利用。如果胰腺分泌消化酶的功能减弱或失常，各种物质消化吸收障碍，机体无法获得足够的营养物质，就会出现气血生化不足，无以濡养周身的脾虚现象。脾为后天之本，主运化而升清，当各种原因致脾失运化，初期水谷不能化生精微而酿生痰浊，痰浊内阻，中焦气机升降失常，脾气受损，出现脾虚湿盛、本虚标实之证，痰湿流注脉络，血液重浊难缠，行之不利，而至瘀滞；脾气虚弱，气血生化乏源，气血运行不畅，脉络充盈欠佳，血液中的痰浊瘀毒沉积于脉络，脉络狭窄，而致瘀血内阻之血瘀证。糖尿病患者常病情缠绵，时轻时重，精神抑郁急躁、肝气不舒，失于条达，郁结而致疏泄失常，气机阻滞，血液运行不畅，再致瘀毒、痰浊内停。所以脾虚再加痰湿瘀毒损伤肾络，精气失摄，肾精失固，精气亏耗，失于化气、行水，瘀毒阻于肾络，水肿尿浊，发为糖尿病肾脏疾病。

2. 金洪元教授的"糖肾通络方"治疗糖尿病肾脏疾病 糖尿病肾脏疾病其本为脾肾两虚，其标为痰浊瘀毒内停肾络，本虚标实，在治疗的过程中，均应重视健脾益气滋肾阴这一关键。痰浊瘀毒则为疾病过程中的病理产物，为有形之邪，其病理特点为瘀毒阻于脉络，阻碍气机，损伤脏腑，但标本治疗不是对立的，而是相辅相成，应根据临床实际，或标本兼治，或标本分治，分清主次，灵活运用。以运脾滋肾、化瘀利湿通络为治法的糖肾通络方治疗糖尿病肾脏疾病，其组成：北沙参15g，生地黄12g，山药12g，白术9g，茯苓12g，女贞子15g，旱莲草15g，丹参9g，泽泻9g。该方功效主要体现在以下几个方面：一曰养脾阴，太阴者三阴之长，脾阴足自能灌溉诸脏腑，药用北沙参、生地黄、山药等；二曰益脾气，脾气旺而阴自升，药用北沙参、怀山药、白术、茯苓等；三曰化脾湿，湿不困脾运化自健，药用茯苓、泽泻等；四曰滋肾固本，生地黄、女贞子、旱莲草等；五曰化瘀利湿通络，丹参、泽泻等。运脾滋肾相兼，或与清胃同施，或专药独任，直培中宫，贵在使脾运得健，水谷精微的转输与利用恢复正常，肾精坚而不漏，瘀血痰湿自除为目的。

3. 宏观辨证与微观辨证结合 金洪元教授针对早期无证可辨的疾病有独特的经验方法，临诊时常细心观察，详于问诊，通过气色、舌象的观察，对二便、生活起居、饮食嗜好、禀赋强弱、新感旧疾等的询问，从患者不经意的微小变化感觉中收集、归纳，找出有证可辨的资料。在无证可辨时，金洪元教授注重舌诊，认为舌象直接反映患者内在的病理状态，这尤为重要。例如，在代谢综合征的辨治中，舌体胖大、舌边尖红，苔薄白；或舌质黯淡，舌体微胖，边有齿痕，苔白腻；或舌质红，苔薄黄腻等均有痰、湿、热之象，在脏腑可表现于肝郁脾虚胃不和之证。金洪元教授认为无证可辨时要常中探微，特殊辨证，在此基础上，要结合辨病，依据本病之基本病因病机，确立法则，予以施治。

糖尿病肾脏疾病是糖尿病过程中出现的肾脏并发症，它既有糖尿病特点，又有肾病特点，治疗中既要治疗本病，又要治疗并病，孰重孰轻，要依据临床舌脉症而定，本病并病既有统一性也可能有矛盾一面，辨证中既要辨中医病症，又要看西医病程，还要结合实际指标，方能效佳。

蛋白尿初期多为湿热伤肾阻络，迫精外溢，以清利通络，化瘀固精为主；后期多为脾胃两亏，精气失摄，以补摄为主。水肿多为脾肾两虚或血瘀化水肾络瘀滞所致，重以化瘀活血，化气利水；红细胞、潜血增多为湿热瘀阻脉络，以清利湿热，活血化瘀为重；后期尿红细胞不尽，可拟益气固摄，以固摄为重；白细胞增多为湿阻气虚，以运脾益气，利湿化痰为主。尿素氮、肌酐高多为病后期，本虚标实，痰浊瘀滞，既要扶正又要泄浊，以分清、消导、通泄为要，泄浊不伤正，扶正不留邪，口服配以导法，既可洁净府又可去菀陈莝。久病多瘀多痰，因痰致瘀，因瘀成痰，膏粱厚味多湿多痰，日久化热伤津，补津防生痰，化痰防伤津，治痰多运脾，兼以理气运化。久病多瘀，久痰可致瘀，瘀阻脉络，化瘀多以清化，慎用温通，可以参考实验指标协助诊治。

4. 注意分期，控制"五高"　　微血管病变是糖尿病性肾脏疾病病理关键，中医认为是肾络损伤，肾络是全身络脉的一部分，导致络脉损伤的重要相关因素有"五高"即高血糖、高血压、高血脂、高血黏、高体质量。控制好五高，就会大大减少肾络损伤。严格控制血糖是预防糖尿病肾脏疾病发生的基础，对已存在大量蛋白尿的患者，严格控制血糖，仍能在一定程度上减少尿蛋白的排泄。糖尿病病人由于脂肪代谢紊乱，常伴有高甘油三酯血症和高胆固醇血症，二者是动脉粥样硬化及肾脏微血管损害的重要因素，积极控制高脂血症，能够阻止动脉硬化的发展，从而减轻延缓糖尿病肾脏疾病的发生发展。高体质量是产生胰岛素抵抗的基础，也是影响血糖、血压、血脂的因素，减轻体质量主要靠调整饮食结构，减轻体质量要严格控制摄入量，适当运动。中药可选用小陷胸汤、小承气汤或参苓白术散加减，整个过程中注意兼治便秘、失眠、抑郁、月经不调等病证。

十、黄春林

（一）个人简介

教授、主任医师，博士导师、博士后导师，广东省名中医。现任广东省中医院心脏中心、肾病中心学术带头人，广东省中医药学会肾病专业委员会副主任委员，广东省中西医结合心血管病专业以及糖尿病专业委员会常委，广州市卫生局聘任的广州中医科技专家委员会委员，广东省保健食品协会理事，香港中文大学中医学院及马来西亚马华中医学院客座教授。于1993年被广东省政府授称为"广东名中医"；1997年度被国家中医药管理局确定为"全国名老中医药专家"。国家第二批、第四批名老中医"师带徒"指导老师。

（二）学术思想

1. 确定疾病的证型变化规律 黄春林教授认为，把每个病种（从常见病开始）的基本"证型"确定下来，并且将这些基本证型的变化规律与原发病因（诱因）、基础病理、病程的不同阶段、病情的严重程度以及并发症等方面的关系寻找出来，这样才能让大家有规律可循。疾病基本证型的确定，有一些可以从教科书或行业规范中找出，但更重要的是靠从事中医临床与科研的工作者，尤其是从事专科专病工作的专家对具体疾病进行认真的调查研究，加以总结确定，使之成为规范，并将初订的规范再拿到临床去验证，使之完善。只有这样，我们中医的辨证论治才能达到讲起来"灵活有边"，做起来"心中有数"。

黄教授根据多年的临床经验总结出糖尿病肾脏疾病的证型变化规律是以肾虚、气阴两虚为基础，病变过程中可出现阴虚不能敛阳而致虚阳上越的阴虚阳亢见证，此期临床上常伴有高血压征象；气虚无力推动血脉和阴虚液涸皆可致血脉运行失畅，故导致肾虚血瘀的出现；日久则脾肾俱损，阴阳两虚，夹有瘀血和水液潴留，泛溢肌肤，则可出现脾肾两虚证和阳虚水泛证；进一步发展肾阳衰败，五脏俱损，浊毒内停，而出现肾虚关格证，表现为尿少或尿闭，恶心呕吐等，病属危重。病变以肾为本，肾虚、气虚、浊毒、血瘀贯穿病程的始终。

2. 病证结合论治 辨证施治是中医治病的优势所在，黄教授认为临床定当遵循。但是他更主张在此基础上，借助现代医学的病因、病机、诊断、治疗方法来确定中医对具体疾病的治疗原则、用药方向，收集相关行之有效的方药，之后再用传统的辨证精神加以选用。例如在糖尿病肾脏疾病肾功能不全期，黄教授建议在辨证治疗主病的基础上还应根据疾病不同的侧重点选取辨病治疗的药物。药物的选择上可参考现代药理研究结果，如对有贫血的病人，建议配伍有补血作用的大枣、枸杞子等。

（1）有效地的控制血糖：糖尿病肾脏疾病无论是早期还是到了肾功能不全期，都要积极地控制血糖，因中药的降糖作用与西药降糖药相比还不是十分确切，故仅适用于血糖轻、中度增高的患者。按中药的药性作用归类主要可分以下几类：①清热类：如大黄、黄连、虎杖、石膏、黄芩、苦参、地骨皮、牡丹皮、葛根等；②补肾类：如山萸肉、桑椹子、女贞子、蛤蚧、黄精、杞子等；③养阴生津类：如麦门冬、瓜蒌根、生地黄、五味子、石斛等；④补气健脾类：如人参、茯苓、黄芪、山药、太子参、苍术等；⑤利湿类：如薏苡仁、玉米须、赤小豆、葫芦、泽泻等；⑥止咳类：如杏仁、桔梗、牛蒡子、桑叶等。其他：尚有固涩之龙骨、牡蛎；活血祛瘀之丹参、当归；行气散结之荔枝核等。

（2）控制高血压：降压治疗对糖尿病肾脏疾病的有益作用主要表现于可使GFR恢复正常或改善，尿蛋白排出量减少，减轻靶器官的损伤。有关研究资料表明天麻、钩藤、夏枯草、豨莶草、防己、桑寄生、杜仲、淫羊藿、远志、法半夏、佛手、猪苓、泽泻等百余种中药及镇肝熄风汤、大定风珠、天麻钩藤饮、六味地黄汤、真武汤等数十条方剂具有降压作用，其降压机理也各不相同，如葛根、牛膝、山楂、何首乌、红花、白芍药、泽泻、海金沙、胆南星、法夏等具有血管紧张素Ⅱ受体阻滞作用；海金沙、川芎、当归、藁本、防己等有类似钙拮抗剂的作用；防己、杜仲、桑寄生、泽泻、茯苓、萹蓄、绵茵陈等有利尿降压的作用；葛根、佛手、淫羊藿等降压机理与β受体有关；而远志、酸枣仁等具有中枢降压的作用；赤芍药、罗布麻、益母草、黄芩等则有直接扩张血管的作用。根据患者的主要病机特点选取具有不同降压作用的中药往往可收到较好的临床疗效。

（3）积极控制感染：糖尿病肾脏疾病患者由于抵抗力下降等原因，极易并发各种感染，尤以上呼吸系统感染和泌尿系统感染较为多见，及时发现和治疗对减轻肾脏负担有其重要意义。如伴有感冒属风寒者治以辛温解表，方用荆防败毒散；表现为风热者，治以辛凉解表，方选银翘散加板蓝根、大青叶等。伴有肺部感染者，可根据致病菌而选择不同的中药，如蒲公英、紫花地丁、连翘、金银花、黄芩、鱼腥草等具有抗革兰阳性菌的作用；白头翁、秦皮、槐花、大黄、厚朴、丁香、木香等具有抗革兰阴性菌的作用。

十一、程益春

（一）个人简介

主任医师、教授，博士导师；山东省中医药名专家，世界中医联合会糖尿病专业委员会副会长，中华中医药学会糖尿病学会副主任委员，山东中医药学会糖尿病分会名誉主任委员。享受国务院政府特殊津贴。全国第二、三批名老中医"师带徒"指导老师。

（二）学术思想

1. 病因病机认识 程教授认为糖尿病肾脏疾病是在糖尿病基础上发生发展的，因此，当以糖尿病为本，肾病为标。阴虚燥热、气阴两虚和阴阳两虚是糖尿病发生、发展的重要病机，至病情发展到糖尿病肾脏疾病阶段，气阴两虚是主要病机，占患者的绝大多数。突出表现为乏力、面色无华、倦怠、消瘦等。根据"久病入络""气虚血必瘀""阴虚必血滞"的致病特点，认为瘀血阻络是导致糖尿病肾脏疾病的重要因素。临床可见舌质紫黯、有瘀点、瘀斑和舌下络脉迂曲怒张以及水肿日久不愈，故而认为糖尿病的基本病机为气阴两虚兼血瘀，治疗当以益气养阴兼活血为主因为肾阴为一身阴液之本，并且病至肾脏，病程久长，燥热之象已不明显，故当滋补肾阴为主。常用药物有：益气常选用生黄芪、太子参、西洋参等，尤多用生黄芪，常用量为30～60g。养阴药常选山萸肉、枸杞子、山药、女贞子、生地黄等。活血药选水蛭、当归、赤芍药、川芎等，其中水蛭为常用之品，常用量为3g。程教授认为，糖尿病为虚实夹杂证，虚与滞并存，应慎用力峻破血之品，水蛭最喜食人之血而性又迟缓，不伤气血，善入则坚积易破，借其力以攻积之久滞，自有利而无害。

程教授十分赞同张锡纯"消渴多由于元气不升"的观点，认为脾虚与糖尿病密切相关，临床重视健脾药的运用。

2. 通腑活血 糖尿病肾脏疾病是在糖尿病脾肾亏虚的基础上的进一步发展，初期为气阴两虚兼瘀血，久则脾肾衰败不能运化、排泄水湿浊邪，蕴结成毒，因此提倡在健脾补肾的基础上，采用通腑活血的治法，常取熟大黄与肉桂配伍运用。程教授总结肉桂作用如下：①温补肾阳，以补少火益生气，使虚寒去；②温通血脉；③阳中求阴；④引火归原，使在上之火达肾，既防火热伤津，又补命门之不足。熟大黄作用有：通腑、活血、泄浊、解毒。《神农本草经》卷三说："下瘀血……荡涤肠胃，推陈出新，通利水道……安和五脏。"大黄熟制后，性质缓和而伤正不甚，正适合糖尿病肾脏疾病患者虚弱之体，一般用量为3～9g，临床根据病情的轻重调整剂量。现代药理研究证明，大黄有降低尿素氮之功效，对改善肾功能有较好的作用，也与中医学排毒理论相一致。程教授认为，熟大黄与肉桂二药一寒一温，一泻一补，寒温并用，补泻兼施，使浊邪去而正不伤，肾阳复而不伤阴，共奏温阳活血、泄浊解毒之功。

3. 甘淡利水不伤正 由于脾肾功能失调，糖尿病肾脏疾病发展到一定阶段常有水肿出现，故而利水消肿亦是常用的治法之一。程教授认为糖尿病患者为正虚之体，不任峻药猛攻，当以甘味药物为主扶正祛邪，如生黄芪、茯苓、生薏苡仁健脾利水；猪苓利水不伤阴；冬瓜皮、冬葵子既是食疗佳品又是利水之主药；另外甘遂、大戟、芫花、牵牛子等峻烈之品不可妄用，防止以药误人。

4. 常用药对

（1）黄芪配山药　黄芪甘温，补中益气，升阳止渴；山药甘平，益脾阴，固肾精。二药配用，气阴兼顾，健脾益气生津，补肾涩精止遗。程教授认为糖尿病肾脏疾病早期仍属消渴病范畴，气阴双亏为其主要病机。黄芪、山药健脾补肾，气阴双补，直接针对病机，故为主药。

（2）冬葵子配芡实　冬葵子利水、滑肠，芡实补脾、固肾，二者补泻同施，标本兼顾，亦为治疗糖尿病肾脏疾病之常用对药。

（3）马齿苋配大黄　马齿苋清热解毒，凉血止血以止痢，大黄通腑泻浊以清肠，二药相伍，一止一通，相反相成，共奏通腑降浊之功。

（4）熟大黄配肉桂　熟大黄与诸药同煎，且无气分药（枳实、厚朴等）并行，泻下力缓，可防暴泻伤正。功用见前述。

十二、杨霓芝

（一）个人简介

主任医师、教授，博士导师、博士后合作教授；广东省名中医；全国中医肾病重点专科、广东省中医院肾病科学术带头人；国家中医临床研究基地重点病种慢性肾脏病研究专家组组长；先后任中华中医药学会中医肾病专业委员会委员副主任委员、广东省中西医结合肾病专业委员会主任委员、广东省中医肾病专业委员会副主任委员；国家科学技术奖评审专家；国家自然基金项目评审专家；教育部学位与研究生教育发展中心评审专家；广东省自然基金项目、广东省重点科技攻关项目、广东省高级职称评审委员会；中国中西医结合学会科学技术奖、广东省广州市科学技术奖等评审专家。国家第五批名老中医"师带徒"指导老师。

（二）学术思想

1. 分型及分期辨证 杨霓芝教授认为，糖尿病肾脏疾病的发生是由于消渴病迁延而致，消渴的病机特点是阴虚燥热，以阴虚为本，燥热为标，且多夹瘀，易生变证。病起初期，以燥热阴虚为主，此时病位在肺胃；病程迁延不愈，久则耗气出现气阴两虚，此时病位主要在肝肾；病情发展，阴损及阳而成阴阳两虚，此时病位主要在脾肾；脾肾两虚则水湿停滞，泛滥于肌肤而见水肿，甚至阳气衰竭可见阳衰湿浊瘀阻之危候。故在临证中医证型上可分燥热阴虚、气阴两虚、脾肾气（阳）虚、阳衰浊毒瘀阻四型。

杨霓芝教授根据多年临床经验总结，认为采用中西医结合方法诊治该病常能取得较好效果。而糖尿病肾脏疾病早期、临床期和终末期的辨证有明显侧重，与中医病机的演变有一定的相符之处。糖尿病肾脏疾病的分期辨证按三期三证来处理是可行的，即气阴两虚证大致相当于早期糖尿病肾脏疾病期，也就是微量蛋白尿期；阴阳两虚证大致相当于临床期糖尿病肾脏疾病，即持续蛋白尿期；而阳衰湿浊瘀阻证则相当于终末期糖尿病肾脏疾病，即尿毒症期。至于燥热阴虚证，尚未得到规律性的认识，但临床实践提示此证多出现在糖尿病肾脏疾病初期。鉴于此方法可对糖尿病肾脏疾病的分期和辨证起到一种初筛的作用，再结合其他临床资料可有针对性地进行中西医结合治疗。

2. 强调早期施治 由于糖尿病患者一旦出现蛋白尿，提示病情已进入晚期，往往不可逆转，已失去最佳的治疗时机，因此杨霓芝教授对糖尿病肾脏疾病的诊断与治疗均强调一个"早"字，但由于多数早期糖尿病肾脏疾病患者没有肾脏症状而忽视了积极的治疗，延误了治疗时机。因此，杨霓芝教授特别主张在早期糖尿病肾脏疾病即开始积极治疗，包括精神调理，饮食调理，运动疗法，严格控制血糖及血压，及时采取中医药治疗等。糖尿病患者由于病程较久，思想负担较重，往往加重病情进展，要使患者充分认识自己病情，树立乐观情绪；适度体育锻炼，包括慢跑、打太极拳等；同时严格控制饮食，每日蛋白质摄入量每千克体重不超过0.8g；严格控制血糖，使血糖维持在满意的水平。另一方面控制血压，可首选转换酶抑制剂，目的是降低肾小球内压，即使部分血压不高的病人，也应积极使用，但同时要注意监测肾功能。杨教授认为早期糖尿病肾脏疾病患者大多表现为气阴两虚兼瘀血内阻，治疗上宜采用益气养阴为主，佐以活血化瘀为法，采用生脉散合六味地黄汤加减。现代药理研究证明，具有益气降糖作用的中药有人参、西洋参、黄芪、山药、茯苓等；具有养阴降糖作用的中药有山茱萸、地黄、女贞子、麦门冬、知母、黄精等；临证之时，可适当配合选用桃仁、川芎、红花、丹参等活血祛瘀药物。此期积极治疗，可以减慢甚至逆转糖尿病肾脏疾病的进展。

3. 强调气虚血瘀病机　杨霓芝教授研究认为，糖尿病肾脏疾病的中医证型与糖尿病相比发生了变化，阴虚燥热证不具有普遍性，而气虚血瘀证是糖尿病肾脏疾病的基本证型，且往往贯穿于糖尿病肾脏疾病的始终。益气活血法为治疗糖尿病肾脏疾病的基本治法，并应贯穿于糖尿病肾脏疾病治疗的全过程。基于此病机理论，杨教授创制了益气活血中药复方三芪口服液（黄芪、三七等），治疗糖尿病肾脏疾病取得了良好疗效。

黄芪味甘、性微温，入脾、肺经，有补气升阳、益卫固表、利水消肿、补血生肌、托毒排脓等功效。糖尿病肾脏疾病表现为气虚不能固摄，导致精微下注，黄芪补气固脱，正合机宜。杨霓芝教授多年临床及实验研究证实，黄芪有减少感冒次数、消除面浮肢肿、增强体力的作用，能降低血清尿素氮、血肌酐的水平，减少蛋白尿，增加肾血流量，改善肾脏微循环及血液灌注，纠正脂质代谢紊乱，具有抗自由基作用和免疫调节功能，减轻系膜细胞增生和炎性细胞浸润，减轻肾小球基底膜增殖，抑制肾皮质TGF-β的过度表达，故可用以防治糖尿病肾脏疾病。

三七味甘、微苦、性温，入肝、胃经。本品专走血分，善化瘀血、止出血、散瘀血、消肿块、行瘀血、止疼痛。现代药理研究证实，三七具有抑制血小板聚集，改善体内高凝状态，调节免疫，促进肾间质细胞凋亡，抑制肾间质细胞增殖，延缓肾小球硬化的发生等作用。

黄芪、三七配伍，益气活血相得益彰，可以改善糖尿病肾脏疾病患者的生化代谢紊乱、血液流变学异常、遗传易感性，从而起到良好的治疗糖尿病肾脏疾病的目的。

4. 对药的运用　杨霓芝教授治疗糖尿病肾脏疾病的常用药对如下：

（1）黄精—白术：两药合用能脾肾并补，黄精一药能滋补肺脾肾三脏之阴，现代药理研究证实有延缓衰老功效；白术补脾益气，且能燥湿，同时可防黄精滋腻碍脾。

（2）女贞子—旱莲草：两药合用以增强滋养肝肾之功。临床上糖尿病肾脏疾病以阴虚为本，二药入肝肾两经，相须为用，互相促进，使补肝肾、清虚热、凉血止血之力增强。

（3）丹参—首乌：两药合用能起到补肾活血功效。糖尿病肾脏疾病患者多病久本虚入络，首乌善补以守为主，丹参善行以走为用；二药合用，一守一走，相互制约，相互为用，益肾平肝补虚同时又能活血祛瘀通络，对肾虚血瘀证者尤为适用。

十三、叶传蕙

（一）个人简介

1936年生，主任医师，博士导师。兼任中国中西医结合学会急救医学专业委员会委员、肾病专业委员会副主任委员、中华全国中医学会肾病专业委员会副主任委员等职。1986年被国家人事部、国家科委授予"中青年有突出贡献的国家级专家"称号，享受国务院政府特殊津贴。

（二）学术思想

1. 病因病机　叶传蕙教授认为本病的形成多由先天禀赋不足，五脏虚弱，尤其是肾脏素虚是本病发生的基础，加之长期的不良精神刺激，气郁化火，或过食肥甘厚味辛辣刺激食物，胃中酿生内热，伤津耗液。病位在肺、脾、肾，以肾为主；其病理性质，以燥热内生、水湿潴留、湿浊内蕴为标实，以气阴两虚、精气亏耗、阴阳两虚为本虚，总属本虚标实证，临床多虚实互见。一般初期以燥热为主，热灼伤津可致阴虚；病久，燥热之势渐退，精气俱损，肝肾两伤，病情迁延反复，由阴及气，出现气阴两虚的证候，甚者由阴及阳，出现阴阳两虚的证候。

2. 辨证分型

（1）阴虚燥热证：症见烦渴引饮，消谷善饥，口舌干燥，尿量频多，身体消瘦，舌红苔黄，脉洪数。治宜滋阴清热、益气生津止渴。药用白虎加人参汤加减：生石膏、知母、生地黄、人参、玄参等。

（2）气阴两虚证：症见面色淡黄，气短乏力，腰膝酸软，手足心热，口干喜饮，尿量频多，形体消瘦，心悸，头晕眼花，大便干结，舌质红，脉沉细数无力。治宜益气养阴。药用大补元煎加减：人参、麦冬、玄参、黄芪、熟地黄、生石膏、知母、怀牛膝、五味子。

（3）肝肾阴虚证：症见头晕耳鸣，腰膝酸软，尿量频多，浊如脂膏，视物模糊，舌红，苔少，脉细弦数。治宜滋肝补肾、养阴润燥。药用六味地黄丸加减：熟地黄、山萸肉、山药、泽泻、茯苓、猪苓等。

（4）脾肾阳虚证：症见水肿腰以下为甚，腰膝酸软，神疲乏力，腹胀纳呆，腹泻便溏，舌淡胖，苔白腻，脉沉细无力。治宜温肾助阳、健脾利水。药用真武汤合五皮饮加减：制附子、杭白芍、白术、茯苓、生姜、桑白皮、陈皮、大腹皮、车前子等。

（5）阴阳两虚证：症见面色黧黑，腰膝酸软，畏寒肢冷，阳痿早泄，或多梦，五心烦热，尿频失禁，或尿量减少，下肢水肿，舌质紫黯，脉沉弱或沉细无力。治宜滋阴益气、温阳利水。药用金匮肾气丸加减：制附子、熟地黄、山萸肉、山药、泽泻、茯苓、猪苓、肉桂等。

2. 蛋白尿的治疗经验　蛋白尿的形成主要是脾肾俱虚，脾虚固摄无权，肾虚精关不固，皆可精气外泄而发，故治疗当健脾益气、温肾固涩，多选用生黄芪、怀山药、党参、金樱子、芡实、补骨脂、巴戟天等药物。也可加用活血化瘀药，如当归尾、丹参、桃仁、红花、生蒲黄、川芎、赤芍药、水蛭、茜草、益母草、马鞭草等。药理研究证实，上述活血化瘀药可以扩张肾脏血管，改善微循环，增加纤维蛋白的活性、减少血小板凝聚，清除免疫复合物，抑制增殖性病变，从而减少蛋白尿。

3. 低蛋白血症的治疗　本症的形成主要与脾胃有关。脾胃为后天之本，脾胃气虚不能化生水谷精微，可使白蛋白形成减少。治疗当健脾和胃、益气固摄，多选用党参、白术、茯苓、木香、陈皮、生黄芪、淫羊藿、补骨脂、阿胶、紫河车等药物，可使脾胃强健，摄纳有序，运化正常，从而提高血中白蛋白，纠正低蛋白血症。

4. 肾病贫血的治疗　几乎所有晚期糖尿病肾脏疾病病人都伴有不同程度的贫血，且随病程而逐渐加重。临床表现为心悸气短，精神萎靡，神疲乏力，面色苍白，唇甲淡白，脉细弱，舌淡苔薄白。证属脾气虚弱、肾精不足，治以健脾益肾、补气养血。用熟地黄、何首乌、菟丝子、肉苁蓉、山茱萸、茯苓、白术、冬虫夏草、生黄芪治之。

5. 中西医结合治疗 叶传蕙教授认为糖尿病肾脏疾病为糖尿病的晚期，病情进展较快，在用以上中药的同时，必须合理应用西药，控制血糖。控制血压如血管紧张素转换酶抑制剂、钙离子拮抗剂和紧张素Ⅱ受体拮抗剂等，降压的同时还可以降低尿蛋白水平，是糖尿病肾脏疾病患者高血压治疗的首选药物。同时注意纠正患者的脂代谢紊乱，加强对患者饮食和起居的指导，这些措施均可延缓糖尿病肾脏疾病的病程进展，这对患者的治疗和预后有重要的意义。

十四、李显筑

（一）个人简介

1963年出生，主任医师，医学博士，博士生导师，国务院特殊津贴专家，首批国家优秀中医临床人才。兼任中国中西医结合学会副会长，中国中西医结合学会内分泌分会副主任委员，中华中医药学会糖尿病分会副主任委员，国家科学技术奖评审专家。现任黑龙江省中西医结合学会会长。

（二）学术思想

1. 糖尿病病机 李显筑教授认为，糖尿病肾脏疾病是消渴病日久，久病入络，肾络损伤，肾阴阳俱损，导致脏腑功能失调，阴阳气血俱虚的病变过程，符合中医"久病及肾""久病入络"的病变规律。糖尿病肾脏疾病具备"久病入络"的全部虚实内容。就虚而言，糖尿病肾脏疾病以肾虚为本，肾虚贯穿始终，所谓"至虚之处，便是容邪之所"，肾络失疏，肾络空虚，故易受邪气侵袭；就实而言，糖尿病由初期的燥热之邪，中期的痰湿水饮，后期的瘀血浊毒，一路损伤正气，深入脏络腑络，纠集成痰、浊、瘀、毒，深入肾络，损伤肾脏，而致肾所藏后天之精微外泄；就病程而言，糖尿病肾脏疾病具有漫长的病程，积久成疾，成为病邪深入脏络、久病沉疴的前提。

李教授认为，虚、瘀、痰、毒是糖尿病肾脏疾病的四大基本病机，虚为四大病机之首，对本病的发生发展起着重要作用，具体是指肾虚络损，是糖尿病肾脏疾病发病的起因，它是机体产生各种炎症因子MCP-1、NF-kB等的基本条件。而炎症因子又是脏腑功能失常，痰、瘀、毒结聚而发生炎性反应过程中，随之而生的病理性产物；瘀实质是指肾络瘀阻，是糖尿病肾脏疾病发病的病理基础，是以肾脏血流动力学改变为基本表现，系膜细胞增殖，进一步出现ECM积聚，肾小球结节性或弥漫性硬化；毒可以囊括瘀、痰、湿、浊，是指糖尿病肾脏疾病时各种代谢紊乱，ECM积聚，肾组织内高表达的MCP-1、NF-kB等细胞因子，各种炎症因子即为毒，毒损肾络是指体内高表达的炎症因子导致的肾小球硬化、肾小管间质纤维化。毒是指对机体生理功能有不良影响的物质，它代表着一种非常邪所为的病势胶着、顽固不愈的病因病理概念，寓于诸邪之中。邪阻肾络，郁久蕴毒，深滞于浮络、孙络，是糖尿病肾脏疾病病情缠绵、久治不愈的根本原因；毒损肾络，肾元亏虚，肾之体用俱病是糖尿病肾脏疾病迁延难愈的根本原因。

2. 健脾补肾、化瘀降浊　李教授认为，糖尿病肾脏疾病具有正虚邪实，久病入络的病机特点。其早期与中期正虚以脾肾气虚，肝肾阴虚为主；其邪实以痰浊瘀血阻滞肾络为主。从该病的发展、演变上看，已经历了阴虚热盛，气阴两虚的过程。从三消的传变上看，已从上消的心与肺，中消的脾与胃，下传至下消的肝与肾；从病邪的变化上看，已从糖尿病初、中期的痰湿内停，瘀血内生，发展为糖尿病肾脏疾病时的痰浊瘀毒，深入肾络，损伤肾络之毒邪。针对糖尿病肾脏疾病之早、中期的病机特点，结合大量的临床观察，拟定健脾益肾，滋补肝肾，化瘀通络，祛痰解毒的治疗法则，在地黄丸系列的基础上自拟"肾白宁"方治疗糖尿病肾脏疾病。

肾白宁由生地黄、山药、牡丹皮、地骨皮、山茱萸、鸡内金、当归、五味子、乌梅、金银花、桑螵蛸、白花蛇舌草、芡实、石莲子、炒薏苡仁、黄芪、分心木等药组成。全方共奏益气养阴、活血化瘀、扶正祛邪之效。由于糖尿病肾脏疾病有肝肾阴亏，气血不足之本虚，故以黄芪配六味地黄汤共治其本，使血有气附，血脉通畅；真阴得复，滋养诸脏。黄芪在上推动气血之运行，六味在下滋补肝肾之阴精，故使涩滞失润之肾络润畅而通达。由于糖尿病肾脏疾病有湿浊、瘀毒互结于肾络之标，故以虫类搜剔之品水蛭，帅解毒、利湿、活血诸药深入肾络，剔除邪毒。诸邪毒盘踞下焦，故因势利导使之从小便而去，"其下者引而竭之"。肾络受伤，精微外泄，投入固涩之品以治其标，而以填精益髓之品图治其本。综观全方，攻补兼施，气血双补，肝脾肾同治；活血利湿而不伤正，滋补益气而不敛邪；酸敛收涩以固外泄之精，淡渗利湿以祛肾络之浊。紧扣病机，共奏滋补肝肾，益气固精，祛瘀化浊解毒之功。

十五、陈以平

（一）个人简介

教授，主任医师，博士生导师，上海市名中医。中国中西医结合学会肾病委员会名誉主任委员，中国中医药学会肾病学术委员会理事，上海市中医肾病学会副主任委员，上海市中西医结合肾病学会副主任委员。

（二）学术思想

1. 对病因病机的认识 陈以平教授认为糖尿病肾脏疾病属中医学"消渴""水肿""虚劳""关格"等范畴，其形成多因禀赋不足，五脏柔弱，过食肥甘厚味，或因情志所伤，房劳过度，精气俱亏，而致阴虚燥热，肾虚水泛，正如《素问·奇病论》曰："此肥美之所发也，此人必数食甘美而多肥也，肥者令人内热，甘者令人满，故其气上溢，转为消渴。"又如《圣济总录》卷第五十九《消渴门》久渴云："消渴病多传变，宜知慎忌。"又说："消渴饮水过多，则泛滥妄行皮肤肌肉之间而成水也。"本病的病理性质以气阴两虚、精气亏耗、终致阴阳两虚为本，以燥热内生、水湿潴留、湿浊内蕴为标，总属本虚标实之证。一般初期多为肺脾燥热、阴精亏耗，为正虚邪实证，病至后期，精气俱损，肝肾两伤，可发展为气阴两虚，肝肾阴虚，阴阳两虚，阳虚水泛，终致正衰邪实，阴竭阳亡。

2. 辨证论治 陈教授认为本病总属虚实错杂，本虚标实，故其辨证，首当明辨脏腑、阴阳、气血及标本主次。初期多饮、多食、多尿、尿浊，当辨肺燥、肺热的偏盛及阴津亏耗之不足；病至后期，脏腑虚损，以正虚为主，或兼有邪实，须辨气虚、阳虚和阴虚，精亏及湿、瘀、浊之各异；若病程久延，出现面黄乏力、呕恶肤痒、腹胀肿满、心悸喘促、尿少尿闭者，多属正气衰败、浊邪变盛、预后险恶。其次，尚应重视高血压、足病、眼疾等相关并发症，以助辨别脏腑虚实、血虚、血瘀等证候。

本病的治疗，陈教授认为首当把握其病机和衍变规律，以扶正祛邪、攻补兼施为原则，可根据本虚标实的具体情况，灵活立法，调和脏腑阴阳。攻邪以甘寒清热、活血化瘀、渗湿利水、解毒泄浊为主；补虚以滋阴生津、益气养阴，滋补肝肾、益精温肾为要，注意"治实勿忘其虚""补虚当顾其实"，不可偏废。陈教授将糖尿病肾脏疾病常分为气阴两虚、脾肾阳虚、阴阳两虚等证型。

气阴两虚型，症见面色无华，神疲乏力，形体消瘦，腰膝酸软，心悸气短，口渴欲饮，尿频量多，舌尖红，苔白，脉沉细数无力。此类证型多见于糖尿病肾脏疾病的初期，患者多有微量蛋白尿，以神疲乏力、口渴欲饮、舌尖红、脉沉细数无力为辨证要点，本证以气血虚损为主，阴虚燥热日久，耗气伤血，不足以涵养心神、筋脉肌肉，每致神疲乏力，腰膝酸软。治以益气生津，滋阴润燥。方药黄芪，灵芝，益母草，山药，麦冬，生地黄，熟地黄，黄精，白芍药，党参，丹参，茯苓，当归，山萸肉等加减。

脾肾阳虚型症，见全身不同程度水肿，以腰以下为主，甚至腹部肿大，胸闷气促，腰膝酸困，四肢不温，神疲畏寒，小便短少，腹胀纳差，舌质淡胖，苔白或腻，脉沉细无力。本证多见于糖尿病肾脏疾病中期，临床表现为肾病综合征。以水肿尿少、神疲怯寒、舌质淡胖、脉沉细无力为辨证要点，本证以正虚邪实为主，脏腑虚衰，阴盛阳微，每致水邪壅盛。本证易致悬饮等并发症，且易瘀水互结，阻遏气机，应注意观察，可着眼于呼吸、大小便、舌质等辨析之。治以健脾补肾，利水消肿。方药常用黄芪，菟丝子，葫芦瓢，桂枝，炮附子，制军，猪苓，茯苓，苍术，白术，淫羊藿，益母草，党参，丹参，枸杞子等。

阴阳两虚型症见面色黧黑，耳轮干枯，咽干舌燥，腰膝酸软，阳痿早泄，畏寒肢冷或五心烦热，尿频失禁或尿量短少，下肢水肿，舌质淡黯，苔白而干，脉沉细无力，或伴恶心呕吐。本证多见于糖尿病肾脏疾病晚期，患者处于肾衰竭状态。以面色黧黑、畏寒、尿频、阳痿早泄、烦热尿少、舌质淡黯、脉沉细无力为辨证要点。本证寒热虚实错杂，恶心呕吐、尿少尿闭、水肿、心悸、喘证、抽搐、肤痒、昏迷等并发症较为多见，应详查明辨。治以温补脾肾，利湿泄浊。方药用党参，丹参，黄芪，黄精，当归，淫羊藿，首乌，桑寄生，杜仲，猪苓，茯苓，制军，柴胡，川黄连，半夏，当归等。

3. 辨证特点

（1）注重脾肾：陈教授认为糖尿病肾脏疾病病本在肾，主张治疗以脾、胃、肾入手，尤以脾肾为重点。肾为先天之本，脾为后天之本，脾肾两虚则生化不足，浊毒内盛，为各种致病因素作用的最终结果，故在诊疗过程中始终注重顾脾护肾，常用黄芪、山药、生地黄、熟地黄、苍术、白术、猪苓、茯苓、淫羊藿、桂枝、附子、灵芝等。

（2）善用对药：常寒热并用，表里并行，或一阴一阳，一气一血，一脏一腑等药相配伍。临床辨证，常以苍术配玄参，或苍术配生石膏，或知母配人参以清热养阴、健脾降糖；亦常用黄芪配牛蒡子，山药配生地黄，苦瓜配苍术以益气健脾，清热降糖，消除尿蛋白。另以丹参配葛根、桃仁配当归以养血活血、生津润脉、改善血液循环；附子配大黄以温阳补肾，清热泄浊，保护肾功能。

（3）强调活血化瘀：陈教授认为本病多夹有血瘀，血瘀贯穿整个疾病的全过程，或见舌质紫黯，或有瘀点，瘀斑等，即使没有明显的血痕症状，也要在治疗过程中适当加用活血化瘀法，以调气活血。常用基本方血府逐瘀汤或补阳还五汤加减合用，或依照辨证加用丹皮、赤芍药、桃仁、红花、水蛭、益母草、丹参、当归等活血化瘀之品。

4. **中西结合**　西医认为糖尿病肾脏疾病是糖尿病的微血管病变的一种，其发生发展与血流动力学的改变、血管活性物质的异常等因素有关，陈教授从此并结合中医理论悟出本病的治疗注重活血化瘀，并用之于临床，每获良效。糖尿病肾病之水肿用西药效果不佳，中医辨证多属阳气虚衰，陈教授常用大剂黄芪针剂静滴，配合温阳利水之方，效果显著。陈教授认为糖尿病肾脏疾病多属糖尿病的晚期，病情进展较快，治疗应必须中西药合用，尤其是降血糖和降血压的西药的合理应用十分重要，降血糖除用西药胰岛素、口服降糖药之外，还配合使用一些具有降低血糖的中药如：蚕茧壳、葛根、番石榴、苦瓜、牛蒡子、黄精等，降血压的药物主要用血管紧张素转换酶抑制剂和（或）钙离子拮抗剂等，这些均可延缓发病进程，令中西药相得益彰，同时注意对患者饮食和生活起居的调养和控制，这对患者的治疗和预后有重要的意义。

十六、高彦彬

（一）个人简介

主任医师，教授，博士生导师，北京中医药大学肾病糖尿病中心主任，国家重点学科内分泌代谢科主任及学术带头人。兼任世界中医药学会联合会糖尿病学会副会长，中华中医药学会糖尿病分会副主任委员，北京中医药学会糖尿病分会副主任委员，国家发展改革委员会新药价格评审专家，国家食品药品监督管理局新药评审专家，国家自然科学基金中医药项目评审专家。

（二）学术思想

1. **病因病机**　高彦彬教授认为，消渴病肾脏疾病病位在肾，涉及五脏六

腑。病性为本虚标实，本虚为肝

肾气阴两虚、脾肾气虚、五脏气血阴阳俱虚；标实为气滞、血瘀、痰浊、浊毒、湿热等。

糖尿病肾脏疾病发病之初，病在肝肾，气阴两虚，络脉瘀结。肾主水，司开阖，消渴病日久，肾阴亏损，阴损耗气，而致肾气虚损，固摄无权，开阖失司，则尿频尿多，尿浊而甜；肝肾同源，精血互化，肝肾阴虚，精血不能上承于目而致两目干涩；阴虚火旺，灼伤目络，则眼底出血，视物模糊；肝肾阴虚，阴虚阳亢，则头晕、耳鸣，血压偏高；肝肾阴虚，络脉瘀阻，筋脉失养，则肢体麻痛。病程迁延，阴损及阳，脾肾虚衰。脾肾阳虚，水湿潴留，泛溢肌肤，则面足水肿，甚则胸水腹水；阳虚不能温煦四末，则畏寒肢冷。病变晚期，肾体劳衰，肾用失司，浊毒内停，五脏受损，气血阴阳衰败，变证蜂起。浊毒上泛，胃失和降，则恶心呕吐，食欲不振；脾肾衰败，浊毒内停，血液化生无源，则见面色萎黄，唇甲舌淡等血虚之候；水湿浊毒上犯，凌心射肺，则心悸气短，胸闷喘憋不能平卧；肾元衰竭，浊邪壅塞三焦，肾关不开，则少尿或无尿，发展为关格病终末阶段。

2. 分期辨治 高彦彬教授参照国际上糖尿病肾脏疾病分期标准，结合中医诊治糖尿病肾脏疾病的用药规律，把糖尿病肾脏疾病分为三期七级进行辨治，这不仅有助于把握疾病的动态演变规律，指导临床用药，而且便于观察治疗效果和判断预后。

3. 辨证论治 高彦彬教授认为消渴病肾脏疾病的病机特点，早期为肝肾气阴两虚、肾络瘀滞；中期为脾肾两虚、肾络瘀阻；晚期为气血阴阳俱虚、肾络瘀结、浊毒内停。治疗上，早期以滋补肝肾、益气养阴、化瘀通络为法；中期以温肾健脾、益气活血为法；晚期以益气养血、化瘀散结、通腑泻浊为法。

（1）气阴两虚、肾络瘀滞；症见：腰膝酸软，神疲乏力，少气懒言，五心烦热，咽干口燥，双目干涩，视物模糊，眩晕耳鸣，或兼心悸自汗，大便秘结，舌体胖，舌质黯，苔白或少苔，脉沉细弦。此证多见于早期糖尿病肾脏疾病。治法：滋补肝肾，益气养阴，活血化瘀。药用：太子参、生黄芪、生地黄、山茱萸、枸杞子、何首乌、丹参、川芎、谷精草等。

（2）脾肾两虚、肾络瘀阻；症见：腰膝酸痛，神疲乏力，畏寒肢冷，面足浮肿，脘腹胀满，纳呆便溏，夜尿多，舌体胖大，舌质黯有齿印，脉沉细无力；此证多见于临床糖尿病肾脏疾病。治法：温肾健脾，活血通络。药用仙茅、淫羊藿、白术、猪苓、茯苓、芡实、金樱子、生黄芪、当归、川芎、丹参、熟大黄等。

（3）气血阴阳俱虚、肾络瘀结：症见：腰膝酸痛，少气懒言，面色黧黑，唇甲舌淡，面足浮肿，呕恶欲吐，畏寒肢冷，尿少或尿闭，大便或干或溏，口干不欲饮，怕冷又怕热，舌胖有裂纹，苔白，脉沉细无力；此证多见于糖尿病肾脏疾病晚期。治法：调补阴阳，益气活血。药用生黄芪、当归、莪术、瓜蒌、大黄等。

十七、时振声

（一）个人简介

主任医师、博士生导师。中国中医药学会内科肾病专业委员会副主任委员及老年病肾虚证专业委员会副主任委员、中国中西医结合学会肾病专业委员会委员、北京中医学会理事及内科专业学会委员。香港中国针灸协会名誉顾问、河北中西医结合学院顾问、天津中医学院客座教授、国家教委老干部保健顾问等，享受国务院政府特殊津贴。

（二）学术思想

1. 病因 时振声教授认为，糖尿病肾脏疾病的病因可以归纳为素因、主因、诱因。

（1）素因：先天禀赋五脏脆弱。《灵枢·本脏》："心脆，则善病消瘅、热中"，"肺脆，则苦病消瘅、易伤"，"肝脆，则善病消瘅、易伤"，"脾脆，则善病消瘅、易伤"，"肾脆，则善病消瘅、易伤。"说明五脏弱易病消渴。时教授强调糖尿病肾脏疾病五脏虚弱之中尤当重视肾虚。

（2）主因：饮食不节，劳倦内伤是糖尿病肾脏疾病发生的主因。《素问·奇病论》云：脾瘅"此肥美之所发也，此人必数食甘美而多肥也"。《素问·通评虚实论》亦云"……消瘅……肥贵人，则膏粱之疾也"。时教授认为膏粱厚味，肥甘美食同是糖尿病肾脏疾病的主因。饮食靠脾胃运化为水谷精微而营养五脏、洒陈六腑，维持人体脏腑功能的动态平衡。若长期恣食肥甘，醇酒厚味则损伤脾胃，蕴热化燥，胃火炽盛；或湿浊停滞，伤津耗液，胃火上耗肺津，渴而多饮，发生消渴。消渴日久，下损肾阴而出现多尿、水肿。"起居有常，不妄劳作，故能形与神俱"，适度的劳动与休息，有规律的生活方式，是维持脏腑功能，强身健体的关键。若房事不节，劳倦过度则肾精亏损，虚火内生，耗损真阴，积损正虚发为肾消、水肿。

（3）诱因：感受外邪、情志不遂。《灵枢·五变》记载：六淫与情志可致消渴，"余闻百疾之始也，必生于风雨寒暑，循毫毛而入腠理，或复还，或留止，或为风肿汗急，或为消渴"。依据前人的论述，结合临床观察，时教授又提出，感受外邪与情志不遂也是本病的诱因。

2. 病机　在病机上，时振声教授认为，糖尿病的病机主要在于阴津亏损，燥热偏胜，而以阴虚为本，燥热为标。糖尿病肾脏疾病是在糖尿病的基础上发展而来，肺脾肾三脏灼热伤阴，病延日久，不仅阴伤，气亦暗耗，故临床上多表现为气阴两虚，肾虚更为突出。其病机的演变多由阴虚—气阴两虚—阴阳两虚的变化而进展的。糖尿病肾脏疾病由于病程较长，同时兼夹邪实，为虚实夹杂证。一般糖尿病肾脏疾病的邪实，有外感风寒或风热。气不化水而有水湿，湿郁化热而出现湿热，或阴虚内热与水湿相合而生湿热，气虚可以致瘀，阴血煎熬为瘀而有瘀血。水湿、湿热、瘀血等阻塞气机或情志郁结而气滞，气滞又可生痰、生瘀，肾失分清泌浊功能，浊邪日久化毒而为浊毒。诸多邪实夹杂又加重正虚，终至恶性循环，正虚邪实。

3. 分期辨治　时振声教授认为糖尿病肾脏疾病的中医辨证也应结合此三期分型。根据辨病与辨证相结合的原则认为：早期糖尿病肾脏疾病可分为肝肾阴虚、脾肾气虚及气阴两虚三型；临床糖尿病肾脏疾病则以气阴两虚为主，肝肾阴虚或脾肾气虚大都转化为气阴两虚，并可夹水湿、湿热、气滞、瘀血，正虚邪实并重，终末期肾衰竭则以气阴两虚，阴阳两虚为主，湿毒上逆较为突出。时教授强调临床上宜权衡标本缓急予以辨治。糖尿病肾脏疾病以虚（脾肾亏虚）为本，治疗亦应根据实际情况，治本补虚为主，治标祛邪为辅。脾肾气虚者，治宜健脾固肾，可以水陆二仙丹合芡实合剂加减；肝肾阴虚者治宜滋养肝肾为主，可用归芍地黄汤、六味地黄汤合二至丸化裁；气阴两虚者，则可选用桂附地黄汤、济生肾气汤、大补元煎加龟甲胶、鹿角胶、仙茅、淫羊藿等以阴阳双补。夹瘀血者可在扶正方中酌加丹参、鸡血藤、泽兰、桃仁、红花、川芎等活血化瘀之品；夹湿浊者，如湿浊上逆而恶心、呕吐、苔黄腻，可在扶正方中加黄连、竹茹，甚至先清化湿热，用黄连温胆汤或苏叶黄连汤，待呕吐止后再予以扶正；舌苔白腻者，可在扶正方中加陈皮、生姜、竹茹等，甚则先化浊降逆，用小半夏加茯苓汤以控制呕吐，吐止再给予扶正之剂。如湿浊上逆而口中有尿臭明显者，可在扶正基础上加大黄，或合并使用大黄灌肠，使湿浊外泄，症状得以缓解。夹水湿者，主要表现为水肿。轻者，仅下肢稍肿，扶正方中加牛膝、车前子、防己、赤小豆、冬瓜皮等；重者宜温阳利水，可用实脾饮、济生肾气汤，或健脾利水，用防己黄芪汤合防己茯苓汤。时老常于利水剂中加入木香、槟榔、陈皮、沉香等理气药，使气行水行，水肿迅速消退。虽然邪实中有水湿、湿热气滞、瘀血等等，但痰（湿）瘀互结则为邪实中的关键。痰瘀互结可化生水湿，可导致湿热，也可产生气滞，故糖尿病肾脏疾病以痰瘀互结为标。

4. 强调豁痰祛瘀，重视三焦气化　糖尿病肾脏疾病一般病程较长，痰瘀既是病机主线的一部分，也是其重要的病理产物，临床上适当使用豁痰祛瘀药物确可提高疗效，延缓肾功能恶化进程。根据糖尿病肾脏疾病不同的并发症状如高血压、视网膜病变、血流变学、微循环等异常指标，结合现代中药药理研究筛选对症的豁痰祛瘀药物有益于提高疗效。如糖尿病肾脏疾病兼有水肿者，由于三焦为水津代谢的通道，脏腑功能失职，脾失转输，肾失气化，肺失宣降，则三焦闭塞，津气布散障碍，以致水湿停留，临床上恢复三焦气化也甚为重要，而活血祛痰则可使血活、痰化，气机宣畅，三焦气化复常，水道自通，清浊自分。

5. 病证结合　时振声教授强调指出，糖尿病肾脏疾病的辨证论治必须注意三点：首先要重视证型的动态演变。糖尿病肾脏疾病病程较长，病情经常反复，迁延难愈。由于脏腑气血阴阳的失调，以及邪正盛衰的消长变化，其临床证型亦随之演变，如肝肾阴虚日久，阴损及气可变化为气阴两虚，而气阴两虚又可向阴阳两虚转化。因此，临床辨证必须以动态的观点，从整体把握证型演变规律，以提高辨证的准确性及辨证的论治水平。其次，要重视辨别疾病的标本缓急，灵活论治。糖尿病肾脏疾病的发展一般以正虚兼夹痰瘀互结为主，在痰瘀互结的影响下，又有水湿、湿热、气滞血瘀等诸种邪实，如治疗在祛邪过程中要中病即可。必须注意邪实伤气或伤阴，以防正虚进一步加重；在扶正的过程中如病情反复加重，有邪实表现明显者，当及早祛邪，以截断病邪阻止其深入，待邪去后再予扶正，方可转危为安。切不可混淆标本缓急及邪正的主次地位，一味地扶正或祛邪，犯"虚虚实实"之戒。再者，要避免使用肾毒性中药，以保护肾功能。研究表明，关木通、木防己、雷公藤、草鱼胆、土牛膝、苦楝根皮等中药，可能在使用不当，或机体特殊反应状态下引起肾损害，临床上最好不用。

十八、赵进喜

（一）个人简介

1965年3月生，教授、主任医师、博士生导师。现为国家中医药管理局中医内科内分泌重点学科带头人，北京中医药大学附属东直门医院内分泌科主任医师。兼任世界中医药学会联合会糖尿病专业委员会会长、中华中医药学会糖尿病分会副主任委员、北京中医药学会糖尿病专业委员会副主任委员、北京医学会糖尿病专业委员会委员。国家第三批名老中医药专家吕仁和教授学术继承人。

（二）学术思想

1. 病因病机　病因病机多为患者先天禀赋不足，或后天劳倦伤肾致肾气亏虚，肾精不固，则精微下流；或素体肾虚，气化不行，水湿内停而见尿蛋白、水肿等；或患者肝失疏泄，气机郁滞，则水液内停，日久肝体受损，肝血不足；或思虑过度，劳伤心脾，气虚不摄，精微不升而随小便排出；或过食肥甘厚味致脾胃运化无力，气血生成不足；或嗜咸味而致肾体受损；或久病失治，未及时固护肾气，或久病伤肾而致肾气亏虚，精微不固。消渴病日久不愈，阴虚热结进一步发展，形成气阴两虚，热结血瘀证。如病情持续发展，气阴两虚则发为气血阴阳俱虚，水湿内停浊毒内流，三焦气机闭塞，出现尿少、胀满、呕吐、二便闭塞等危重症。久病入络，气阴耗伤，炼液成痰，血耗致瘀，痰瘀互结，阻于络脉，气滞而生癥聚，日久乃成癥积。

2. 辨体质因素论治　赵教授在《伤寒论》阴阳学说指导下，形成三阴三阳辨证观点，把人体生理功能划分为三阴三阳六大系统。根据各系统的不平衡，把人群划分为三阴三阳六类体质，结合患者体质探讨易患哪种并发症，做到早预防、早发现、早治疗。他认为糖尿病并发症虽较多，和患者体质有关，如果在糖尿病早期治疗用药干预，或从患者体质辨治，并发症发生的时间及程度会推迟和减轻。他认为本病患者多为少阴或厥阴体质者。少阴体质者素体肾虚或后天失养，房事不节，或久病伤肾所致。患者平素形体消瘦，善思，有失眠倾向，双目干涩，五心烦热，潮热盗汗，性功能障碍，小便黄、大便干、舌红、苔少，脉细数。厥阴体质者多因阴虚阳亢，肝阳上扰所致。平素性急易怒，并见头晕，视物昏花，面部烘热，腰膝酸软，头痛，甚则呕血、泄泻，易合并高血压，发展为糖尿病肾病等。

3. 分期辨证

赵教授按糖尿病肾脏疾病的进程，分为早、中、晚3期治疗。

（1）早期分为本虚证3型，标实证6型治疗：

1）本虚证：①阴虚型：多伴有气虚证，包括肝肾气虚阴虚证、肺肾气虚阴虚证等。治以益气养阴，祛瘀护肾，方用六味地黄丸、四君子汤、参芪地黄汤、二至丸、清心莲子饮等加减。②阳虚型：亦多伴气虚证，包括脾肾气虚阳虚证、心肾气虚阳虚证等。治以益气温阳，祛瘀护肾，方用济生肾气丸、人参汤、水陆二仙丹、五苓散等加减。③阴阳俱虚型：多气虚、阴虚、阳虚诸证并存，包括肝脾肾阴阳俱虚证、心脾肾阴阳俱虚证等。治以益气、滋阴、助阳、散瘀结、保肾元，可选用黄芪汤、金匮肾气丸、右归丸、二仙汤、五子衍宗丸等方加减。

2）标实证：①血脉瘀结型治以化瘀散结，方用桃红四物汤、下瘀血汤、丹参饮等加减。②气机郁滞型治以理气解郁，方用四逆散、五磨饮子、柴胡疏肝散等加减。③痰湿阻滞型治以化痰除湿，方用二陈汤、指迷茯苓丸、白金丸等方加减。④胃肠热结型治以清泄热结，方用黄连解毒汤、增液承气汤、升降散等加减。⑤脾胃湿热型治以清热化湿，方用黄连平胃散、三仁汤、四妙散、茵陈蒿汤等加减。⑥肝经郁热型治以清解郁热，方用小柴胡汤去法半夏加天花粉，结实者可用大柴胡汤。早期患者普遍存在气虚、肾虚证，治疗时应注重益气和祛瘀。

（2）中期分为本虚证3型（同早期），标实证8型（即早期6型加水湿泛溢型和饮邪内停型）。水湿泛溢型治以利水渗湿，方用五苓散、五皮饮等加减。饮邪内停型治以通阳化饮，方用五苓散、真武汤等加减。

（3）晚期分为本虚证3型（同早期），标实证12型（即中期8型加湿浊停滞型、浊毒伤血型、虚风内动型、浊毒伤神型）。湿浊停滞型治以泄浊和胃、化湿解毒，方用苓桂术甘汤、茯苓甘草汤、二陈汤、木防己汤、葶苈大枣泻肺汤等加减。浊毒伤血型治以泄浊解毒，凉血止血，方用犀角地黄汤、大黄黄连泻心汤等加减。虚风内动型治以养血柔肝，平肝息风，方用芍药甘草汤、桂枝加龙骨牡蛎汤等加减。浊毒伤神型治以泄浊解毒，醒神开窍，方用大黄甘草饮子、菖蒲郁金汤、玉枢丹等加减。

十九、倪青

（一）个人简介

主任医师，教授，硕士生导师。国家中医药管理局"全国中医糖尿病专病医疗中心"及"北京市中医糖尿病诊疗中心"执行主任、国家中医药管理局"中医内科内分泌重心学科"学科带头人助理及后备学科带头人。中国糖尿病防治康复促进会副会长、中国中西医结合学会青年工作委员会主任委员、北京中西医结合学会糖尿病专业委员会副主任委员、北京中医药学会糖尿病专业委员会副主任委员、中国中西医结合学会内分泌专业委员会常务委员兼秘书、中华中医药学会甲状腺疾病分会委员、北京中医药学会科普专业委员会委员等。

（二）学术思想

1. 病因病机　糖尿病肾脏疾病是相当于消渴病并发或伴发水肿、尿浊、关格等，多为消渴日久发展而成。其发病与禀赋不足、饮食不节、年老体衰等因素有关，病位在肾，涉及五脏六腑，病机为本虚标实之证，本虚为气阴两虚、脾肾气虚、五脏气血阴阳俱虚；实为血瘀、痰浊、水湿、浊毒等。临床多虚实互见，其发展规律为燥热伤津耗气—阴虚（气虚）—气阴两虚—阴损及阳，阴阳两虚，而瘀血、水湿、痰浊等标证贯穿糖尿病肾脏疾病的整个发展过程。

2. 注重"浊毒性"　倪青教授在糖尿病肾脏疾病的治疗中注重其"浊毒性"并采用分步分阶段病证结合治疗糖尿病肾脏疾病。倪教授认为糖尿病肾脏疾病以邪毒损伤肾络为其病机核心也，消渴病气阴两虚日久不愈，阴损及阳，以致出现血脉瘀阻之象，继而邪毒内生，出现"浊毒"，尤其是在糖尿病肾脏疾病的中后期，在治疗中要尤其注意"浊毒性"。

倪教授在治疗中针对"浊毒性"常采用通腑泄浊的办法，在治疗中多加用解毒清热活血之物如大黄、蒲公英、红花等。糖尿病肾脏疾病患者微观指标肌酐、尿素氮等升高，属于中医中"浊毒"的范畴。治疗中建议患者保持大便不成形，每日3-4次，以降低体内肌酐和尿素氮的水平。

3. 分期辨证　倪教授结合西医治疗糖尿病肾脏疾病的分期，根据其微观指标、临床症状等将其分为糖尿病肾脏疾病的早期、中期、后期。

早期患者以气阴两虚为主，瘀血痰浊内阻为其标实，涉及脏腑以肝肾为主，治疗时从益气养阴，滋补肝肾，活血化瘀为治则，常用方剂如参芪地黄汤等加减，配以健脾养血活血、活血化瘀通络的对药，常用药物有生黄芪、山药、太子参、炒白术、麦冬、天花粉等。蛋白尿的出现，是糖尿病肾脏疾病临床诊断的标志，患者出现微量白蛋白尿，为糖尿病肾脏疾病早期的临床表现。患者糖尿病时间尚短，可偶尔、间断出现微量白蛋白尿现象，可出现轻微浮肿现象。中期患者以脾肾两虚为主，涉及脏腑以脾肾为主，治疗时补益脾肾、祛湿化痰、活血化瘀为治则，常用方剂如当归芍药散、藿朴夏苓汤等加减，并配以健脾祛湿化痰、益气活血化瘀的对药，常用药物有当归、芍药、女贞子、旱莲草、枸杞、黄精、杜仲、牛膝等。水肿的出现常常是糖尿病肾脏疾病病情加重的重要标志。当患者出现明显水肿，白蛋白持续存在的情况，可以考虑其是否为糖尿病肾脏疾病中期。

后期患者一般病程较长，并发症较多且重，常常出现阴阳气血俱虚之象，脏腑功能均有受损，水湿内毒泛滥，治疗时以温阳化气、化湿利水、活血化瘀为治则，加用健脾补肾活血利水对药，常用方剂如自拟益气滋肾活血汤、自拟温阳健脾汤等；常用药物有附子、干姜、桂圆、阿胶、当归、太子参、山药、水蛭、地龙、丹参、三棱、莪术等；当患者出现糖尿病病程时间较长，尿白蛋白持续＞500mg/d并伴有水肿及高血压加重，同时合并其他微血管病变如眼底病变、冠心病等，应考虑其是否为糖尿病肾脏疾病后期。

二十、熊曼琪

（一）个人简介

广州中医大学首席教授、博士生导师。曾任广州中医药大学第一临床医学院糖尿病研究所所长、中国中医药学会理事、中国女医师协会理事、中国中医药学会糖尿病分会副主任委员会、中国中西医结合学会糖尿病专业委员会副主任委员及广东省中医药学会糖尿病专业委员会主任委员等职。

（二）学术思想

1. 强调辨病分证，重视六经辨证　熊教授致力于弘扬张仲景学说，积极开展经方的临床运用。她十分重视辨病分证、辨证论治；辨病时注重动态观念，病下分证以补充。证在病中处局部和从属地位，要受病的制约，若只作证的诊断而不作病的诊断是片面的。她认为张仲景确立的辨病分证的诊治思想，使整体与局部、共性与个性、动与静有机地结合，从不同角度、不同层次揭示疾病的本质，体现了中医诊断的完整性，治则的原则性和灵活性，理法方药的一致性和连贯性。熊曼琪教授积极倡导对六经的传变及各经内部各证之间相互转变关系的研究，通过对大量病例进行长期动态观察，应用现代数学知识及计算机技术，使六经传变及各经内部各证型之间相互转变关系数字化，以达到精确地预测疾病的预后转归的目的，同时达到辨证规范化、客观化、标准化，便于经验交流和经验推广。

2. 糖尿病肾病的治疗　熊教授认为肾气虚衰为糖尿病肾脏疾病之本，气阴不足为主要病机，日久阴损及阳，阳气虚衰。虚在脾、肾，实为水湿、痰饮、瘀血。故治疗可予以温肾化气，利水消肿。临床运用济生肾气丸可改善症状和实验室指标。为达到降低血糖和防治肾病协调作用，熊教授在加味桃核承气汤基础上改良研制出三黄糖肾安片（大黄、桃仁、桂枝、玄参、熟地黄、黄芪、益母草等），对于糖尿病肾病早期水肿尚未形成之时"虚与瘀"的特点，三黄糖肾安片益气养阴滋肾、活血祛瘀，对早期肾脏病变的形态结构及功能具有良好改善作用。

二十一、彭万年

（一）个人简介

教授，博士研究生导师。兼任教育部学位与研究生教育发展中心学位论文质量评审专家；国家中医药管理局中医药科技咨询与评审专家库专家。

（二）学术思想

1. 病因病机　彭教授认为脾肾不足、痰湿、湿热、瘀血皆为糖尿病肾脏疾病病机的重要方面，其中肾气虚损，肾阳不足、阴阳两虚是消渴肾脏疾病病机矛盾的主要方面。消渴病病机不同的起始环节皆可引起脾胃虚损，如病情持续，可进一步出现肾气虚损，肾阳不足，阴阳两虚的症状。而消渴肾病往往是消渴症状长期持续、不能治愈的结果。当患者出现典型的肾病症状时常处于消渴病程的中晚期，为病情严重的阶段。所以消渴肾病的病机常常不具有消渴病机起始环节的特点，而以病情发展后的肾气虚损、肾阳不足、阴阳两虚症状为主。因此肾气虚损、肾阳不足、阴阳两虚是消渴肾病病机的核心，是消渴肾病矛盾的主要方面。

彭教授认为糖尿病肾脏疾病在病位上应强调以脾肾为中心，余脏协同的脏腑观。阴阳两虚即为主要病机，而肾内蕴藏元阴元阳，病位在肾有其生理依据；消渴病病因分为先天因素和后天因素，脾肾为先、后天之本，先、后天之本强，则抵抗先后天致病因素之力亦强，脾肾健则身体康；消渴病本身就是水液代谢障碍性疾病，脾肾为人体津液代谢的关键，脾肾功能恢复则水运正常；消渴肾病表现为疲倦乏力、纳差、睡眠质量下降，腰酸，怕冷，自汗，水肿，小便清长或短小，大便稀溏或干结，舌淡，脉迟、弱等，上述症状主要责之于脾肾阳虚。所以无论从生理、病因、病性、症状上看消渴肾病以脾肾为主要病位，以脾肾虚损为病机主要内容。

2. 分型分期辨治糖尿病肾病 彭教授强调糖尿病肾脏疾病应分型分期相结合，认为消渴肾病中肾气虚弱、肾阳不足、阴阳两虚是病机矛盾的主要方面，湿、痰、瘀为矛盾的次要方面。在病位上强调以脾肾为中心，在治疗思维上以脾肾两虚为主线，在此基础上进行消渴肾病早、中、晚三期分期。

彭教授认为糖尿病肾脏疾病的治疗方案应把病机主线与病期相结合，即以脾肾两虚为主线，在此基础上进行分期。这样既可以把握住病机矛盾的主要方面，又能增强治疗与病期的吻和度。

一期为消渴肾病早期，以脾肾气阴两虚为主，可兼有瘀血、痰饮、水湿、气郁。以四君子汤合六味地黄丸为基础进行加减化裁，如兼瘀血加三七、丹参，兼气郁可加四逆散，兼痰饮可加陈皮、半夏，兼水湿可加玉米须、车前草、泽泻等。

二期为消渴肾病中期，以脾肾阴阳两虚为主，兼有水湿、瘀血、痰饮。以四君子汤合真武汤或八味肾气丸加减，兼瘀血加三七、丹参，兼水湿加黄芪、玉米须、车前草、泽泻等味药，也可依证加苓桂剂群、五苓散方剂。

三期为消渴肾病晚期，以脾肾阴阳两虚重证为主，有明显的瘀血、水饮痰湿的表现。以理中汤合四逆汤类方加减。瘀血明显时可增加桃核承气汤、抵当汤、抵当丸、当归四逆汤等，水饮痰湿明显时可增加苓桂剂群、真武汤、五苓散等。

第七章　中西医治疗糖尿病肾脏疾病的科研进展

　　糖尿病肾脏疾病既是糖尿病的常见并发症之一，也在肾病中占据重要的位置。糖尿病肾脏疾病的发病机制非常复杂，因其涉及的人体生物代谢的分子层面，故对其研究也是比较困难的，至今尚无明确的发病机制。现在多数研究表明，糖尿病肾脏疾病的发病机制多与遗传、糖代谢异常、脂代谢异常、微循环障碍、细胞因子作用、炎症作用、激肽释放酶-激肽系统等有关。目前研究主要集中在糖尿病肾脏疾病与糖尿病、糖尿病肾脏疾病的治疗、糖尿病肾脏疾病合并高血压及其他危险因素、保护延缓肾衰竭等方面。

　　中医药治疗糖尿病肾脏疾病具有独特的优势，无论是单方、复方，还是中西医结合治疗都具有很好的疗效。现代医家对于中医药治疗糖尿病肾脏疾病的作用疗效及机制进行了深入的研究，结果显示中药具有调节糖脂代谢紊乱、改善肾脏血流动力学、保护足细胞、调节血管活性物质及细胞因子、抑制炎性反应等作用。

　　这些研究产生了大量的文献及数据，对这些海量增长的医学文献，通过传统手工检索的方法已经无法准确及时地捕捉到学科发展的脉动，客观上要求产生一种新型、高效、科学、准确且直观的方法，以此来揭示学科的知识结构和演进过程。以往传统的文献计量学方法多解决的是"极值"和"排序"类问题，却难以解决文献数据中存在的"结构"类问题，如大规模文献数据中复杂的作者、机构合作关系、研究主题的结构及演化、研究领域潜在的发展趋势等问题；而且其统计数据图形不能基于内在统计数据表现机理，无法满足多维统计数据表现和分析的要求。而科学知识图谱的出现，正是迎合了科学和时代发展的需要。它以准确的图像视觉表达为我们直观的呈现了科学的框架结构和发展脉络，特别是研究热点和前沿领域。

　　我们运用知识图谱方法，系统梳理国内中医药及国外西医治疗糖尿病肾脏疾病领域的文献，揭示该领域发展脉络，找到核心的学科领军人物及研究单位，力图清晰、准确地揭示其知识领域结构，发现该领域研究热点、研究前沿及发展趋势。这对我们追踪和选择国际科技研究前沿、探索和制定科技发展战略及政策具有重大而深远的实际意义。同时对于中医药文献，运用大数据研究方法，深入挖掘中药、症状、证候等关系，进一步揭示中医药治疗糖尿病肾脏疾病的潜在规律，为进一步中医药临床及基础研究提供理论依据。

第一节　知识图谱的概念及应用领域

一、概念

科学知识图谱，亦称知识图谱，是显示科学知识的发展进程与结构关系的一种图示，是显示科学知识的发展进程与结构关系的一种方法，即在文献分析的过程中，通过对数据库中目标文献的时序和被引状况的数据统计，形成可视化的图谱，从而归纳相关领域的国内外研究热点和核心词汇，进而揭示文献研究的发展趋势。在目前大数据时代，网络信息数据范围广、数量大，科学知识图谱基于学术数据库，将现代科学技术知识中的复杂领域，通过数据挖掘、信息处理、知识度量和图谱绘制显现出来，使研究人员及读者能通过可视化的图像直观地了解某研究领域的主体信息。

二、应用领域

目前知识图谱成为科学计量学、管理学等领域的研究热点。在国内外医学、经济管理、教育、图书情报以及新兴的科技发展等领域的研究中应用广泛。在我国相关文献的研究中，知识图谱亦广泛应用于医学、农业、史学、图书情报等领域。知识图谱通过多种分析手段判断分析文献所涉领域、可以揭示学术领域以及专业内容的内在联系和结构特点，反映其从事的学科专业之间的关系从而归纳出学科发展领域的理论及变化趋势。

（一）医学领域

知识图谱在医学领域的应用主要聚焦在生物医学研究、医学教育、医疗卫生管理等方面。使用文献定量分析绘制知识图谱的方法，将医学信息学研究领域的文献进行分类、主题筛选、国内外比较和离散度分析，最终得到直观的文献数据可视化结果，揭示出该学科的发展路径和研究热点，从而预测医学研究领域的发展趋势。

在研究分析内容方面主要体现在：①根据基础医学与临床医学研究主题的时序分布，为医学研究人员提供医学学科前沿研究报告；②将医学研究与医务工作成果分类，对近年来热点主题的发展和规划进行评估；评价医学研究和医务工作的作用和缺点；③在现有医疗措施及数据贮存和信息加工程序下，挖掘现存卫生制度下医学情报流通系统中的弊病，提取当前医学领域近年来不断涌现的新兴主题，从而提高医学计划和医学决策的质量；④对病人的身体状况、医疗环境，病例以及治疗效果进行智能化和可视化设计，对病人诊治的个性化提供依据，对相关病例的发展与防治领域的研究前沿进行文献追踪。从而为医生诊断和治疗病人时提供有用的信息，及分析与评价卫生保健质量等。

（二）其他领域

通过对国内现有学科体系结构可视化研究文献的统计，发现主要集中在以下几个学科领域：图书馆、情报与文献学，管理学，以及教育学、体育学、经济学、统计学和工程技术领域等。其中，图书馆、情报与文献学，经济与管理学两大研究领域的成果最为丰富。

1. 经济与管理领域　国内常以Web of Science和中国知网收录的文献作为数据来源，综合使用引文网络分析工具CiteSpace、文献题录信息统计分析工具SATI以及社会网络分析工具UciNet，绘制经济与管理领域研究热点与前沿知识图谱。对经管领域中国内外文献年度累计发文量、主要研究作者、核心机构和国家以及高被引和同被引文献作对比分析，从而对管理领域的前沿发展趋势进行研究。

2. 图书情报领域　在图书情报分析领域，常使用文献计量学方法结合信息管理相关方法，对学术文献进行全面、系统的数据分析。对关键词组合获取数据，对数据库的数据进行初步数据清洗，对年度文献发表量进行统计，分析目前图书情报领域学科所处发展阶段；同时对文献出处、高被引和同被引期刊、核心国家和作者进行研究，划定图书情报领域影响力较大的期刊；其次对研究机构与作者情况进行统计分析，研究该领域的学术领先机构与知名作者。而对高频关键词时空分布、实证分析及其政策理论演变进行了研究，可展现该领域发展情况及研究热点分布。

3. 教育领域　近年来，科学知识图谱在国内外教育领域文献研究中的应用日趋广泛。在教育领域的文献可视化分析中多采用科学知识图谱可视化方法，运用CiteSpace软件，从相关文献中检测文献的被引频次，总结出近年来一直被提及并研究的教育领域热点核心词汇，分析频次的高低和变动趋势；以此方式直观显示出相关文献的被引关系，确定教学课程与教学理论的研究前沿，对其中的关键词和热点词汇进行数据可视化分析，绘制领域研究前沿的知识图谱，从而提取出教育领域高频被引关键词，展现新世纪十余年我国课程与教学论研究热点领域和新兴发展领域，归纳出热点词汇和新兴词汇的突现词。

4. 新兴的相关科技领域　科学知识图谱可以探测、识别、发现新兴科技领域的文献分布趋势和新兴主题，并对已提取的新兴主题进行分类、研究，与学科内各研究领域的聚类情况作对比，进而发现各领域的热词、有影响力的作者、机构和国内外重要文献。在新兴科技领域文献主题研究工具的创新方面，科学知识图谱可以对数据库中收录的新兴主题研究文献进行收集，从文献计量学的角度进行定量分析；利用CiteSpace对核心国家、机构以及作者之间的合作关系做出对应的文献可视化图谱；及利用CiteSpace对文献的关键节点文献进行研读和分析，最终生成该研究领域研究主题的聚类图、时序图，以此为参考对研究内容及现状进行分析和预测。

三、知识图谱的方法及常用工具

（一）研究方法

在国内学科体系结构可视化研究中，主要包括三大类研究方法，即共现分析、共引分析、多元统计分析。

1. 共现分析　共现分析，又称为共词分析，指两两统计一组关键词在同一篇文献中出现的次数，以此为基础，对这些词进行多元统计分析，从而反映出这些词之间的亲疏关系，进而分析这些词所代表的学科或主题的结构与变化；对文献第一作者所在单位进行共现分析，可以显现出某学科领域一些高产的研究机构；对某个学科与其上位学科中的其他子学科，或者与一般性相关学科的共现分析，可以显著的展现学科之间的相互关联性，对学科定位与学科划分起到提示作用；作者共现分析，一般称为合著者网络分析，是在某一学科研究领域中，一位作者与其他作者合著关系的网络化体现，合著者网络分析可以识别学科研究中的合作情况。

2. 共引分析 由美国科学计量学家Henry Small在1973年提出，指两篇或两篇以上的文献同时被别的文献引用的现象。一般可以利用多元统计中的聚类分析和多维尺度分析对共引矩阵进行数据挖掘，从而得出某一学科的研究特点、研究方向的关联性以及该学科学者关注的热点问题等。之后，共引分析的概念和思想被推广到与文献相关的其他特征对象上，形成各种类型的共引概念，如期刊共引分析、作者共引分析等，其原理及实施步骤与文献共引分析基本相似。

3. 多元统计分析 是一种综合分析方法，它能够在多个对象和多个指标互相关联的情况下分析它们的统计规律，包括多元正态分布及其抽样分布、多元正态总体的均值向量和协方差阵的假设检验、多元方差分析、直线回归与相关、多元线性回归、主成分分析与因子分析、判别分析与聚类分析等。在学科结构可视化研究中，具体常用到多维尺度分析（Multidimensional Scaling）、聚类分析（Cluster Analysis）和因子分析（Factor Analysis）三种方法：多维尺度分析是一种探索性的数据分析方法，它将含有多个变量的大型数据压缩到一个低维空间，形成一个直观的空间二维（或三维）图形，以空间中的点表示变量之间的潜在规律性联系；聚类分析是一种建立分类的多元统计分析方法，它能够将一批变量根据其诸多特征，按照性质上的亲疏程度在没有先验知识的情况下进行自动分类，产生多个分类结果；因子分析是一种寻找潜在支配因子的模型分析方法，其作用是分析可观测到的多个原始变量，找出数目相对较少的、对原始变量有潜在支配作用的因子。当然，在进行学科体系结构可视化研究中，很多时候并不是一种或一类研究方法的单独使用，而往往是针对不同研究对象，利用不同研究工具的综合、交叉体现。比如，我们经常见到的共词分析（关键词共现分析）、共引分析等往往要借助SPSS软件进行多元统计分析；在全面揭示学科基础、研究主体和研究进展时，就需要同时运用更多的研究方法。

（二）绘制工具

目前比较知名的知识图谱绘制工具主要有Cite Space、Ucinet、VOSviewer、Bibexcel、SPSS和Histcite等，其中CiteSpace是目前最常用的工具。CiteSpace为由美国德雷塞尔大学（Drexel University）教授陈超美博士开发，借助Java平台运行，具有强大的文献分析功能，可构建三种可视化模式：

聚类视图，时间线和时间区域模式，适合进行多元、分时、动态复杂网络分析的免费可视化知识分析工具。Bibexcel是瑞典科学家Persson开发的软件，具有强大的分析功能强大，可从WOS、PUBMED等众多数据库中读取、简化和规范化数据，但是它的可视化功能弱，故而常常用于知识可视化前期的数据预处理。SPSS可用于构建因子分析、聚类分析及多维尺度分析。Ucinet常用来分析与展示知识间的关系。VOSviewer具有强大的图形展示功能，可用于大规模数据样本的分析，但它数据预处理需要外部程序执行。Histcite适用于WOS数据分析，可突出高被引文献并且按年代排列，同时可分析文献的互引情况。

（三）绘制流程

既往有学者将绘制流程分为6部分：提取数据、定义分析单元、选择方法、计算相似度、布局知识单元和解释分析结果；亦有人主张将其分为7部分：数据检索、数据处理、网络提取、标准化、作图、分析和可视化。概而言之，数据检索、数据处理是知识图谱绘制的基础，进而运用软件分析最终完成图谱绘制。

1. 数据检索　　数据检索是知识图谱构建的基石，准确而有效的检索数据对结果有直接影响、目前国内常用的数据库主要有：中国知识基础设施工程数据库（CNKI）、万方数据库（WFD）、中国科学引文数据库（CSCD）、维普资讯中文期刊服务平台（VIP）等，目前新版中国知网自附可视化的分析功能。国外常用的数据库有：Pub of Med、Embase、Web of Science、Cochrane Library等。

2. 数据分析与处理　　知识可视化的质量、合理性和可靠性很大程度上依赖于所用数据的精确性和全面性。从数据库检索出原始数据需要经过系列预处理才能分析，例如改正字符错误，统一或增补国家和机构名等。

大部分知识图谱定义的模式主要有Domain（领域）、Type（类别）和Topic（主题，即实体）。绘制可视化知识图谱，对数据往往需要标准化与简化。标准化常常通过数据间的相似度测量，主要有两大类：一是集合论方法，包括Cosine、Pearson、Spearman、Ochiai指数和Jaccard指数；二是概率论方法，主要有合力指数和概率亲和力指数。简化分析包括因子分析、多维尺度分析、自组织映射图（SOM）、寻径网络图谱（PENET）、聚类分析、潜在语义分析等。

3. 可视化与解读　　在知识图谱的解读过程中，常常需要对图谱进行相应操作，包括浏览、放大、缩小、过滤、查询、关联和按需移动等。解读方法主要有：历时分析、突变检测、空间分析和网络分析。历时分析即从时间角度对系列知识单元的模式、趋势、季节性和异常分析，认识现象的本质。突变检测为通过检测短时间内知识单元的急剧变化，分析知识的前沿趋势，发现知识演变的转折点和焦点。空间分析主要分析知识的空间分布，明晰知识的地理位置关系。网络分析一般借鉴社会网络分析理论，对知识节点及其关系进行测定，相关指标有中心性分析、凝聚子群分析、核心-边缘结构分析。

（四）主要功能

1. 识别研究热点与前沿 识别研究热点的方法有很多，如词频统计分析法（以高频关键词反映研究热点）、词共现法（以共现频繁的词聚类反映研究热点主题）和共被引聚类方法（以比较大的聚类反映研究热点主题），其中共被引聚类方法是常用的方法。

2. 展示学科研究前沿 通常研究前沿是近几年刚兴起的具有前瞻性、先导性和探索性的研究领域或主题，而研究热点是指一定时期内大家关注比较多的、稳定集中的研究领域或主题，两者有一定交叉。因而从高频关键词、前沿术语、文献和引文聚类的时间演化来探寻学科或领域的研究前沿。

3. 识别核心作者群及其之间的互引关系 通过作者共现或共被引分析，能够识别出一个学科或领域的核心作者群及其之间的合作强度和互引关系。除此之外，通过了解聚类内作者的研究主题，能够发现一个学科或领域的知识结构和研究热点。同时，通过作者共现或共被引聚类的时间演化图谱，能够发现学科或领域的研究前沿。

第二节 基于可视化分析的糖尿病肾脏疾病西医研究进展

一、数据来源及处理

（一）数据来源

检索电子数据库：Web of science（Web of Science TM Core Collection）（2014年1月~2017年3月）、中国学术期刊全文数据库（中国知网）（2014年

1月～2017年3月），中文检索词有"糖尿病肾病""糖尿病""肾病""糖尿病肾脏疾病"，并且NOT"中医""中药""针灸""中西医""中医药""中西药"；英文检索词有"diabetic kidney disease""diabetic nephropathy""diabetic renal disease"，并且NOT"prescription""herbs""Chinese medicine""decoction"。人工检索排除含"赤芍药""五味子""地龙""六味地黄""黄芪""冬虫夏草""枸杞"等的文献，剔除重复文献、会议通知、科普宣传、人物专访等，共9093篇，所有检索均截至2017年3月。

（二）数据处理

1. 数据转化　中国学术期刊全文数据库（中国知网）数据于文献管理中心导出，选择"refworks""Endnote"格式，导出文献命名为CiteSpace V需要的格式"Download_XXXX"，导出的文献记录中包含的信息有作者、研究机构、题名、发表年份、关键词、摘要、期刊、卷次和起止页码。新建input文件夹保存原始数据，output保存转换后的数据，导入CiteSpace进行数据转换，将Refworks格式文件转换为Cite Space V可用的download_XX.txt格式。Web of science（Web of Science TM Core Collection）数据，导出另存为"save to other Formats"，选择"Plain Text""Full Record and Cited References"格式，导入CiteSpace V进行数据转换。

2. Cite Space V软件设置　时间分区（Time Slicing）：自2014至2017；节点类型（Node Types）：分别选取作者（Author）、机构（Institution）、关键词（Keyword）；阈值（Top N% per slice）：节点类型为作者时选择30%，以将核心作者全部纳入可视化图谱；节点类型为机构时选择100%，以分析整个研究领域的机构分布情况；节点类型为关键词时选择30%，以分析该领域的主要关键词。

3. 数据可视化　数据可视化分三次对已有数据进行可视化，节点类型分别选择作者（Author）、机构（Institution）、关键词（Keyword），分别得到糖尿病肾脏疾病的文献作者、研究机构和关键词的共现视图，包括聚类视图和时间视图两类。

二、数据分析及结果

（一）糖尿病肾脏疾病的研究主体分析

1. 发文作者分析　糖尿病肾脏疾病研究的不断发展，与该学科学者们的努力和推动密切相关。Cite Space V软件绘制的主流学术群体知识图谱，能直观地展示糖尿病肾脏疾病研究代表人物。通过对纳入研究的文献作者进行共现分析，可以了解糖尿病肾脏疾病研究人员的发文、分布与相互间合作情况，进而了解该领域的主要研究方向与发展趋势。糖尿病肾脏疾病研究的作者共现图谱为聚类视图，在作者聚类视图中，可以了解该领域的学者和研究团队的分布情况，以及各学者与团队间的合作情况。

如表6-1所示，国内作者如汪年松、王芳、李静、刘志红、张丽等是高频发文作者，对糖尿病肾脏疾病进行了一系列深入研究。图6-1所示聚类分析，形成3个大小不同的多个自然聚类，表示该领域有多个研究团队。学术团体1，以汪年松为代表；学术团体2，以刘志红为代表；学术团体3，以李静为代表。核心作者主要集中在3个自然聚类中。同时聚类知识图谱显示各团队内合作比较多，但不同团队间合作较少。

汪年松是糖尿病肾脏疾病研究的高产作者，发表文献共24篇，主要得到国家自然科学基金、上海科技发展基金支持，该团队中尚有李英、李莉、张莉、许涛、刘丽梅、盛晓华、张涛等研究员，团队主要研究方向为终末期糖尿病肾脏疾病及相关生物标志物的研究进展。王芳发文量为18篇，平均每年度发表文献6篇，主要获得国家科技支撑计划的支持。该团队中研究员尚有张丽丽、黑小杰、郭宁宁等，主要研究方向为早期糖尿病肾脏疾病的临床研究。以李静为核心的研究团队，主要成员包括刘佳、王艳、任伟、李兴等，该团队主要获得广东省医学科研基金支持，主要研究方向为糖尿病肾脏疾病血浆蛋白组学的研究。刘志红共发表文献15篇，该团队中包括安玉、蒋松等研究员，主要获得国家自然科学基金、国家科技支撑计划、江苏省自然科学基金的支持。该团队研究方向主要为代谢组学、基因表达数据分析及尿微量蛋白。作者张丽发文共12篇，主要获得国家自然科学基金、山东省归国留学人员科研基金支持，主要研究方向为糖尿病肾脏疾病与血浆脂肪细胞型脂肪酸结合蛋白（FABP4）、腹腔脂肪型丝氨酸蛋白酶抑制剂（Vaspin）等相关性的研究。

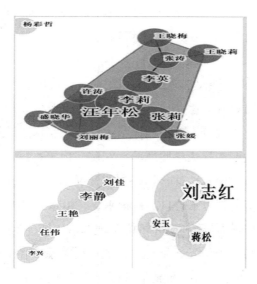

图6-1　主要研究团队

表6-1　作者发文量列表（频数≥10）

序号	作者	频数
1	汪年松	24
2	王芳	18
3	李静	17
4	刘志红	15
5	张丽	12
6	徐勇	11
7	张莉	11
8	李伟	11
9	张燕	11
10	李莉	11
11	叶山东	10

　　2. 研究机构分析　　研究机构是科学研究的阵地，对研究机构进行可视化分析，可以了解一个学科领域研究机构的分布情况和主要研究阵地。我们对纳入研究的研究单位进行整理，发文机构是某大学二级院所及附属医院的，统一

归类为某大学；医院内也不再划分详细科室，同一机构不同名称（曾用名称）统一为现用名称。对CNKI糖尿病肾脏疾病文献可视化分析，表6-2列举发文量≥6的研究机构。图谱显示，山西医科大学、泸州医学院附属医院、内蒙古自治区人民医院、中国医科大学附属第一医院、上海交通大学附属第六人民医院、安徽医科大学附属省立医院、吉林省人民医院为主要研究机构。其中发文量大于10的主要研究机构分别是山西医科大学、泸州医学院附属医院、内蒙古自治区人民医院、中国医科大学附属第一医院、内蒙古民族大学附属医院。山西医科大学发文量位居榜首，达15篇，主要资助基金为山东省归国人员留学基金、国家自然科学基金、山东省自然科学基金、山东省科技攻关计划。

利用Cite Space V软件绘制研究机构共现图谱（图6-2），圆形节点代表研究机构，节点大小与该机构发文量相关，成正比关系，各节点间的连线表示合作发表论文情况。图谱连线情况显示各研究机构相对独立，各机构间合作较少。图6-5示河北省人民医院、上海交通大学第六人民医院、河北医科大学、上海交通大学附属第一人民医院合作较多，余研究机构合作较少。

Web of Science糖尿病肾脏疾病文献可视化分析，表6-3示发文量最多的为山东大学，总发文量为79篇，发文量超过40的研究机构共有20所，分别为：山东大学（Shandong University）、上海交通大学（Shanghai Jiaotong University）、中国医科大学（China Medical University）、中山大学（Sun Yat Sen University）、Baker心脏及糖尿病研究中心（Baker IDI Heart and Diabetes Institute）、悉尼大学（University Sydney）、吉林大学（Jilin University）、格罗宁根大学（University Groningen）、密歇根大学（University Michigan）、莫纳什大学（Monash University）、哈佛大学（Harvard University）、中南大学（Central South University）、赫尔辛基大学（University Helsinki）、北京大学（Peking University）、南京医科大学（Nanjing medical University）、范德堡大学（Vanderbilt University）、延世大学（Yonsei University）、安徽医科大学（Anhui medical University）、多伦多大学（University Toronto）、南方医科大学（Southern Medical University）。该20所大学中，排名前三的均为中国大学研究机构。共有10所中国大学研究机构位列其中，分别是山东大学、上海交通大学、中国医科大学、中山大学、吉林大学、中南大学、北京大学、南京医科大学、安徽医科大学、南方医科大学。美国有密歇根大学、哈佛大学、范德堡大学3所大学位列其中；澳大利亚共有3家机构，分别是悉尼大学、莫纳什大学及Baker心脏及糖尿病研究中心，荷兰、芬兰、韩国、加拿大各占一家研究机构。文献发文量超过30的尚有11家，包括华盛顿大学（University Washington）、宾夕法尼亚大学（University Penn）、复旦大学（Fudan University）、哥本哈根大学（University Copenhagen）、加图立大学（Catholic University Korea）、加利福尼亚大学（University Califonia San Diego）、西南大学（Northwestern University）、华中科技大学（Huazhong University of Science and Technology）、Steno糖尿病中心（Steno Diabetic Center）、温州医科大学（Wenzhou Medical University）、海德尔堡大学（Heidelberg University）。此31家机构中，中国占14家，约1/2；美国共计6家研究机构；澳大利亚3家研究机构，韩国、丹麦均有2家研究机构，此外荷兰、芬兰、韩国、加拿大、德国各有1家研究机构位列其中。从国家研究机构分布比例，可以看出中国是糖尿病肾脏疾病研究的重要国家。地区划分上，亚洲及欧洲对糖尿病肾脏疾病的研究相对较多，尤以亚洲为主要研究区域。

图6-3示相关研究机构主要关键词，提示该单位的主要研究方向。中国医科大学的主要关键词为arterial stiffness、calcium entry；延世大学关键词为：target gene、insulin resistance；悉尼大学关键词为arterial stiffness、proteomic biomarkers；安徽医科大学主要关键词有arterial stiffness、fibrogenesis西南大学关键词有advanced diabetic kidney disease、inflammatory bowel disease。图6-4示，各研究机构间合作以同一洲际、同一地区、同一国家合作较多，跨洲际、跨地区、跨国机构间的合作相关较少。

表6-2　研究机构列表（发文量≥6）

序号	单位	频数
1	山西医科大学	15
2	泸州医学院附属医院	13
3	内蒙古自治区人民医院	12
4	中国医科大学附属第一医院	11
5	内蒙古民族大学附属医院	10
6	上海交通大学附属第六人民医院	9
7	安徽医科大学附属省立医院	9

序号	单位	频数
8	吉林省人民医院	8
9	南方医科大学珠江医院	8
10	天津中医药大学	8
11	河北医科大学第三医院	8
12	河北大学附属医院	7
13	广州中医药大学第一附属医院	7
14	新疆医科大学第五附属医院	7
15	河北省武安市第一人民医院	6
16	潍坊医学院	6
17	南京军区南京总医院	6
18	河北医科大学第三医院	6
19	内蒙古医科大学	6
20	昆明医科大学第一附属医院	6

表6-3　研究机构列表（发文量≥30）

序号	单位	频数
1	Shandong University	79
2	Shanghai Jiaotong University	73
3	China Medical University	70
4	Sun Yat Sen University	66
5	Baker IDI Heart and Diabetes Institute	66
6	University Sydney	65
7	Jilin University	65
8	University Groningen	64
9	University Michigan	59
10	Monash University	58
11	Harvard University	55

序号	单位	频数
12	Central South University	54
13	University Helsinki	50
14	Peking University	50
15	nanjing medical University	47
16	Vanderbilt University	47
17	Yonsei University	45
18	Anhui medical University	42
19	University Toronto	40
20	Southern Medical University	40
21	University Washington	36
22	University Penn	36
23	Fudan University	36
24	University Copenhagen	35
25	Catholic University Korea	35
26	University Califonia San	Diego
27	Northwestern University	33
28	Huazhong University of Science and Technology	32
29	Steno Diabetic Center	31
30	Wenzhou Medical University	30
31	Heidelberg University	30

（二）主要研究方向、发展趋势、研究热点及前沿分析

关键词对文献内容高度概括，反映文章主要内容及核心主题，频次高的关键词常被用来反映研究领域的热点问题。对关键词进行聚类后的可视化分析，可以了解一个学科领域的发展历程、各时期主要研究方向以及最新的研究热点，并对该领域的发展趋势做出预测。为更好地分析，我们将同一含义的关键词进行合并，如kidney disease与renal disease、albuminuria与proteinuria、diabete与diabetic mellitus、risk与risk factor等。应用CNKI及Web of Science提取关键

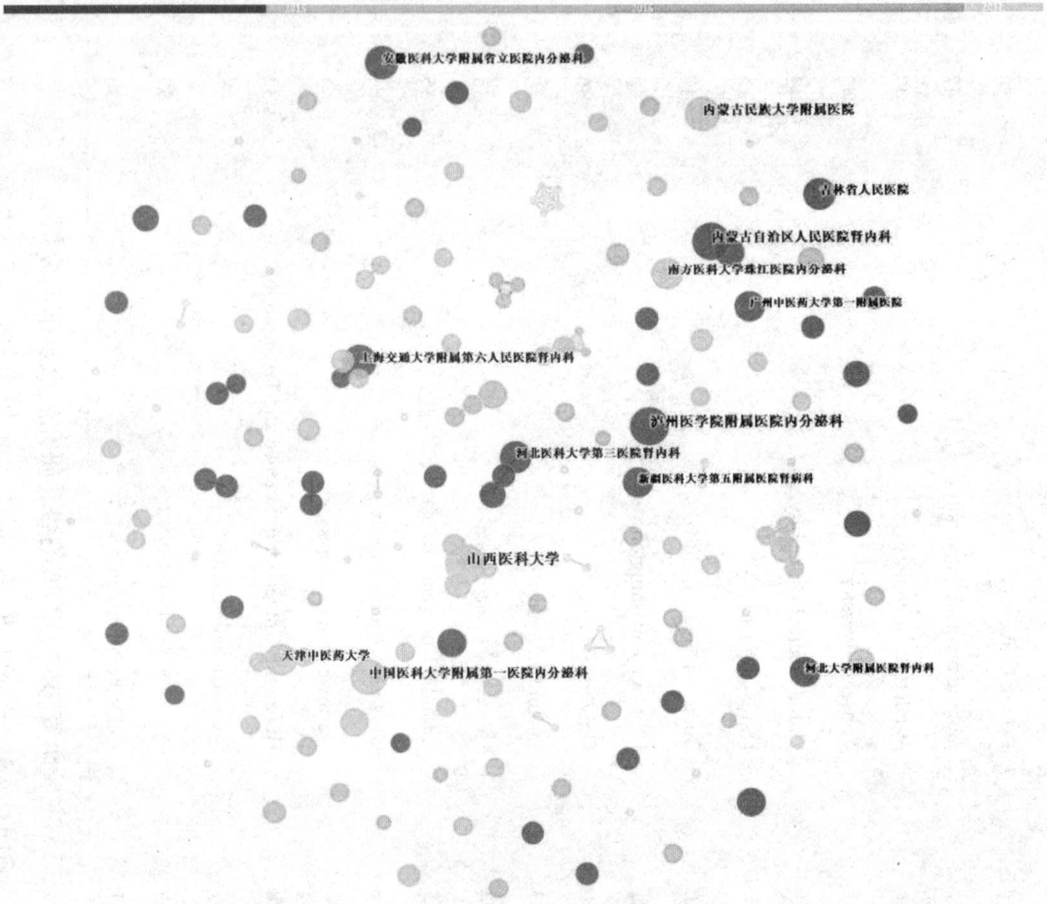
安徽医科大学附属省立医院内分泌科
内蒙古民族大学附属医院
吉林省人民医院
内蒙古自治区人民医院肾内科
南方医科大学珠江医院内分泌科
广州中医药大学第一附属医院
上海交通大学附属第六人民医院肾内科
泸州医学院附属医院内分泌科
河北医科大学第三医院肾内科
新疆医科大学第五附属医院肾病科
山西医科大学
天津中医药大学
中国医科大学附属第一医院内分泌科
河北大学附属医院肾内科

图6-2　研究机构总图谱

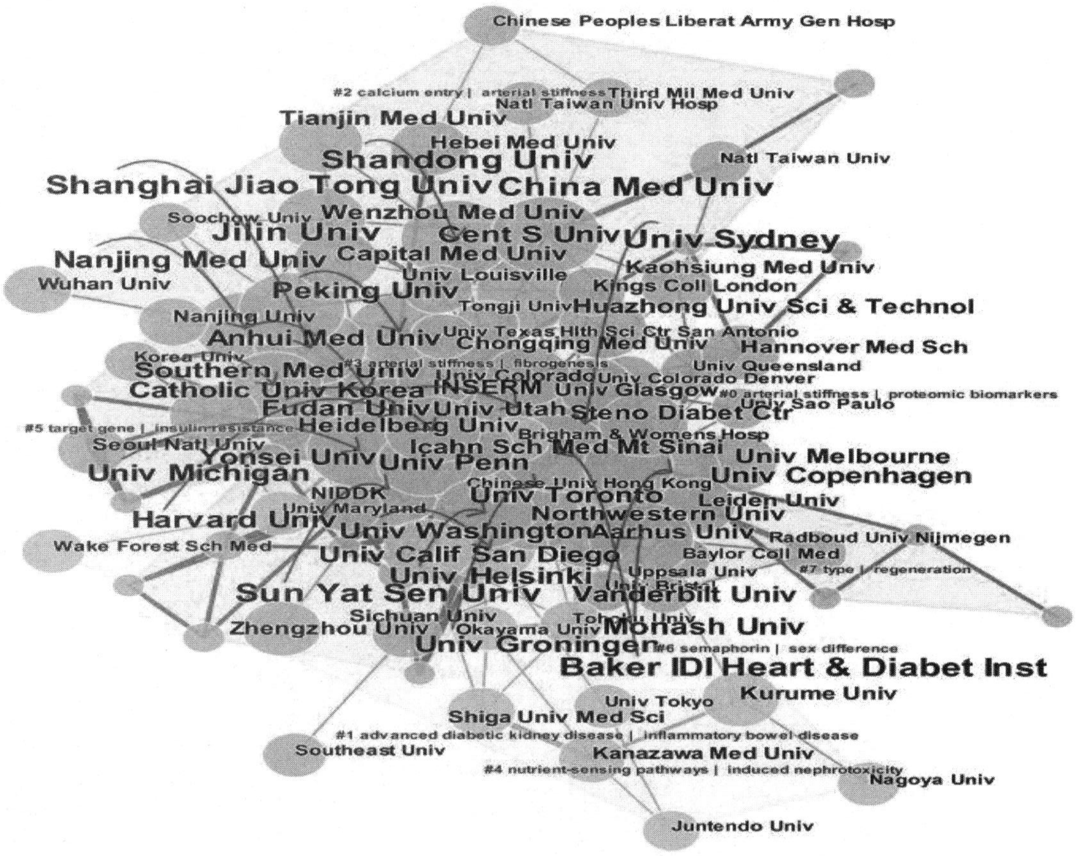

图6-3 研究机构关键词图谱

第七章 中西医治疗糖尿病肾脏疾病的科研进展

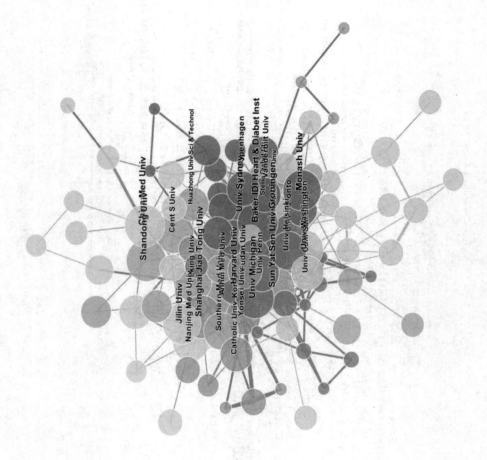

图6-4 WOS研究机构聚类图

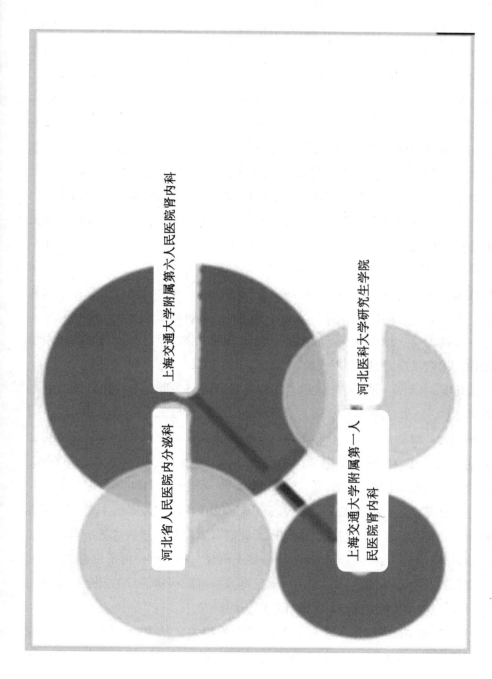

图6-5 CNKI主要合作研究机构图

第七章
中西医治疗糖尿病肾脏疾病的科研进展

词，Cites Space V构建关键词共现网络图谱，进行可视化分析，可反映糖尿病肾脏疾病的各时期主要研究方向、发展趋势、研究热点及前沿。

对CNKI糖尿病肾脏疾病研究的相关文献中的主要关键词可视化，出现频次≥100次的关键词有23个，分别为糖尿病、血液透析、尿微量白蛋白、胱抑素、前列地尔、高血压、危险因素、糖化血红蛋白、肾功能，如表6-4所示。由此可见，糖尿病肾脏疾病与糖尿病、糖尿病肾脏疾病治疗、糖尿病肾脏疾病合并高血压及其他危险因素、保护延缓肾衰竭是今年糖尿病肾脏疾病研究的主要方向，同时糖尿病肾脏疾病与尿微量白蛋白、胱抑素、糖化血红蛋白之间的关系也获得较大关注。此外，超过100的高频关键词尚有厄贝沙坦、胰岛素抵抗、贝那普利、氧化应激、缬沙坦、早期糖尿病肾病、糖尿病足、早期诊断、蛋白尿、肾小球滤过率，由此我们可以发现，早期糖尿病肾脏疾病及血管紧张素Ⅱ受体拮抗剂（ARB）对糖尿病肾脏疾病的治疗亦是今年研究的热点问题。

进一步将关键词聚类，不同聚类用不同颜色及形状体现，发现国内糖尿病肾脏疾病文献关键词共现网络共形成多个聚类，中心性关键词分别有：糖尿病肾病、糖尿病、危险因素、肾小球滤过率、血液透析、腹膜透析、氧化应激；周边性关键词有：糖尿病视网膜病变、糖尿病足、胰岛素、健康教育、尿微量白蛋白、尿微量白蛋白、前列地尔（图6-6）。

关键词时区图（图6-7）显示，2014年研究热点主要为糖化血红蛋白、血清胱抑素C、厄贝沙坦、并发症、肾小球滤过率、高血压、尿微量白蛋白、同型半胱氨酸、肾功能、阿托伐他汀钙片、危险因素、血液透析、胰岛素抵抗、终末期肾病；2015年研究关键词：老年糖尿病、超敏C反应蛋白、二甲双胍、临床效果、慢性肾脏病。2016年主要研究点为：安全性、终末期糖尿病肾病、尿毒症、依那普利、相关性、炎症因子。截至2017年3月关键词主要有：肿瘤坏死因子、炎症因子。通过时区关键词，我们可以发现糖尿病肾脏疾病与糖尿病、糖尿病肾脏疾病的治疗近3年一直是热点研究，2015年突出了对血清超敏C反应蛋白及二甲双胍的研究，2016年侧重糖尿病肾脏疾病治疗的安全性及炎症因子研究，2017年更细化出对肿瘤坏死因子的研究。

对Web of Science糖尿病肾脏疾病研究的相关文献中的主要关键词可视化，出现频次≥200次的关键词有29个（表6-5，前10的关键词分别为：diabetic nephropathy、nephropathy、oxidative stress、chronic kidney disease、kidney disease、mice、expression、albuminuria、proteinuria、disease、diabete。由此可

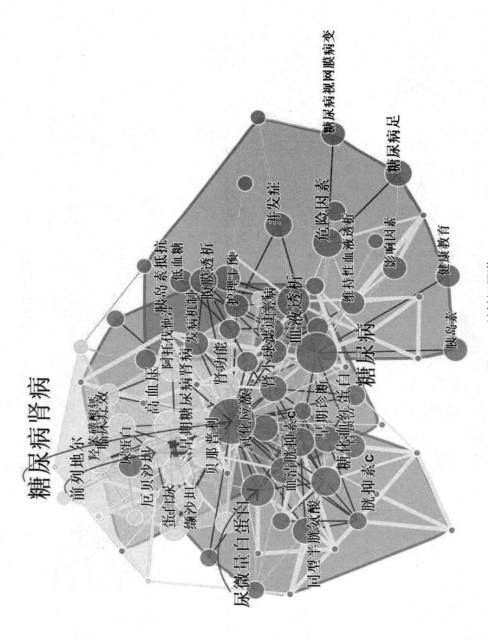

图6-6 关键词图谱

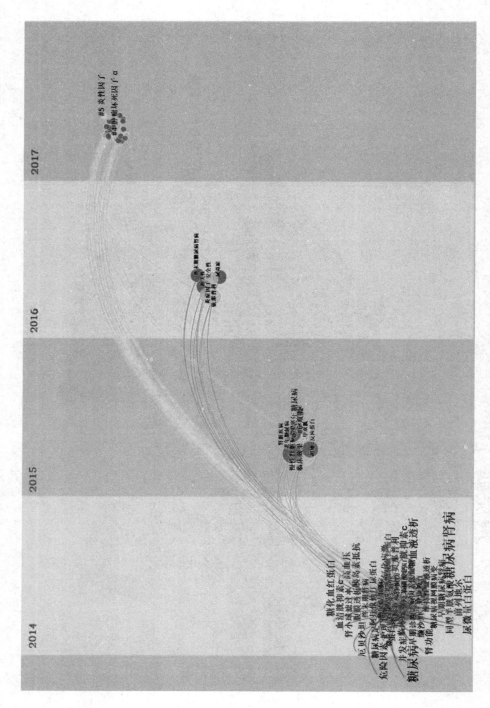

图6-7　关键词时区图谱

见氧化应激对糖尿病肾脏疾病的影响、糖尿病肾脏疾病动物实验研究、糖尿病肾脏疾病临床表现之蛋白尿、微量白蛋白尿是近3年国外研究的热点问题，获得最多的关注热度。

此外，大于200频次的关键词尚有risk、mellitus、inflammation、kidney、progression、complication、activation、injury、podocyte、hypertension、cell、microal buminuria、glomerular filtration rate、blood pressure、fibrosis、mechanism、insulin resistance、association、cardiovascular disease。通过关键词，可以看出糖尿病肾脏疾病相关危险因素、并发症、及与肾脏疾病的发展是国内外共同关注的热点问题，但国外研究尚较重点关注足突细胞、胰岛素抵抗、高血压、肾脏纤维化及与心血管疾病关系等问题。

进一步将关键词聚类，发现Web of Science糖尿病肾脏疾病文献关键词共现网络共形成多个聚类（图6-8、图6-9），分别为：diabetic nephropathy、kidney、kidney disease、activation、risk、disease、oxidative stress、mice。其中糖尿病肾脏疾病、慢性肾脏病、氧化应激是主要3大类。

WOS关键词时区图显示，2014年主要研究关键词为diabetic nephropathy、oxidative stress、chronic kidney disease、podocyte、type 2 diabetic、renal fibrosis。

表6-4　关键词列表（＞100）

序号	单位	频数
1	糖尿病肾病	3232
2	糖尿病	1402
3	血液透析	377
4	尿微量白蛋白	269
5	胱抑素	211
6	前列地尔	208
7	高血压	199
8	危险因素	197
9	糖化血红蛋白	184
10	肾功能	147

序号	单位	频数
11	并发症	146
12	同型半胱氨酸	144
13	厄贝沙坦	131
14	胰岛素抵抗	128
15	贝那普利	127
16	氧化应激	125
17	缬沙坦	120
18	早期糖尿病肾病	117
19	糖尿病足	114
20	早期诊断	108
21	蛋白尿	104
22	肾小球滤过率	102

表6-5 关键词列表（＞200）

序号	单位	频数
1	diabetic nephropathy	2280
2	nephropathy	1062
3	oxidative stress	701
4	chronic kidney disease	648
5	kidney disease	643
6	mice	598
7	expression	596
8	albuminuria	551
9	disease	548
10	diabete	541
11	risk	526
12	mellitus	503

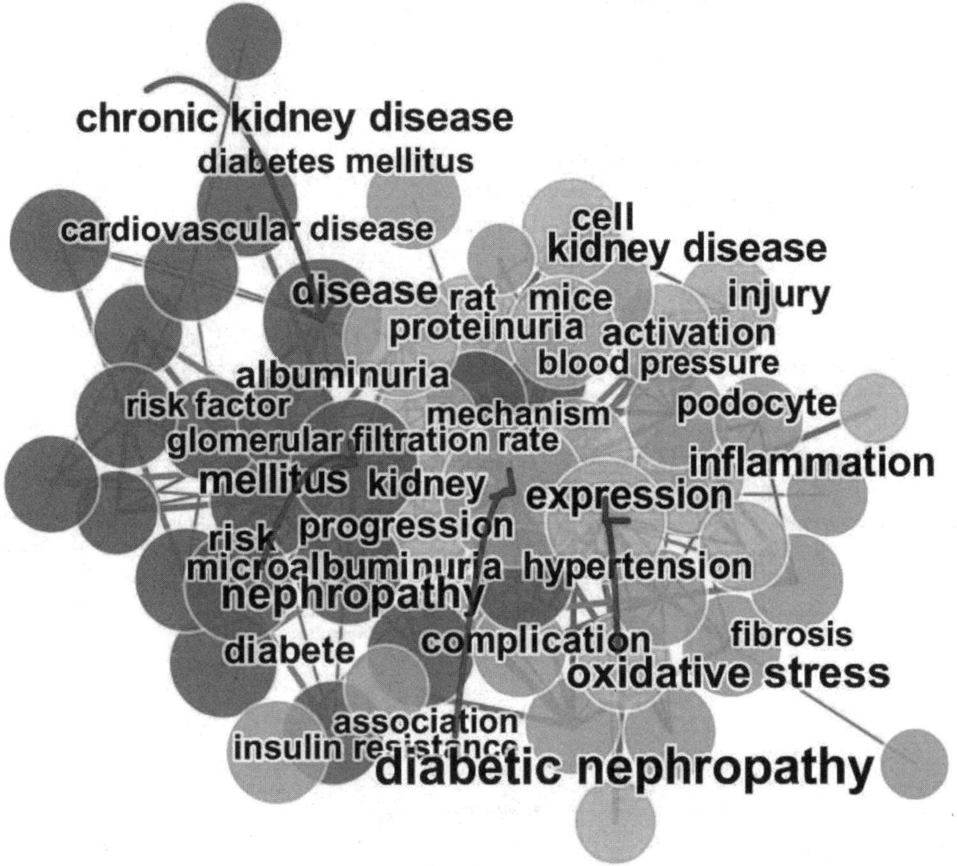

图6-8　WOS关键词图谱

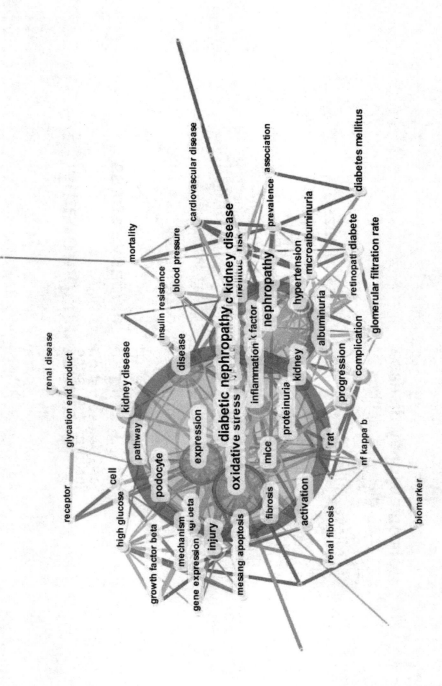

图6-9　WOS关键词图谱

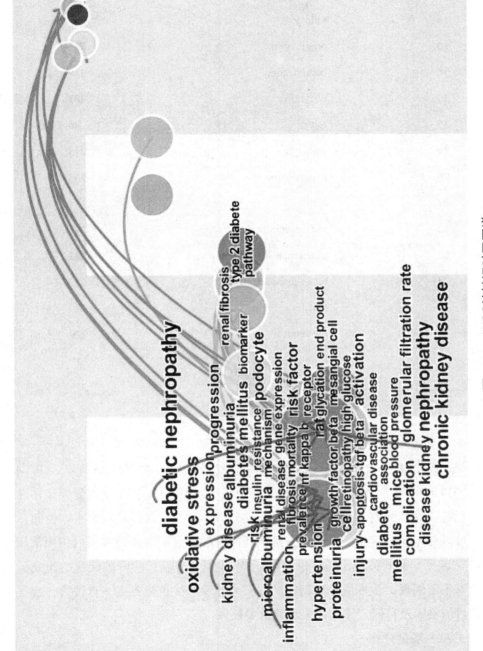

图6-10 WOS关键词时区图谱

序号	单位	频数
13	inflammation	404
14	kidney	387
15	progression	337
16	complication	319
17	activation	281
18	injury	280
19	podocyte	273
20	hypertension	265
21	cell	254
22	microalbuminuria	247
23	glomerular filtration rate	243
24	blood pressure	242
25	fibrosis	229
26	mechanism	220
27	insulin resistance	219
28	association	218
29	cardiovascular disease	211

（三）各年份发文量分析

与时间相关的文献总量反映该学科的发展水平。如图6-11所示，2014年～2017年3年期间，总共发文量超过1万篇，2014年～2017年发文量稳定在高水平，每年约3000篇文献的发文量，波动较少，发文量保持较高水平。由此，我们可以看出糖尿病肾脏疾病一直是医药研究的热点领域，得到国内相当数量的研究者及专家的关注，同时也说明近3年我国对于糖尿病肾脏疾病的研究研究成果不断涌现，学术成果更新较快，研究热度和受重视程度一直持续，应是我们目前临床及科研工作继续关注的重要领域。

（四）基金分布

研究受资助情况，对糖尿病肾脏疾病研究主要基金资助情况分析，发现国

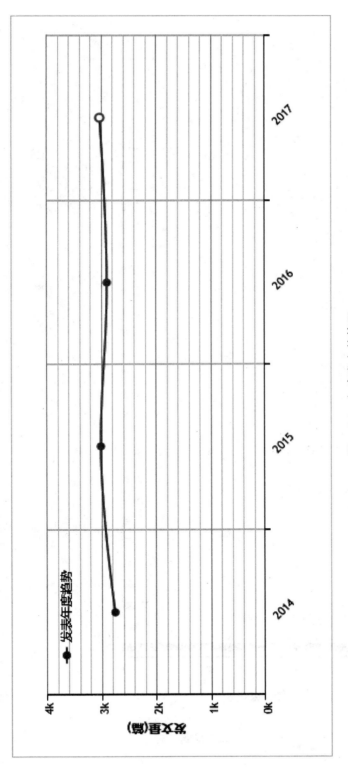

图6-11 年度发文趋势图

第七章 中西医治疗糖尿病肾脏疾病的科研进展

糖尿病肾脏疾病
中西医诊治

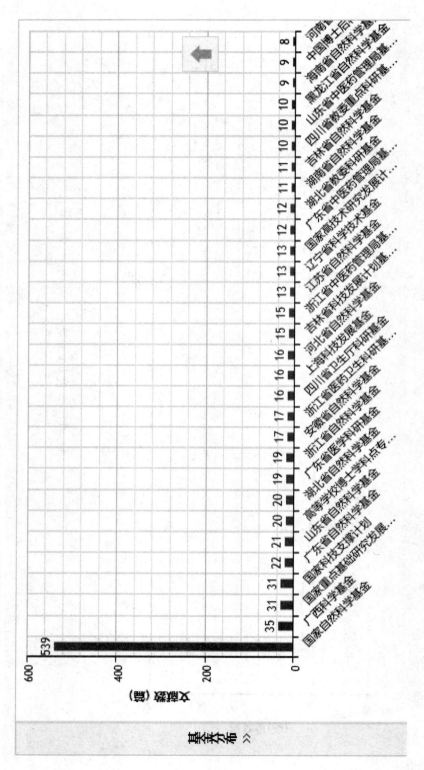

图6-12 基金资助图

家自然科学基金资助项目最多，其资助发文量高达539篇（图6-12示）。其他资助基金还包括广西科学基金、国家重点基础研究发展基金、国家科技支撑计划、广东省自然科学基金、山东省自然科学基金、高等学校博士学科点专项基金、湖北省自然科学基金、广东省医学科研基金、浙江省自然科学基金。

资助基金文献发文量超过10篇的基金尚有：安徽省自然科学基金、浙江省医药卫生科研基金、四川省卫生厅科研基金、上海科技发展基金、河北省自然科学基金、吉林省科技发展计划基金、浙江省中医药管理局基金、江苏省自然科学基金、辽宁省科学技术基金、国家高技术研究发展计划基金、广东省中医药管理局基金、湖北省教委科研基金、湖南省自然科学基金、吉林省自然科学基金、四川省教委重点科研基金、山东省中医药管理局基金、黑龙江自然科学基金。

（五）文献来源及学科分布

对收录糖尿病肾脏疾病的文献来源进行分析显示，核心期刊发表文献为557篇。图6-13显示期刊来源中，糖尿病新世界在糖尿病肾脏疾病研究领域的发文量最多，其次是其次位列前10的期刊分别为：世界最新医学信息文摘，中国医药指南，中国实用医药，中国老年学杂志，中国中西医结合肾病杂志，大家健康，国际检验医学杂志，中国现代药物应用，临床医药文献电子杂志。

研究学科主要为内分泌腺及全身性疾病，发文量高达6336篇。其次发文量超过300的学科分别为：泌尿科学、临床医学、心血管系统疾病、中药学、中医学（图6-14示）。

（六）Web of Science文献国家分布情况

对各国发表糖尿病肾脏疾病研究文献进行分析，通过可视化图谱显示发文量超过100的国家分别为：PEOPLES R CHINA、USA、JAPAN、GERMANY、ENGLAND、ITALY、AUSTRALIA、SOUTH KOREA、INDIA、NETHERLAND、TURKEY、CANADA、TAIWAN（中国）、SPAIN、FRANCE、BRAZIL、DENMARK，如表6-6所示。其中中国发文量最高，达1332篇，紧随其后的为美国，共计发文1098篇，可见中国、美国是糖尿病肾脏疾病研究领域的高产国家，得到两国数量众多的研究人员、研究机构重视。

图6-15、图6-16显示，各国之间合作以日本、加拿大、美国、德国、英国、丹麦、意大利、荷兰、澳大利亚国家之间合作广泛、频繁，中国台湾及韩国与各国合作较少。我国与波兰、罗马尼亚、土耳其、俄罗斯、智利、匈牙利

等国均有合作。时区图谱（图6-17）显示中国、美国两国在糖尿病肾脏疾病研究领域关注度较大，自2014年至今一直是糖尿病肾脏疾病研究领域的主要国家。

表6-6　各国发文量统计表（＞100）

序号	单位	频数
1	PEOPLES R CHINA	1332
2	USA	1098
3	JAPAN	483
4	GERMANY	279
5	ENGLAND	221
6	ITALY	218
7	AUSTRALIA	217
8	SOUTH KOREA	195
9	INDIA	191
10	NETHERLAND	162
11	TURKEY	156
12	CANADA	154
13	TAIWAN（中国）	142
14	SPAIN	133
15	FRANCE	108
16	BRAZIL	105
17	DENMARK	105

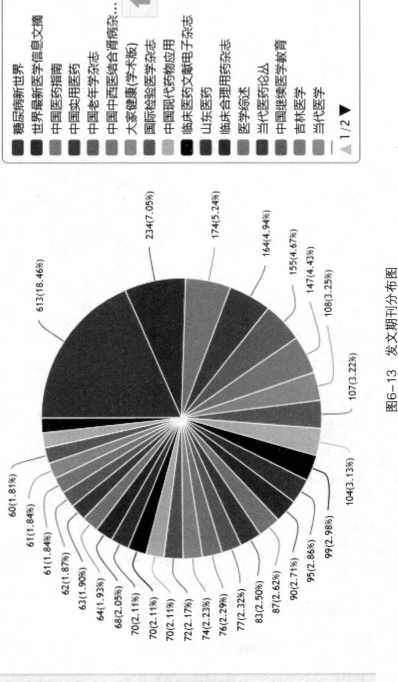

图6-13　发文期刊分布图

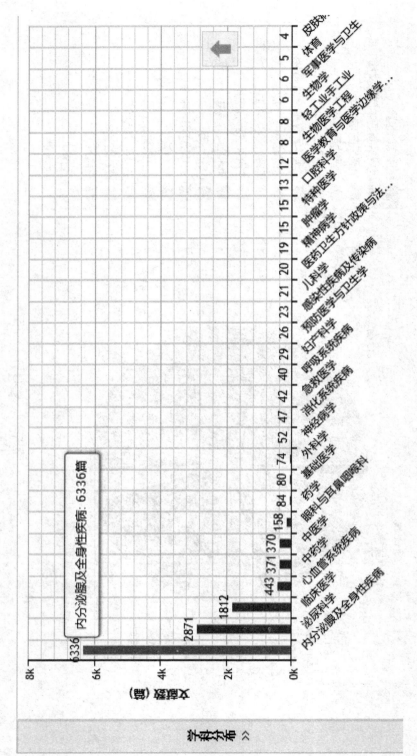

图6-14 研究学科分布图

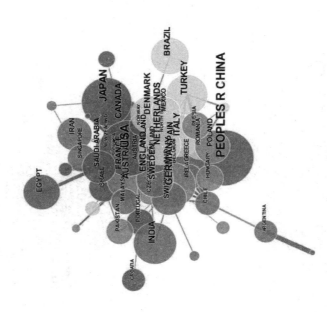

图6-15 研究国家聚类图谱

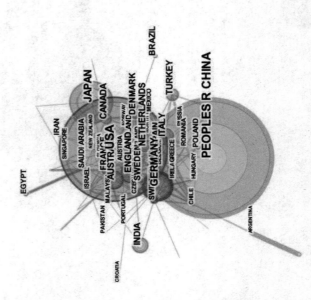

图6-16 研究国家聚类图谱

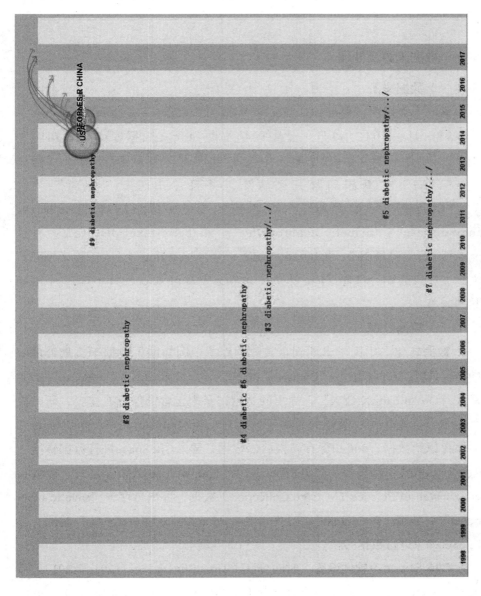

图6-17　研究国家时区图谱

第七章
中西医治疗糖尿病肾脏疾病的科研进展

第三节 基于可视化分析的糖尿病肾脏疾病中医研究进展

一、数据来源及处理

（一）数据来源

检索电子数据库：Web of science（Web of Science TM Core Collection）（1995年1月—2017年3月）、中国学术期刊全文数据库（中国知网）（2012年1月—2017年3月），中文检索词有"糖尿病肾病""糖尿病""肾病""糖尿病肾脏疾病"，并且"中医""中药""针灸""中西医""中医药""中西药"；英文检索词有"diabetic kidney disease""diabetic nephropathy""diabetic renal disease"，并且"prescription""herbs""Chinese medicine""decoction"。人工检索剔除重复文献、会议通知、科普宣传、人物专访等，Web of science共307篇，中国知网共2904篇。

（二）数据处理

1. 数据转化 中国学术期刊全文数据库（中国知网）数据于文献管理中心导出，选择"refworks""Endnote"格式，导出文献命名为CiteSpace V需要的格式"Download_XXXX"，导出的文献记录中包含的信息有作者、研究机构、题名、发表年份、关键词、摘要、期刊、卷次和起止页码。新建input文件夹保存原始数据，output保存转换后的数据，导入CiteSpace进行数据转换，将Refworks格式文件转换为Cite Space V可用的download_XX.txt格式。Web of science（Web of Science TM Core Collection）数据，导出另存为"save to other Formats"，选择"Plain Text"、"Full Record and Cited References"格式，导入CiteSpace V进行数据转换。

2. Cite Space V软件设置 时间分区（Time Slicing）：自2014至2017；节点类型（Node Types）：分别选取作者（Author）、机构（Institution）、关键词（Keyword）；阈值（Top N% per slice）：节点类型为作者时选择30%，以将核心作者全部纳入可视化图谱；节点类型为机构时选择100%，以分析整个研究领域的机构分布情况；节点类型为关键词时选择30%，以分析该领域的主要关键词。

3. 数据可视化 数据可视化分三次对已有数据进行可视化，节点类型分别选择作者（Author）、机构（Institution）、关键词（Keyword），分别得到糖尿病肾脏疾病的文献作者、研究机构和关键词的共现视图，包括聚类视图和时间视图两类。

二、数据分析及结果

（一）糖尿病肾脏疾病的研究主体分析

1. 发文作者分析 首先，对纳入研究的作者的发文量进行了统计，糖尿病肾脏疾病研究的不断发展，与该学科学者们的努力和推动密切相关。通过对纳入研究的文献作者进行共现分析，可以了解血瘀证证候诊断标准研究人员的发文、分布与相互间合作情况，进而了解该领域的主要研究方向与发展趋势。Cite Space V软件绘制的主流学术群体知识图谱，能直观地展示糖尿病肾脏疾病中医研究领域代表人物；对研究作者进行共现分析，可形成大小不同的多个自然聚类，展示主流学术群体。

表6-7列举了近5年CNKI收录文献篇数超过6篇（包含6篇）的作者，共计35人，分别为：赵进喜、李敬林、陈志强、方朝晖、张江华、王世东、周强、张宁、柴可夫、陈静、依秋霞、王耀献、杨芳、庞博、牟新、生生、朱海慧、张兰、倪青、郭倩、谢春光、叶学锋、王月华、周兰、耿建国、周旦阳、张春玲、李娜、杨洪涛、于俊生、郭兆安、王元松、方敬、苏秀海、傅强。如表6-9所示，近5年糖尿病肾脏疾病研究，国内作者发文量最高为赵进喜，共计为25篇；紧随其后为李敬林、陈志强，二者发文量均超过20篇，其中李敬林发文量为22篇，陈志强发文量为21篇。近5年CNKI收录文献超过10的作者共计9位，除上述三位作者外，尚有方朝晖、张江华、王世东、周强、张宁、柴可夫六位作者。

在作者聚类视图中（图6-18），可以了解该领域的学者和研究团队的分布情况，以及各学者与团队间的合作情况。通过聚类分析，形成6个大小不同的主要聚类，表示该领域的主要研究团队。学术团体1，以赵进喜为代表；学术团体2，以陈志强为代表；学术团体3，以柴可夫为代表；学术团体4，以倪青为代表；学术团体5，以李敬林为代表；学术团队6，以张宁为代表。核心作者主要集中在6个自然聚类中。

227

第七章 中西医治疗糖尿病肾脏疾病的科研进展

表6-7　作者发文量列表（频数≥6）

序号	单位	频数
1	赵进喜	25
2	李敬林	22
3	陈志强	21
4	方朝晖	16
5	张江华	14
6	王世东	12
7	周强	12
8	张宁	11
9	柴可夫	10
10	陈静	8
11	依秋霞	8
12	王耀献	8
13	杨芳	8
14	庞博	8
15	牟新	8
16	生生	8
17	朱海慧	7
18	张兰	7
19	倪青	7
20	郭倩	7
21	谢春光	7
22	叶学锋	7
23	王月华	7
24	周兰	6
25	耿建国	6
26	周旦阳	6

序号	单位	频数
27	张春玲	6
28	李娜	6
29	杨洪涛	6
30	于俊生	6
31	郭兆安	6
32	王元松	6
33	方敬	6
34	苏秀海	6
35	傅强	6

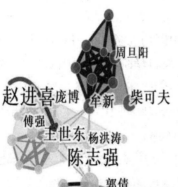

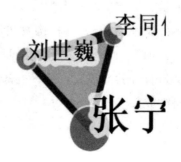

图6-18 主要研究团队

2. 研究机构分析 研究机构是科学研究的阵地，对研究机构进行可视化分析，可了解某一研究领域研究力量的分布情况，以及主要研究机构在该领域的研究方向。为更好地分析，我们对纳入研究的研究单位进行整理，发文机构是某大学二级院所及附属医院的，统一归类为某大学；医院内也不再划分详细科室，同一机构不同名称（曾用名称）统一为现用名称。

本研究对纳入研究的文献所属机构进行了可视化分析（见图6-19）。如图所示，糖尿病肾脏疾病的研究机构主要是研究院所及中医药大学的附属医院，北京地区的科研机构以中国中医科学院及北京中医药大学为中心，发文量较多，而且相互间合作较多。如表6-8所示，发文量大于10篇的科研机构共14所，分别为：北京中医药大学、辽宁中医药大学、中国中医科学院、南京中医药大学、浙江中医药大学、天津中医药大学、陕西中医学院、山东中医药大学、安徽中医药大学、河北医科大学、成都中医药大学、河北省中医院、黑龙江中医药大学、河南中医学院。近5年糖尿病肾脏疾病研究发文量最高为北京中医药大学，共73篇。该14所科研机构中，北京地区的科研机构占据了其中的2个，分别为中国中医科学院、北京中医药大学，两者共计发文105篇。天津中医药大学、山东中医药大学、中国中医科学院、南京中医药大学发文量均超过40篇，山东中医药大学、中国中医科学院各发文量超过30篇，南京中医药大学、浙江中医药大学、安徽中医药大学、陕西中医学院各发文量超过20篇，上述机构是糖尿病肾脏疾病研究的主要阵地。

利用Cite Space V软件绘制研究机构共现图谱（图6-19，6-20）。机构聚类共现图谱中，发文量大于10篇的研究机构相互间的合作也较多，北京地区北京中医药大学、中国中医科学院联系紧密，两者合计发文量高居榜首，共发文105篇。以北京中医药大学、中国中医科学院为核心，浙江中医药大学、天津中医药大学、辽宁中医药大学研究机构间合作亦多，该5所研究机构共4所机构位列机构发文总量前5，各机构发文量均超过20篇，5所研究机构累计近5年发文量共达244篇。此外，成都中医药大学与陕西中医学院亦有较多合作，两所机构发文量合计共32篇。可见，机构间的相互合作有利于该领域的发展和取得更多的研究成果。

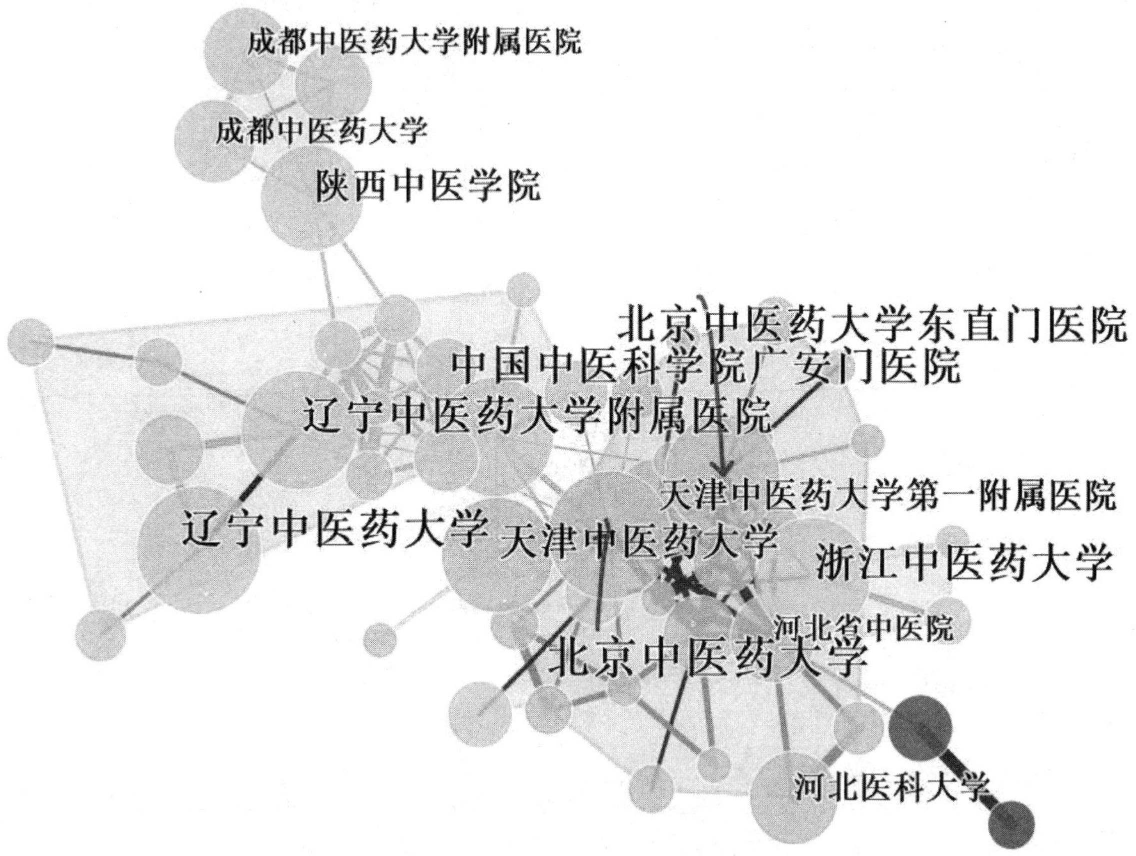

图6-19 机构共现图谱

第七章
中西医治疗糖尿病肾脏疾病的科研进展

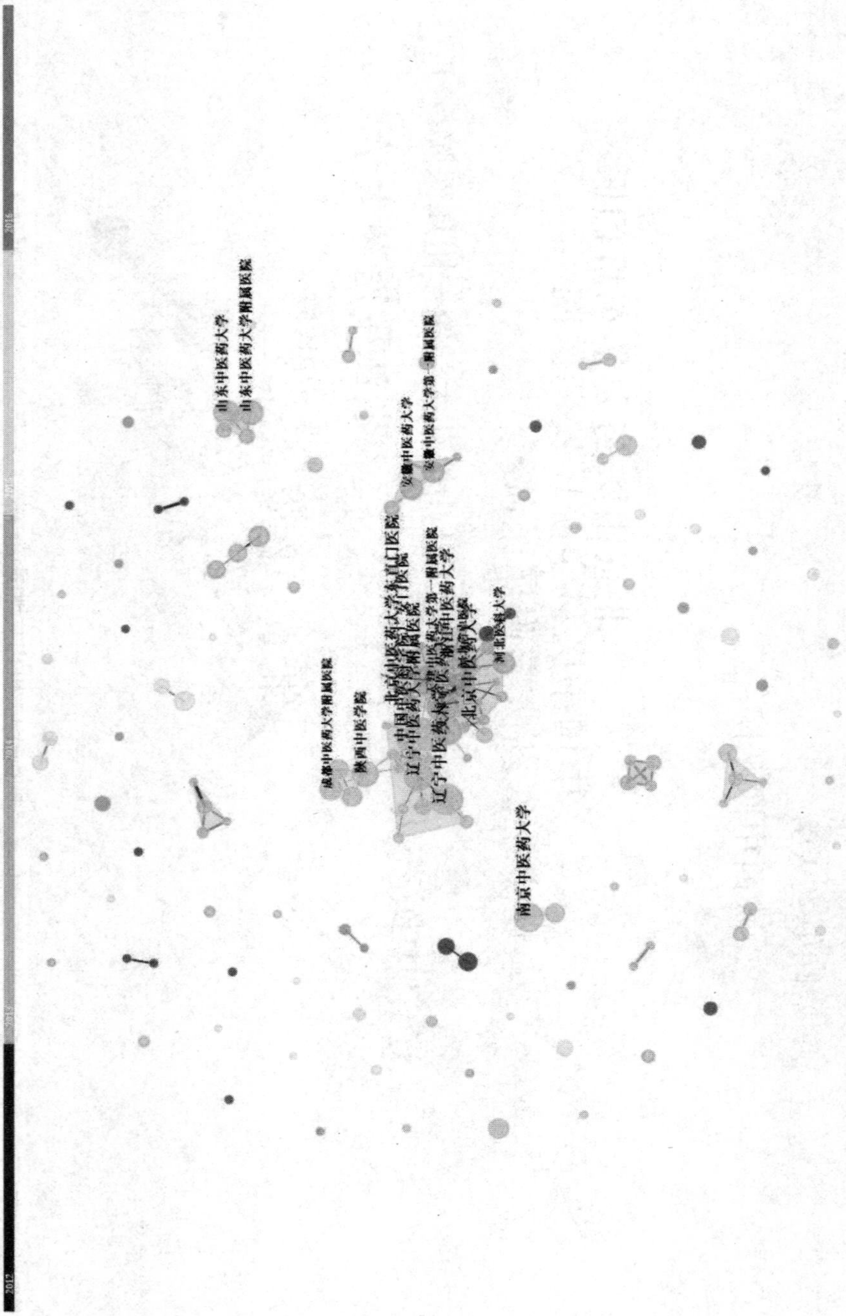

图6-20 机构共现图谱

表6-8 研究机构列表（发文量＞10）

序号	单位	频数
1	北京中医药大学	73
2	辽宁中医药大学	69
3	天津中医药大学	41
4	山东中医药大学	38
5	中国中医科学院	32
6	南京中医药大学	30
7	浙江中医药大学	29
8	安徽中医药大学	26
9	陕西中医学院	20
10	河北医科大学	13
11	成都中医药大学	12
12	河北省中医院	12
13	黑龙江中医药大学	11
14	河南中医学院	11

（二）主要研究方向、发展趋势、研究热点及前沿分析

关键词对文献内容高度概括，反映文章主要内容及核心主题，频次高的关键词常被用来反映研究领域的热点问题。对关键词进行聚类后的可视化分析，可以了解一个学科领域的发展历程、各时期主要研究方向以及最新的研究热点，并对该领域的发展趋势做出预测。为更好地分析，我们将同一含义的关键词进行合并，如中医药疗法、中医药治疗、中医治疗、中医药疗法、中西医结合与中西医结合疗法，临床疗效与临床效果，尿微量白蛋白与尿白蛋白，辨证论治与中医辨病，并发症与糖尿病并发症等。应用CNKI提取关键词，Cites Space V构建关键词共现网络图谱，进行可视化分析，可反映糖尿病肾脏疾病的各时期主要研究方向、发展趋势、研究热点及前沿。

对CNKI糖尿病肾脏病研究的相关文献中的主要关键词进行可视化分析（表6-9），出现频次≥10次的关键词有34个，糖尿病肾病累计出现频次为1627，中西医结合出现频次为335，位列第三关键词为糖尿病共计317次，中医

药疗法以累计频次256位列第四，该四个关键词累计频次合计为2535。由此可以看出，中医药治疗糖尿病肾脏疾病的研究中，糖尿病与糖尿病肾脏疾病关系的探讨占有重要比例。位列前10的关键词尚有：早期糖尿病肾病、临床疗效、尿微量白蛋白、肾功能、并发症、蛋白尿。累计频次超过30的关键词除上述关键词外，尚有临床研究、辨证论治、中医证型、糖尿病周围神经病变、中药灌肠。关键词随机平行对照研究、益气养阴、厄贝沙坦、病因病机、氧化应激各出现频次均大于20。由此，我们可以看出，糖尿病肾脏疾病中医治疗临床疗效、尿微量白蛋白及肾功能指标变化、糖尿病肾脏疾病与其他糖尿病并发症关系是近5年中医药针对糖尿病肾脏疾病的主要研究点。

进一步将关键词聚类，不同聚类用不同颜色及形状体现，发现国内糖尿病肾脏疾病文献关键词共现网络共形成多个聚类，中心性关键词分别有：糖尿病肾病、中西医结合、早期糖尿病肾病、中医药疗法、糖尿病、随机平行对照研究、氧化应激、尿微量白蛋白、贝那普利。（图6-21）

关键词时区图（图6-22）显示，2012年研究主要关键词为糖尿病肾脏疾病、早期糖尿病肾脏疾病、中西医结合疗法、临床研究、蛋白尿、中医证候、气阴两虚、糖尿病、厄贝沙坦、名医经验、慢性肾衰竭、病因病机、并发症；2013年关键词主要有肾功能、研究进展、血液流变学、贝那普利、尿白蛋白、糖尿病视网膜病变、随机平行对照研究；2014年关键词为临床效果、氧化应激、足细胞、前列地尔；2015年关键词为空腹血糖、炎症因子、中药复方、meta分析、中医护理为主要关键词；2016年关键词主要有内质网应激、肾功能不全、二甲双胍、黄芪注射液、真武汤、当归补血汤。由此，我们可以看出，2012年中医药防治糖尿病肾脏疾病主要研究点为中西医结合疗法治疗糖尿病肾脏疾病、早期糖尿病肾脏疾病，气阴两虚等中医证候探讨，蛋白尿指标的改善，厄贝沙坦对糖尿病肾脏疾病治疗；2013年新增对糖尿病肾脏疾病与血液流变学的研究；2014年主要研究方向深入糖尿病肾脏疾病机制的探讨，如氧化应激、足细胞及前列地尔对糖尿病肾脏疾病的治疗；2016年深入到内质网应激、二甲双胍及具体中药组方的研究。在时间上，中医药治疗对糖尿病肾脏疾病的治疗逐步深化，研究领域逐步细化，从糖尿病肾脏疾病并发症、早期糖尿病肾脏疾病治疗到糖尿病肾脏疾病病理机制，再细化到具体的中药及组方对糖尿病肾脏疾病的研究疗效评价，总体研究方向在深化基础上更为精准。

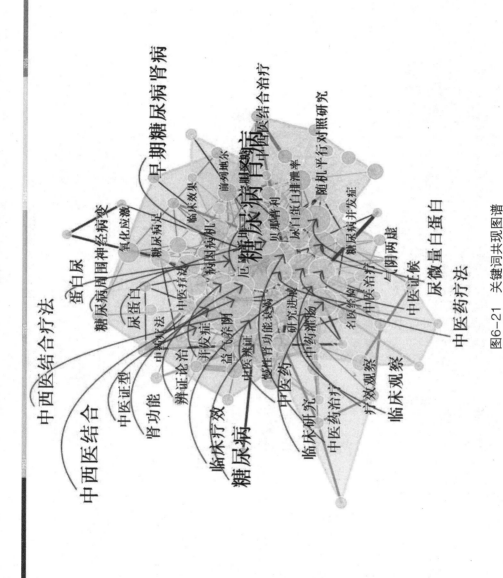

图6-21 关键词共现图谱

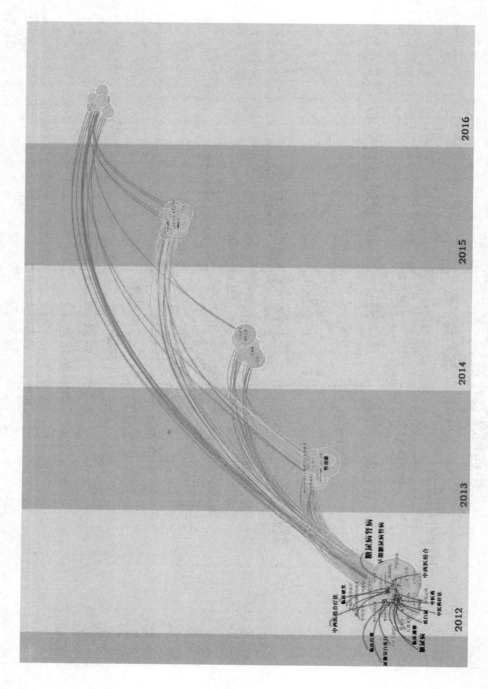

图6-22 时区关键词共现图谱

糖尿病肾脏疾病

中西医诊治

表6-9　关键词列表（≥10）

序号	关键词	频数
1	糖尿病肾脏疾病	1627
2	中西医结合	335
3	糖尿病	317
4	中医药疗法	256
5	早期糖尿病肾脏疾病	169
6	临床疗效	156
7	尿微量白蛋白	75
8	肾功能	63
9	并发症	62
10	蛋白尿	56
11	临床研究	56
12	辨证论治	56
13	中医证型	45
14	糖尿病周围神经病变	34
15	中药灌肠	31
16	随机平行对照研究	27
17	益气养阴	26
18	厄贝沙坦	26
19	病因病机	24
20	氧化应激	20
21	尿白蛋白排泄率	19
22	糖尿病足	19
23	慢性肾衰竭	18
24	研究进展	18
25	空腹血糖	17
26	前列地尔	16

237

序号	关键词	频数
27	名医经验	16
28	补阳还五汤	14
29	炎症因子	13
30	足细胞	13
31	高血压	11
32	胰岛素抵抗	11
33	血液流变学	10
34	meta分析	10

（三）各年份发文量分析

与时间相关的文献总量反映该学科的发展水平。从2012年至2017年之间的发文量呈上升趋势，年发文量均超过400篇，表明关于中医药防治糖尿病肾脏疾病研究的热度和受重视程度不断上升，尤以2013年至2015年间发文量出现一小高峰增长，说明该时间段关注研究学者进一步增多，其后稳定在一个较高水平的发文量（图6-23）。由此，我们可以看出中医药防治糖尿病肾脏疾病是医药研究的热点领域，得到国内相当数量的研究者及专家的关注。

（四）基金分布

研究受资助情况，对糖尿病肾脏疾病研究主要基金资助情况分析，发现国家自然科学基金资助项目最多，其资助发文量高达156篇（图6-24示）。浙江省中医药管理局基金及广东省中医药管理局基金资助发文量均超过20篇。国家重点基础研究发展基金、国家科技支撑计划、山东省中医药管理局基金、高等学校博士学科点专项基金、国家中医药管理局科研基金资助发文量均超过10篇。资助基金文献发文量超过5篇的基金尚有：中国博士后科学基金、北京市科技计划项目、山东省自然科学基金、河南省科技攻关计划、广东省自然科学基金、河北省自然科学基金、国际科技合作重点项目基金、江苏省自然科学基金、浙江省科技厅基金、陕西省教委基金。国家自然科学基金在中医药防治糖尿病肾脏疾病的研究有较大的比例，说明我国对中医药防治糖尿病肾脏疾病的研究一直保持持续性的关注。

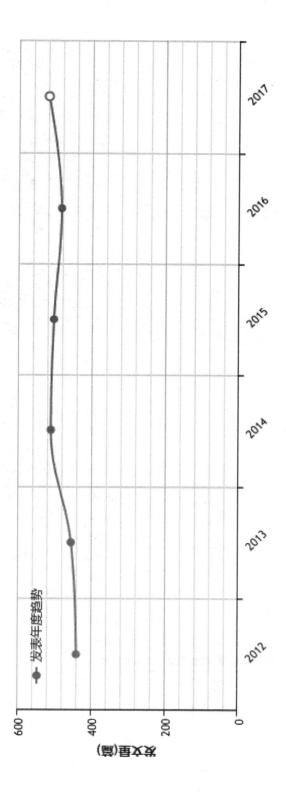

图6-23 年度发文趋势图

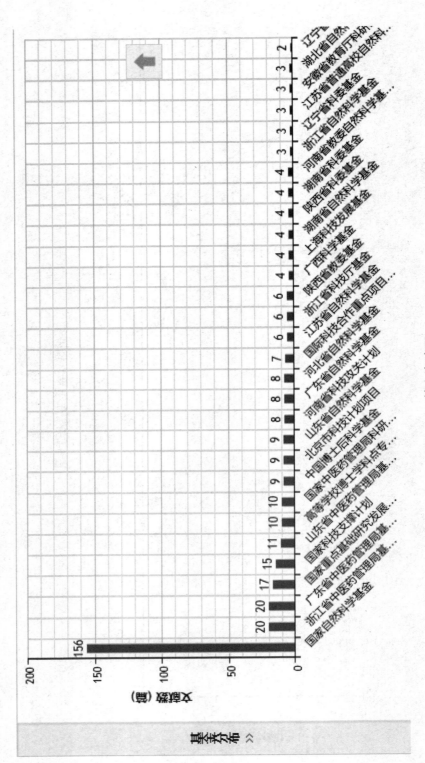

图6-24　基金资助图

（五）文献来源及学科分布

对收录糖尿病肾脏疾病的文献来源进行分析显示，核心期刊发表文献为557篇。图6-25显示期刊来源中，糖尿病新世界在糖尿病肾脏疾病研究领域的发文量最多，总计发文99篇。位列前10的期刊包括：糖尿病新世界、中国中西医结合肾病杂志、中医临床研究、内蒙古中医药、中国中医药现代远程教育杂志、光明中医、中华中医药杂志、实用中医内科杂志、中华中医药学刊、辽宁中医杂志。上述期刊近5年中医药防治糖尿病肾脏疾病发文量均超过40篇。图6-26反映核心期刊发文量趋势，2012年至2017年5年间，中医药防治糖尿病肾脏疾病核心期刊发文量总计400篇，2012年及2013年发文量最多，年发文量超过130篇，2013年核心期刊发文量为140篇。从2014年至今，核心期刊发文量出现小幅度下降，每年发文量均超过100篇。

图6-27示主要研究学科分布情况，中医学、内分泌腺及全身疾病、泌尿科学、中西医结合、中药学、临床医学为主要研究学科。其中，中医学发文量最高，达1433篇。

第四节　基于中医辅助传承系统的早中期糖尿病肾脏疾病核心证型的中医治疗复方方剂分析及新方发现

一、中医辅助传承系统简介

中医传承辅助系统（V2.5）是在中医传承辅助系统（V1.0）的基础上深入开发形成的，围绕着中医药继承、发展、传播和创新4个核心问题，采用人工智能、数据挖掘、网络科学等学科的方法和技术，结合中医药特点，辅以临床实际情况，建立以中医数据分析为核心，体现中医传承特色的中医传承辅助平台。根据名老中医经验传承的需求，软件有临床信息采集、资料管理、数据分析等6个系统，集"数据录入-管理-查询-分析-网络可视化展示"于一体，实现多层次、多维度数据的关联与融合，使用方便，功能强大，界面友好，形成面向服务架构的开放式、自助式应用软件。

利用中医传承辅助平台软件，根据使用者的需要，以文本与结构化数据

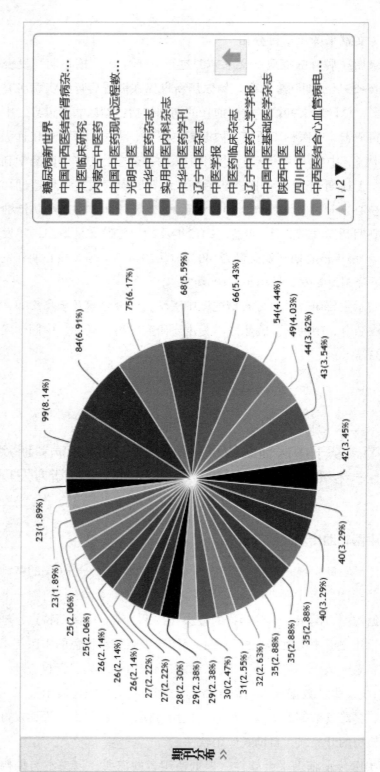

图6-25 文献来源分布图

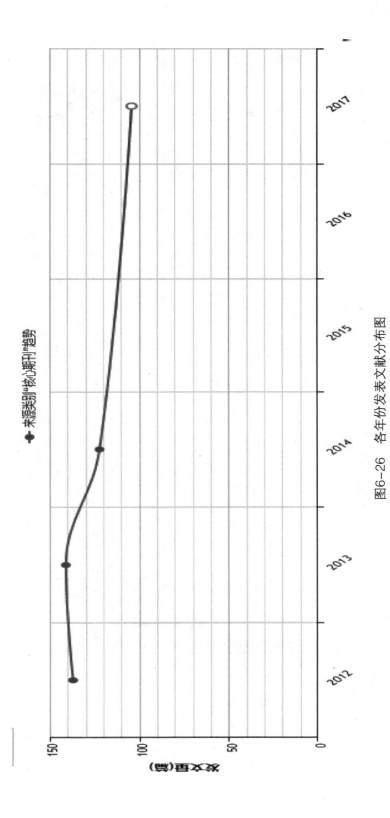

图6-26 各年份发表文献分布图

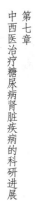

第七章
中西医治疗糖尿病肾脏疾病的科研进展

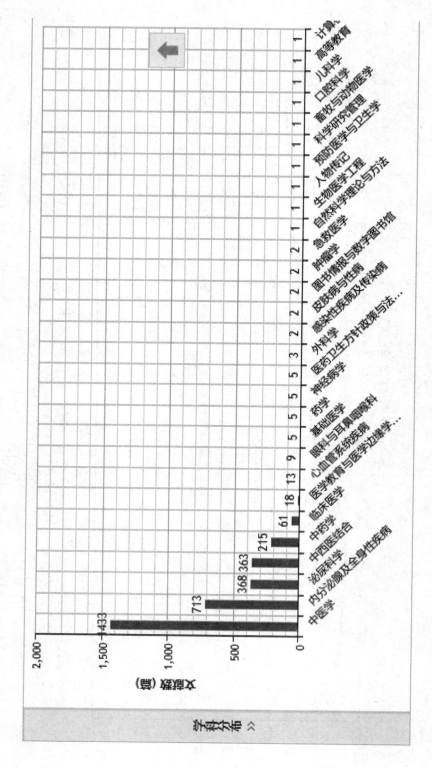

图6-27 研究学科分布图

相结合的方式，自行构建名老中医医案数据库，既能完整地保留诊疗过程，又便于后续的数据挖掘；软件除了常规的统计、报表功能外，还集成了多种符合中医数据特点的数据挖掘方法，实现方剂配伍规律、方剂与证候关联性、证候与症状关联性、中药用量特点、方剂相似性等分析；为了有效促进传承人的体悟，采用网络可视化技术，可以分别构建中药-中药、症状-证候、中药-症状、方剂-证候以及症状-证候-中药网络关系图，实现中医经验的可视化。此外，考虑到名老中医传承的需要，设置了资料管理系统，可进行名老中医手稿、图片、视频、音频等与名老中医相关材料的管理功能；同时，该软件还具有综合查询功能，为方便获取知识，可以中药、方剂和医案为检索对象，快速、便捷获取信息。

该软件实现了疾病信息、证候信息、中药信息、方剂信息、医案及其相关信息的管理、检索、分析等功能，在中医临床经验传承与学习、新药研发等领域具有重要的应用价值。

二、早中期糖尿病肾脏疾病气阴两虚血瘀型的中医复方用药规律研究及新方发现

糖尿病肾脏疾病是糖尿病最主要、最为常见的微血管并发症。近年来全球糖尿病患病率不断增长，糖尿病肾脏疾病患病人数也随之迅速攀升。由于糖尿病肾脏疾病往往给病人家庭和社会带来沉重的经济负担，众多学者对糖尿病肾脏疾病治疗药物的研究都给予了极大的关注，该领域的研究成为医学研究的热点。目前尚未有针对糖尿病肾脏疾病的特效性药物，现代医学治疗以控制血糖、血压，调节血脂的综合管理为主，疗效并不理想。

中医药从患者的整体出发，力求改善患者的整体机能状况，且具有多靶点调控特点，可以作为糖尿病肾脏疾病治疗手段的有力补充。在糖尿病肾脏疾病治疗中，常用的中医治疗法有活血化瘀法、益气养阴法、温补脾肾法、升清降浊法等。

无论是中医还是西医，糖尿病肾脏疾病的防治重在早期预防。目前报道的治疗糖尿病肾脏疾病的各类中药成方、验方、自拟方等种类繁多，药物的选用差别很大。且分析方剂组方规律多以用药频次为主，对中医药防治糖尿病肾脏疾病的研究难以有创新性发现与认识。因此，迫切需要对治疗糖尿病肾脏疾病中药方剂进行综合分析以指导临床。根据糖尿病肾脏疾病的防治以早中期防治

为主，根据数据挖掘统计研究发现气阴两虚血瘀及脾肾阳虚为早中期糖尿病肾脏疾病的主要核心证型。因此，本书就气阴两虚血瘀证及脾肾阳虚证这两个核心证型的中药复方口服汤剂的相关文献进行了数据挖掘，并通过中医传承辅助平台对这些文献进一步分析。

（一）资料与方法

1. 文献来源　在维普咨询中文科技期刊数据库（1989～2016）、中国期刊全文数据（CNKI）（1979～2016.12）、万方数据（1982～2016.12）、中国生物医学文献数据（CBM）（1990～2016.12）、中文生物医学期刊数据库（CMCC/CMCI）（1994～2016）上搜索中医药治疗早中期糖尿病肾脏疾病气阴两虚血瘀证的相关文献，录入中医辅助传承系统（V2.5）。

2. 纳入标准

①所有文献的临床诊断明确为早中期糖尿病肾脏疾病（参考WHO（1980、1985、1999年）或ADA（1997年）糖尿病诊断标准和2014NKF-KDOQI糖尿病肾脏疾病诊断标准）；②中医分型为气阴两虚血瘀型（中医分型诊断标准参考《中药新药临床研究指导原则·糖尿病肾病中医防治指南（2011）》）；③以中药复方汤剂口服为主要治疗方法；④有基本方药物记载；⑤临床治疗研究；⑥经数据分析方法证明中药治疗有效，即中药治疗前后对比或中药组和对照组相比具有明显改善的以及医家治疗糖尿病肾脏疾病的经验方。

3. 排除标准

①西医研究；②动物实验；③翻译国外的或重复发表的研究资料；④糖尿病以外其他疾病所致的肾损害。⑤2型糖尿病以外的其他糖尿病所致的肾损害（例如1型糖尿病、妊娠糖尿病）。⑥单味药、中药提取成分、中成药、单一病例以及同一方剂重复出现的文献。

4. 处方的录入与核对　由双人独立筛选文献，并讨论解决分歧，最后筛选得到211首方剂。将所得211首方剂由专人录入中医辅助传承系统（V2.5）。在完成录入后，再由双人负责录入数据源的审核，以避免单人录入过程中可能出现的纰漏，保证数据的可靠性。录入方剂药物时，参考药典统一中药名称，确保方剂分析结果准确。例如将川军、将军、生军、大黄统一成大黄等；七叶一枝花、蚤休、重楼统一成蚤休等。

5. 数据分析　利用中医辅助传承系统（V2.5）通过聚类分析，核心算法包括改进的互信息法关联度分析、复杂系统熵聚类、提取组合、无监督的熵层次聚类新方分析等多种算法对输入的211首方剂依次进行药物使用频次、组方规律分析并将结果同步进行网络可视化。

（二）用药频次分析

通过文献检索，共收集早中期糖尿病肾脏疾病气阴两虚血瘀证中药复方口服方剂211首。基于"中医传承辅助系统"的数据挖掘方法，在治疗早中期糖尿病肾脏疾病气阴两虚血瘀证的211个方剂包含的151种药物进行"频次统计"，得到药物频次从高到低的排序。使用频次≥5的药物有60味。在211首方剂中，共使用复方药物151味，使用频次2339次。使用频次最多的复方药物是黄芪，共使用201次。使用频率＜10次的药物共计108味，其中频次＜5次的占91味。使用频次≥100次的药物有5味，依次是黄芪、丹参、山药、生地黄、山茱萸，频次≥30次的药物有27味。使用频次排名前十的药物分别为黄芪、丹参、山药、生地黄、山茱萸、茯苓、当归、太子参、泽泻。见表6-10、图6-28。

表6-10　早中期糖尿病肾脏疾病气阴两虚
血瘀证方剂中使用频次≥5的药物

No.	中药名称	频次	No.	中药名称	频次	No.	中药名称	频次
1	黄芪	201	21	熟地黄	38	41	北沙参	10
2	丹参	156	22	党参	37	42	白茅根	10
3	山药	134	23	白术	35	43	人参	10
4	生地黄	134	24	玄参	34	44	旱莲草	9
5	山茱萸	116	25	五味子	33	45	杜仲	9
6	茯苓	84	26	地龙	33	46	玉米须	9
7	当归	83	27	芡实	32	47	莪术	9
8	川芎	77	28	金樱子	29	48	薏苡仁	9
9	太子参	63	29	牛膝	28	49	白芍药	8
10	泽泻	52	30	黄精	28	50	三七	8
11	麦冬	51	31	女贞子	22	51	蝉蜕	8
12	赤芍药	51	32	天花粉	20	52	鸡血藤	8

No.	中药名称	频次	No.	中药名称	频次	No.	中药名称	频次
13	益母草	49	33	甘草	18	53	桂枝	7
14	枸杞子	47	34	菟丝子	17	54	白花蛇舌草	7
15	大黄	47	35	泽兰	14	55	淫羊藿	6
16	红花	46	36	黄连	14	56	鸡内金	5
17	牡丹皮	43	37	苍术	13	57	何首乌	5
18	葛根	42	38	鬼箭羽	12	58	车前子	5
19	水蛭	42	39	西洋参	11	59	全蝎	5
20	桃仁	42	40	知母	11	60	鳖甲	5

（三）组方用药规律分析

1. 基于改进的互信息法的药物间关联度分析　根据本次研究录入的方剂数量、结合经验判断和不同参数提取出数据的预读，选择相关系数（correlation）为8，惩罚系数（penalty）为2，进行聚类分析，得到早中期糖尿病肾脏疾病气阴两虚血瘀证治疗方剂中151味中药两两之间的关联度，选取关联系数≥0.01的高关联度的药对进行列表（表6-11）。

表6-11　基于改进的互信息法的药物间关联度分析

No.	药对	关联系数	No.	药对	关联系数
1	熟地黄，泽泻	0.014777	22	葛根，杜仲	0.010826
2	熟地黄，知母	0.014153	23	葛根，北沙参	0.010826
3	熟地黄，玉米须	0.013111	24	党参，苍术	0.0108
4	益母草，北沙参	0.012651	25	麦冬，人参	0.010754
5	麦冬，金樱子	0.012649	26	川芎，乌梅	0.010745
6	麦冬，益母草	0.012342	27	川芎，土鳖虫	0.010745
7	党参，鬼箭羽	0.011817	28	川芎，山楂	0.010745
8	葛根，红花	0.011734	29	山药，菟丝子	0.010679
9	益母草，红花	0.011671	30	赤芍药，蝉蜕	0.010665
10	党参，金樱子	0.011612	31	金樱子，天葵子	0.010541
11	山茱萸，红参	0.011581	32	金樱子，煅牡蛎	0.010541

No.	药对	关联系数	No.	药对	关联系数
12	麦冬，玉米须	0.011487	33	金樱子，肉苁蓉	0.010541
13	麦冬，蝉蜕	0.011487	34	党参，甘草	0.010509
14	泽兰，鸡内金	0.011437	35	白花蛇舌草，蒲公英	0.010402
15	白茅根，太子参	0.011248	36	白花蛇舌草，六月雪	0.010402
16	泽泻，丹参	0.0112	37	白花蛇舌草，石韦	0.010402
17	白花蛇舌草，白茅根	0.011108	38	山茱萸，葛根	0.010307
18	泽泻，红花	0.010965	39	黄芪，丹参	0.010179
19	当归，红花	0.010913	40	麦冬，生地黄	0.010094
20	山药，白茅根	0.010909	41	麦冬，白花蛇舌草	0.010021
21	益母草，地龙	0.010866			

2. 基于关联规则分析的早中期糖尿病肾脏疾病气阴两虚血瘀证治疗方剂组方规律分析 应用关联规则挖掘方法，设置支持度为"50"，置信度为0.8，得到常用药对23条，其中丹参、黄芪出现频率最高，共出现150，见表6-12；得到常用组合23组，其中丹参，黄芪，山药出现频率最高，共出现98，见表6-13。同步进行网络可视化后得到核心药物网络图（图6-29）。

中医药治疗早中期糖尿病肾脏疾病气阴两虚血瘀证的用药主要以生地黄、熟地黄、山茱萸、枸杞子和知母为核心的滋补肾阴药以及以黄芪、党参、茯苓和白术为核心的补气健脾药。在滋补肾阴药以及补气健脾药两大用药思路为主导的同时，还配合活血化痰药，如当归、丹参、桃仁等。基于互信息法提取出的药对及关联系数，演化出常用药对及常用组合各23组，这些药对及组合中多数为黄芪与六味地黄丸的组成药物如山萸肉、山药、生地黄等的配伍。六味地黄丸是经典的滋阴方剂，既往大量药理研究显示，六味地黄丸对血糖、血脂均有很好的改善作用，对糖尿病及糖尿病前期均有良好的治疗效果。而且六味地黄丸还可以通过增加足细胞nephrin和podocin蛋白表达、降低NF-κB、CAM-1蛋白表达等多种机制发挥保护糖尿病肾脏疾病大鼠肾脏的作用。在3味药以上的常用组合中往往还常在上述基础上再配伍丹参等化瘀药物，说明活血中药在气阴两虚血瘀型糖尿病肾脏疾病的早中期治疗中也是主要用药，恰恰印证了血瘀贯穿糖尿病肾脏疾病发病全过程的中医病机理论。

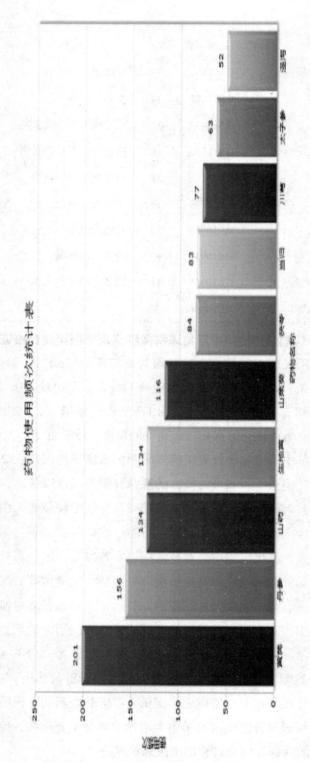

图6-28 排名前十的药物使用频次统计表

表6-12　早中期糖尿病肾脏疾病气阴两虚血瘀证治疗方剂中常用药对

No.	药对	频次	No.	药对	频次
1	丹参，黄芪	150	13	川芎，黄芪	74
2	生地黄，黄芪	130	14	山药，茯苓	69
3	黄芪，山药	129	15	山茱萸，茯苓	64
4	山茱萸，黄芪	111	16	丹参，当归	60
5	丹参，山药	101	17	太子参，黄芪	60
6	生地黄，丹参	100	18	川芎，丹参	55
7	山茱萸，山药	94	19	川芎，山药	54
8	生地黄，山药	85	20	丹参，茯苓	53
9	黄芪，茯苓	81	21	生地黄，茯苓	52
10	黄芪，当归	80	22	生地黄，川芎	50
11	山茱萸，丹参	79	23	山药，当归	50
12	山茱萸，生地黄	77			

表6-13　早中期糖尿病肾脏疾病气阴两虚血瘀证治疗方剂中常用组合

No.	药物组合	频次	No.	药物组合	频次
1	丹参，黄芪，山药	98	13	山茱萸，黄芪，茯苓	62
2	生地黄，丹参，黄芪	97	14	山茱萸，丹参，黄芪，山药	62
3	山茱萸，黄芪，山药	91	15	山茱萸，山药，茯苓	60
4	生地黄，黄芪，山药	85	16	丹参，黄芪，当归	58
5	山茱萸，丹参，黄芪	77	17	山茱萸，黄芪，山药，茯苓	58
6	山茱萸，生地黄，黄芪	76	18	山茱萸，生地黄，丹参	55
7	黄芪，山药，茯苓	67	19	山茱萸，生地黄，丹参，黄芪	54
8	生地黄，丹参，山药	66	20	川芎，丹参，黄芪	53
9	生地黄，丹参，黄芪，山药	66	21	川芎，黄芪，山药	53
10	山茱萸，生地黄，山药	64	22	丹参，黄芪，茯苓	52
11	山茱萸，生地黄，黄芪，山药	64	23	生地黄，黄芪，茯苓	51
12	山茱萸，丹参，山药	63			

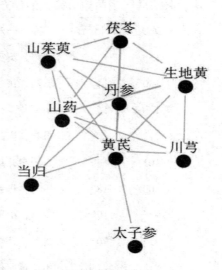

图6-29　早中期糖尿病肾脏疾病气阴两虚血瘀证治疗方剂中核心药物网络图

（三）新处方分析

1. 基于复杂系统熵聚类的核心药物组合分析　以改进的互信息法的分析结果为基础，按照相关系数与惩罚系数的约束，基于复杂系统熵聚类，演化出3～5味药的核心组合，共计16个，（表6-14、图6-30）。

表6-14　基于复杂系统熵聚类的早中期糖尿病肾脏疾病
气阴两虚血瘀证治疗方剂的核心药物组合

No.	核心药物组合	No.	核心药物组合
1	麦冬，五味子，大黄	9	麦冬，五味子，人参
2	熟地黄，泽泻，白术	10	熟地黄，山药，山茱萸，泽泻
3	金樱子，桃仁，红花	11	桃仁，赤芍药，红花
4	车前子，甘草，萆薢	12	车前子，甘草，栀子
5	苍术，玄参，五灵脂	13	苍术，玄参，龙骨
6	水蛭，鬼箭羽，益母草	14	鬼箭羽，太子参，丝瓜络
7	泽泻，茯苓，白术	15	山茱萸，泽泻，茯苓，牡丹皮
8	何首乌，当归，川芎，鸡内金	16	当归，川芎，赤芍药，红花

2. 基于无监督的熵层次聚类的新处方分析　在以上核心组合提取的基础上的进一步演化，生成治疗早中期糖尿病肾脏疾病气阴两虚血瘀证的8个新处

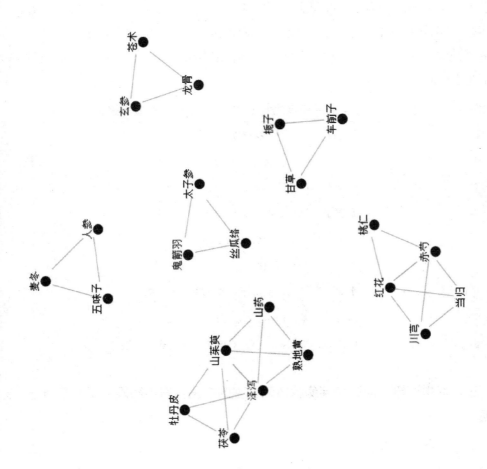

图6-30 早中期糖尿病肾脏疾病气阴两虚血瘀证核心药物组合聚类图

方，其组成不同于所搜集的211首处方。对新处方的药物组成进行分析，组方规律大致分为三大类：①养阴滋肾类药如麦冬、五味子、熟地黄、山茱萸、牡丹皮等与人参、白术、山药等益气健脾类药相配伍，有时还会配伍大黄、泽泻、茯苓之类的升清降浊药物；②以桃仁、红花、赤芍药、丝瓜络、益母草、鬼箭羽等活血通络药为主，配伍金樱子、鸡内金、太子参等固精健脾之品，有时还搭配何首乌、当归、川芎、水蛭等养血行血类药物；③以车前子、苍术、萆薢等祛湿药为主，或配伍栀子等清热药物，或与固精、行血、滋阴药物同时配伍（表6-15、图6-31）。

表6-15　基于熵层次聚类的早中期糖尿病肾脏疾病气阴两虚血瘀证治疗新方

No.	候选新处方
1	麦冬，五味子，大黄，人参
2	熟地黄，泽泻，白术，山药，山茱萸
3	金樱子，桃仁，红花，赤芍药
4	车前子，甘草，萆薢，栀子
5	苍术，玄参，五灵脂，龙骨
6	水蛭，鬼箭羽，益母草，太子参，丝瓜络
7	泽泻，茯苓，白术，山茱萸，牡丹皮
8	何首乌，当归，川芎，鸡内金，赤芍药，红花

三、早中期糖尿病肾脏疾病脾肾阳虚型的中医复方用药规律研究及新方发现

（一）资料与方法

1. 文献来源　在维普中文科技期刊数据库（1989～2016）、中国期刊全文数据库（CNKI）（1979～2016.12）、万方数据（1982～2016.12）、中国生物医学文献数据（CBM）（1990～2016.12）、中文生物医学期刊数据库（CMCC/CMCI）（1994～2016）上搜索中医药治疗早中期脾肾阳虚型糖尿病肾脏疾病的相关文献，录入中医辅助传承系统（V2.5）。

2. 纳入标准

①所有文献的临床诊断明确为早中期糖尿病肾脏疾病（参考WHO

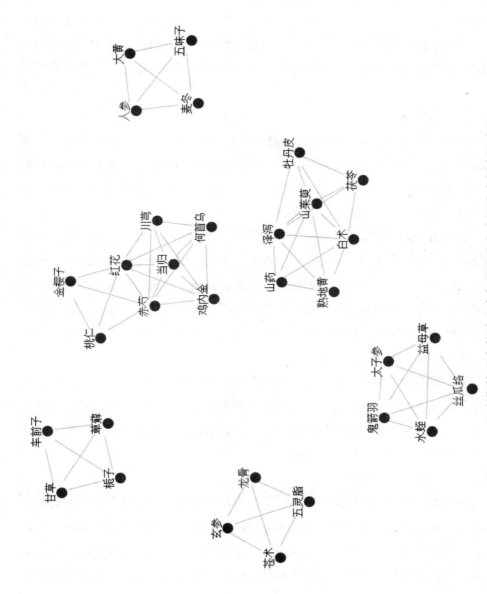

図6-31 早中期糖尿病肾脏疾病气阴两虚血瘀证治疗新方聚类图

（1980、1985、1999年）或ADA（1997年）糖尿病诊断标准和2014NKF-KDOQI糖尿病肾脏疾病诊断标准）；②中医分型为脾肾阳虚型（中医分型诊断标准参考《中药新药临床研究指导原则·糖尿病肾病中医防治指南（2011）》）；③以中药复方汤剂口服为主要治疗方法；④有基本方药物记载；⑤临床治疗研究；⑥经数据分析方法证明中药治疗有效，即中药治疗前后对比或中药组和对照组相比具有明显改善的以及医家治疗糖尿病肾脏疾病的经验方。

3. 排除标准

①纯西医研究；②动物实验；③翻译国外的或重复发表的研究资料；④糖尿病以外其他疾病所致的肾损害。⑤2型糖尿病以外的其他糖尿病所致的肾损害（例如1型糖尿病、妊娠糖尿病）。⑥单味药、中药提取成分、中成药、单一病例以及同一方剂重复出现的文献。

4. 处方的录入与核对　由双人独立筛选文献，并讨论解决分歧，最后筛选得到47首方剂。将所得47首方剂由专人录入中医辅助传承系统（V2.5）。在完成录入后，再由双人负责录入数据源的审核，以避免单人录入过程中可能出现的纰漏，保证数据的可靠性。录入方剂药物时，参考药典统一中药名称，确保方剂分析结果准确。例如将川军、将军、生军、大黄统一成大黄等；七叶一枝花、蚤休、重楼统一成蚤休等。

5. 数据分析　利用中医辅助传承系统（V2.5）通过聚类分析，核心算法包括改进的互信息法关联度分析、复杂系统熵聚类、提取组合、无监督的熵层次聚类新方分析等多种算法对输入的47首方剂依次进行药物使用频次、组方规律分析并将结果同步进行网络可视化。

（二）用药频次分析

通过文献检索，共收集早中期脾肾阳虚型糖尿病肾脏疾病中药复方口服方剂47首。在治疗早中期脾肾阳虚型糖尿病肾脏疾病的47个方剂包含的106种药物进行"频次统计"，得到药物频次从高到低的排序。使用频次≥5的药物有31味。在47首方剂中，共使用复方药物106味，使用频次552次。使用频次最多的复方药物是黄芪，共使用34次。使用频次≥10次的药物有13味，频次≥20次的药物有4味。使用频次排名前十的药物分别为黄芪、茯苓、丹参、白术、附子、党参、山药、当归、泽泻、山茱萸（表6-16、图6-32）。

表6-16　早中期脾肾阳虚型糖尿病肾脏疾病方剂中使用频次≥5的药物

No.	中药名称	频次	No.	中药名称	频次
1	黄芪	34	17	熟地黄	8
2	茯苓	27	18	桂枝	8
3	丹参	26	19	猪苓	8
4	白术	22	20	牛膝	8
5	附子	17	21	白芍药	7
6	党参	16	22	芡实	7
7	山药	16	23	枸杞子	7
8	当归	15	24	泽兰	6
9	泽泻	14	25	肉桂	6
10	山茱萸	13	26	赤芍药	5
11	益母草	13	27	陈皮	5
12	生地黄	12	28	仙茅	5
13	大黄	11	29	生姜	5
14	川芎	9	30	车前子	5
15	金樱子	9	31	太子参	5
16	淫羊藿	8			

（三）组方用药规律分析

1. 基于改进的互信息法的药物间关联度分析　根据本次研究录入的方剂数量、结合经验判断和不同参数提取出数据的预读，选择相关系数（correlation）为8，惩罚系数（penalty）为2，进行聚类分析，得到早中期糖尿病肾脏疾病脾肾阳虚证治疗方剂中106味中药两两之间的关联度，选取关联系数≥0.04的高关联度的药对进行列表（表6-17）。

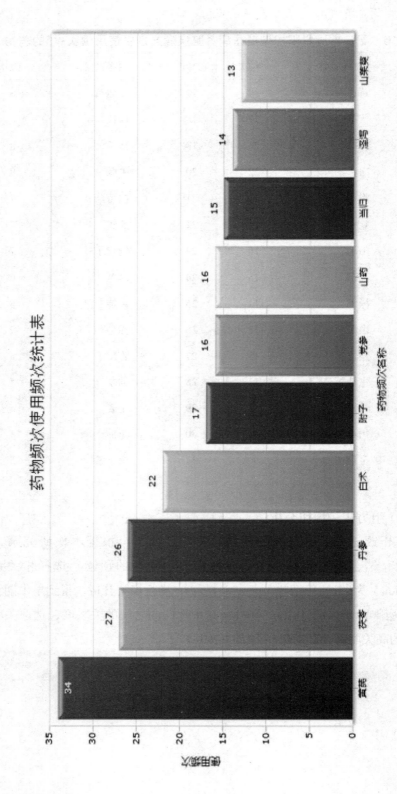

图6-32 排名前十的药物使用频次统计表

表6-17　基于改进的互信息法的药物间关联度分析

No.	药对		关联系数	No.	药对		关联系数
1	附子	薏苡仁	0.059412	22	桃仁	益母草	0.041932
2	山茱萸	生姜	0.053333	23	茯苓	薏苡仁	0.041932
3	当归	甘草	0.051262	24	红花	益母草	0.041932
4	当归	木瓜	0.051262	25	山茱萸	薏苡仁	0.041932
5	猪苓	牛膝	0.050534	26	肉桂	川芎	0.04193
6	砂仁	陈皮	0.049303	27	肉桂	金樱子	0.04193
7	山茱萸	山药	0.046278	28	猪苓	蒲公英	0.041553
8	芡实	倒扣草	0.045136	29	猪苓	鹿角胶	0.041553
9	芡实	白英	0.045136	30	猪苓	茵陈	0.041553
10	芡实	败酱草	0.045136	31	猪苓	败酱草	0.041553
11	芡实	地龙	0.045136	32	猪苓	大腹皮	0.041553
12	猪苓	山药	0.044703	33	桂枝	红参	0.041553
13	芡实	桂枝	0.043469	34	桂枝	鱼腥草	0.041553
14	猪苓	白芍药	0.043469	35	桂枝	五倍子	0.041553
15	猪苓	枸杞子	0.043469	36	桂枝	三七	0.041553
16	猪苓	半夏	0.042669	37	桂枝	桑螵蛸	0.041553
17	猪苓	木香	0.042669	38	桂枝	锁阳	0.041553
18	猪苓	麦冬	0.042669	39	淫羊藿	败酱草	0.041553
19	桃仁	茯苓	0.042589	40	猪苓	泽兰	0.041493
20	茯苓	天花粉	0.042589	41	泽兰	淫羊藿	0.041493
21	山茱萸	天花粉	0.042589	42	山药	木香	0.040322

　　2. **基于关联规则分析的早中期脾肾阳虚型糖尿病肾脏疾病治疗方剂组方规律分析**　应用关联规则挖掘方法，设置支持度为"15"，置信度为0.8，得到常用药对8条，其中丹参、黄芪出现频率最高，共出现24（表6-18）；得到常用组合2组，分别为黄芪、茯苓、丹参及黄芪、茯苓、白术（表6-19）。同步进行网络可视化后得到核心药物网络图（图6-33）。

中医药治疗早中期脾肾阳虚型糖尿病肾脏疾病的用药主要为以黄芪、党参、茯苓和白术为核心的补气健脾药及以附子、肉桂、仙茅等为代表的补火助阳药。在健脾、助阳的同时，活血化瘀代表药丹参也经常运用。基于互信息法提取出常用药对8组及常用组合2组，这些药对及组合中多数为附子汤的核心组成药物附子、白术、茯苓、党参与益气代表药物黄芪或活血化瘀代表药物丹参的配伍。附子汤出自《伤寒论》，方中附子益火兴元阳，温经散寒；党参大补元气，生化气血；茯苓健脾利湿，兼益心气；白术益气健脾，祛寒除湿；是温经助阳的经典方剂。既往大量药理研究显示，附子汤对血糖有很好的改善作用，对糖尿病及糖尿病相关并发症如糖尿病周围神经病变等均有良好的治疗效果。附子汤在痛风相关肾病、肾病综合征的研究中发现具有降低血尿素氮（BUN），改善肾功能的作用。附子汤的主要组成药物附子、茯苓、白术的有效药理成分等均可增加超氧化物歧化酶（Superoxide Dismutase，SOD）活性，降低丙二醛（MDA）的表达，减轻肾脏病理损害，抑制慢性肾脏间质纤维化。我们研究发现核心药物组合在附子汤的基础上往往会配伍黄芪、丹参药对，而黄芪、丹参联合治疗糖尿病肾脏疾病的疗效得到大量研究证实，进一步机制研究认为两者合用可改善糖尿病肾脏疾病大鼠肾脏线粒体呼吸功能及能量代谢，改善糖尿病肾脏疾病大鼠肾脏的功能。

表6-18　早中期脾肾阳虚型糖尿病肾脏疾病治疗方剂中常用药对

No.	药对		频次
1	丹参	黄芪	24
2	黄芪	茯苓	22
3	白术	茯苓	20
4	黄芪	白术	17
5	丹参	茯苓	17
6	党参	黄芪	16
7	白术	附子	15
8	茯苓	附子	15

表6-19　早中期脾肾阳虚型糖尿病肾脏疾病治疗方剂中常用组合

No.	药物组合	频次
1	黄芪　茯苓　丹参	16
2	黄芪　茯苓　白术	15

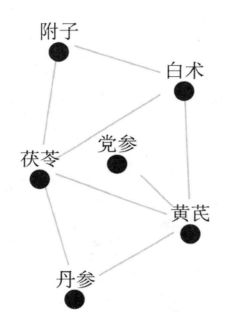

图6-33　早中期脾肾阳虚型糖尿病肾脏疾病治疗方剂中核心药物网络图

（四）新处方分析

1. 基于复杂系统熵聚类的核心药物组合分析　以改进的互信息法的分析结果为基础，按照相关系数与惩罚系数的约束，基于复杂系统熵聚类，演化出3～5味药的核心组合，共计12个（表6-20、图6-34）。

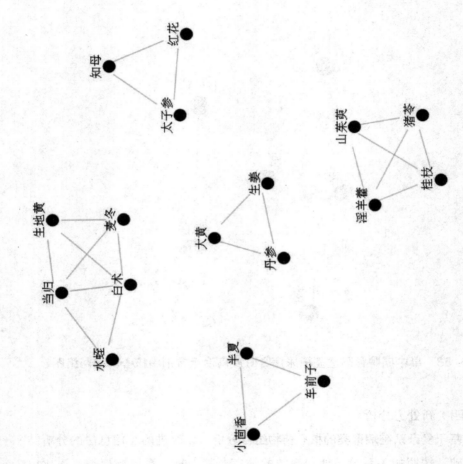

图6-34 早中期脾肾阳虚型糖尿病肾脏疾病核心药物组合聚类图

表6-20　基于复杂系统熵聚类的早中期脾肾阳虚型
糖尿病肾脏疾病治疗方剂的核心药物组合

No.	核心药物组合	No.	核心药物组合
1	车前子　半夏　山药	7	车前子　半夏　小茴香
2	丹参　大黄　薏苡仁	8	丹参　大黄　生姜
3	桂枝　山茱萸　熟地黄	9	猪苓　桂枝　山茱萸　淫羊藿
4	红花　太子参　草果	10	红花　太子参　知母
5	当归　党参　水蛭	11	当归　水蛭　白术
6	当归　党参　赤芍药	12	生地黄　当归　麦冬　白术

2. 基于无监督的熵层次聚类的新处方分析　在以上核心组合提取的基础上的进一步演化，生成治疗早中期糖尿病肾脏疾病脾肾阳虚型的6个新处方（表6-21、图6-35）。

进一步熵层次聚类分析得到6个早中期脾肾阳虚型糖尿病肾脏疾病治疗新处方，其组成不同于所搜集的106首处方。对新处方的药物组成进行分析，组方规律大致分为两大类：①健脾祛湿类药如党参、白术、山药等与小茴香、生姜、桂枝等温经散寒类药相配伍，有时还配合大黄等升清降浊药物；②健脾祛湿类药如党参、白术、山药等与丹参、红花、当归、赤芍药等活血类药配伍，有时还配合山茱萸，地黄等补肾滋肾之品。

表6-21　基于熵层次聚类的早中期脾肾阳虚型糖尿病肾脏疾病治疗新方

No.	候选新处方
1	车前子　半夏　山药　小茴香
2	丹参　大黄　薏苡仁　生姜
3	桂枝　山茱萸　熟地黄　猪苓　淫羊藿
4	红花　太子参　草果　知母
5	当归　党参　水蛭　白术
6	当归　党参　赤芍药　生地黄　麦冬　白术

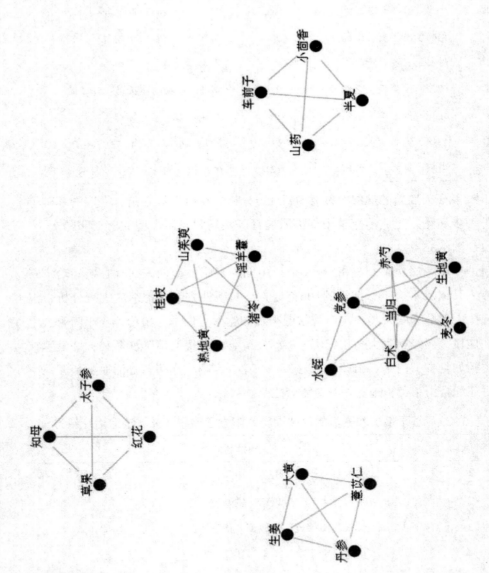

图6-35 早中期脾肾阳虚型糖尿病肾脏疾病治疗新方聚类图

第八章　糖尿病合并肾病综合征的中西医诊治

第一节　糖尿病合并肾病综合征

肾病综合征在临床上十分常见，可发生在多种原发性或者继发性肾脏疾病之中，其中糖尿病肾脏疾病是常见的继发性因素之一。临床上在糖尿病合并肾脏疾病中，原发性肾病综合征是最常见的临床类型。当糖尿病患者合并出现肾病综合征时，必须鉴别以下两种情况：糖尿病合并原发性肾病综合征、糖尿病肾脏疾病伴肾病综合征，从而指导后续治疗。本章主要针对糖尿病合并肾病综合征的病理生理、诊断、鉴别诊断、治疗以及诊治要点及难点进行介绍。

一、肾病综合征的临床病理表现、诊断及鉴别诊断

（一）肾病综合征的临床病理表现

肾病综合征（nephrotic syndrome，NS）是肾小球疾病中最常见的一组临床表现证候群，表现为大量蛋白尿（>3.5g/d）和低蛋白血症，常有水肿及高脂血症。肾病综合征传统上分为原发性和继发性两类。肾病综合征可发生在多种原发性肾小球疾病，临床以微小病变肾病、膜性肾病、局灶节段性肾小球硬化、IgA肾病、系膜增生性肾小球肾炎、膜增生性肾小球肾炎常见；也可发生在多种继发性肾小球疾病中，如糖尿病肾脏疾病、狼疮性肾炎、肾淀粉样变等。

不同的肾脏疾病有不同的病理变化，但无论是哪种疾病引起的肾病综合征，其基本病理变化是相同的，即肾小球毛细血管滤过膜对蛋白的通透性增加，致使血浆中蛋白成分从尿中大量丢失并因此而发生低蛋白血症和全身水肿。

1. 原发性肾病综合征常见病理类型

（1）微小病变肾病：微小病变肾病（minimal change disease，MCD）好发于儿童，占儿童原发性NS的80%左右，占成人原发性NS的5%～10%。临床表现为NS，血尿和高血压少见。

光镜下肾小球形态结构大致正常，毛细血管壁不增厚，开放良好。近端小管上皮细胞中可见双折光的脂质小滴和PAS染色阳性的蛋白小滴。间质水肿罕见，即使在严重肾病综合征和全身水肿的患者亦如此。

免疫荧光：MCD大部分患者无免疫球蛋白和补体沉积，偶可见系膜区IgM和C3弱阳性，如果电镜下没有看到系膜区电子致密物沉积，仍符合微小病变诊断。

电镜：微小病变在电镜下的特征表现为广泛的足细胞足突消失，肾小球脏层上皮细胞足突消失、融合、空泡变，裂孔闭塞，微绒毛形成，但这并非特异性的，因为任何导致严重蛋白尿的疾病肾小球均有此改变。病变程度与尿蛋白量并不一致，但与肾小球滤过率下降程度一致。病变活动时足突广泛消失、融合；病情缓解时足突消失程度减轻。其他电镜表现还有足突细胞肥大、胞饮泡增多、胞质内脂质和蛋白小滴增多，游离面微绒毛变形等。毛细血管样上的内皮细胞裂孔常正常，小球基底膜不增厚。

（2）膜性肾病：膜性肾病（membranous nephropathy，MN）好发于中老年人，男性多见，发病的高峰年龄为50～60岁，是欧美国家成人常见的NS病理类型，本病分为特发性膜性肾病和继发性膜性肾病两类。

膜性肾病病理表现为早期肾脏肿大、苍白，慢性肾衰竭晚期肾脏大小仍正常或略小。本病光镜和电镜下病理特点为上皮下免疫复合物沉积和基底膜增厚及变形。特发性膜性肾病的免疫复合物只分布在毛细血管样而不分布在系膜区，一般无内皮或系膜细胞增生。继发性膜性肾病由循环免疫复合物引起，免疫复合物除分布于毛细血管样外，还可在系膜区沉积，系膜区有电子致密物沉积。免疫荧光检查可见IgG，C3呈细颗粒状弥漫性沉积于肾小球毛细血管样，特发性膜性肾病以IgG4沉积为主，而继发性膜性肾病则以IgG的其他亚型沉积为主。有时可见IgM及纤维蛋白。肾间质可见以淋巴细胞为主的细胞浸润，其程度与其肾病综合征和肾功能程度损害明显相关。根据光镜和电镜所见，本病可分为四期：Ⅰ期表现为HE、PAS染色时肾小球毛细血管壁基本正常，PASM染色时可见节段分布的细小的上皮下嗜复红物，未见"钉突"，内皮细胞、系膜细胞及袢腔多不受累；Ⅱ期表现为肾小球毛细血管袢基膜弥漫均匀一致性增厚，上皮侧梳齿状"钉突"形成，弥漫分布；Ⅲ期表现为肾小球毛细血管袢基膜明显增厚，"钉突"较大，多数区域融合，连接成片，形成一层类似于基膜的物质将沉积物包绕；Ⅳ期表现为肾小球废弃增多，除肾小球基膜明显增厚外，袢腔变狭窄。半薄切片PASM-Masson染色有时可见明显增厚的基膜呈"链条"或假双轨样改变。有时可发生局灶透明变形或硬化，罕见新月体形成。

（3）局灶节段性肾小球硬化：局灶节段性肾小球硬化症（focal segmental glomeruloscle-rosis，FSGS）以青少年多见，男性多于女性，占原发性NS的20%~25%。起病较为隐匿，临床主要表现为大量蛋白尿或NS。多数患者伴有血尿，部分患者出现肉眼血尿；病情较轻者也可表现为无症状蛋白尿和（或）血尿。多数患者确诊时常伴有高血压和肾功能损害，且随着病情的进展而加重。部分病例可由微小病变型肾病转变而来。

光镜下肾小球病变呈局灶性（仅累及部分肾小球）、节段性（受累肾小球的节段小叶硬化）分布是本病的特征性病变。各个肾小球的病变程度轻重不一，节段性硬化的范围亦不相同，一般肾皮质深层髓旁肾单位的肾小球节段硬化出现最早，也最明显。硬化处组织PAS染色强阳性，嗜银，受损肾小球毛细血管袢的内皮下和塌陷的毛细血管袢可见透明样变的物质，即所谓的"透明滴"。节段硬化的肾小球内可见泡沫细胞，并可见节段袢与邻近的囊壁粘连。免疫荧光下非硬化性肾小球节段通常不会有免疫荧光着色或补体沉积，硬化节段毛细血管袢通常有C3、C1q、IgM呈不规则颗粒状、团块状或结节状沉积，其他血清成分在硬化区域较少见。电镜下FSGS的超微结构特点为非特异性，电镜的作用主要是识别因根据光镜误诊为FSGS的肾小球瘢痕的其他病因。肾小球上皮细胞呈广泛的足突融合，这种融合病变不仅见于光镜下有节段硬化的肾小球，也出现于基本正常的肾小球。系膜基质增多，毛细血管塌陷，电子致密物沉积，上皮细胞和内皮细胞空泡变性。

（4）IgA肾病：IgA肾病（IgA nephropathy，IgA）是我国最常见的原发性肾小球疾病，约占肾活检中原发性肾小球疾病的30%~50%，并且有上升趋势。IgA肾病主要累及青年人，发病高峰为20~30岁。IgA肾病最主要的临床表现为肉眼血尿或镜下血尿，伴不同程度的蛋白尿，病情呈慢性进行性发展。

IgA肾病光镜下病理表现多样，所有免疫复合物介导的增生性肾小球肾炎的肾组织病理改变都可以出现在IgA肾病中，但以系膜增生为其最主要和核心的病变。肾活检时，IgA肾病通常表现为局灶或弥漫系膜增生或增生性肾小球肾炎，一些患者光镜下可仅表现为轻微病变，也有部分患者表现为进展性病变，出现新月体，偶也可见慢性的硬化性病变。免疫荧光为确诊IgA肾病的重要手段，其特征性改变为肾小球系膜区弥漫分布的颗粒或团块状IgA沉积。将荧光强度分为（0～++ ++），则IgA的平均沉积强度为3+，IgM和IgG的沉积率分别约为84%和62%，但平均沉积强度为（+），几乎所有患者均有C3沉积，罕见C1q和C4沉积。电镜下可见系膜细胞增生、基质增多，系膜区伴有高密度电子致密物沉积。病变严重的尚可见基底膜增厚、系膜插入、基底膜融解乃至断裂等改变。呈现大量蛋白尿或NS的IgA肾病，可见上皮细胞足突融合和微绒毛形成。

（5）系膜增生性肾小球肾炎：系膜增生性肾小球肾炎（mesangial proliferative glomerulonephritis，MsPGN）是我国原发性NS中常见的病理类型，约占30%，高于欧美国家（约占10%）。本病好发于青少年，男性多见。多数患者起病前有上呼吸道感染等前驱感染症状，部分患者起病隐匿。临床主要表现为蛋白尿和（或）血尿，约30%表现为NS。

病理特征是光镜下可见肾小球系膜细胞和细胞外基质弥漫增生，可分为轻、中、重度。根据免疫荧光结果可分为IgA肾病（单纯IgA或以IgA沉积为主）和非IgA系膜增生性肾小球肾炎（以IgG或IgM沉积为主），常伴有C3在肾小球系膜区或沿毛细血管壁呈颗粒状沉积。电镜下可见系膜区有电子致密物沉积。

（6）膜增生性肾小球肾炎：膜增生性肾小球肾炎（membranoproliferative glomerulonephritis，MPGN）又称为系膜毛细血管性肾小球肾炎（mesangiocapillary glomerulonephritis），是肾小球肾炎中最少见的类型。本病好发于青少年，男女比例大致相等。半数患者有上呼吸道的前驱感染史。50%的患者表现为NS，30%的患者表现为无症状性蛋白尿，常伴有反复发作的镜下血尿或肉眼血尿。75%的患者有持续性低补体血症，是本病的重要特征之一。

MPGN以肾小球基底膜增厚、系膜细胞增生及系膜基质增多为主要特点，可分为三型。I型：光镜下主要特点为弥漫性毛细血管壁增厚以及内皮细胞增生，伴单核细胞和中性粒细胞浸润。系膜细胞和基质重度增生，并沿毛细血管内皮细胞间插入，毛细血管壁增厚，管腔变窄。插入毛细血管壁的系膜基质与基膜有相似的染色，在嗜银染色下表现为双层或多层基膜图像，呈"双轨征"。系膜基质显著增加，毛细血管腔大部分闭塞，小叶结构呈分叶状；免疫荧光下IgG，C3沿系膜区和毛细血管壁呈弥漫性粗颗粒沉积，部分病例亦可见IgM、C1q和C4沉积，IgA少见；电镜下内皮下和系膜区有致密物沉积，系膜增殖、插入，基底膜增厚，毛细血管腔狭窄。Ⅱ型以基膜内电子致密物沉积为显著特征。光镜下与Ⅰ型和Ⅲ型相似，但系膜插入不如Ⅰ型和Ⅲ型显著，30%病例有新月体形成；免疫荧光可见C3在毛细血管壁呈带状分布，而免疫球蛋白则无染色，毛细血管壁的染色可见电子致密物"双轨征"；电镜下毛细血管基膜致密层被大量呈带状分布的电子致密物取代，故又称电子致密物沉积病。Ⅲ型光镜下与Ⅰ型相似，电镜下可见内皮下和上皮下致密物沉积，又分为A、B、C三型，ⅢA型基底膜断裂，ⅢB型中间体型致密物沉积，ⅢC型上皮下和内皮下均有电子致密物沉积。

（二）继发性肾病综合征常见病理类型

1. 糖尿病肾脏疾病　糖尿病肾脏疾病光镜下早期可见肾小球肥大、基底膜轻度增厚、系膜轻度增生。随着病情进展，基底膜弥漫增厚，基质及少数系膜细胞增生，形成典型的K-W结节，称为结节性肾小球硬化症。部分患者无明显结节，称为弥漫性肾小球硬化症。并常可见内皮下纤维蛋白帽、球囊滴、小动脉透明样变，伴随肾小管萎缩、近端肾小管上皮细胞空泡变性、肾乳头坏死及间质炎症细胞浸润等。免疫荧光下可见沿肾小球毛细血管袢、肾小管和肾小球基膜微弱的弥散的线状IgG沉积，还可伴有IgM、补体C3等沉积。系膜区及K-W结节中罕见IgG，IgM或C3沉积。电镜下，早期肾小球基底膜不规则增厚、系膜区扩大、基质增多，晚期则形成结节状，这与光镜下所见的K-W结节吻合；渗出性病灶可显示为微细颗粒状电子致密物，还可见足突融合等。2010年肾脏病理学会（Research committee of the renal pathology society）发布了有全球各国家肾脏病理共同完成的最新糖尿病肾病病理分型国际标准，该标准将糖尿病肾病分为4型（Ⅰ型、Ⅱa型、Ⅱb型、Ⅲ型、Ⅳ型）。其中，Ⅰ型主要表现为轻度或非特异性光镜改变，电镜显示基底膜增厚；Ⅱa型主要表现为轻度系膜增生；Ⅱb型主要表现为重度系膜增生；Ⅲ型主要表现为结节性硬化（K-W结节）；Ⅳ型主要表现为晚期糖尿病肾小球硬化。

2. 狼疮性肾炎　狼疮性肾炎（lupus nephritis，LN）是系统性红斑狼疮累及肾脏的一种疾病，是系统性红斑狼疮重要的临床组成部分。LN肾脏的组织病理变化广泛而多样。其多样化表现为病变不仅在患者与患者之间不同，而且同一患者的肾小球与肾小球之间甚至同一肾小球的不同节段之间的病变也不一致。多变性还可表现在同一患者的肾脏病理在不同时间会发生变化，既可是自发的改变，亦可与治疗相关。

肾小球内细胞增生及浸润是本病的基本病变，应用单克隆抗体技术鉴定肾小球内浸润的细胞多为单核巨噬细胞及T淋巴细胞。肾小球内免疫复合物沉着是本病的第二基本病变，可沉积于上皮下、内皮下、基底膜及系膜区。免疫病理可见多种抗体IgG，IgM、IgA、补体C3、C1q阳性，常称为"满亮堂"表现。当镜下肾小球毛细血管袢呈铁丝圈样时，又称"白金耳"现象。有时毛细血管腔内可见透明样血栓，系膜区电镜下呈指纹样改变也是病变活动的一个指标。血管袢坏死也是本病常见病变，有时染色呈纤维素样，又称为纤维素样坏死。基于上述基本改变，根据临床病理相关性，2003年由肾脏病理学家、肾脏病学家及风湿病学家组成的工作组将多样的肾小球病变进一步分类归纳为以下六型（ISN/RPS分型）：①轻微病变性狼疮性肾炎，仅在免疫荧光或同时在免疫荧光及电镜下可见系膜区免疫复合物沉积，但光镜下肾小球正常，此型代表了最早期和最轻度的肾小球病变。②系膜增生性狼疮性肾炎，光镜下系膜细胞增生或系膜基质区扩张。③局灶性狼疮性肾炎，活动性或非活动性病变，呈局灶性、节段性或球性的肾小球内增生病变，或新月体形成，但受累肾小球少于全部的50%，可见局灶内的内皮下免疫复合物沉积，伴或不伴系膜增生。④弥漫性狼疮性肾炎，光镜下可见50%以上肾小球受累，广泛的细胞增生及细胞浸润，细胞核破碎及皱缩现象广泛且严重，肾小球毛细血管膜呈铁丝圈样改变，免疫荧光检查可见较大颗粒的免疫球蛋白及补体成分广泛沉积于系膜区及毛细血管。⑤膜性狼疮性肾炎，此型光镜、免疫荧光镜或电镜下可见上皮下免疫复合物沉积。⑥严重硬化性狼疮性肾炎，此型特征为超过90%的肾小球发生硬化，病理变化主要为所累及的肾小球结构损坏，呈玻璃样变或纤维化等。

3. 肾淀粉样变　肾淀粉样变（renal amyloidosis）是指淀粉样蛋白在肾脏沉积致病，主要临床表现为肾病综合征，晚期可导致肾衰竭而死亡。因这类蛋白纤维接触碘与硫酸时出现与淀粉相似的反应，故命名为"淀粉样变性"。

肾淀粉样变肾脏早期体积增大，可为正常人肾体积的2倍，质坚硬，外观苍白、肿胀，表面呈颗粒状。晚期，长期高血压和（或）感染、血管受累狭窄时，可见肾体积缩小。

光镜下早期肾小球系膜区有淀粉样物质沉积，但系膜细胞不增多；晚期淀粉样物质沉积于毛细血管基底膜，使之增厚，血管腔闭塞，整个小球呈无结构的淀粉样蛋白团块。这种团块经刚果红染色呈现为砖红色，若染上的刚果红不能被高锰酸钾清除，则多为AL蛋白，反之则多为AA蛋白。淀粉样蛋白在偏光显微镜下呈苹果绿色双折光物质。肾间质、偶尔肾小管基膜也可由淀粉样蛋白沉积。病变轻微时可类似微小病变。免疫荧光检查IgA、IgG，IgM、C3、C1q等有时可呈阳性，无特殊诊断价值。抗AA、抗κ或λ、抗β2-微球蛋白抗血清与其相应的淀粉样蛋白反应呈阳性，具有诊断和鉴别意义。电镜下淀粉样蛋白呈直径8～10mm无分支的细纤维丝状，紊乱无规则排列。常出现在肾小球系膜区、肾小球基膜、小血管壁和肾间质。早期肾内淀粉样蛋白沉积用光镜或免疫荧光方法不易确诊，电镜下的特异表现有确诊意义。

二、肾病综合征（NS）的诊断

NS诊断包括三个方面：

1. 确诊NS；

2. 确认病因：必须首先除外继发性的病因和遗传性疾病，才能诊断为原发性NS；最好能进行肾活检，作出病理诊断；

3. 判定有无并发症。

（一）NS的诊断标准

1. 大量蛋白尿，尿蛋白＞3.5g/d。在正常生理情况下，肾小球滤过膜具有分子屏障及电荷屏障作用，当这些屏障作用受损时，致使原尿中蛋白含量增多，当其增多明显超过近曲小管回吸收量时，形成大量蛋白尿。在此基础上，凡增加肾小球内压力及导致高灌注、高滤过的因素（如高血压、高蛋白饮食或大量输注血浆蛋白）均可加重尿蛋白的排出。

2. 血浆白蛋白＜30g/L。NS时大量白蛋白从尿中丢失，促进白蛋白肝脏代偿性合成增加，同时由于近端肾小管摄取滤过蛋白增多，也使肾小管分解蛋白增加。当肝脏白蛋白合成增加不足以克服丢失和分解时，则出现低白蛋白血症。此外，NS患者因胃肠道黏膜水肿导致饮食减退、蛋白质摄入不足、吸收不良或丢失，也是加重低白蛋白血症的原因。除血浆白蛋白减少外，血浆的某些免疫球蛋白（如IgG）和补体成分、抗凝及纤溶因子、金属结合蛋白及内分泌素结合蛋白也可减少，尤其是肾小球病理损伤严重、大量蛋白尿和非选择性蛋白尿时更为显著。患者易产生感染、高凝、微量元素缺乏、内分泌紊乱和免疫功能低下等并发症。

3. 水肿。由于血管内渗透压下降，血管内容量下降，激活肾素血管紧张素系统、交感神经、血管加压素系统，共同作用，导致肾小管重吸收增加，水钠潴留，形成水肿。

4. 血脂升高。高胆固醇和（或）高TG血症、血清中LDL、VLDL和脂蛋白（a）浓度增加，常与低蛋白血症并存。其发生机制与肝脏合成脂蛋白增加和脂蛋白分解减弱相关，目前认为后者可能是高脂血症更为重要的原因。

在上述表现中，①②两项为诊断所必需。临床上若出现以上四个特点即可做出NS诊断，若仅有大量蛋白尿和低蛋白血症，不伴水肿和高脂血症者也可考虑诊断，因可能在病程早期所致。

（二）判断原发性和继发性

确定NS后，应鉴别原发性或继发性，两者病因各异，治疗方法不一，一般需先排除继发性才能考虑原发性；故对常见继发性病因应逐一排除。继发性NS常伴有全身症状（如皮疹、关节痛、各脏器病变等）、血沉增快、血IgG增高、血清蛋白电泳γ-球蛋白增多、血清补体下降等征象，而原发性则罕见。肾组织检查对病理类型诊断十分重要，对指导治疗十分有帮助，多数情况下也可做出病因诊断，但有时相同病理改变如膜性肾病，可由各种病因引起，故临床上必须结合病史、体征、实验室检查、病理形态、免疫荧光、电镜等检查作出判断。

（三）判定有无并发症

1. **感染**　感染是最常见且严重的并发症，与蛋白质营养不良、免疫功能紊乱及应用糖皮质激素治疗有关。常见感染部位顺序为呼吸道、泌尿道、皮肤。NS患者对感染抵抗力下降最主要的原因是：①免疫抑制剂的长期使用引起机体免疫损害；②尿中丢失大量IgG；③B因子（补体的替代途径成分）的缺乏导致对细菌免疫调理作用缺陷；④营养不良时，机体非特异性免疫应答能力减弱，造成机体免疫功能受损；⑤转铁蛋白和锌大量从尿中丢失。转铁蛋白为维持正常淋巴细胞功能所必需，锌离子浓度与胸腺素合成有关；⑥局部因素：胸腔积液、腹水、皮肤高度水肿引起的皮肤破裂和严重水肿使局部体液因子稀释、防御功能减弱，均为肾病综合征患者的易感因素。细菌感染是肾病综合征患者的主要死因之一，严重的感染主要发生在有感染高危因素的患者，如高龄、全身营养状态较差、长期使用激素及（或）免疫抑制剂、严重低蛋白血症者。临床上常见的感染有：原发性腹膜炎、蜂窝织炎、呼吸道感染和泌尿道感染等。一旦感染诊断成立，应立即予以相应治疗，并根据感染严重程度，减量或停用激素和免疫抑制剂。

2. 血栓、栓塞 由于血液浓缩（有效血容量减少）及高脂血症造成血液黏稠度增加。此外，因某些蛋白质从尿中丢失及肝代偿性合成蛋白增加，引起机体凝血、抗凝和纤溶系统失衡；加之肾病综合征时血小板功能亢进、应用利尿剂和糖皮质激素等均进一步加重高凝状态。因此，NS容易发生血栓、栓塞，其中以肾静脉血栓最为常见（发生率约10%～50%，其中3/4患者因慢性形成，临床并无症状）。此外，肺血管血栓、栓塞，下肢静脉、下腔静脉、冠状血管血栓和脑血管血栓也不少见。血栓、栓塞是直接影响NS治疗效果和预后的重要原因。

3. 急性肾衰竭 为肾病综合征最严重的并发症。NS患者可因有效血容量不足而致肾血流量下降，诱发肾前性氮质血症，经扩容、利尿后可得到恢复。少数患者可出现急性肾衰竭，尤以微小病变型肾病者居多，发生多无明显诱因，表现为少尿甚或无尿，扩容利尿无效。肾活检病理检查显示肾小球病变轻微，肾间质弥漫重度水肿，肾小管可为正常或部分细胞变性、坏死，肾小管腔内有大量蛋白管型。该急性肾衰竭机制尚不明确，推测与肾间质高度水肿压迫肾小管和大量管型堵塞肾小管有关，即上述变化形成肾小管腔内高压，引起肾小球滤过率骤然减少，诱发肾小管上皮细胞损伤、坏死，从而导致急性肾衰竭。

4. 蛋白质及脂肪代谢紊乱 长期低蛋白血症可导致营养不良、小儿生长发育迟缓；免疫球蛋白减少造成机体免疫力低下、易致感染；金属结合蛋白丢失可使微量元素（铁、铜、锌等）缺乏；内分泌素结合蛋白不足可诱发内分泌紊乱（如低T_3综合征等）；药物结合蛋白减少可能影响某些药物的药代动力学（使血浆游离药物浓度增加、排泄加速），影响药物疗效。高脂血症增加血液黏稠度，促进血栓、栓塞等并发症的发生，增加心血管系统并发症，并促进肾小球硬化和肾小管—间质病变的发生及肾脏病变的慢性进展。

三、肾病综合征的鉴别诊断

（一）紫癜性肾炎

紫癜性肾炎，是指过敏性紫癜引起的肾损害，青少年多见。临床表现除有皮肤紫癜、关节肿痛、腹痛、黑便外，多在皮肤紫癜出现后1~4周出现血尿和（或）蛋白尿。肾活检常见病理改变为弥漫系膜增生，免疫病理以IgA及C3为主要沉积物。

（二）狼疮性肾炎

好发于青少年和中年女性，依据多系统受损的临床表现和免疫学检查可检出多种自身抗体，一般不难明确诊断。常有发热、皮疹、关节痛等多系统受损表现，血清抗核抗体、抗ds-DNA抗体、抗SM抗体阳性、补体C3下降，肾活检免疫病理呈"满堂亮"。

（三）乙型肝炎病毒相关性肾炎

多见于儿童及青少年，以蛋白尿或NS为主要临床表现，常见的病理类型为膜性肾病，其次为系膜毛细血管性肾小球肾炎等。国内依据以下三点进行诊断：血清HBV抗原阳性；患有肾小球肾炎，并可除外狼疮性肾炎等继发性肾小球肾炎；肾活检切片中找到HBV抗原。我国为乙型肝炎高发区，对有乙型肝炎患者、儿童及青少年蛋白尿或NS患者尤其是膜性肾病，应认真排除。

（四）糖尿病肾脏疾病

好发于中老年，NS常见于病程10年以上的糖尿病患者。早期可发现尿微量白蛋白排出增加，以后逐渐发展成大量蛋白尿、NS。糖尿病病史及特征性眼底改变有助于鉴别诊断。

（五）肾淀粉样变性

好发于中老年，肾淀粉样变性是全身多器官受累的一部分。原发性淀粉样变性主要累及心、肾、消化道、皮肤和神经；继发性淀粉样变性常继发于慢性化脓性感染、结核、恶性肿瘤等疾病，主要累及肾脏、肝和脾等器官。肾受累时体积增大，常呈NS。肾淀粉样变性常需肾活检确诊。

（六）骨髓瘤性肾病

好发于中老年，男性多见，患者可有多发性骨髓瘤的特征性临床表现，如骨痛、血清单株球蛋白增高、蛋白电泳M带及尿本周蛋白阳性，骨髓象显示浆细胞异常增生（占有核细胞的15%以上），并伴有质的改变。多发性骨髓瘤累及肾小球时可出现NS。上述骨髓瘤特征性表现有利于鉴别诊断。

第二节 肾病综合征的中西医防治方案

一、肾病综合征的西医防治方案

由于肾病综合征是一组疾病，因此一旦患者确诊为肾病综合征，需行肾活检，明确肾脏疾病病理类型。根据肾病综合征病理类型的不同，其治疗方法也不相同，积极治疗原发病能延缓继发性肾病的发生，有效保护肾脏功能。

（一）一般治疗

凡有严重水肿、低蛋白血症者需卧床休息。水肿消失、一般情况好转后，可起床活动。给予正常量，即0.8～1.0g/（kg·d）的优质蛋白饮食。尽管患者丢失大量尿蛋白，但由于高蛋白饮食增加肾小球高滤过，可加重蛋白尿并促进肾脏病变进展，故目前一般不再主张应用。水肿时应低盐饮食（＜3g/d）。为减轻高脂血症，应少进食富含饱和脂肪酸的饮食（动物油脂的饮食），而多吃富含多聚不饱和脂肪酸（如植物油、鱼油）及可溶性纤维的饮食（如燕麦、米糠及豆类）。

（二）对症治疗

利尿消肿可选用噻嗪类利尿剂、潴钾利尿剂、襻利尿剂、渗透性利尿剂及提高血浆胶体渗透压等。

1. 噻嗪类利尿剂 主要作用于髓袢升支厚壁段和远曲小管前段，通过抑制钠和氯的重吸收，增加钾的排泄而利尿。常用氢氯噻嗪25mg，3次/d口服。长期服用应防止低钾、低钠血症。

2. 潴钾利尿剂 主要作用于远曲小管后段，排钠、排氯，潴钾，适用于低钾血症的患者。单独使用时利尿作用不显著，可与噻嗪类利尿剂合用。常用氨苯蝶啶50mg，3次/d，或螺内酯20mg，3次/d。长期服用需防止高钾血症，对肾功能不全患者应慎用。

3. 襻利尿剂 主要作用于髓袢升支，对钠、氯和钾的重吸收具有强力的抑制作用。常用呋塞米20～120mg/d，或布美他尼1～5mg/d（同等剂量时作用较呋塞米强40倍），分次口服或静脉注射。在渗透性利尿药物应用后随即给药效果更好。应用袢利尿剂时需谨防低钠血症及低钾、低氯血症性碱中毒发生。

4. 渗透性利尿剂 通过一过性提高血浆胶体渗透压，可使组织中水分回吸收入血。此外，它们又经过肾小球滤过，造成肾小管内液的高渗状态，减少水、钠的重吸收而利尿。常用不含钠的右旋糖酐40（低分子右旋糖酐）或淀粉代血浆（706代血浆）（分子量均为2.5万～4.5万），250～500mL静脉滴注，隔日1次。随后加用袢利尿剂可增强利尿效果。但少尿（尿量<400mL/d）患者应慎用此类药物，因其易与肾小管分泌的TammHorsfall蛋白和肾小球滤过的白蛋白一起形成管型阻塞肾小管，并由于其高渗作用导致肾小管上皮细胞变性、坏死，诱发渗透性肾病，导致急性肾衰竭。

5. 提高血浆胶体渗透压 血浆或白蛋白等静脉输注均可提高血浆胶体渗透压，促进组织中水分回吸收并利尿，如继而用呋塞米60～120mg加于葡萄糖注射液中缓慢静脉滴注，有时能获得良好的利尿效果。但由于输入的蛋白均将于24～48h内由尿中排出，可引起肾小球高滤过及肾小管高代谢造成肾小球脏层及肾小管上皮细胞损伤、促进肾间质纤维化，轻者影响糖皮质激素疗效，延迟疾病缓解，重者可损害肾功能。故应严格掌握适应证，对严重低蛋白血症、高度水肿而又少尿的NS患者，在必需利尿的情况下方可考虑使用，但也要避免过频过多，心力衰竭患者应慎用。对NS患者利尿治疗的原则是不宜过快过猛，以免造成血容量不足、加重血液高黏倾向，诱发血栓、栓塞并发症。

（三）减少尿蛋白

持续性大量蛋白尿本身可导致肾小球高滤过、加重肾小管—间质损伤、促进肾小球硬化，是影响肾小球病预后的重要因素。已证实减少尿蛋白可以有效延缓肾功能的恶化。血管紧张素转换酶抑制剂（如贝那普利）或血管紧张素Ⅱ受体拮抗剂（如氯沙坦），除可有效控制高血压外，均可通过降低肾小球内压和直接影响肾小球基底膜对大分子的通透性，有不依赖于降低全身血压的减少尿蛋白作用。上述两类药物降尿蛋白时，所用剂量一般应比常规降压剂量大，才能获得良好疗效。

（四）抑制免疫与炎症反应

1. 糖皮质激素与细胞毒性药物 糖皮质激素可通过抑制炎性及免疫反应，抑制醛固酮和抗利尿激素的分泌，影响肾小球基膜通透性而发挥利尿、消除蛋白尿的作用。糖皮质激素使用原则是起始足量，缓慢给药，长期维持。常用药物为泼尼松1mg/（kg·d）。根据肾病综合征患者对激素治疗的反应，可将其分为"激素敏感型""激素依赖型"和"激素抵抗型"；对于"激素依赖型"或"激素抵抗型"的患者（均属难治性肾病综合征）可协同使用细胞毒药物。

2. 糖皮质激素（泼尼松）与环磷酰胺治疗　微小病变型肾病对激素敏感，可选用泼尼松1mg/（kg·d）治疗，6～8周后根据情况逐渐减量维持，总疗程为12～18个月；疗效差或反复发作者应加用细胞毒药物，常用环磷酰胺，成人使用剂量为1～2mg/（kg·d）或75mg/（m²·d）、维持治疗8～12周或总剂量≤8g，力争达到完全缓解并减少复发的目的。

3. 细胞毒药物治疗　膜性肾病患者单用激素治疗无效，必须联合细胞毒药物。早期膜性肾病疗效相对较好，常用的细胞毒药物有环磷酰胺，久用不良反应大，易造成肝、肾功能的损害；霉酚酸酯，价格昂贵，但不良反应少，其用于难治性肾病综合征的治疗有待进一步研究；环孢素A可替代激素治疗，但有一定的毒性，停药易复发，且价格昂贵；他克莫司是一种新型免疫抑制剂，与环孢素A相似，不良反应小于前者，但同样价格昂贵，不能作为首选药物使用。若肾功能严重恶化，血肌酐＞354μmol/L或肾活检提示严重间质纤维化则不给予上述治疗。

4. 来氟米特联合糖皮质激素治疗　来氟米特是新型免疫抑制剂，不良反应少、耐受性好，相对较安全，短期使用对肝、肾等器官功能的损害轻，口服给药方便，价格相对较低，但其远期疗效及不良反应仍需进一步观察。来氟米特联合糖皮质激素治疗难治性肾病综合征，治疗开始的前3日给予来氟米特50mg/d，每日1次，3d后改为30mg/d，每日1次，症状完全缓解后逐渐减量维持，总疗程为1年。

5. 泼尼松联合雷公藤总甙治疗　有报道称激素联合雷公藤总甙治疗肾病综合征有效。管哲星等采用中等剂量的泼尼松联合雷公藤总甙治疗老年肾病综合征40例，用法：泼尼松0.5mg/（kg·d），清晨顿服，8～12周后每1～2周减原用量的10%，当减至20mg/d时，持续半年，然后再逐渐减量至停药；雷公藤总甙片1mg/（kg·d），分3次口服，整个疗程12～18个月。治疗后其有效率达86.95%。赵德纯治疗难治性肾病综合征的有效率为85.3%，其治疗方案为：雷公藤总甙常规剂量为20mg，每日3次；高剂量为30mg，每日3次，3个月后，减为20mg，每日3次，维持12个月。

6. 麦考酚吗乙酯　在体内代谢为霉酚酸，后者为次黄嘌呤单核苷酸脱氢酶抑制剂，抑制鸟嘌呤核苷酸的经典合成途径，选择性抑制T、B淋巴细胞增殖及抗体形成达到治疗目的。常用量为1.5～2g/d，分2次口服，共用3～6个月，减量维持半年。已广泛用于肾移植后排异反应，不良反应相对小。近年一些报道表明，该药对部分难治性NS有效，尽管尚缺乏大样本病例的前瞻对照研究结果，但已受到重视。因其价格较高，目前仍作为二线用药。已有导致严重贫血和伴肾功能损伤者应用后出现严重感染的个案报道，应引起足够重视。

（五）肾病综合征并发症防治

1. 感染 通常在激素治疗时无需应用抗生素预防感染，否则不但达不到预防目的，反而可能诱发真菌二重感染。免疫增强剂（如胸腺素、转移因子及左旋咪唑等）能否预防感染尚不完全肯定。一旦发现感染，应及时选用对致病菌敏感、强效且无肾毒性的抗生素积极治疗，有明确感染灶者应尽快去除。严重感染难控制时应考虑减少或停用激素，但需视患者具体情况决定。

2. 血栓及栓塞 一般认为，当血浆白蛋白＜20g/L时，提示存在高凝状态，即应开始预防性抗凝治疗。可给予肝素1875～3750U皮下注射，每6小时1次（或可选用低分子肝素），维持凝血时间（试管法）于正常1倍；也可服用华法林，维持凝血酶原时间国际标准化比值于1.5～2.5。抗凝同时可辅以抗血小板药，如双嘧达莫300～400mg/d，3～4次/d口服，或阿司匹林40～300mg/d口服。对已发生血栓、栓塞者应尽早（6h内效果最佳，但3d内仍可能有效）给予尿激酶或链激酶全身或局部溶栓，同时配合抗凝治疗，抗凝药一般应持续应用半年以上。抗凝及溶栓治疗时均应避免药物过量导致出血。

3. 急性肾衰竭

NS并发急性肾衰竭如处理不当可危及生命，若及时给予正确处理，大多数患者可望恢复。可采取以下措施：

（1）袢利尿剂：对袢利尿剂仍有效者应予以较大剂量，以冲刷阻塞的肾小管管型。

（2）血液透析：利尿无效，并已达到透析指征者，应给血液透析以维持生命，并在补充血浆制品

后适当脱水，以减轻肾间质水肿。

（3）原发病治疗：因其病理类型多为微小病变型肾病，应予以积极治疗。

（4）碱化尿液：可口服碳酸氢钠碱化尿液，以减少管型形成。

4. 蛋白质及脂肪代谢紊乱

在NS缓解前常难以完全纠正代谢紊乱，但应调整饮食中蛋白和脂肪的量和结构，力争将代谢紊乱的影响减少到最低限度。目前，不少药物可用于治疗蛋白质及脂肪代谢紊乱。如血管紧张素转换酶抑制剂及血管紧张素 II 受体拮抗剂均可减少尿蛋白。有研究提示，中药黄芪（30~60g/d煎服）可促进肝脏白蛋白合成，并可能兼有减轻高脂血症的作用。降脂药物可选择降胆固醇为主的羟甲戊二酸单酰辅酶A还原酶抑制剂，如洛伐他汀等他汀类药物；或降TG为主的氯贝丁酯类，如非诺贝特等。NS缓解后高脂血症可自然缓解，无须再继续药物治疗。

二、肾病综合征的中医防治方案

传统医学认为肾病综合征属于中医"水肿"范畴，许多医家学者通过辨证论治、中西医结合等治疗肾病综合征取得了满意的疗效。

（一）病因病机

水肿是因体内水液积聚，泛溢肌肤而引起的以身体浮肿为主要表现的一种疾病。水液的运行代谢，主要与肺、脾、肾三脏密切相关。《景岳全书·肿胀》中指出："凡水肿等证，乃肺脾肾三脏相干之病"。《诸病源候论·水肿病诸候》中指出："水病者，由肾脾俱虚也，肾虚不能宣通水气，脾虚又不能制水……所以通身肿也"。综其所述，古代医家将水肿病因病机大多归结于肺脾肾三脏。其病机特点主要是本虚标实和虚实夹杂。"本"即是肺脾肾亏虚，"标"则是风寒湿邪侵袭。有研究指出，正气虚弱是该病证的主要原因，正气虚弱导致了肺脾肾功能失调，继而导致肺失通调、脾失转输、肾失开阖，引起膀胱气化无权、三焦水道失畅、水液停聚，进而出现不同程度的浮肿。而现代医家也总结了大量的临床辨证经验。郑伟达教授认为肺、脾、肾三脏之气升降出入不利，功能失调是肾病综合征的主要病因，主要特点是本虚标实、虚实夹杂。裘沛然教授则认为，肾病综合征是由三焦气虚，又受水湿泛滥所致，主张以补肺健脾益肾固本，行气利水祛湿治标。丁樱教授认为肾病综合征的内在基础是脾肾两虚，但还要重视水湿、热毒及瘀血等外邪的影响。黄春林教授认为肾病综合征低蛋白血症的核心病机在于因虚致病，肾虚不固、脾虚不运、肝虚不化致营阴受损。

（二）分期分型论治

时毓民教授将小儿肾病综合征分三期论治，激素应用初期多表现脾肾阳虚，水肿明显，治以温阳利水；大剂量激素服用时期，多出现阴虚火旺症状，治以滋阴降火；激素用量减至维持量时期，多为脾肾阳气不足，治以温肾健脾。王柏枝教授通过激素用量，将肾病综合征分首始、维持、减量三个阶段治疗：首始阶段分阴虚内热和湿热郁热两型，阴虚内热型采用知母、黄柏、熟地黄、山药、山茱萸等药物治疗，湿热郁热型采用知母、黄柏、金银花、野菊花、丹皮、茵陈等药物治疗；减量阶段治以温阳补肾滋阴；维持阶段治以健脾益气、温补肾阳。刘然等将120例小儿肾病综合征患者根据病情，在西药治疗的基础上分期辨证论治，选择按水肿程度分型法、激素剂量分期法、尿蛋白量分期法以及水肿联合激素分期法4种方案。其中，在水肿程度分型法中认为水肿初期多为脾虚湿困，同时须辨明风邪、水湿、湿热、湿浊、瘀血的不同而用药，治则为健脾益气，利水化湿，可用参苓白术散合防己茯苓汤加减；后期水肿严重者，多为脾肾阳虚，治则为温肾健脾，化气利水，肾阳虚严重者用真武汤合黄芪桂枝五物汤加减，脾阳虚严重者用实脾饮加减；水肿消退期以发病晚期多见，多为肝肾阴虚、气阴两虚两种，治则为滋补肾阴，养肝息风，多用知柏地黄丸加减；激素减退期，以气阴两虚多见，治则为益气养阴，化湿清热，多用六味地黄丸加减。激素剂量分期法分为诱导期、撤退期、停用期3期。诱导期多为肝肾阴虚，治则为滋补肝肾之阴，多用知柏地黄丸加减；撤退期多为脾气虚和肾阴虚，治则为健脾益肾，多用六味地黄丸加减；停用期主要为脾肾阳虚，治则为温补脾肾，多用金匮肾气丸加补肾阳药物。尿蛋白量分期法分为多尿蛋白期、少尿蛋白期、尿蛋白恢复期3期。多尿蛋白期为水肿期或复发期，正邪兼顾，祛邪以祛除风邪、热邪、湿邪以及瘀血，扶正主要为脾肾，健脾益肾，可运用祛邪药物合真武汤加减；少尿蛋白期为激素抗药或激素依赖患者，治疗需补肾健脾，辅助活血化瘀，兼顾风邪，多用真武汤加丹参、桃仁；尿蛋白恢复期治则为补肾活血，扶助正气，多用金匮肾气丸加丹参、桃仁等活血药。水肿联合激素分期法分为激素诱导水肿期、激素诱导消肿期、激素撤减消肿期3期。激素诱导水肿期多气滞湿阻，治以利水、清解、化瘀，多用防己黄芪汤、五味消毒饮、桃红四物汤等；激素诱导消肿期多脾气虚，需益脾，可用参苓白术散或四君子汤加减；激素撤减消肿期大多为脾肾气虚甚至阳虚，用真武汤加减。

（三）辨证分型论治

对于肾病综合征的病理性质基本上已经形成了共识，即本虚标实，正虚是本，兼夹邪实是标。根据全国第二次肾病专题学术讨论会的研讨结果，该病症的临床辨证分型主要有：肺肾气虚、脾肾阳虚、肝肾阴虚及气阴两虚，其中以脾肾阳虚和肝肾阴虚为主，标证五型为外感、湿浊、水湿、湿热以及血瘀，其中以水湿、湿热以及血瘀为最多。中华中医药学会将肾病综合征分为风水泛滥、湿热蕴结、肾络瘀阻、脾肾阳虚、肝肾阴虚五个证型。有研究认为，给予该病症本虚标实为主的特点，可以分为：脾肾气虚、脾肾阳虚、肝肾阴虚以及气阴两虚等四种类型，治疗上也是实施针对性的补肾健脾、温补脾肾、滋肾养肝以及养阴益气，并且取得了比较积极的治疗效果。研究者周氏依据该病症的初期水肿较甚，而后期水邪消退，脾肾两虚是主要特点，实施初期与后期的辨证治疗。初期为标实，辨证为风、湿、热、湿毒；后期是本虚，分为风邪袭肺、湿热壅滞、脾肾气虚以及脾肾阳虚等七种类型，辨证治疗为：麻黄汤加五皮饮、麻黄连翘赤小豆汤加减、萆薢分清饮加减以及益气补肾汤加减等，在临床治疗上收到了比较积极的结果。有研究指出，该病证易于反复，故采用从虚论治，分三类进行辨证治疗：肺肾气虚者，进行自拟补肺益肾汤用药治疗；脾肾阳虚者，进行金匮肾气丸加减用药治疗；气阴两虚者，采用参麦散加减用药治疗，该种治疗方法注重从本进行治疗和调理，在临床上也取得了比较理想的效果。烟海丽在应用激素的基础上，采用右归饮治疗脾肾阳虚型小儿肾病综合征，总有效率达89.7%，6个月复发率均低于单独使用激素组。马鸿斌采用自拟方高山流水方（桂枝、赤芍药、麻黄、干姜、细辛、炙甘草、山萸肉、熟附子、茯苓、党参）治疗风水泛滥型肾病综合征，取得了较好的疗效。郭登洲治疗湿热型肾病综合征，以祛湿为本，兼以清热，治疗时辨明上、中、下三焦湿热的偏重程度，且三焦兼顾，以宣畅三焦整体气机为根本，如此才能取得好的疗效。郑文博等通过活血化瘀方，组成为：川芎、桃仁、赤芍药、红花、黄芪、当归、党参、水蛭、大黄、益母草、牛膝等，治疗肾病综合征瘀血证，总有效率达92.1%，血浆白蛋白、24小时尿蛋白定量等指标的改善均优于对照组。刘瑞勇通过采用滋肾解毒化瘀方（组成为：生地黄、知母、黄柏、积雪草、地骨皮、丹参、茯苓、川牛膝、地龙等）治疗肝肾阴虚型肾病综合征，能够提高激素的治疗效果，拮抗激素的不良反应。欧恺怡将48例肾病综合征辨证分型治疗，脾阳虚弱，水湿滞留型采用补中益气汤加减；脾肾阳虚，水湿泛滥型采用金匮肾气丸加减；脾肾两虚，气血不足型以大补元煎加减，总有效率达89.58%。

（四）专方验方治疗

杨少延等采用自拟宣肺利水扶正汤（麻黄、桂枝、黄芪、丹参、茯苓皮、猪苓、大腹皮、甘草、生姜皮、大枣）配合激素治疗28例难治性肾病综合征患者，总有效率达89.3%。刘洪等通过芪蛭汤（黄芪、当归、水蛭粉、丹参、川芎、莪术、薏苡仁、茯苓、生地黄、知母）联合激素和环磷酰胺治疗肾病综合征患者38例，总有效率为92.11%。黄可丹采用护肾康复汤（太子参、黄芪、白术、泽泻、猪苓、车前草、茵陈、金樱子、芡实、益母草、地龙、赤小豆、肉桂）辅助激素治疗48例小儿复发性肾病综合征患者，取得了满意的疗效，该研究还发现护肾康复汤能够抑制肿瘤坏死因子-α、白介素-6、总胆固醇、甘油三酯、D-二聚体的水平，考虑其作用机制可能与减轻炎症反应、调节脂代谢、改善血液高凝状态有关。尹亚东等通过自拟方（金银花、连翘、黄芩、生地黄、石膏、牡丹皮、赤芍药、枸杞子、山萸肉、菟丝子、沙苑子、桃仁、红花、丹参、川芎、党参、黄芪、茯苓、甘草）治疗16例肾病综合征患者，取得了较好的疗效。陈丽娟等采用助肾汤（黄芪、芡实、土茯苓、黑大豆、鹿衔草、薏苡仁、益母草、生牡蛎、苍术、益智仁、泽泻、青风藤、土鳖虫、水蛭）结合激素治疗84例肾病综合征，取得了76.19%的优良率，且能够减少蛋白尿，提高血白蛋白水平。魏卓红等通过益肾固元汤（黄芪、党参、怀山药、山茱萸、茯苓、猪苓、炒白术、泽泻、桂枝、丹参、熟地黄、陈皮、车前子）加减治疗肾病综合征。水肿甚者加薏苡仁，尿血者加白茅根，阴虚火旺者加黄柏、知母。每3个月为1个疗程，观察2个疗程，总有效率为90.0%，且不良反应发生率也低于对照组。

（五）中西医结合治疗

中西医治疗肾病综合征的方法，各有长处，应当积极地发挥中西医各自的优点，互相取长补短，西医药见效快、疗效高，但副反应相对较高，而中医药起效较慢，但疗效较持久，且副反应小。两者科学的结合，定能提高疗效，延长缓解时间。

1. 单味中药联合激素治疗肾病综合征 有研究表明，中药单味药联合激素治疗在肾病综合征治疗中占主导地位，且优于单用中药或西药治疗。陈玉锦等在用泼尼松的基础上应用灯盏花注射液治疗40例肾病综合征患者，治疗后，患者血尿FDP、血D-二聚体明显转阴，血浆黏度、全血黏度、高低切、全血还原黏度及血浆纤维蛋白原明显下降。另外丹参是中药中一种具有良好的活血化瘀功效的药物之一，丹参具有抗凝、溶栓和降脂的作用，在一定程度上还可以促进患者肾组织病理改变的恢复。魏斐菲等选取肾病综合征患儿104例，随机分为对照组与研究组各52例，对照组患儿采取泼尼松治疗，研究组患儿在对照组患儿治疗基础上加用黄芪注射液治疗，观察比较两组患儿治疗前后白蛋白、24小时尿蛋白、胆固醇水平的变化及临床疗效。结果显示，经过6个月治疗，研究组患儿总有效率为96.15%，高于对照组的76.92%，差异具有统计学意义。由此得出结论：激素联合黄芪注射液治疗小儿肾病综合征疗效较好，可以有效提高小儿肾病综合征的临床疗效，改善临床症状与指标，值得临床推广应用。

2. **中药复方联合激素治疗肾病综合征**　研究表明，中医理论结合西医治疗，可有效减少激素治疗带来的用药副反应，并提高患者免疫力，调节机体免疫系统，为肾病综合征的治疗带来新的方向。付勇刚等将肾病综合征患者200例随机分为对照组100例与实验组100例，对照组采取常规激素冲击治疗，实验组在采用科常规激素治疗基础上加用中药，2周为1疗程，观察患者治疗前后临床症状及肾功能的改变评价疗效。结果显示，对照组总有效率为63.8%，低于实验组72.6%，组间差异有统计学意义（P＜0.05）；结论得出，中药联合激素冲击治疗肾病综合征取得良好疗效，减少激素副反应，提高用药依从性和治疗有效性。

此外，结合中医辨证来使用中药，根据激素在不同阶段的特点进行中医治疗可加强激素作用，并减少其相应的副作用。牛学仕在开始大剂量应用肾上腺皮质激素阶段，用滋阴降火药，以减少激素所致的"阴虚火旺"症状，方用六味地黄丸合二至丸加减。在激素减量阶段患者常由阴虚火旺向气阴两虚或阴阳两虚转化，治宜气阴双补，在继续用滋阴补肾药的同时，逐渐加用益气温肾中药，当激素递减为维持量时，运用益气补肾活血药。

3. **其他中医特色疗法治疗肾病综合征**　有报道称针灸、穴位注射等联合泼尼松治疗肾病综合征取得良好的效果。李锐等以补益脾肾、清化湿热为宗旨选穴，采用具有健脾益气、运化水湿、强心利尿作用的黄芪注射液以及具有清热解毒、宣肺利尿作用的鱼腥草注射液穴位注射治疗肾病综合征，治疗后能不同程度地减少蛋白尿、提高临床疗效。穴位注射法以经络学说为指导，在经络、腧穴或阿是穴适当注射药物，通过针刺和药物的双重作用，调整机体功能，改善病理状态。曹阳等采用中药穴位注射配合泼尼松治疗肾病综合征22例取得显著疗效，具体治疗方法为：取肾俞、足三里穴位注射鱼腥草注射液、隔日1次，治疗2个月。代凤等采用外治法治疗肾病综合征取得较好的疗效，其用温肾健脾、行气祛湿活血方药（黄芪、肉苁蓉、川芎、仙茅、吴茱萸）制成膏药穴位贴敷，贴敷双涌泉、神阙穴，每次敷24小时，共5次。穴位贴敷配合西药治疗在降低复发率、减少尿蛋白等方面取得较好的疗效。

4. 中成药联合西药治疗肾病综合征　中成药联合西药治疗肾病综合征临床较多见，且疗效显著。张程珑等报道黄葵胶囊可用于成人肾病综合征的治疗，黄葵是从黄葵花中提取的活性成分，具有抗炎抑菌、抗血小板聚集、抗氧化、消除自由基、抗肾小球免疫炎性反应、清除免疫复合物、利尿、降低蛋白尿、保护肾小球和肾小管功能的作用。目前黄葵胶囊已被用于肾病综合征、IgA肾病、糖尿病肾脏疾病等多种肾病的防治，它不但能改善肾病综合征患者血流动力学紊乱，同时具有良好的降脂作用。黄琼等搜集和比较雷公藤总甙联合激素与单纯激素治疗成人原发性肾病综合征随机对照试验，采用Cochrane协作网专用软件进行meta分析，结果显示雷公藤总甙联合激素治疗肾病综合征，在降低24小时蛋白尿定量、升高血浆白蛋白水平较对照组更具有改善作用，雷公藤总甙联合糖皮质激素与单纯使用激素相比，明显提高总有效率、降低复发率和减少副作用及不良反应。由此看出，雷公藤总甙联合激素治疗肾病综合征在降低24小时蛋白尿定量、升高血浆白蛋白水平较单纯激素更具有改善作用，是一种有前景的治疗手段。

第三节　糖尿病合并肾病综合征与糖尿病肾脏疾病的鉴别

　　糖尿病患者伴有蛋白尿经常被诊断为糖尿病肾脏疾病，然而并不是所有伴有蛋白尿的糖尿病患者都是糖尿病肾脏疾病。糖尿病合并肾脏疾病也会引起蛋白尿。在糖尿病合并肾脏疾病中，原发性肾病综合征是最常见的临床类型。糖尿病合并肾病综合征的诊断有赖于临床表现、实验室检查及肾活检（光镜、免疫病理和电镜）综合分析而确定。目前，糖尿病合并原发性肾病综合征诊断的金标准仍然是肾活检。通过肾活检可以判别是否为糖尿病合并肾脏疾病或者糖尿病肾脏疾病，可明确诊断，并且依据肾活检可评估疾病活动性，制定相应的治疗计划和评估疾病预后。但根据我国医疗情况以及病人对病理检查的接受情况来看，临床可行性不高。

研究发现，糖尿病肾脏疾病伴肾病综合征，其相对原发性肾病综合征，主要具备如下特点：①糖尿病的病史长，且疾病的进展慢，蛋白尿逐渐加重；②伴视网膜病变；③伴高血压及肾功能受损；④糖尿病肾脏疾病特征性病理改变；若有蛋白尿、没有视网膜病变、糖尿病的病程短等可疑的因素出现，仍需积极予以肾穿刺进行检查。

因此，糖尿病病人，尤其是2型糖尿病病人在出现以下临床表现情况，应考虑为合并原发性肾病综合征：

1. 短期内出现大量蛋白尿，或尿蛋白定量短期内迅速增加；

2. 糖尿病病史小于5年；

3. 出现血尿；

4. 无糖尿病眼底改变；

5. 血压、肾功能改变不大。

第四节　糖尿病合并肾病综合征的防治难点

一、糖皮质激素的应用

传统治疗方法中如果患者为糖尿病，禁用糖皮质激素以防止血糖升高引起糖尿病酮症酸中毒或高渗性非酮症昏迷。但有研究表明，对肾病综合征合并2型糖尿病患者使用糖皮质激素后少数患者空腹及餐后2小时血糖并无明显升高，针对血糖升高的患者，加用适量胰岛素后血糖可控制在理想水平。而治疗后患者血浆白蛋白明显上升，24小时尿蛋白定量明显减少，对此类患者的治疗将会产生积极作用。袁东等对25例2型糖尿病合并原发性肾病综合征患者进行临床研究，指出糖皮质激素有升高血糖作用，治疗过程中应密切监测血糖，加大胰岛素用量。在控制血糖、血压、预防感染情况下，应用糖皮质激素、细胞毒药物可达到满意疗效。因此，2型糖尿病合并原发性肾病综合征大量蛋白尿（≥3.5g/d）时，在严密控制血糖的情况下，可以应用糖皮质激素。

二、尽快减少水肿及蛋白尿

对于水肿及蛋白尿，其治疗目标主要是利尿及减少尿蛋白，可选用袢利尿剂、渗透性利尿剂，补充人血白蛋白提高血浆胶体渗透压。虽然糖尿病肾脏疾病患者不主张积极补充血浆白蛋白，但当严重低蛋白血症时，仍应积极纠正，以防止因凝血因子缺乏而导致的出血风险。同时，选用钙离子拮抗剂（CCB）联合ACEI、ARB控制血压，减少尿蛋白。

中医认为，蛋白尿的形成是脏腑亏损，肾失封藏，固摄无权，精微外泄所致。而精气是水谷精微所生成，来源于后天脾胃，所以治疗上既要固肾以节流，又须健脾以开源。从脾肾着眼，加强对脾肾功能的研究及健脾固肾中药的筛选，如黄芪、党参、山茱萸、白术、山药、枸杞子、紫河车、金樱子、何首乌、熟地黄、女贞子、菟丝子、补骨脂、鹿角霜等。而且蛋白尿的反复出现与感染病灶有密切的关系，由于热毒之邪所致，使肾失封藏，因此，高度重视治疗过程的每一次感染，积极消除诱因也很重要。临床可用清热解毒，凉血利湿治法。常用方有小蓟饮子、五味消毒饮等。常用药有小蓟、蒲公英、紫花地丁、金银花、连翘、白花蛇舌草、七叶一枝花、薏苡仁、玉米须、荠菜、鱼腥草、白茅根、蝉蜕等。需要注意的是，在调补脾肾的同时，祛邪解毒应贯穿始终，切忌过早温补而闭门留寇；同时，要注意久病多瘀，应理气活血，并谨防外感。蛋白尿长期不消者，因"久病必瘀""水血同病"，故可在辨证用药的基础上加入紫草、牛膝、田七、益母草、泽兰、丹参等活血化瘀药物，多能提高疗效。

三、提高降低高脂血症的疗效

血脂异常被确立为2型糖尿病合并原发性肾病综合征患者疾病进程中一个独立的危险因素，尤其是三酰甘油水平。研究表明，2型糖尿病合并原发性肾病综合征患者血脂异常表现为：三酰甘油水平升高，低密度脂蛋白水平升高，高密度脂蛋白水平降低。三酰甘油控制目标值尚无统一规定，但一般认为三酰甘油<150mg/dL（1.7mmol/L）较理想，低密度脂蛋白控制目标值<100mg/dL（2.6mmol/L）。若使用他汀类药物最大剂量不能达到上述标准，至少要降低

原基础的30%～40%。高密度脂蛋白目标值亦没有统一标准，男性＞40mg/dL（1.0mmol/L），女性＞50mg/dL（1.3mmol/L）较理想。

他汀类是一线降脂药，患者不能耐受他汀类药物时，可选用依折麦布。其他的降脂药物有贝特类、胆汁酸螯合剂、烟酸等。他汀类和贝特类药物因其合用可增加横纹肌溶解的风险，故使用时要小心。

中医方面，药理研究已经证实了山楂等中药有较明显的降脂作用，因此要加强对山楂等有降脂作用的中药的研究力度。发挥中药配伍协同作用的优势进行辨证论治。有研究证明，在辨证中加用山楂、炒麦芽各30g，或玉竹、山楂各30g，或仙茅、山楂等配对均有良好的降脂作用。而荷梗、泽泻、山楂代茶饮，或何首乌、黄芪等也有明显的降脂作用。另外，传统的汤剂或丸散剂不能完全发挥中医药的疗效，加强对中药制剂的研究能提高临床疗效。有研究证明，灯盏花注射液、川芎嗪注射液、复方丹参注射液、绞股蓝等能降低患者血脂水平，改善血液高凝状态。另外，益肾降脂片、黄芪当归合剂等有降脂作用的中成药还被证实能延缓肾小球硬化和保护肾功能等作用。另外，除药物治疗外，需要重视饮食管理，必须限制食物中胆固醇的摄入量，少进食饱和脂肪酸，防止外源性高脂血症加重原有的高血脂状态，病情稳定后适量增加运动量，增加大豆类、食物纤维素的摄入量，适当添加不饱和脂肪酸鱼油及藻酸双酯钠等，对促进高脂血症的缓解有较好的疗效。

四、防治高黏滞血症

人血白蛋白＜20g/L或有大量蛋白尿时，表示血栓栓塞风险高，应施行预防性抗凝治疗。临床上常用的抗凝药物有舒洛地特、肝素、低分子肝素等。另一方面，高黏滞血症属中医血瘀范畴。因此，活血化瘀法在肾病的治疗中至关重要。临证时，常加当归、川芎、丹参、牛膝、桃仁、益母草、田七、水蛭、红花等有利于抗凝，改善高黏滞血症；或在常规用激素的基础上加用复方丹参注射液或川芎嗪注射液静滴，疗程为2～4周，可用1～2个疗程。大量的临床研究表明，活血化瘀中药防治肾病的高黏滞血症的效果是肯定的，且副反应少。

总之，在糖尿病合并肾病综合征的治疗过程中应密切注意患者血糖、血脂、蛋白尿等的变化情况，应定期复查肝功能、血常规，必要时对症治疗；积极预防感染、血栓栓塞等。同时，应注重中医药治疗的优势，发挥中医中药的专长，从而延缓病情的进一步发展，提高患者的预后。

第九章　糖尿病合并慢性肾小球肾炎

慢性肾小球肾炎简称慢性肾炎，是我国最常见的慢性肾脏疾病，也是导致肾衰竭的最主要原因。其起病隐匿，病程冗长，进展缓慢，大多数患者可逐渐出现不同程度的肾功能损害。到晚期，由于肾单位不断地毁损，最终导致肾衰竭。糖尿病是世界范围内引起终末期肾病（ESRD）的最常见的原因之一，在西方国家尤为明显。随着糖尿病患病率的逐年增高，在我国由糖尿病引起终末期肾病的患者数量也在逐年增加，已成为我国继发性肾小球疾病和终末期肾病的常见病因。我国如此大的人口基数，肯定会有一定量的糖尿病患者或糖尿病肾脏疾病患者合并原发肾脏病及其他继发肾脏病。研究显示，我国糖尿病肾脏疾病中非糖尿病肾损害的发病率在15%左右。由于糖尿病肾脏疾病和糖尿病合并慢性肾小球肾炎在发病机理、治疗原则和远期预后均相差甚远，因此，深化对两者的认识，对于临床工作者，是具有积极意义的。

第一节　慢性肾小球肾炎的临床病理表现、诊断及鉴别诊断

一、临床病理表现

肾小球疾病是指肾小球毛细血管形态和（或）功能性的损伤，是由多种病因和多种发病机制引起的，病理类型各异、临床表现又常有重叠的一组疾病。在临床上，可分为急性肾小球肾炎、急进性肾小球肾炎、慢性肾小球肾炎、隐匿性肾小球疾病及肾病综合征5个类型。各个类型之间由于病因及病理类型不同，在疾病的不同阶段，可出现相互转化。慢性肾小球肾炎是一组多病因（如

各种细菌、病毒或原虫感染等）通过免疫机制、炎症介质因子及非免疫机制等引起的肾小球疾病。其起病缓慢，病情迁延，病程在三个月以上。下面进一步阐述其具体临床及病理表现。

（一）临床表现

大多数慢性肾小球肾炎疾病呈隐匿起病的特点，很长的一段病程可能被忽略。本病以血尿、蛋白尿、高血压、水肿为其基本临床表现，伴不同程度肾功能减退，病情多变，时轻时重、迁延，可发展为慢性肾衰竭。早期患者可有乏力、疲倦、腰部酸痛、纳差，部分患者无明显症状。尿液检查可有尿蛋白增加、不同程度的血尿，或两者兼有。晚期表现为慢性肾衰竭。病程长短因病理类型不同而异，一旦出现较高的氮质血症，则较快发展到尿毒症。部分患者除一般临床表现外，亦可见有持续高血压、眼底出血、渗出、视盘水肿等。亦有患者可因呼吸道感染或突发的恶性刺激导致急骤恶化，可见凹陷性水肿伴高血压、大量蛋白尿、肉眼血尿、管型尿增加，以及肾功的恶化而导致尿毒症。

1. 水肿　在慢性肾小球肾炎的整个疾病过程中，大多数患者有不同程度的水肿，轻者仅见于面部等组织疏松部位，重者全身水肿。

2. 高血压　部分患者出现的第一个症状是血压升高，持续的高血压容易加速肾功能的恶化，血压的程度与预后关系密切。此外血压程度差异较大，重者可达到或者超过200/110mmHg。

3. 贫血　患者可出现头晕、乏力、心悸、面色苍白、唇甲色淡等症状。若出现中度以上的贫血，表明肾单位损坏及肾功能损坏严重，发展至终末期可出现严重贫血。

4. 肾功能不全　轻中度肾功能受损的患者可无任何临床症状，当肌酐清除率低于10mL/min，临床上可见少尿或者无尿、恶心呕吐、乏力、皮肤瘙痒等症状。

5. 尿异常改变　尿异常改变是慢性肾炎的基本标志。水肿期间尿量减少，无水肿者，尿量接近正常；常有夜尿及低比重尿，尿比重（禁水1～2小时）不超过1.020；至尿毒症期即可出现少尿（<400mL/d）或无尿（<100mL/d）；有不同程度的尿蛋白，一般在1～3g/d，也可呈大量蛋白尿（>3.5g/d）；蛋白尿多呈非选择性；尿沉渣可见颗粒管型和透明管型；不同程度的血尿，在急性发作期可出现镜下血尿甚至肉眼血尿。

临床上，根据其表现的不同，可分为以下五个亚型：

1. 普通型 此型较为常见。多表现为轻度水肿，高血压和肾功能损害不明显。尿蛋白（＋）～（＋＋＋），离心尿红细胞3～5个/高倍视野或＞10个/高倍视野和管型尿等。病理改变以轻度系膜增生、局灶节段性系膜增生和轻度系膜增殖等为多见。

2. 肾病型 主要表现为肾病综合征，24小时尿蛋白定量＞3g/d，人血白蛋白低于30g/L，水肿一般较重，伴或不伴高脂血症。病理分型以微小病变、膜性、膜增殖、局灶性肾小球硬化和弥漫性系膜细胞增殖等为多见，常伴有不同程度肾小管炎症细胞浸润和纤维化。

3. 高血压型 除上述普通型表现外，以持续性中度血压增高为主要表现，特别是舒张压持续增高，常伴有眼底视网膜动脉细窄、迂曲和动静脉交叉压迫现象，少数可有絮状渗出物和（或）出血。病理以局灶节段性肾小球硬化和弥漫性增殖为多见，或晚期不能定型，或多有肾小球硬化表现。水肿少见，常易发生急进性高血压，出现肾功能急骤或逐渐恶化。

4. 混合型 临床上既有肾病型表现又有高血压型表现，同时多伴有不同程度肾功能减退征象。病理改变多为严重弥漫性增生兼有肾间质纤维化及炎症细胞浸润、局灶节段性肾小球硬化和晚期弥漫性肾小球硬化等。

5. 急性发作型 在病情相对稳定或持续进展过程中，由于细菌或病毒等感染或过劳等因素，经较短的潜伏期（多为1～5天）而出现类似急性肾炎的临床表现，经治疗或休息后可恢复至原先稳定水平，或病情恶化并逐渐发生尿毒症，或是反复发作多次后肾功能急剧减退而出现尿毒症的一系列临床表现。病理改变为弥漫性增殖、肾小球硬化基础上出现新月体和（或）明显间质性肾炎。

（二）病理表现

肾小球肾炎是因肾小球固有细胞的增生或白细胞的浸润导致肾小球细胞数量增多的一大类疾病的总称。常见的病理类型分为以下6种。

1. 膜性肾病 膜性肾病是以肾小球基底膜上皮细胞下免疫复合物沉积伴肾小球基底膜弥漫增厚为特征。早期肾小球大致正常，毛细血管襻可略显扩张、僵硬，可见肾小球基底膜（GBM）空泡样改变，上皮细胞下可见细小的嗜复红蛋白沉积。病变明显时表现为GBM弥漫增厚、钉突形成、上皮细胞下与钉突之间颗粒状嗜复红蛋白沉积。晚期则表现为GBM明显增厚，可呈链环状，毛细血管襻受到挤压闭塞，系膜基质增多，肾小球硬化。免疫荧光特点是以IgG，补体C3为主沿毛细血管壁颗粒样沉积，可伴有其他免疫球蛋白沉积，但强度较弱。

2. 系膜增生性肾炎 系膜增生性肾炎是一个病理形态学诊断，以弥漫性肾小球系膜细胞增生及不同程度系膜基质增多为主要病理特征。其早期以系膜细胞增生为主，后期系膜基质增多，全部肾小球的受累程度一致，肾小球毛细血管壁正常。当肾小球系膜病变较轻时，肾间质及肾小管基本正常，但是，在肾小球系膜病变严重时，肾间质即可出现炎细胞浸润及纤维化，伴肾小管萎缩，肾血管一般正常。

3. 膜增生性肾小球肾炎 其特征是肾小球基底膜增厚、系膜细胞增生和系膜基质扩张。光镜下最常见的组织学表现为广泛的肾小球毛细血管壁增厚及内皮细胞增生，系膜细胞及基质可插入基底膜及内皮细胞间而形成"双轨征"。当系膜增生明显时可将肾小球分隔为分叶状结构，故又称为"分叶性肾炎"。少部分患者会出现新月体，但受累程度很少超过整个肾小球的50%；较多的新月体形成往往与疾病的快速进展相关。可见单核细胞及中性粒细胞的浸润，约10%的病例浸润现象很明显。免疫荧光下可见颗粒状、条带状C3及免疫球蛋白沿基底膜呈周边性的沉积，也可见于系膜区。免疫球蛋白通常为IgG及IgM，很少出现IgA。

4. 局灶节段性肾小球硬化（FSGS）

主要特征为肾小球局灶（部分肾小球）节段性（部分毛细血管襻）硬化。硬化是指肾小球毛细血管襻闭塞和细胞外基质增多，病变可逐步扩展，终至终末期肾脏病。FSGS进程中可不同程度地伴有：球囊粘连、足细胞增生、肥大、空泡变性、玻璃样变、节段性内皮细胞及系膜细胞增生、肾小管上皮细胞损伤、灶状肾小管萎缩、肾间质纤维化、泡沫细胞形成、肾间质淋巴及单核细胞浸润。免疫荧光下可见节段性IgM和（或）补体C3呈颗粒状、团块状在毛细血管襻（硬化部位）和系膜区沉积，可伴有相对较弱的IgG、IgA沉积，也可全部阴性。

5. 微小病变型肾病 光镜下肾小球结构大致正常，或仅有轻微的系膜增生。近曲小管有重吸收颗粒，肾小管上皮可见空泡变性。伴有急性肾衰竭的患者，可见肾小管上皮细胞扁平化及其他肾小管损伤表现。肾间质无明显异常，在全身严重水肿时，可见肾间质水肿。典型者肾小球内免疫荧光下各种免疫球蛋白及补体均阴性，偶见IgM和补体C3在系膜区微弱阳性。肾小管上皮细胞内可见白蛋白阳性的重吸收颗粒。电镜下肾小球足细胞足突广泛消失，肾小球内其他结构正常，没有电子致密物沉积。

6. IgA肾病 其特征是肾活检免疫病理表现是以IgA或IgA为主的免疫复合物在肾小球系膜区呈颗粒状或团块状弥漫沉积，部分病例可沿毛细血管襻沉积。约84%的病例可以观察到IgM的沉积，62%的病例有IgG的沉积，其沉积部位与IgA相同，但强度明显减弱。肾小球沉积的IgA主要为IgA1亚型，轻链以Lambda为主。光镜下大多数IgA肾病表现为弥漫性肾小球系膜细胞增生，可伴系膜基质增加。根据病变的轻重又可进一步分为轻、中、重度系膜增生性肾小球病变。病变也可从局灶、节段性病变到弥漫性系膜增生。肾间质病变包括间质纤维化、肾小管萎缩、炎性细胞浸润，肾间质病变的严重程度常与肾小球病变平行。

疾病进展至后期，所有上述不同类型病理变化均可转化为程度不等的肾小球硬化、相应肾体积缩小、肾皮质变薄，病理类型均可转化为硬化性肾小球肾炎。

二、诊断

（一）诊断要点

1. 起病隐匿，病情进展缓慢，凡尿液检查异常（有不同程度的蛋白尿、血尿、管型尿）、水肿及高血压病史达3月以上，无论有无肾功能损害均应考虑此病。

2. 在排除继发性肾小球肾炎如系统性红斑狼疮、过敏性紫癜及遗传性肾小球肾炎后临床上可诊断为慢性肾小球肾炎。

3. 病程中可因呼吸道感染等原因诱发急性发作，出现类似急性肾炎的表现。

总的来说，凡水肿、高血压、尿化验异常（蛋白尿、血尿、管型尿）病史达3月以上，无论肾功能正常与否均应考虑原发性慢性肾小球肾炎。诊断疑难时，应行肾穿刺活检检查。肾穿刺活检对决定诊断、明确病理类型、制定治疗方案和判断预后有重要意义。对有下列表现者，应考虑进行肾穿刺活检检查：①蛋白尿和（或）血尿持续1年以上，特别是最近尿中蛋白和红细胞有增多趋势；②第一次出现肾功能减退而肾脏体积无明显缩小；③虽经积极治疗但蛋白尿、血尿无明显好转；④中重度肾实质性高血压，难以控制或近期血肌酐有升高者；⑤疑有继发性肾小球病变者。

三、鉴别诊断

（一）狼疮性肾炎

狼疮性肾炎是系统性红斑狼疮（SLE）合并肾损害。其临床表现亦为血尿、蛋白尿、肾功能不全等。鉴别点为其尚有SLE累及全身多系统表现，如颊部红斑、光过敏、口腔溃疡、关节炎、浆膜炎等；免疫学检查可见抗Ds–DNA抗体阳性、抗Sm抗体阳性、抗磷脂抗体阳性；肾穿刺活体组织检查可见免疫复合物广泛沉积于肾小球的各部位，免疫病理检查呈现"满堂亮"表现。

（二）急性肾炎

急性肾炎表现为血尿、蛋白尿，可有管型尿。常有高血压及水钠潴留症状，有时有短暂的氮质血症。但其起病较急，病程一般在三个月以内，病情轻重不一。B超检查双肾无缩小。部分病例有急性链球菌或其他病原微生物的前驱感染史，多在感染后1–4周发病。大多预后良好，常可在数月内临床自愈。

（三）高血压肾损害

高血压肾病是原发性高血压引起的肾脏结构和功能损害。高血压长久控制不佳，造成的结构破坏难以逆转，就会逐渐出现肾功能损害，甚至慢性肾衰竭、尿毒症。在临床上也可表现为高血压、水肿、蛋白尿、肾功能不全。但其多有较长时间的高血压病史，然后才出现肾脏损害的表现，肾小管功能损害一般早于肾小球，尿蛋白量常较少，一般<1～1.5g/d，以小分子蛋白为主，同时伴有高血压及其他靶器官的损害。

（四）Alport综合征

遗传性肾炎（即Alport综合征，AS）是一种主要表现为血尿、肾功能进行性减退、感音神经性耳聋和眼部异常的遗传性肾小球基底膜疾病，是由于编码肾小球基底膜的主要胶原成分–IV胶原基因突变而产生的疾病。其主要特征是肾脏损害、耳部疾病及眼疾患同时存在。阳性家族史可资鉴别。

（五）隐匿性肾小球肾炎

隐匿型肾小球肾炎（latent glomerulonephritis）临床上主要表现为无症状性血尿或蛋白尿，一般无水肿、高血压及肾功能损害。尿常规显示尿蛋白和（或）潜血阳性。24小时尿蛋白定量多在2g以下，以白蛋白为主。血尿绝大多数为镜下血尿，尿红细胞位相镜检发现红细胞呈多形性。查肾功能正常，肾脏

B超及静脉肾盂造影等检查亦正常。

（六）糖尿病肾病

糖尿病肾病临床上以蛋白尿为主要表现，可伴有下肢水肿、高血压、肾功能不全，部分表现与慢性肾炎相似。但此类患者有糖尿病病史，病程多在5年以上，一般无血尿，多伴糖尿病性视网膜病变。病理上，Kimmelstiel–Wilson结节为其特征性表现。对于难以鉴别者，必要时需行病理活检。

第二节　慢性肾小球肾炎的中西医防治方案

一、西医防治

慢性肾小球肾炎是一组病程冗长、病情发展缓慢、具有相同临床表现的原发性肾小球疾病的总称，其中包括了多种病理类型。随着研究逐渐深入，发现不同的病理类型决定了疾病的发展方向。由于国内基层医院尚未能广泛开展肾活检组织检查，故仍保留这一称谓，以利于临床工作者根据其临床分型制定治疗方案和预防病情进展。治疗上，对于已行病理活检明确病理类型者，据其自身发病特点进行处理。对于未行病理活检者，则采取下列综合治疗，以防止或者延缓肾功能进行性恶化，以及改善或缓解临床症状，防治心脑血管并发症。

（一）积极控制高血压和减少尿蛋白

慢性肾小球肾炎患者由于肾小球滤过膜受损，肾脏血流动力学的改变，可出现蛋白尿、高血压；而蛋白尿、高血压反之也可加重肾损伤，两者形成恶性循环。研究表明，高血压、蛋白尿是慢性肾炎患者肾损害进展的独立危险因素之一，故积极控制高血压、减少尿蛋白，对防止肾小球硬化、延缓疾病进展具有重要意义。目前高血压的治疗目标是：争取控制在理想水平（<130/80mmHg）。蛋白尿的治疗目标是：争取减少至<1g/d。其主要治疗药物有血管紧张素转换酶抑制剂（ACEI）和血管紧张素受体拮抗剂（ARB）。多年研究证实，ACEI或ARB除可降低外周血管阻力，具有降压作用外，还有减少蛋白尿和延缓肾功能恶化的肾脏保护作用。ACEI或ARB通过抑制组织肾素–血管紧张素系统，对肾小球的血流动力学进行调节，扩张入球

和出球小动脉，但对出球小动脉作用大于入球小动脉，因此可改善肾小球内高压力、高灌注和高滤过状态。此外，能通过非血流动力学作用，如抑制细胞因子、减少细胞外基质的蓄积等，保护肾脏和减缓肾小球硬化的发展，故其为治疗慢性肾炎高血压和（或）减少蛋白尿的首选药物。如果要达到减少蛋白尿的目的，应用剂量多需高于常规的降压剂量。肾功能不全患者应用ACEI或ARB时，要注意防止高血钾。血肌酐大于264μmol/L时，务必在严密观察下谨慎使用。另少数患者应用ACEI后，有持续性干咳的副作用。因此，掌握好适应证和应用方法，定期监测血肌酐、血钾，对防止严重不良反应意义重大。目前临床上常用的ACEI类药物有多种。如盐酸贝那普利（贝那普利），其一般剂量为每次10mg，每天1次。有研究发现贝那普利可使肾病患者到达终点危险性降低50%左右，其主要不良反应有：高血钾、头晕、疲劳、症状性低血压、持续性咳嗽、头痛等。另外，依那普利、培哚普利、福辛普利等也是临床常用药。对于肾功能不全患者，宜使用肝肾双通道排泄药物如福辛普利、贝那普利等。血管紧张素II受体拮抗剂，常用的有氯沙坦钾（常用剂量：50mg qd）、缬沙坦（常用剂量：80mg qd）、厄贝沙坦（常用剂量：150mg qd），根据病人情况，必要时可予药物加量。由于部分病人首次应用ACEI或ARB类药物后，1-2周左右出现血肌酐升高。因此，在用药期间，注意监测肾功能、血钾。当肌酐较前上升30%后，需考虑停用，并注意排除潜在疾病如肾动脉狭窄等。

慢性肾炎患者常伴有高血压，且往往较原发性高血压难控制。因此，常需要多种降压药联合使用。由于钙离子拮抗剂（CCB）降压作用较强，且不良反应相对较少，因此，常将其作为备选中的首选药物。CCB常用药物有氨氯地平、硝苯地平、非洛地平等，其不良反应主要有头痛、水肿、腹痛、嗜睡等。研究发现氨氯地平联合厄贝沙坦对于慢性肾小球肾炎导致的肾性高血压有良好降压、减少尿蛋白、保护肾功能作用。

此外，慢性肾小球肾炎常伴有水钠潴留引起的容量依赖性高血压，故高血压患者应限盐（氯化钠<6g/d）。当水肿明显，或经上述用药血压仍控制欠佳时，可选用利尿剂，促进水液排出，减轻容量负荷。初期可选用噻嗪类利尿剂，如氢氯噻嗪12.5～25mg/d。当血肌酐清除率<30mL/min时，噻嗪类无效，应改用袢利尿剂，但一般不宜过多和长久使用。由于该类药物可引起电解质紊乱、高凝状态、血糖及尿酸异常等，故用药期间注意定期复查相关指标。

当慢性肾炎患者发生肾衰竭时，血压越发难控制。必要时需联用β受体阻滞剂或α受体阻断剂。前者常用药物有美托洛尔、比索洛尔等，用药期间注意监测心率。后者常用药物有哌唑嗪、特拉唑嗪等，对合并前列腺增生、排尿不畅的男性患者较为适合。由于该药可引起体位性低血压，故起始用量宜小，后据血压情况，再逐渐加量。

此外，小部分临床报道，大剂量双嘧达莫（300～400mg/d）、小剂量阿司匹林（40～300mg/d）等，在抗血小板聚集的同时，对系膜毛细血管性肾炎有一定降尿蛋白作用。

（二）糖皮质激素和免疫抑制剂

临床治疗慢性肾小球肾炎时，对激素和细胞毒药物的选择，应根据病理类型决定，且应该以作用时间快、疗程短为原则。目前一般不主张积极应用激素。因为慢性肾炎为一临床综合征，其发病的病因、病理类型及其病变的程度、临床表现和肾功能等变异较大，故是否需应用此类药物，宜区别对待。如果患者肾功能正常或仅轻度受损，病理类型较轻（如轻度系膜增生性肾炎、早期膜性肾病等），而且尿蛋白较多，无禁忌证者可试用，如使用无效者则应及时逐步撤去。若无病理诊断，但蛋白尿较多者，也可试用糖皮质激素。环孢素A主要作用为抑制细胞和体液免疫应答。若激素依赖或不敏感且肾功能正常者，可改用环孢素；肾功能减退，血肌酐在221μmol/L（2.5mg/dl）以上，则不宜用环孢素，可用麦考酚酸酯。临床上应根据患者病情及经济情况合理选用激素和免疫抑制剂。常用的免疫抑制药有MMF、FK506、硫唑嘌呤等。这些药物都是早期用于肾移植后的免疫抑制药，多伴有较多的副作用，常引起骨髓抑制、肝功异常等不良反应。另一方面，病人也会有劳累、胃肠道不适、燥热等症状。

（三）饮食控制

对于肾功能尚可、但经由小便丢失蛋白质相对较多的患者，可以适当补充牛奶、鸡蛋、瘦肉等优质蛋白。由于摄入过多的蛋白质会使肾小球损害加重，故肾功能已经有减退的患者应适度限制，一般可每天摄入30～40g蛋白质。慢性肾炎患者临床表现为水肿多见，故应限制盐、水及磷的摄入量，尤其是伴有高血压的患者。

（四）避免加重肾脏损害的因素

感染、劳累、妊娠及肾毒性药物（如氨基糖苷类抗生素、含马兜铃酸的中药等）均可能损伤肾脏，导致肾功能恶化，应予以避免。并且要戒烟限酒，忌过劳，适当锻炼身体，控制体重等。

（五）预防

由于部分慢性肾小球肾炎发生、反复与链球菌感染有关，因此，建议积极预防链球菌感染，如保护皮肤清洁，预防脓疱病；增强体质，做好呼吸道隔离，防止猩红热、化脓性扁桃体炎传播。一旦发生链球菌感染，对于既往有此病史患者，需积极处理。并密切观察尿常规变化，以便及时处理。

（六）西医治疗的不足及对免疫功能的影响

西药在治疗慢性肾炎的同时，也存在一定的副作用。如糖皮质激素存在皮质功能亢进综合征、诱发或加重感染、诱发或加重溃疡病、骨质疏松、肌肉萎缩、伤口愈合延缓等诸多副作用。免疫抑制剂多存在骨髓抑制、肝肾损害等诸多不良反应。ACEI与ARB类降压药也存在高血钾、血管性水肿等副作用。然而由于肾脏疾病的特殊性，使用激素、免疫抑制剂的剂量大、疗程长，治疗过程中难以避免出现患者免疫功能紊乱，一旦并发感染，有时甚至是致命的危害。临床上需寻求一种解决激素免疫抑制剂导致免疫机能紊乱的对策。而中医对于慢性肾炎治疗的干预，在一定程度上缓解了西药治疗的不良反应，同时在不同的发病阶段采取相应的治疗方法，常常能收到较好的效果。

二、中医防治

中医学中无慢性肾小球肾炎的病名，从文献记载来看，大多数医家认为本病属于中医学的"虚劳""肾风""肾劳""关格""癃闭""水肿"等范畴。慢性肾小球肾炎病程较长，缠绵不愈，属于本虚标实证。本虚以肺肾气虚、脾肾气虚、脾肾阳虚、肝肾阴虚、肺肾气阴两虚为主；标实为外感（风寒或风热）、湿热内蕴、血瘀阻滞、水湿内停等。根据"虚则补之，实则泻之"的原则，或以扶正为主，以益肺补肾、温补脾肾、滋养肝肾、益气养阴等法治疗；或以祛邪为主，可选择利水渗湿、清热利湿、活血化瘀等法治之；或标本同治，则在本证辨证处方用药基础上，选择加用清热利湿、活血祛瘀之品。若在疾病演变过程中，出现外感等兼杂证，则"急则治其标"，根据辨证先予疏风清热解表或疏风散寒解表等法治疗，表证除后仍予标本同治。结合2011年出版的《慢性肾小球肾炎诊疗指南》，慢性肾小球肾炎中医的辨证论治如下：

（一）辨证论治--虚证

1. 肺肾气虚证

证候特点：面浮肢肿，面色无华，疲倦乏力，自汗，少气懒言，易感冒，手足不温，腰膝酸痛。舌质淡红，苔白，脉细弱。

治法：补益肺肾

方剂：玉屏风散合二至丸加减。

药物：黄芪　防风　白术　女贞子　墨旱莲

加减：畏寒，舌质淡，加桂枝；面、唇、爪甲等晦黯、舌质黯红，舌下脉络迂曲，加桃仁、红花、川芎。

2. 脾肾气虚证

证候特点：疲倦乏力，面浮肢肿，腰脊酸痛，气短懒言，腹胀纳呆，大便溏，尿频或夜尿多，舌淡，有齿印，苔薄白，脉细。

治法：补益脾肾

方剂：四君子汤合二仙汤加减。

药物：人参　茯苓　白术　甘草　仙茅　淫羊藿　巴戟天　当归　黄柏　知母

加减：纳差，加谷芽、麦芽、鸡内金；咽痛，加南沙参、北沙参、麦冬、百合。

3. 脾肾阳虚

证候特点：神疲，肢冷畏寒，尿少，浮肿明显，重者可出现胸腹水，面色苍白，腰脊酸痛或腰酸腿软，纳呆腹胀，大便溏，性功能减退（遗精、阳痿、早泄）或月经失调。舌嫩淡胖，有齿印，脉沉迟无力或沉细。

治法：温补脾肾

方剂：实脾饮合二仙汤加减。

药物：干姜　附子　白术　茯苓　炙甘草　厚朴　大腹皮　草果仁　木香　木瓜　仙茅　淫羊藿　巴戟天　当归　黄柏　知母

加减：夹有瘀血，加益母草、丹参、当归、川芎、泽兰；浮肿少尿，加车前子、大腹皮、葫芦。

4. 肝肾阴虚

证候特点：头晕，耳鸣，目睛干涩或视物模糊，潮热盗汗，五心烦热，口干咽燥，失眠多梦，腰膝酸软，梦遗或月经失调。舌红，少苔，脉细数或弦细。

治法：滋养肝肾

方剂：六味地黄丸合二至丸。

药物：熟地黄　山萸肉　牡丹皮　山药　茯苓　泽泻　女贞子　墨旱莲

加减：头痛头晕剧烈，加川芎、益母草、葛根、防己；失眠，加炒酸枣仁、生铁落；耳鸣，加磁石。

5. 气阴两虚

证候特点：面色晦暗或无华，气短疲倦，乏力，易感冒，午后潮热，或手足心热，口干咽燥，下肢浮肿。舌质红，少苔，脉细数或细涩。

治法：益气养阴

方剂：参芪地黄汤加减。

药物：党参　黄芪　熟地黄　牡丹皮　泽泻　茯苓　山药　山萸肉

加减：兼湿浊，纳呆，恶心或呕吐，身重困倦，或精神萎靡，加陈皮、法半夏、竹茹、砂仁。

（二）辨证论治--实证

1. 湿热内蕴

证候特点：胸闷，纳差，口苦咽干，口干不欲饮，咽喉肿痛，浮肿明显，小便灼热赤痛或小便不利，腰部沉重，舌红，苔黄腻，脉滑数或濡数。

治法：清热利湿

方剂：三仁汤加减。

药物：杏仁　法半夏　滑石　薏苡仁　通草　白蔻仁　竹叶　厚朴

加减：痞满腹胀，加黄连温胆汤；尿频、尿急、尿灼热，加八正散；热毒较甚，咽喉肿痛，加银蒲玄麦甘桔汤。

2. 血瘀阻滞

证候特点：肢体麻木或肌肤甲错，腰部刺痛，疼痛固定，面色晦暗或黧黑，口干但不欲饮，舌色紫黯或有瘀点、瘀斑，脉细涩。

治法：活血化瘀

方剂：桃红四物汤加减。

药物：桃仁　红花　熟地黄　当归　川芎　白芍药

加减：兼气虚，合用四君子汤；耳鸣，加磁石；水肿明显，加防己；腰酸，加杜仲、桑寄生、川牛膝。

3. 水湿内停

证候特点：疲倦，精神萎靡，身体重倦，面浮肢肿，恶心纳差，口干咽痛，尿黄，小便涩痛，舌红或淡，苔白腻或黄腻，脉沉滑或脉濡数。

治法：健脾化湿泄浊

方剂：胃苓汤加减。

药物：苍术　陈皮　厚朴　甘草　泽泻　猪苓　茯苓　白术　肉桂

加减：兼湿热，脘闷纳呆，口干不思饮，小便黄赤，灼热或涩痛不利，舌苔黄腻，脉濡数或滑数，加黄连，半枝莲，白花蛇舌草，土茯苓、蒲公英。

如果慢性肾小球肾炎患者出现外感证候，当急则治其标，治以解表祛邪，可根据辨证予清热解毒之银翘散加减，或予散寒解表之麻黄汤加减；晚期患者如出现癃闭、关格，则按有关章节进行辨证。由于考虑本病的辨证主要是本虚标实，因此在论治方面，我国学者大多采用标本兼治、扶正祛邪兼顾的治疗原则，下面是其他医家的一些观点：

（1）名老中医的诊治经验：张琪教授对于蛋白尿的治疗提出3种情况的辨证施治，其中虚证的有脾胃虚弱证、肾气不足证，脾胃虚弱证用升阳益胃汤加减；肾气不足证，肾虚固涩失司，精微外泄，则方用参芪地黄汤加味；而对属于虚实夹杂证则采用不同的治疗方法，如气阴两虚兼夹湿热之证，采用清心莲子饮加减。

时振声教授治疗慢性肾炎蛋白尿属脾气虚弱者，用参苓白术散、香砂六君子汤、黄芪大枣汤；肾阳虚证用金匮肾气丸、右归饮等；肾阴虚证用左归丸、六味地黄丸；肾气不固者用五子衍宗丸合水陆二仙丹；肝阴不足者用四物汤加牛膝、枸杞子或杞菊地黄丸；属于外感而发则采用银翘散或人参败毒散等；痰热壅肺的患者，自拟加味杏仁滑石汤；肺燥化热者，予竹叶石膏汤加减；肝气郁结者，用柴胡疏肝散加减；风湿在表及湿邪内蕴之蛋白尿经久不消者，用羌活胜湿汤、升阳除湿汤；蛋白尿兼湿热中阻者，用苏叶黄连汤、半夏泻心汤；下焦湿热者，用八正散、三仁汤；血瘀证则用血府逐瘀汤。

朱良春教授则认为瘀血在病变的发展是一个重要的影响因素，因此益气活血化瘀是治疗慢性肾小球肾炎有效的方法之一，在药物的选择上，常选用黄芪30～60g与地龙10～15g，黄芪30g与石苇20g，黄芪30g与益母草60g等药对相配伍的方法，可使血压正常、浮肿消退、蛋白尿转阴。

邹燕勤教授在治疗蛋白尿患者的过程中，认为本病多属于虚实夹杂，蛋白尿多为脾虚湿热所致，重视调理脾胃及清利湿热，强调先治疗水肿，待水肿退后调治脏腑虚损。即使患者暂未出现明显湿热证，亦常选半枝莲、六月雪、白花蛇舌草等以阻止湿热的产生，对于湿邪的隐潜，善于实脾以治未病。

邵朝弟教授认为本病的治疗重在脾肾，用方有补中益气汤、参苓白术散、六味地黄丸等；同时，他也特别注意到水湿、瘀血对这个疾病的影响。治疗时常兼顾其标，加以活血利湿的药物。

刘渡舟教授认为此病的发生发展主要是脾肾虚弱兼夹外邪，在治疗过程中应调理脾肾，在补益的同时加以驱邪，临床常用参苓白术散加白豆蔻、泽泻、焦三仙、芡实等。

（2）现代医家的治疗经验：肖敬辉治疗本病，以补肺汤合七味都气丸加减，起到益气固表、补肾壮腰的作用；以参苓白术散合四神丸加减，起到温肾健脾，固摄止遗的作用；以杞菊地黄丸合清骨散加减，起到滋养肝肾，清解虚热的作用；以保真汤合小蓟饮子加减，起到益气固摄，滋阴凉血的作用。而杨宝成医生将本病分成三型，以黄芪12g，白术、茯苓、山茱萸、山楂、芡实、五味子、女贞子各10g，山药15g，玉米须15～20g，乌梅炭3～5g（另包冲服）为基础方。脾虚湿困型基础方合参苓白术散、五苓散加减；脾肾阳虚型基础方合真武汤、五皮饮加减；肝肾阴虚型药用基础方合六味地黄汤或知柏地黄汤加龟甲、牛膝、女贞子、车前子等药。兼夹外感者选用蝉蜕、苏叶等；湿困者用苍术、砂仁、薏苡仁等；湿热内蕴者选用石韦、泽泻、白茅根、车前草等；瘀滞者用怀牛膝、益母草等；固肾涩精选用金樱子、益智仁、煅牡蛎、乌梅炭等；血压高者加夏枯草、珍珠母等；偏寒者加桂枝等。

程李涛认为湿热是慢性肾炎蛋白尿的主要病因。肾功能正常者，常选用单味黄蜀葵花治疗。氮质血症伴大量蛋白尿者，为湿热瘀毒久留体内，损伤肾络，累及于脾所致。治疗以清热利湿为法，辅以活血解毒，健脾运湿。

李进在临床上观察到肾炎主要以气虚和阴虚居多。疾病初起以肺气虚最为多见。故治疗多采用益气固表、健脾益肾法。中药治疗以参芪地黄汤为基本方剂。脾虚甚者加炒白术、薏苡仁；肾气虚者加杜仲、续断；肾阴虚者加旱莲草、女贞子；肾阳虚者加淫羊藿、菟丝子、肉苁蓉，兼风热者加金银花、连翘；湿热较重者加蒲公英、白花蛇舌草；兼瘀血者加丹参、红花、桃仁。

周恩超认为慢性肾炎运用激素后蛋白尿不消，是由于长期应用激素导致气机阻滞，久延血分，变气血精微为湿浊痰瘀，郁滞经隧，阻于络脉肌腠所致。

治当以疏滞泄浊为法，基本方：香附、神曲、苍术、生薏苡仁、姜半夏、陈皮、合欢花、炒山栀、桃仁、红花、川芎、芦根、茯苓皮、白花蛇舌草。

谢燕芳等指出蛋白尿早期多因下焦湿热壅盛所致。治当清利湿浊，祛邪安正，酌情选用知母12g，蝉衣10g，黄柏12g，萆薢15g，苦参12g，石韦20g，竹叶6g。

檀金川认为对于湿热毒邪内蕴，肾络瘀阻所致的蛋白尿，治以清热解毒通肾络为法。常用中药金银花、白花蛇舌草、车前子、白茅根、鬼箭羽、石见穿、栀子、薏苡仁、茵陈、苦参、土茯苓等。

陆长青治疗本病分为四种辨证类型：①湿热内蕴证；②瘀血内停证；③脾肾两虚证；④肾虚失固证。治疗上，以麻黄连翘赤小豆汤化裁清热利湿；以黄芪、党参、川芎、莪术、赤芍药、益母草、牛膝、当归、丹参为基本方加减活血化瘀；以参芪地黄汤加味益肾健脾；补肾收敛固涩法则多贯穿于其他治法之中，常用药物有芡实、五味子、龙骨、金樱子、乌梅、牡蛎、桑螵蛸等。

任秦有认为本病的根本病机是脾肾虚弱，精关不固，精气下泄所致，当以益气补肾法治疗。基本方黄芪30～60g，山药、党参各30g，熟地黄、芡实、山萸肉、鹿含草、金樱子各15g，茯苓、泽泻、牡丹皮各10g，益母草20g。

李济仁将慢性肾炎蛋白尿分为水湿浸渍型、肺肾气虚型、脾肾阳虚型和风热搏结型，认为脾肾不足是产生慢性肾小球肾炎蛋白尿的关键，治疗当从脾肾辨治蛋白尿，同时调理气血、顾护他脏。自拟蛋白转阴方（黄芪50g，党参20g，炒白术15g，茯苓15g，续断15g，金樱子15g，诃子15g，乌梅炭15g，萆薢15g，石韦20g，白茅根20g，墨旱莲15g，车前草15g）辨证加减治疗。

杨立民治疗慢性肾小球肾炎以健脾补肾之法，予党参、茯苓、山药、白术、菟丝子、熟地黄、山楂、桑寄生、山茱萸、甘草等药。

刘小菊自拟益气活血除湿汤为基本方，药物组成为黄芪、白花蛇舌草、太子参、白茅根各30g，麦冬、当归、赤芍药、徐长卿各10g，生地黄20g，川芎、半枝莲各15g，以养阴益气、活血化瘀、祛风除湿为主，应用时适当加减，伴风热者加金银花、蝉衣；湿热较甚者加黄柏、车前子；偏阳虚者加淫羊藿、菟丝子。

刘宝厚将慢性肾小球肾炎分为三个证型：肺脾气虚型，药用黄芪、茯苓、白术、丹参、防己、乌梅炭、益母草、蝉蜕；肝肾阴虚型，药用生地黄、知母、丹参、怀牛膝、野菊花、女贞子、枸杞子、石决明、益母草、蝉蜕；脾肾阳虚型，药用黄芪、党参、菟丝子、益母草、丹参、泽泻、茯苓、车前子、巴戟天、淫羊藿、蝉蜕。

总之，从近代到现代关于慢性肾炎的中医辨证论治的研究可谓百家争鸣，但是亦存在很多的问题。虽然针对慢性肾小球肾炎辨证分型的基本框架已经形成，但是慢性肾炎中医症状信息、采集标准不统一，严重影响了中医的诊断和治疗，也影响了科研的可靠性和真实性，因此如何界定特定病种中某一证的诊断标准，如何制定某一证治疗前后的疗效评定标准，都是我们将来需要解决的问题。

三、中成药治疗

（一）虚证

1. 脾肾气虚证

（1）无比山药丸，口服，1次1丸，1日2～3次。

（2）参苓白术丸（散），口服，水丸剂1次6～9g，散剂1次1袋，1日2～3次。

（3）人参归脾丸，口服，1次6～9g，1日2次。

（4）黄芪注射液，20～30mL加入5%葡萄糖注射液250mL中，静脉滴注，1日1次。

2. 肺肾气虚证

（1）通宣理肺丸，口服，蜜丸1次2丸，1日2～3次，浓缩丸1次8～10丸，1日2～3次。

（2）五苓丸，口服，水丸剂1次9g，1日2次；散剂，1次1袋，1日3次。

（3）金水宝胶囊、百令胶囊、至灵胶囊等虫草制剂，口服，1次3粒，1日3次。

3. 肝肾阴虚证

（1）六味地黄丸，口服，1次8丸，1日3次。

（2）肾肝宁胶囊，口服，1次4粒，1日3次。

4. 脾肾阳虚证

（1）济生肾气丸，口服，大蜜丸1次1丸，水蜜丸1次6g，1日2～3次。

（2）肾炎舒片，口服，1次6片，1日3次。

（3）黄芪注射液20～30mL加入5%葡萄糖注射液250mL中，静脉静注，1

日1次。

5. 气阴两虚证

生脉注射液，20～60mL加入5%或10%葡萄糖注射液250mL中，静脉滴注，1日1次。

（二）实证

1. 水湿证

（1）参苓白术丸，口服，1次6g，1日2次。

（2）胃苓丸，口服，1次6g，1日1～2次。

2. 湿热证

（1）肾炎四味片，口服，1次8片，1日3次。

（2）肾炎康复片，口服，1次5片，1日3次。

3. 血瘀证

（1）肾炎四味片，口服，1次8片，1日3次。

（2）保肾康片，口服，1次4片，1日3次。

（3）丹参注射液，20～30mL加入5%或10%葡萄糖注射液250mL中，静脉滴注，1日1次。

4. 湿浊证

尿毒清颗粒，冲服，1次1袋，1日3次。

同时，在治疗过程中可用雷公藤总甙片联合肾炎康复片治疗慢性肾小球肾炎，可降低尿蛋白，保护肾功能。

另有医家研究不同的中成药，治疗结果如下：王亿平等用贞芪益肾颗粒（黄芪、女贞子、旱莲草、石韦等）治疗气阴两虚兼湿热证，结果显示贞芪益肾颗粒可明显改善气阴两虚兼湿热证的临床症状，消减尿蛋白。胡顺金等用健脾行水化瘀为主的肾康冲剂（黄芪、薏苡仁、白花蛇舌草、白茅根、益母草等）治疗，结果显示肾康冲剂可使中医证候积分值显著降低，消减尿蛋白及提高血浆白蛋白浓度。闫慧明用保元胶囊（黄芪30g，当归15g，冬虫夏草3g，生地黄20g，山药20g，山茱萸15g，白花蛇舌草30g，柴胡8g，茯苓30g，丹参30g，生山楂15g，地龙12g，水蛭6g）治疗，结果显示保元胶囊有明显降低蛋白尿、增加血浆白蛋白的作用。

四、单方验方

绿豆附子汤：绿豆30g，附子15g，水煎煮熟后食豆，次日仍可再加绿豆30g，煮熟后食豆，第3日则另用附子与绿豆同煮如前，忌生冷、盐、酒，用于慢性肾炎水肿偏于阳虚者。

玉米须煎剂：玉米须（干）60g，洗净，水煎服，日服3次，连服6个月，用于慢性肾炎轻度水肿而尿蛋白不消者。

五、外治法治疗

中医外治法在改善患者肾功能和生活质量等方面同样效果显著，并且副作用较小。外治法主要包括：针灸、艾灸、穴位贴敷、埋线治疗、穴位注射、按摩、灌肠、耳针、刮痧、离子导入法、激光治疗。

（一）针灸

针灸治疗可加速蛋白尿的消除，增加重吸收，降低血肌酐，尿素氮的水平。大量研究表明，针灸治疗能改善机体免疫功能、延缓肾损伤、降低尿蛋白排出、减少激素不良作用等，在常规治疗的基础上加用针灸治疗在一定程度上可增加疗效。主穴为气海、关元；配穴为双侧阴陵泉、三阴交、足三里、太溪、肾俞、脾俞。对于脾肾阳虚证的患者，出现神疲、肢冷畏寒、浮肿等症状，可采用温针的治疗方法。穴位：第一组为肝俞、脾俞、肾俞、志室、飞扬、太溪，第二组为膻中、鸠尾、中脘、肓俞、气海、三阴交、复溜，2组穴位可以交替使用，继而在气海、中极、中脘、阴陵泉，加以艾条温灸。

（二）艾灸

灸法是指采用以艾绒为主的施灸材料，烧灼、熏熨体表的一定部位或腧穴，通过经络腧穴的作用，达到防治疾病目的的一种方法。取穴：神阙、气海、关元、双侧肾俞。艾条点燃后置入艾箱，铺厚巾后放于穴位皮肤上，以有温热感不痛为宜，皮肤潮红为度，每次15~20分钟，每周2次治疗。

（三）穴位贴敷

穴位贴敷疗法，是以中医经络学说为理论依据，把药物研成细末，用水、醋、酒、蛋清、蜂蜜、植物油、清凉油、药液甚至唾液调成糊状，或用呈凝固状的油脂（如凡士林等）、黄醋、米饭、枣泥制成软膏、丸剂或饼剂，或将中药汤剂熬成膏，或将药末散于膏药上，再直接贴敷穴位、患处（阿是穴），用来治疗疾病的一种无创痛穴位疗法。在西医常规治疗基础上根据子午流注理论于每天酉时（17~19点）给予穴位贴敷治疗，于6小时后揭除。膏方为扶肾膏，穴位为涌泉、太溪、复溜、足三里、脾俞、肾俞。

（四）埋线治疗

穴位埋药线疗法是根据针灸学理论、中药学和现代物理学相结合的产物，它通过针具和药线在穴位内产生的生物物理作用和生物化学变化，将其刺激信息和能量以及中药通过经络传入体内，而达到治疗疾病的目的。选穴：①足三里（单侧）、肾俞（单侧）；②阴陵泉（单侧）、脾俞（单侧）。两组穴位交替使用。

（五）穴位注射

又称"水针"，是选用中西药物注入有关穴位以治疗疾病的一种方法。选穴，一组：肾俞（双侧）、足三里（双侧）；二组：脾俞（双侧）、阴陵泉（双侧）。穴注药物：黄芪注射液、丹参注射液。在穴位注射时，2组穴位及2种药物均交替使用。

（六）按摩

按摩是以中医的脏腑、经络学说为理论基础，并结合西医的解剖和病理诊断，而用手法作用于人体体表的特定部位以调节机体生理、病理状况，达到理疗目的的方法，从性质上来说，它是一种物理的治疗方法。操作方法：患者坐位，医者以双手拇指点按脾俞、命门，以补脾益肾；嘱患者俯卧位，施以双龙点肾法，以调补肾气；嘱患者仰卧位，点按关元、气海，以调补下焦气机；点按足三里、太溪、三阴交，以调补肾气补中益气。

（七）灌肠

灌肠法是用导管自肛门经直肠插入结肠灌注液体，以达到通便排气的治疗方法。能刺激肠蠕动，软化、清除粪便，并有降温、催产、稀释肠内毒物、减少吸收的作用。灌肠药物为大黄15g，青黛10g，六月雪15g，赤芍药15g，牡蛎30g，浓煎100mL灌肠，每晚1次。

（八）耳针

耳针是指使用针刺或其他方法进行刺激耳穴，从而防治疾病的一种方法。耳郭与人体各部存在着一定的生理联系。望耳的形态、色泽可以辅助诊断疾病，刺激耳部穴位可以防治疾病。虚证取穴：三焦、脾、肾、内分泌；实证取穴：三焦、大肠、直肠、肺。

（九）刮痧

刮痧是以中医经络俞穴理论为指导，通过特制的刮痧器具和相应的手法，蘸取一定的介质，在体表进行反复刮动、摩擦，使皮肤局部出现红色粟粒状，或黯红色出血点等"出痧"变化，从而达到活血透痧的作用。刮痧手法：自上而下自内向外刮：颈椎部、腰部、腹部、小腿阴面。刮30次左右，至局部出现红斑、紫斑。

（十）离子导入法

离子导入法，又称为离子电泳法。离子导入法是利用连续性之直流电流，以同电性相斥的原理，将离子或带电的化学药物驱送至体内的治疗方法。直接采用中药热透治疗仪对患者的双侧肾区部位进行中药离子导入。

（十一）激光治疗

激光穴位治疗又称激光穴位照射、激光针、光针、光灸等，是一种通过低功率激光束直接照射腧穴（包括经外穴、阿是穴）之穴区表面或深部从而达到防治病症目的的治疗方法。取穴肾俞、三焦俞、三阴交、水道，每次2穴，每天1次，三周为1个疗程，辅以常规药物治疗。

六、食疗

（一）鲤鱼汤

鲜鲤鱼1条（重约500g，去肠杂），生姜15g，葱15～30g，米醋30～50mL，加水共炖，少放盐，食鱼饮汤。或鲜鲤鱼1条，清茶叶250g；或鲜鲤鱼1条，赤小豆30g，适量生姜、葱、食盐，煮汤。均具有健脾利水之功，用于慢性肾炎水肿不消，或低蛋白血症者。

（二）山药粥

山药30g，粳米适量，加水煮成粥，加适量白糖。具有健脾补肾之功，用于慢性肾炎水肿不甚而尿蛋白持续不消者。

七、预防调护

（一）避免风邪外袭

外感风邪是疾病发生与复发的重要因素，为防止风邪外袭，病人应注意保暖，避免冒雨涉水，湿衣久穿不脱；感冒流行季节，外出戴口罩，避免去公共场所；居室宜通气，经常用食醋熏蒸，或用艾叶消毒香焚点，进行空气消毒。

并应适当体育锻炼，提高机体抗病能力。

（二）注意调摄饮食

饮食宜清淡易消化，少食辛辣刺激、肥甘厚腻之品。如有水肿，轻者低盐饮食，重者无盐饮食。

（三）劳逸结合，调畅情志

建议起居有时，避免过度劳累，节制房事，调摄情志。

近年来，中医药及中西医结合虽然在治疗慢性肾小球肾炎的研究方面取得了一些成绩，但是还存在着诊断、辨证及疗效评定标准不统一；缺乏大样本、前瞻性、有对照的研究等不足。由于慢性肾小球肾炎治疗是一个长期的过程，因此借助现代科技手段，筛选出一些具有高效、低毒、服用方便、价格低廉的药物将具有重要意义。建议加强实验室的研究，努力探寻建造证候动物模型，对中药复方制剂及不同功效药物作用差异进行广泛的实验研究，可为进一步开发慢性肾小球肾炎的有效治疗方法打下坚实的基础。

第三节　糖尿病肾脏疾病与慢性肾小球肾炎的鉴别

一、定义鉴别

糖尿病肾脏疾病是由糖尿病引起的肾脏损伤，以往用DN（diabetic nephropathy）表示，2007年美国肾脏病基金会（NKF）制定了肾脏病生存质量指导指南，该指南建议用DKD（diabetic kidney disease）取代DN。2014年美国糖尿病协会（ADA）与NKF达成共识，认为糖尿病肾脏疾病是指由糖尿病引起的慢性肾病，主要包括肾小球滤过率（GFR）低于60mL·min^{-1}·$1.73m^{-2}$或尿白蛋白/肌酐比值（ACR）高于30mg/g持续超过3个月。糖尿病性肾小球肾病（diabetic glomerulopathy）专指经肾脏活检证实的由糖尿病引起的肾小球病变。

慢性肾小球肾炎系指各种病因引起双侧肾小球弥漫性或局灶性炎症性或非炎症性改变。它是临床起病隐匿、病程冗长、病程发展缓慢的一组原发性肾小球疾病的总称。

二、病因鉴别

糖尿病肾脏疾病的病因和发病机制目前尚不十分明确，目前认为系多因素综合作用所致，主要包括代谢紊乱、肾脏血流动力学异常、血管活性物质代谢异常和遗传易感性、高血压等，其中代谢紊乱为其先决条件。

慢性肾小球肾炎是一组多病因（如各种细菌、病毒或原虫感染等）通过免疫机制、炎症介质因子及非免疫机制等引起的肾小球疾病。据统计，慢性肾小球肾炎中仅有15%~20%是由急性肾小球肾炎发展来的，但是绝大多数与链球菌感染无明确关系。

三、发病机理与病理的鉴别

由胰岛素代谢障碍而致长期高血糖是糖尿病肾脏疾病发生的最关键原因。高血糖造成肾脏血流动力学改变以及葡萄糖本身代谢异常所致的一系列后果是造成肾脏病变的基础，众多生长因子、细胞因子被激活则是病变形成的直接机制。

慢性肾小球肾炎方面，近年研究表明，免疫反应为其发病的重要机制。由于可溶性免疫复合物在肾小球大量沉积，或者是肾小球内源性及外源性抗原与抗体形成免疫复合物，亦可是细菌毒素、代谢产物等一些有害物质，沉积于肾小球局部，通过"旁路途径"激活补体，引起一系列的炎症反应，致肾脏组织破坏，从而导致肾小球肾炎。此外，现代学者通过系列性的实验及临床研究发现，在慢性肾小球肾炎的患者中，除了有免疫复合物介导的免疫性损伤之外，往往也伴有复杂的非免疫性损伤，如细胞炎症损伤、凝血机制异常、遗传易感因素等。再者，如高血脂、高血压、大量蛋白尿等非免疫因素在发病过程中也起重要的作用，相关报道日益增多，已得到广大临床工作者的重视及关注。

病理上，糖尿病主要引起肾小球病变，表现为肾小球系膜增生、基底膜增厚和K-W（Kimmelstiel-Wilson）结节等，是病理诊断的主要依据。糖尿病还可引起肾小管间质、肾微血管病变，如肾间质纤维化、肾小管萎缩、出球动脉透明变性或肾微血管硬化等，这些改变亦可由其他病因引起，在诊断时仅作为辅助指标。

慢性肾小球肾炎可表现为弥漫性或局灶节段性系膜增殖、膜增殖、膜性、微小病变、局灶硬化、晚期肾小球纤维化或不能定型。除肾小球病变外，尚可伴有不同程度肾间质炎症及纤维化。晚期肾小球肾炎肾皮质变薄，肾小球毛细血管袢萎缩并发展为玻璃样病变或纤维化，残存肾小球可代偿性增大，肾小管萎缩等。

四、临床表现的鉴别

糖尿病肾脏疾病缺乏特异性的临床表现和实验室检查。早期肾脏受累出现肾小球高滤过和肾脏肥大，临床上无明显表现，后逐渐出现间歇性微量白蛋白尿。随着疾病进一步发展，进入持续微量白蛋白尿期，此时查尿白蛋白肌酐比或24小时尿微量白蛋白排泄率升高。当发展至显性蛋白尿时，临床表现为蛋白尿、水肿，此时常伴发糖尿病眼底病变和外周神经改变。一般无血尿。后续病情进展虽进入肾衰竭期，但尿蛋白量无明显减少，肾脏体积增大或缩小程度与肾功能状态不平行。

慢性肾小球肾炎大多数隐匿起病，病程冗长，病情多缓慢进展。由于病理类型不同，临床表现不一致，多数病例以蛋白尿和（或）水肿为首发症状，轻重不一，轻者仅面部及下肢微肿，重者可出现肾病综合征。有的病例表现为无症状蛋白尿和（或）血尿，或仅出现多尿及夜尿；有的病例则以高血压为首发症状而发现为慢性肾小球肾炎，有的病例在整个病程中无明显体力减退，直至出现严重贫血或尿毒症而以此为首发症状。但总的来说，以蛋白尿、血尿、水肿以及高血压为基本临床表现。

五、临床治疗方案的异同

糖尿病肾脏疾病的治疗以控制血糖、控制血压、减少尿蛋白为主。降糖方面，在肾功能正常时，降糖药选择遵循2017年中国2型糖尿病指南用药即可。当出现肾功能衰退，需根据不同的CKD分期，按照我国关于糖尿病肾脏疾病的降糖药物选择专家共识进行处理。建议糖化血红蛋白（HbAlc）不超过7%。对中老年患者，HbAlc控制目标适当放宽至不超过7%～9%。血压方面，建议普通糖尿病患者的血压控制目标为130/80mmHg，对年轻患者或合并肾病者的血压控制目标为130/80mmHg。ACEI或ARB在糖尿病肾脏疾病中有控制血压、减少蛋白尿、延缓肾功能进展的作用，是目前治疗糖尿病肾脏疾病的药物中临床证据最多的，被推荐作为治疗糖尿病肾脏疾病的一线药物。糖尿病肾脏疾病或糖尿病合并高血压的患者首选使用其中一种，不能耐受时以另一种替代。ACEI或ARB降压效果不理想时，可联合使用钙通道阻滞剂（CCB）、噻嗪类或袢利尿剂、β受体阻滞剂等降压药物。另还包括生活方式干预、纠正脂质代谢紊乱及高尿酸血症等。当出现肾功能不全时，按慢性肾脏病一体化处理，治疗相关并发症。当进入终末期，需行透析治疗等。

慢性肾炎的治疗除了包括一般治疗如避免劳累、感染、控制饮食等，还包括降压治疗、激素及免疫抑制剂治疗，必要时抗凝治疗、降尿酸治疗、降血脂治疗等。对于降压方面，首选ACEI或ARB类药物，当血压控制不佳时，注意及时联合药物，使血压达标。对于肾病型及多数急性发作型患者需加用激素，以作用时间快、疗程短为原则，最适用于微小病变、肾间质炎症病变、早期膜性和系膜增殖病变等。若有激素依赖或不敏感且肾功能正常者改用环孢素。

由此可见，无论是糖尿病肾脏疾病或是慢性肾炎，控制血压均为其重要的治疗手段之一，均首选用ACEI或ARB类药物，必要时联合其他类型降压药，力求血压控制达标。当存在高尿酸血症、高脂血症时，均需积极处理。不同之处是，糖尿病肾脏疾病无须使用激素或免疫抑制剂治疗，无须使用抗凝药，对于心脑血管病高危人群，建议使用抗血小板聚集药物。而慢性肾炎，部分存在可逆性病变，及时使用糖皮质激素及免疫抑制剂，能使病情达到完全缓解，显著改善患者的预后，需根据患者具体病理类型、临床分型进行使用。

对于糖尿病合并慢性肾小球肾炎，目前基本是采用对症治疗。对蛋白尿有效的公认药物是ACEI或ARB，在排除禁忌证后，当积极使用。另需积极控制血糖、血压、血脂、尿酸等危险因素，必要时使用抗血小板聚集药物或抗凝药物。当出现肾功能异常时，口服降糖药建议根据2015年糖尿病合并慢性肾脏病中国专家共识选用。当使用口服药物，血糖控制欠佳，或存在多种并发症时，需及时使用胰岛素治疗。如果临床表现为大量蛋白尿，根据病理学类型，具有适应证者，需考虑采用激素治疗。糖尿病不是使用激素的绝对禁忌证，在通过调整胰岛素或口服降糖药控制血糖及血压的前提下，根据相应的病理类型，选用糖皮质激素或合用细胞毒类药物，不但疗效满意，而且安全可靠。因此对糖尿病患者临床上高度怀疑合并原发性肾小球肾炎的患者应积极开展肾活检。明确诊断后，在严密监控血糖的基础上，根据病理类型及临床分型选用糖皮质激素及免疫抑制剂，其疗效取决于原发性肾小球肾炎的病理类型。但一旦糖皮质激素及免疫抑制剂治疗无效应及早撤减。同时应密切监测血糖，据血糖情况，及时调整降糖方案，以避免相关并发症。

第四节 糖尿病合并慢性肾小球肾炎防治难点

一、糖尿病肾脏疾病与糖尿病合并慢性肾小球肾炎的鉴别诊断

目前糖尿病肾脏疾病多为临床诊断，一般的诊断要点是持续蛋白尿＞200μg/min，合并糖尿病视网膜病变，并除外其他肾脏及尿路疾病。其具有以下临床特点：多在糖尿病病程10年之后出现，多合并糖尿病视网膜病变、心血管病变、周围神经病变等其他糖尿病慢性并发症；临床上罕见血尿；虽进入肾衰竭期但尿蛋白量无明显减少；肾脏体积增大或缩小程度与肾功能状态不平行。

如果糖尿病患者出现蛋白尿或者其他肾脏受损的表现，而糖尿病病史较短或肾损害早于糖尿病诊断，应高度怀疑合并非糖尿病肾病。2007年《KDOQI指南》提出建议：当糖尿病患者出现以下情况应考虑并发非糖尿病肾病：①无糖尿病视网膜病变；②GFR较低或迅速下降；③蛋白尿急剧增多或肾病综合征；④顽固性高血压；⑤尿沉渣活动表现；⑥其他系统性疾病的症状或体征；⑦ACEI或ARB开始治疗2～3月内肾小球滤过率下降超过30%。有时单靠临床指标很难区分两者，在这种情况下肾活检是鉴别诊断的金标准，是进行糖尿病肾脏疾病与非糖尿病肾脏疾病的鉴别的主要方法。而根据国内外最新的研究结果，一般有以下特征的糖尿病合并肾脏损伤的患者，考虑实施肾穿刺活检术：①出现蛋白尿的时间与糖尿病病程不符合，肾穿刺活检前一周内24小时尿蛋白定量结果大于0.5g或1.0g；②缺乏糖尿病微血管病变表现，如糖尿病视网膜病变，糖尿病周围神经病变；③出现血尿或明显的尿沉渣镜检结果异常；④有于糖尿病诊断时间及临床表现不相符的肾功能减退（急性、快速进展性及不能解释原因的慢性肾功能减退）。

在糖尿病合并非糖尿病肾脏疾病中，慢性肾小球肾炎所占比例较大。糖尿病肾脏疾病患者发生糖尿病合并慢性肾小球肾炎的机制目前尚不清楚，有研究提示，可能与糖尿病患者中具有抗原性的细胞成分过分暴露以至于触发了免疫系统有关。此外，肾小球结构的改变可能也有助于免疫反应的发生。研究发现，糖尿病患者或非糖尿病患者在合并慢性肾小球肾炎的发生率中差异无统计学意义，提示两者同时发生只是一种巧合。与慢性肾小球肾炎相比较，糖尿病

肾脏疾病临床血尿，特别是肉眼血尿较少见，因此在糖尿病患者临床出现以下情况时应加以注意：①肾脏病变距离糖尿病发病时间小于5年；②尿蛋白不具有发病初以白蛋白尿为主的糖尿病肾脏疾病特点；③尿检异常有较明显的血尿，特别是肉眼血尿；④眼底检查无糖尿病视网膜病变。其中以第4点最为重要，也就是说在糖尿病肾脏疾病与糖尿病合并慢性肾小球肾炎之间较大鉴别意义的临床指标仍然是糖尿病患者在出现尿蛋白时是否合并有糖尿病视网膜病变。当临床难以鉴别时，必要时请肾内科会诊，行肾脏穿刺活检。

二、如何减少蛋白尿

蛋白尿是肾脏病的重要标志，因此减少蛋白尿是治疗的重要一环，蛋白尿的降低代表原发病受到控制、肾小球内高滤过减轻、足细胞损伤的改善。大部分研究表明，当蛋白尿减少至0.5g/d以下，由进展型的组织病理变化所引起的肾功能恶化可以很大程度地被预防，除了已经完全缓解的MCD和儿童激素敏感型肾病综合征（SSNS）。在肾病综合征，当尿蛋白减少至非肾病范围，通常可以使血清蛋白（特别是白蛋白）回升至正常，进而可以减轻病人的症状和肾病综合征所引起的代谢相关并发症，从而改善病人生活质量。减少蛋白尿的药物主要是ACEI/ARB，其可以通过剂量依赖的方式减少高达40%～50%的蛋白尿，特别是当病人遵从限盐饮食医嘱的时候。少量的证据显示ACEI和ARB有所不同。然而这两种药物联合使用可能有额外的减少蛋白尿的效果，尽管这一策略在风险与获益比率评估的证据是相互矛盾的，特别是在GFR显著下降时。由于ACEI和ARB可降低肾小球滤过率，临床上经常观察到10%～20%的肌酐升幅。这种适度的上升，反映了它们对肾脏血流动力学的影响，而并不会恶化病情，因此除非SCR继续上升，否则不应停用。

对于糖尿病患者，部分研究显示，ACEI/ARB类药物，尚可预防糖尿病肾脏疾病的发生。因此，对于合并慢性肾小球肾炎者，在排除禁忌证后，当积极使用该类药物减少蛋白尿，并在病情许可的前提下，逐渐加量。但目前即使在糖尿病肾脏疾病，亦不建议两者联合使用。

三、如何选择降糖药

对于肾功能正常患者，降糖药的选择遵从2017年中国2型糖尿病的防治指南处理即可。二甲双胍仍为首先的一线用药。当血糖控制欠佳，需联合用药时，由于噻唑烷二酮类药物具有增加下肢水肿、体重、血尿等不良反应，而慢性肾小球肾炎患者，疾病本身就常有水肿、血尿，为避免症状反复，临床中需谨慎使用。

当出现肾功能异常时，口服降糖药建议根据2015年糖尿病合并慢性肾脏病中国专家共识选用，并及时调整药量。其中DDP-IV抑制剂利格列汀，由于适用于CKD各期，且低血糖风险小，每日1次，服用方便，不增加体重，对于血糖轻度升高者，可重点考虑。另外格列奈类降糖药瑞格列奈，降糖力度较强，副作用小，可用于CKD全程，亦为临床的理想选择。当使用口服药物，血糖仍控制欠佳，或存在多种并发症时，需及时使用胰岛素治疗。此外，在疾病的不同时期，降糖目标需有所调整。在肾病早期，建议积极控制血糖，延缓肾病进展，避免糖尿病相关并发症。在肾病后期，则要适当放宽血糖控制目标，避免低血糖。

四、如何降压及确立目标值

和所有慢性肾脏疾病（CKD）一样，控制血压的目的是为了降低由高血压引起的心血管疾病风险与延缓肾小球滤过率的下降。生活方式改变（限盐、维持正常体重、定期运动和戒烟）应该是治疗血压的一个组成部分。对于慢性肾小球肾炎，理想的血压目标值并没有牢固确立。但目前普遍认可的目标是小于130/80mmHg。有限的数据显示，如果蛋白尿大于1g/d，建议血压的控制目标小于125/75mmHg。有坚实的理论和实验基础、临床试验数据，支持血管紧张素转化酶抑制剂（ACEI）和血管紧张素受体阻滞剂（ARB）作为慢性肾炎及糖尿病患者的首选降压药物，及联合用药的基础药物。当血压控制欠佳时，由于CCB降压作用较强，副作用小，且对代谢无不良影响，可优先选用。对于水肿明显者，可联合使用利尿剂。对于心率偏快，而无急性心衰、哮喘者，可联合使用选择性β受体阻滞剂。

五、如何减轻水肿

治疗的主要方法是利尿剂，伴有中度的饮食钠盐限制（1.5~2g/d）。肾病患者通常有利尿剂抵抗，即使GFR正常。相比静脉用药，口服用药更为便捷，持续时间更久，故临床中通常优先选择襻利尿剂每日一次或两次口服。然而，在重症肾病综合征患者，因肠壁水肿，口服利尿剂的胃肠道吸收效果不确切，此时静脉注射或静滴利尿剂，可更为有效的利尿。另外，袢利尿剂和噻嗪类利尿药或美托拉宗联合使用，是常用的一种有效的口服治疗方案，有助克服"利尿剂抵抗"。静脉输注白蛋白，结合利尿剂使用，亦有利于治疗利尿剂抵抗，但未经证实有益处。严重时，需要使用机械超滤治疗顽固性水肿。利尿过程中，注意液体管理，建议循序渐进地解决水钠潴留，而避免速度过快，以免出现血容量不足或休克，反而加重肾损伤及急性心脑血管病风险。在老年人，尤其是伴有糖尿病和高血压的情况下，尤其需提高警惕。

六、能否使用糖皮质激素治疗

对于慢性肾小球肾炎的患者，如果临床表现为大量蛋白尿的，现代医学仍然考虑采用激素治疗。糖皮质激素的副作用较多，医生使用其治疗时，需权衡治疗所带来的获益及风险。糖尿病不是使用激素的绝对禁忌证，在通过调整胰岛素或口服降糖药控制血糖及控制血压的前提下，根据相应的病理类型，合理选用糖皮质激素或合用细胞毒类药物，不但疗效满意，而且安全可靠。对于该类患者，临床中需注意预防发生感染及水钠潴留、骨质疏松等。由于2型糖尿病的患者大多以肥胖及中老年人为主，激素可造成类固醇糖尿病，而胰岛素的用量会进一步增加，因此可能会导致患者的体重增加，加重代谢综合征的发生，从而增加治疗肾脏病的困难。在这种情况下，我们可以配合中医药治疗，从病人的整体情况出发，根据患者的症状及体征，实施辨证论治，从而改善病人的生存条件。

七、是否需要抗血小板聚集或抗凝治疗

当人血白蛋白值低于25g/L，血栓事件的危险性增加。水肿、肥胖、恶性肿瘤、近期需行手术者，会进一步加重这种风险。在高风险时，预防性低剂量抗凝治疗（如肝素5000u每天皮下注射两次）是常见的做法。如果出现动脉或静脉血栓形成，或肺栓塞，足剂量的低分子肝素或华法林抗凝治疗是必需的。如果人血白蛋白低于20～25g/L，并存在以下一个或多个因素，也应该考虑进行抗凝治疗：蛋白尿大于10g/d；体重指数（BMI）大于35kg/m^2；具有记录在案的血栓栓塞症家族史的遗传易感性；纽约心脏协会Ⅲ级或Ⅳ级充血性心力衰竭；最近腹部或矫形外科手术或长期制动。预防性抗凝禁忌证如下：不合作的病人；出血性疾病；先前的胃肠道出血；容易发生出血的中枢神经病变（脑

肿瘤、动脉瘤）或遗传异常影响华法林的代谢或疗效者。肝素治疗期间，可能需要远高于平均剂量的用量。因为部分肝素活性依赖抗凝血酶Ⅲ，在肾病患者中，它可能会随小便丢失。华法林是长期治疗的选择，但应加强监测。因为肾病的病人，随着人血白蛋白的变化，可能引起药物与蛋白结合的潜在改变，而影响华法林的药效。目标国际标准化比率（INR）通常推荐为2~3/R，虽然不受具体的证据支持。

对于人血白蛋白在25g/L以上，或者无低蛋白血症者，则根据慢性肾小球肾炎的不同病理类型，及我国糖尿病指南的建议，判断其将来发生心脑血管疾病的危险程度，决定是否需要进行抗血小板聚集治疗。对于拒绝使用或者有禁忌证患者，可辅助活血化瘀类中成药治疗。

八、高尿酸血症的治疗

曾有研究显示，高尿酸血症是IgA肾病的独立危险因素。而肾功能不全患者，易合并高尿酸血症。血尿酸增高时，经肾脏排泄增多，在尿液呈酸性时更易沉积在肾小管，可能加重肾损害。亦有临床研究报道，高尿酸血症可加速肾功能恶化。因此，需根据肾功能及个体情况，选用降尿酸药物，及适当碱化尿液、增加尿量。对于存在用药禁忌证者，可辅助现代药理研究，具有增加尿酸排泄的中药如车前草、土茯苓等。

九、高脂血症的治疗

慢性肾小球肾炎者多有高血压、白蛋白尿，这些均为心血管疾病的危险因素。对于治疗后临床症状未能完全缓解者，其心血管疾病的风险随之增高。合并糖尿病者，此概率进一步加大。因此，对于心脑血管病高风险人群，除了需进行饮食控制，限制脂肪和胆固醇摄入外，还应使用他汀类药物（HMG CoA还原酶抑制剂）纠正血脂异常。此类药物具有良好的耐受性和有效性。尽管没有被证实可以减少肾病综合征的心血管事件，但研究初步显示，他汀类药物可能可以防止GFR的衰退。并且，他汀类治疗可降低ASCVD的病死率疗效确切，因此，当正确评估心脑血管病的风险，及时应用该药物。

十、糖尿病合并慢性肾小球肾炎的中医治疗

临床实践中发现，糖尿病合并慢性肾小球肾炎患者中，多见的中医证型为

脾肾气虚、气阳两虚、气阴两虚、水湿内停，兼见湿郁化热、瘀血内阻等证。在诸多证型中，以脾肾气虚、气阳两虚者治疗效果最佳。糖尿病的基本病机一般认为是阴虚为本，燥热为标。如《临证指南医案·三消》邹滋九按语说："三消一证，虽有上、中、下之分，其实不越阴亏阳亢，津涸热淫而已"。消渴病肾病是在阴虚燥热的基础上，日久出现气阴两虚或阴阳两虚，兼夹瘀血、痰湿和浊毒的变证。而消渴病合并水肿，情况不同。此类患者一般罹患消渴病的时间不长，阴虚燥热表现可不明显，而常出现气郁、血瘀、湿阻、气虚乃至阳虚等其他表现。特别是老年患者，脾肾之气渐衰，表现出体虚乏力、腰酸肢肿、舌淡、脉沉细等症状。脾主运化水湿，肾主水液排泄，如脾肾阳虚，水液运化与排泄功能减弱，则水湿泛滥，溢于肌肤，形成水肿。治疗采用补益脾肾之气，淡渗利湿。临床需重用黄芪，一般均需用到90g以上方能奏效，甚至在一些重症的患者身上，最多可用至180g。为防止大量黄芪补益太强反碍胃，可加用陈皮佐之。黄芪甘温，善入脾肺，能补益脾肺之气，脾气健运则水谷运化，水津输布；肺气肃降则水道通调，小便通利。尤其对气虚水肿，有标本兼治之效。日本医家吉益东洞所著《药征》说："黄芪主治肌表之水也"。现代研究也显示，黄芪可增加蛋白合成，改善全身状况，达到消除水肿的效果。阳虚表现明显的，需加以温阳利水的强有力之剂，如制附子等。附子壮命火，温肾阳，使机体阳气健旺，肺能布津化水，脾能制水，肾能主水，从而水得归经，循常道运行而肿消。此时虽合并消渴病阴伤的病机，但消渴病并不占主要地位。然而为防大热伤阴，附子常与生地黄配伍使用。

吕仁和教授根据多年的临床经验，提出糖尿病微血管并发症"微型癥瘕形成"的病机学说，在重视活血化瘀的基础上，更强调软坚散结，常用莪术、卫茅、夏枯草、山楂、穿山甲、大黄、牡蛎等药物，化瘀散结。而在糖尿病合并慢性肾小球肾炎的患者中，虽病因不同，其中医发病机制皆存在正气亏虚，邪气内停，或气结血瘀阻滞不通，或痰湿邪毒留而不去，久病入络，造成气滞、血瘀、毒留，结为癥瘕的病机，故此异病同治，将消癥散结的治法广泛应用于各种肾脏疾病中。需要注意的是，此类药物必须和扶正药物联合使用，不可单用久用，以防开泄之力过强，损伤正气。

从病人的整体情况出发，依据患者的症状及体征，采用同病异治，异病同治的理论为指导原则，对糖尿病合并慢性肾小球肾炎的患者实施辨证论治，不拘泥固定的治疗模式，这是中医治病的优势所在。

十一、如何进行饮食调节及预防、治疗感染

饮食上，对于蛋白尿的患者，需保证每日摄入充足的蛋白质（0.8～1g/kg·d）和高碳水化合物饮食，以便于最大限度地利用蛋白质。对于水肿、高血压患者，需限制每日钠盐摄入。由于合并糖尿病，需平衡每日摄入热量及消耗量，保持正常体重、营养均衡。

肾病患者易合并细菌感染，而这种感染常严重，甚者可致命。因此，在临床上，对肾病患者细菌感染保持高度警惕是至关重要的。这在患有腹水的肾病患儿中更为明显。此情况下，应对腹水进行显微镜检查及细菌培养以防自发性细菌性腹膜炎。即使临床症状局限于腹部，菌血症也可能发生。此时，升高的CRP有助判断。一旦确认感染，应采取静脉抗生素治疗，方案应包括苄基青霉素（治疗肺炎球菌感染）。如果反复感染，应测量血清免疫球蛋白。如果血清IgG低于6g/L，有限的证据表明通过每月静脉注射免疫球蛋白10～15g，保持血清IgG在6g/L以上，可降低感染风险。肾小球肾炎和肾病综合征的患者感染侵袭性肺炎球菌的风险增加，建议接受7价结合疫苗肺炎球菌（7vPCV）和23价多糖疫苗（23vPPV）接种，以及每年接种流感疫苗。禁忌在使用免疫抑制或细胞毒性药物期间接种活性疫苗（麻疹、腮腺炎、风疹、水痘、轮状病毒、黄热病）；并应推迟接种，直到泼尼松剂量小于20mg/d和（或）免疫抑制剂已经停用至少1到3个月。暴露于水痘可能会危及患者生命，特别是在儿童身上。如果发生了暴露，应该给予带状疱疹免疫球蛋白治疗，在出现水痘损害时即开始使用阿昔洛韦或伐昔洛韦抗病毒治疗。

肾小球疾病的许多并发症是临床表现，而非特定组织病理类型的结果。因此，应积极管理此类并发症，其可能对该病的自然病程有重大积极影响。这些措施包括治疗血压，减少蛋白尿，控制水肿，解决肾病综合征导致的代谢和血栓并发症。对于合并糖尿病者，还需积极控制血糖、血脂。如果成功，这些相对没有毒性的疗法可以防止或至少改变了具有潜在副作用的免疫抑制剂的需求，具有积极意义。而对于快速缓解的糖皮质激素敏感型的MCD，或者仅镜下血尿，保留GFR，及无蛋白尿也无高血压的肾炎患者，如IgA肾病，这样的支持疗法可以不必要，因此需根据临床情况，综合判断。

第十章　糖尿病合并高血压肾病

糖尿病合并高血压肾病临床上非常常见，临床上常见如下三种类型：糖尿病肾脏疾病合并高血压、高血压肾病合并糖尿病、糖尿病肾脏疾病和高血压肾病并存，由于肾脏损伤的病理生理机制有所不同，因此需要进行鉴别及明确，这样才能更好地开展后续治疗。本章主要针对糖尿病合并高血压肾病的病理生理、诊断、鉴别诊断、治疗以及诊治要点及难点进行介绍。

第一节　高血压肾病的临床病理表现、诊断及鉴别诊断

高血压肾病（Renal disease caused by hypertension）指原发性高血压引起的肾脏结构和功能损害，包括我们常说的良性小动脉肾硬化（arterionephrosclerosis）和急进性（恶性）高血压（accelerated hypertension）肾病。前者是由于良性高血压（≥140/90mmHg）长期作用于肾脏所致，后者指在原发性高血压基础上发展为恶性高血压（舒张压＞130mmHg）后引起的肾脏损害。

高血压肾病从字面上理解定义其实很简单，就是高血压引起的肾脏病，但我们一般所指的高血压肾病多数还是指原发性高血压引起的肾脏病，此种病理类型随着高血压发病率的升高，正逐年上升，而且大多数情况下，大部分病人是不接受肾活检的，有时候临床上很难将慢性肾炎和高血压肾损害进行鉴别，而在肾脏病理上，高血压肾病有其相对特殊的表现，所以我们需要提高对该类病理类型的认识。

高血压肾病常见的病理表现：肾小球缺血性改变，如肾小球毛细血管祥皱褶、增厚，肾小球固缩、硬化，肾小管萎缩、肾间质纤维化，肾小动脉透明样变、管壁增厚、管腔狭窄等，如出现急进性高血压肾损害，还可以见到肾小球毛细血管祥节段性坏死，小动脉管壁纤维素样坏死、"葱皮样"改变等。以下对良性及恶性高血压肾脏病理改变进行分别描述。

一、良性肾小动脉硬化常见的病理表现

研究表明，良性肾小动脉硬化常累及血管，肾小球和小管间质。常见临床病理表现包括肌内膜肥厚：表现为内弹力膜双轨征和中层肥厚，常出现在弓形动脉和小叶间动脉；玻璃样变：以入球小动脉最明显，管壁增厚，平滑肌细胞萎缩，管腔可狭窄。入球小动脉玻璃样变是高血压肾血管损害的最早表现，当管腔狭窄发展到一定的严重程度，导致肾小球和肾小管的缺血性病变，前者表现为毛细血管皱缩性萎缩、系膜基质增加、肾小球囊壁增厚，以后肾小球萎缩变小，甚至全球硬化。

二、急进性（恶性）高血压肾病的病理特点

恶性肾小动脉硬化是由恶性高血压引起的一种恶性疾病。恶性高血压部分由原发性高血压进展而来，另一部分则发生于继发性高血压，主要为肾实质性病变（慢性肾盂肾炎、急慢性肾小球肾炎）和肾血管性高血压。肾脏是恶性高血压最易累及的靶器官，研究表明临床表现为恶性小动脉性肾硬化症，其病情凶险，不及时治疗很快进入肾衰竭，可导致80%患者在两年内死亡。临床常见的病理表现有入球小动脉发生纤维素样坏死，伴随内皮下脂肪滴沉积和透明血栓形成，正常的血管中层结构消失，管壁可有轻度炎症浸润；小叶间动脉和弓状动脉肌内膜高度增生，细胞外基质明显增加，基质与肌内膜细胞呈同心圆排列，形成"洋葱皮"样外观，致使动脉管壁高度狭窄乃至闭塞；肾小球呈节段性纤维素样坏死，局灶性系膜细胞增生，偶尔也可见新月体形成，轻度受累的肾小球则表现为基底膜皱缩和毛细血管襻塌陷，肾间质可表现为出血和灶性炎症伴纤维化，肾小管逐渐萎缩；还可见肾小球旁器肥大，分泌肾素的颗粒细胞增生。免疫荧光检查可见纤维素沉着于肾小球内及上述小动脉内，系膜区可有IgM、补体C3沉积。

三、高血压肾病的诊断

（一）良性肾小动脉硬化症的诊断

良性肾小动脉硬化症患者年龄一般在40~50岁以上，既往有高血压性左室肥厚、冠心病、心力衰竭、脑动脉硬化或脑血管意外史等病史，且多先出现肾小管功能损害再出现肾小球功能损害，病程进展缓慢。其诊断必须具备以下条件：

1. 为原发性高血压；

2. 出现蛋白尿前一般已有10年以上的持续性高血压；

3. 有持续性蛋白尿，镜检有形成分少；

4. 有视网膜动脉硬化或动脉硬化性视网膜改变；

5. 除外各种原发性及继发性肾脏疾病。

（二）急进性（恶性）高血压肾病的诊断

1. **血压** 血压显著升高，通常舒张压在130mmHg以上，但血压变动范围大，舒张压在100~180mmHg，收缩压在150~290mmHg，大多既往存在良性高血压数年。

2. **肾脏损害** 极为常见，但严重程度差异大。尿液检查：突发性蛋白尿，1/3以上患者甚至出现大量蛋白尿（>3.5g/d），20%患者出现肉眼血尿，50%表现为镜下血尿，75%有无菌性白细胞尿，可出现红细胞管型和颗粒管型。肾功能检查：31%左右患者有肾功能受损，血清肌酐水平>260μmol/L，尿蛋白排泄量高的患者往往血清肌酐水平也高。

3. **肾脏病理检查** 符合相关临床病理表现。

4. **眼底检查** 眼底视网膜改变属于Keith-Wagner分级Ⅲ~Ⅳ级，包括眼底条纹状、火焰状出血，棉絮状渗出和视乳头水肿等，此乃恶性高血压的特征性表现，35%~60%患者出现视力受损。

5. **其他器官损害** 常伴随心脏及中枢神经系统累及。急性心力衰竭、心绞痛和心肌梗死可发生在11%、4.1%、3.7%的患者身上，3/4以上患者有左心室肥大。脑血管意外发生率为7%，表现为局灶性脑梗死、蛛网膜下腔或脑实质出血。

6. **血液检查** 相当部分患者不存在贫血，反而由于低容量而表现为红细胞压积增高、血黏度增加。伴随大量体液排出体外患者可出现低钾性碱中毒。

大多数患者血浆肾素水平和活性以及醛固酮水平升高。可有微血管溶血证据，外周血片见红细胞碎片，血小板减少，纤维蛋白降解产物增加，纤维蛋白原增加等。

四、高血压肾病的鉴别诊断

动脉粥样硬化性肾动脉狭窄和胆固醇结晶栓塞是两种临床与高血压肾损害表现相似，并可在其基础上发生的疾病，应注意鉴别。三种疾病的共同点是均可以高血压为主要表现，可伴有不同程度的肾功能损伤。因为高血压是动脉粥样硬化的危险因素之一，这些患者还常同时合并有动脉粥样硬化性疾病的表现，包括冠状动脉或周围血管疾病等。

临床出现以下一些情况时，应分别考虑上述两种疾病：

1. 动脉粥样硬化性肾动脉狭窄：对那些50岁以后新发高血压且无家族史的患者，以及原高血压控制尚可，近期血压变得难以控制或呈难治性高血压患者，不能耐受利尿剂及血管紧张素转化酶抑制剂降压治疗，出现血压不降反升或急性肾衰竭的患者，以及反复发作肺水肿或不能解释的充血性心力衰竭的患者，如果存在全身动脉粥样硬化性血管疾病的证据，腹部体查可闻血管杂音，B超检查双侧肾脏不等大时，高度考虑该诊断，可进行肾动脉彩色多普勒超声，螺旋CT血管造影和核磁血管成像，必要时行肾动脉造影确诊。

2. 胆固醇结晶栓塞：当高血压患者出现肾功能快速进行性衰退，以及高血压进展或恶化，尤其是有动脉粥样硬化的病史或表现，近期进行过血管介入性操作，如动脉造影、动脉手术或抗凝及溶栓等，高度提示该诊断，在查体时应仔细检查有无外周皮肤网状青斑、发绀、坏疽或溃疡等表现，眼底有无视网膜血管病变，化验检查可发现外周血嗜酸性粒细胞增高。确诊有赖于病理找到胆固醇结晶栓塞的证据。

另外应与继发性高血压引起的肾脏损害相鉴别：继发性高血压是病因明确的高血压，其中肾实质性高血压是最常见的继发高血压原因，患者有明确的肾实质性疾病病史，蛋白尿、血尿及肾功能异常多发生在高血压之前或同时出现，血压水平较高且较难控制，容易进展为恶性高血压，体查时往往有贫血貌、肾区肿块，尿检变化常较明显，可有血尿、中到大量蛋白尿，以及与原发病相应的临床和实验室检查证据等。也有部分肾小球疾病患者虽然尿检改变较轻，但合并有血压升高，高度怀疑有其他肾小球疾病继发的高血压及导致的肾损害而临床难以鉴别时，可行肾穿刺活检，这是诊断肾实质性疾病的"金标准"。

1. 原发性局灶节段性肾小球硬化（FSGS）：FSGS临床上大多数为肾综水平蛋白尿，病理上可以表现有肾小动脉管壁的透明样变性、节段性硬化及肾小球缺血改变等，但FSGS的足细胞足突融合范围多数为弥漫性（>80%）；而高血压肾病中良性小动脉肾硬化临床上蛋白尿多小于2g/d，病理上足细胞足突融合范围为节段性（<50%），而急进性高血压可以表现为大量蛋白尿及足突弥漫融合，但急进性高血压肾病的光镜下肾小动脉有相对特异性的表现，可与之鉴别。

2. 糖尿病肾脏疾病：糖尿病肾脏疾病是由于长期高血糖累及肾脏结构，形成不同的病理改变和临床表现，主要包括肾小球基底膜增厚，明显的小动脉透明样变性，可有典型的Kimmelstiel–Wilson节（KW结节）形成，临床一般以微量白蛋白尿作为早期诊断依据，血尿常不突出，少见出现蛋白尿，较难确诊时可行肾活检进一步明确诊断。

3. 慢性肾炎：一般病理表现以肾小球病变（细胞增生及基质增多）为主，后期合并高血压后，随之出现小动脉管壁透明样变和增厚；而高血压肾病的肾小球病变主要以缺血性病变为主，肾小管萎缩明显。两者之间需要结合病史、实验室检查及病理表现综合鉴别。

第二节　高血压肾病的中西医防治方案

高血压是最常见的慢性病，也是心脑血管病最主要的危险因素，其中脑卒中、心肌梗死、心力衰竭及慢性肾脏病等主要并发症不仅致残、致死率高，而且严重消耗医疗和社会资源，给家庭和国家造成沉重负担。所以做好高血压及其并发症的预防和控制可显著改善患者的生存质量，有效降低社会负担。研究表明，随着高血压发病率的逐年提高，高血压性肾损害已经成为终末期肾病（ESRD）的重要原因。据统计，高血压是导致ESRD的第二位病因，在我国原发性高血压患者中约10%～15%将进展至慢性肾衰竭，故我们本节主要探讨高血压肾病中西医防治。

高血压肾病，顾名思义是高血压引起的肾脏疾病，积极有效的控制高血压是避免或减轻其对靶器官，包括肾脏在内造成损害的根本措施。有研究表明，当充分控制血压达到目标范围，在达标区间内，不同血压水平之间，于临床终点事件的发生上，无明显差异；在同等血压控制情况下，不同的降压制剂在减少临床心血管事件上无差别。因此积极降压、使血压达标，是治疗的第一要义。根据2010年《中国高血压防治指南》，高血压的防治包括以下方面：

一、高血压肾病的西医防治

（一）高血压的西医预防

高血压的西医预防以生活方式干预为主，即去除不利于身体和心理健康的行为和习惯。它不仅可以预防或延迟高血压的发生，还可以降低血压，提高降压药物的疗效，从而降低相关并发症发生的风险。

1. 减少钠盐摄入：每人每日食盐量逐步降至<6g；合理膳食，营养均衡。盐的摄入直接与高血压的患病率及其相关的CKD有关。盐负荷在年龄相关的血压升高中扮演了重要的角色。在某些特定的人群中如非洲裔美国人、胰岛素抵抗的糖尿病患者、肾功能不全者、服用环孢素A的患者中盐敏感的发生率也是增高的。限盐饮食有助于患者血压控制，推荐剂量为每日5~6g。研究提示，进一步降低盐的摄入量，可能会给血压控制带来更大的益处。

2. 控制体重：中国人的体重指数（BMI）正常范围为20~24kg/m²，腰围：男性<90cm，女性<85cm。肥胖者高血压的患病率要比普通人群高3倍，可能与交感神经的过度活化以及高胰岛素血症增加了肾脏钠的重吸收有关。对于肥胖的高血压患者或血压处于正常高限的患者，减少体重可使血压显著下降，建议保持BMI<25kg/m²。

3. 不吸烟：彻底戒烟，避免被动吸烟。吸烟可使部分人血压升高，对高血压造成的心血管疾病有促进作用。因此，对于吸烟的高血压患者来说，戒烟应该是必须达到的目标。

4. 限制饮酒：每天白酒<50mL或葡萄酒<100mL或啤酒<300mL。饮酒与血压增高相关，并且增加中风的危险。与酒精相关的血压升高是交感神经系统介导的。酒精对血压有双重作用：少量酒精可使血压轻度降低，合适的饮酒量是每日30g乙醇的各类酒；饮酒量大可出现剂量依赖性的血压升高。然而个

体对摄入酒精的易感性和种族、性别、体重等的不同，存在差异。

5. 体育运动：中强度，等量，每周3～5次，每次持续30分钟左右。规律的体育活动可以改善心血管的适应性，有助于体重的下降，改进胰岛素的敏感性，并且降低血压。对于没有心脑疾病和其他禁忌证者，运动的强度应该足以使脉搏速率增加达到最大值的70%。运动计划的制订需要个体化，并且要长期的坚持。

6. 减轻精神压力，保持心理平衡：通过一系列生活方式的干预，积极预防高血压的发生是高血压肾病防治的前提。而对于已经诊断高血压的患者，要积极预防高血压引起的肾脏损害。

（二）高血压肾病的西医预防

1. 年龄在40～50岁以上，高血压病史5～10年以上。如果确定为微量白蛋白增加，应高度警惕。

2. 夜尿增多，出现蛋白尿或短暂性血尿，要检查肾功能，尿蛋白定性，24小时尿蛋白定量，注意测量血压，做眼底检查。

3. 保持大便通畅。

4. 避免接触重金属、有毒物及可能损害肾的药物。

二、高血压肾病西医治疗

（一）分层治疗

对于不同的人群，制定不同的降压目标。根据患者是否合并靶器官损伤及心血管疾病（CVD）危险因素，在决定高血压患者进行治疗前应首先进行危险性分层。通常分为3个危险组：低危患者指没有已知CVD或靶器官损害，无糖尿病者；高危患者指无CVD或靶器官损害，无糖尿病、但有一项或一项以上的CVD危险因素者；极高危患者为有CVD或靶器官损害或降压药物强制指征的糖尿病、CKD者。对低危组和高危组推荐的血压控制目标值为SBP<140mmHg和DBP<90mmHg，极高危组血压控制的目标值为<130/80mmHg。高血压合并肾脏损害的患者血压控制目标值为<130/80mmHg。

（二）正确的血压监测

24小时动态血压监测能更好地估计患者的真实血压和节律。一系列前瞻性的研究显示动态血压监测到的血压水平对心血管事件的预测优于诊室血压，并且与靶器官，包括肾脏的损害更为密切相关。同时动态血压监测有助于研究血压节律和预后的关系。在临床中，进行24小时动态血压监测还能更好的评价降压治疗效果以及优化治疗方案。

（三）药物治疗

ACEI/ARB是高血压肾损害的首选治疗药物。研究显示，使用RAAS系统阻滞剂不但有降压作用，还有非血压依赖性的肾脏保护作用。同时，已经有一些大型研究显示，应用RAAS系统阻滞剂还可以减少高血压心血管并发症。因此，如无禁忌证，首选RAAS系统阻滞剂进行治疗，如血压不能达标，则可联合应用利尿剂、β受体阻滞剂进行治疗。目前尚无大型前瞻性对照试验就最佳联合用药方案进行过研究，临床可根据患者具体情况进行联合。无论采用哪种联合方案，血压达标都是第一位的。

（四）伴发症治疗

伴发高脂血症、糖尿病及高尿酸血症者，应给予相应的治疗。同时应用抗血小板聚集和黏附的药物，如双嘧达莫、阿司匹林等，可能有阻止肾小动脉硬化的作用。

（五）对于恶性肾小动脉硬化症患者，其在短期内肾功能迅速恶化，并合并有高血压脑病、视力迅速下降、颅内出血等以及不能口服药物时，可静脉给药，力争在12～24小时控制血压。恶性高血压的治疗原则：

1. 降压治疗策略与目标　初始目标：静脉输注降压药，1小时使平均动脉血压迅速下降但不超过25%，在以后的2～6小时内血压降至约160/100～110mmHg。如果这样的血压水平可耐受、临床情况稳定，在以后24～48小时逐步降低血压达到正常水平。切忌降压过快过猛，以免引起肾、脑或冠脉缺血。最终目标：待血压稳定后，逐渐加用口服降压药病并调整药物剂量，待口服药发挥作用后，方可将静脉降压药物逐渐减量至停用。然后逐渐使血压达到低于140/85～90mmHg水平。静脉使用的降压药物，临床上常用的是硝普钠和盐酸乌拉地尔。①硝普钠：硝普钠是一个直接作用于血管的强效无选择性血管舒张药，用药后数秒钟起效，作用时间很短（2～5分钟）。起始剂量为0.25～0.5μg/（kg·min），根据病情逐渐加量，最大量可用至8～10μg/（kg·min），但是使用最大剂量的时间不应该超过10分钟。对于肾衰竭患者，此药物不宜长期使用，否则容易造成氰化物中毒。②盐酸乌拉地尔：为α1受体阻滞剂，起始剂量为1μg/（kg·min），同样根据病情逐渐加量，可以用到10～20μg/（kg·min）。③尼卡地平：是一种直接扩张小动脉的钙离子拮抗剂。对外周血管、冠状动脉和脑血管均有较强的扩张作用。静脉持续输注，起始剂量为5mg/h，可逐渐加量，最大剂量为15mg/h。④拉贝洛尔：拉贝洛尔兼有α1受体和β受体阻滞作用，对β受体的作用比α1受体强，作用比率为3∶1~7∶1。静脉使用可采用间断注射或持续注射两种方法。间断注射法：首剂20mg，每10分钟注射20~80mg，每日总量为300mg。持续注射法：剂量为0.5~2mg/min。

2. 口服降压药物的使用原则 目前多主张采用两种或两种以上抗高血压药物联合应用。因为RAAS系统高度活化是恶性高血压发生机制中的重要环节，故优先选用RAAS系统的阻滞剂和β受体阻滞剂，可有效地抑制RAAS系统作用，控制血压，促进肾功能恢复。但在治疗过程中，应该注意监测肾功能和血钾。

3. 恶性高血压时可发生压力性利尿 此时患者可能存在血容量不足，不宜使用利尿剂；否则，会加重血容量不足状态，进一步激活RAAS系统，不利于患者恢复。当肾功能受损出现水钠潴留或心力衰竭时，可联合使用利尿剂。

4. 肾脏替代治疗 当恶性高血压患者合并尿毒症，需要接受肾脏替代治疗。目前，还缺乏关于不同肾脏替代治疗方式对肾功能恢复的对比研究。有人认为腹膜透析较为适用，因其对血流动力学影响较小，有利于对肾功能的恢复。发生血栓性微血管病时进行血液透析可造成血小板和红细胞进一步丢失。血液透析时应该注意不可过多脱水，因其可延缓肾脏功能的恢复。部分患者，特别是非肾实质性疾病继发的恶性高血压患者在接受替代治疗后仍可能脱离透析，但是时间较长，一般需要2~4个月，部分患者需要12个月。若经过积极治疗1年以上，患者仍不能摆脱透析，方可断定其必需依赖肾替代治疗。

三、高血压肾病的中医防治

高血压肾病的中医防治方面主要参考2008年中华中医药学会制定的《中医内科常见病诊疗指南》。

（一）中医对高血压及高血压肾病的预防

根据高血压和高血压肾病的临床表现和病理，属于中医"眩晕""头痛""尿浊""水肿""关格"等病证范畴。高血压一病主要因为情志失调、饮食不节、久病劳伤、先天禀赋不足等病因所致，其病位初起在肝、脾，继而影响心、肾，最终导致心、肝、脾、肾诸脏受损。肾阴不足，肝肾阴虚，肝阳上亢，日久阴损及阳，肾气不足，夜尿增多；阴伤日久，同时耗气，致肺脾气虚；脾虚失摄，肾虚失藏，精微外泄，则见尿浊；病情迁延日久，脾肾衰败，阴阳气血俱损，水湿气化不利，浊毒内停，血脉瘀阻，三焦阻滞，升降失常，水湿浊毒泛溢，气机逆乱，而成为上关下格的关格证。中医认为"阴阳失调"是该病之本，"内风、痰湿、瘀血"是其标，从防治与保健而言，中医从整体全面调整机体阴阳的平衡，从根本上解除高血压发生和发展的内在原因，使其"正气内存，邪不可干""阴平阳秘，精神乃治"。

1. 从中医养生之道谈高血压肾病的预防 《素问·上古天真论》曰："上古之人，其知道者，法于阴阳，和于数术，食饮有节，起居有常，不妄作劳，故能形与神俱，而尽终其天年，度百岁乃去。今时之人不然也，以酒为浆，以妄为常，醉以入房，以欲竭其精，以耗散其真，不知持满，不时御神，务快其心，逆于生乐，起居无节，故半百而衰也。"故养生之道通常从以下几个方面做起：

（1）生活起居调养：顺应大自然春、夏、秋、冬阴阳变化规律，按四季摄生需求，起居有常。

（2）饮食保健：饮食宜清淡，不过食肥甘厚味和辛热燥火食物，并按四季饮食保健要求，随季节变化调整饮食结构，以维护机体阴阳的动态平衡。

（3）精神调养：淡泊静养，思绪平静，心气和畅，情志愉悦，力戒躁狂激动和"七情"过当。正如古人所言："调息静心，犹如兆雪在心"。

（4）运动保健：坚持轻强度的运动锻炼，如传统的引导气功、太极拳、健身操、健身舞、步行等等都对预防高血压的发生、发展具有非常好的效果。

2. 从中医食疗谈高血压肾病的预防 从中医理论出发，每种食物都有其"四气五味"，可作用于相关脏腑，从而产生一定的预防保健效果。排内邪，安脏腑，清神志，资血气，了解食物的基本营养成分和性味作用对高血压及高血压肾病患者来说非常重要。

高血压患者的饮食原则：对症进食、合理搭配、适量补充优质蛋白、限制总热量、减少食盐和脂肪摄入、控制饮酒等。

（1）桃仁粥

材料：桃仁10～15g，粳米50～100g；

方法：先将桃仁捣烂如泥，加水研汁去渣，同粳米煮为稀粥。

服法：每日1次，5～7天为一疗程。

功效：活血通经，祛痰止痛。适用于高血压、冠心病、心绞痛等。

（2）山楂粥

材料：山楂30～40g，粳米100g，砂糖10g。

方法：先将山楂入砂锅煎取浓汁，去渣，然后加入粳米、砂糖煮粥。

服法：可在两餐之间当点心服食，不宜空腹吃，以7～10天为一个疗程。

功效：健脾胃，消积食，散瘀血。适用于高血压、冠心病、心绞痛、高脂血症及食积停滞、腹痛、腹泻、小儿乳食不消等。

（3）玉米糕

材料：新玉米面450g，红糖200g，食用碱4g，熟猪油15g，发酵面50g。

方法：把发酵粉和玉米面加入适量清水合成团后发酵，发酵好后加上述其他材料揉均匀，用湿布盖好，醒一小时。再反复揉已经醒好的面团，整块放入蒸锅铺平，用旺火蒸25分钟左右。出笼后切块即可随意食用。

功能：调中开胃，适用于高血压、咯血等。

（二）中医对高血压肾病的治疗

1. 中医辨证治疗　根据病机变化，临床常分四型辨证论治。

（1）肝阳上亢证

证候特点：眩晕，耳鸣，头胀痛，心烦易怒，失眠多梦，口苦胁痛，面红目赤，便秘溺赤，每因情志刺激或精神紧张而头痛头晕发作或加重，舌红苔黄，脉弦。

治法：平肝潜阳。

方剂：天麻钩藤饮加减

药物：天麻12g，钩藤30g，石决明30g，川牛膝30g，夜交藤30g，杜仲12g，山栀子10g，黄芩12g，益母草30g，桑寄生12g，茯神15g，生龙骨30g，生牡蛎30g，炒麦芽15g。

加减：若肝火偏盛，可加龙胆草、丹皮清肝泄热，或改用龙胆泻肝汤加石决明、钩藤以清泻肝火。若兼腑实便秘者加大黄、芒硝通腑泻浊。

（2）肝肾阴虚证

证候特点：眩晕，头痛，耳鸣，咽干，目睛干涩，腰膝酸软，健忘失眠，舌红少苔，脉细数。

治法：滋补肝肾。

方剂：杞菊地黄汤加减

药物：枸杞15g，菊花15g，熟地黄15g，山药15g，山萸肉10g，茯苓15g，泽泻12g，白芍药30g，珍珠母30g。

加减：目涩昏视者加石斛，或合一贯煎加减；失眠多梦者加炒枣仁、生龙牡。

（3）痰热内蕴证

证候特点：眩晕，耳鸣，头痛头重，口苦黏腻，食欲不振，胸闷呕恶，形体肥胖，舌红苔黄腻，脉弦滑数。

治法：清热化痰。

方剂：黄连温胆汤加减

药物：黄连9g，枳实12g，竹茹9g，陈皮12g，法半夏12g，茯苓15g，菖蒲12g，胆南星12g，黄芩12g，白术15g，泽泻12g。

加减：若眩晕、头重如蒙属痰浊中阻者改用半夏白术天麻汤加减。

（4）阴阳两虚证

证候特点：头晕耳鸣，腰膝酸软，畏寒肢冷，小便清长或夜尿频多，阳痿遗精，舌淡嫩，脉沉无力。治法：育阴助阳。

方剂：金匮肾气丸加减

药物：肉桂6g，熟附子10g，熟地黄15g，山药15g，山萸肉10g，茯苓15g，泽泻10g，牡丹皮10g。加减：若兼腰部刺痛，舌质黯淡者加桃仁、红花、怀牛膝。

临床上还有一些医家将高血压肾病分为三阶段：高血压期、肾损害期、肾衰竭期，在分期的基础上以辨证论治为主，配合中成药与中医汗下之法，取得良好疗效。

（1）高血压期：控制血压，未病先防：将患者表现有高血压而无肾损伤的这一阶段称为高血压期，这一阶段的主要目的是有效控制血压，只有彻底纠正血压，才能保护肾脏避免损害。根据高血压的病因病机，进行辨证论治，控制血压，以防高血压日久对肾脏的损害，为未病先防阶段。高血压病临床多因肝肾阴虚，脾虚痰湿而致，临床应审证求因，分而治之。肝肾阴虚致病多见于瘦削之人及患者情绪波动大者，长期精神紧张或忧思恼怒，使肝失调达，肝气郁结，气郁化火伤阴，肝阴耗伤；抑或患者年事已高，肾阴亏虚，而"肝肾同源"，肾阴亏虚常可导致肝阴不足，肝阴不足亦可致肾阴亏虚，形成肝肾阴虚，不能涵敛阳气，阳气亢逆上冲。阴虚于下，故见口干、烦热、舌红、脉弦细；阳浮于上，故见眩晕、头痛、面色潮红，辨为阴虚阳亢之证，治当滋阴潜阳、平肝息风。方以天麻钩藤汤合杞菊地黄汤加减，烦热较重、小便黄赤者加黄芩、杭白菊以清内热；眩晕、肢麻甚者，加白僵蚕、天南星以息风通络；肥胖多痰者，加法半夏、全瓜蒌以化痰；血瘀头痛者，加丹参、川芎以活血通窍；口干、口腔溃疡者，加知母、黄柏、龟甲（先煎）以滋阴泻火。而脾虚痰湿内生多见于肥胖之人与多食肥甘厚味者，患者饮食不节，肥甘厚味太过，损伤脾胃，或忧思劳倦伤脾，以致脾虚健运失职，聚湿生痰；或肝气郁结，木邪乘土，脾失健运，致使痰湿内生。痰性黏滞，致血涩不行，脑髓失养而头晕、头重，困倦乏力；痰湿中阻故腹胀痞满，呕吐痰涎，舌淡苔腻，脉弦滑。该类患者之高血压是人体循环系统对痰凝血涩的一种反馈性改变，因此治当以健脾化痰为本，佐以活血之法以利血脉。方药以半夏白术天麻汤合桃红四物汤加减，若痰阻血脉、胸闷隐痛者，加丹参、全瓜蒌以活血止痛、宽胸化痰理气；若腹胀、纳呆便溏者，加砂仁（后下）、藿香以行气化浊止泻；若痰浊化热，舌苔黄腻者，加黄连以清热。

（2）肾损害期：扶正为主，既病防变：该期以尿中白蛋白排泄率异常或以尿常规蛋白阳性，24小时尿蛋白定量＞0.5g，但肾功能正常为特点。该期的治疗目的为保护肾脏，延缓肾衰发生。本阶段主要病机是气虚血瘀，气虚责在脾肾两脏。肾之气化不及，升清降浊的功能受到破坏，而脾为后天之本，气血生化之源，取滋补先后天之本之意，治以健脾补肾为主，佐以活血利水渗湿，处方多以香砂六君子汤加减，药用：黄芪、党参、茯苓、白术、砂仁（后下）、淫羊藿、法半夏、泽泻、桃仁、红花、丹参、陈皮。传统的中医宏观辨证应与现代医学的微观检查相结合，有利于提高临床疗效。如出现尿微量白蛋白、尿蛋白，多为脾气亏虚所致，治以健脾益气；尿FDP含量升高，血液流变学检测全血黏度、血浆黏度升高、动脉硬化可视为存在血瘀，应活血化瘀通络；高脂血症应予以健脾化痰。

（3）肾衰竭期：综合治疗，内治为主：本期即为肾功能不全期，以肾小球滤过率下降、血肌酐升高为特征。该期以脾肾两虚、肾失所养，且多伴邪实诸证如湿浊证、水气证、血瘀证以及邪实热证为主要病机。该期病位在脾、肾两脏，主证需分清气血阴阳虚损之别，早期多气虚，后可出现阳虚或气阴两虚，病情最后多表现阴阳两虚。兼夹证则先多水湿证，后水湿不去而浊则变湿浊证，或水湿蕴久化热成湿热证，最终浊久成毒可称之为浊毒证，其中血瘀证可贯穿于病情始终。脾肾气虚多表现为倦怠乏力、气短懒言、易患感冒，合二仙汤；脾肾阳虚多表现为纳少腹胀、形寒肢冷、面色㿠白、腰膝酸冷、面浮肢肿、舌淡、体胖有齿印、脉沉迟，治以温补脾肾，方用实脾饮加减。脾肾气阴两虚多表现为面色无华、气短乏力、腰膝酸软、皮肤干燥、大便干结、小便量少色黄、舌淡红、脉沉细，治以益气养阴，方用参芪地黄汤加减。肝肾阴虚多表现为头痛头晕、口舌咽干、五心烦热、腰膝酸软、大便干结、舌红少苔、脉沉细，治以滋补肝肾，方用六味地黄汤加减。阴阳两虚多表现为精神萎靡、极度乏力、头晕眼花、腰膝酸冷、大便稀溏、舌质胖、脉沉细，治以阴阳双补，方用肾气丸加减。兼证加减治疗，如湿浊证见恶心呕吐、纳呆腹胀、身重困倦、舌苔厚腻，加用芳香和胃泻浊中药，如藿香、木香、砂仁、陈皮、法半夏；水气证见全身浮肿，加用行气利水中药，如车前草、大腹皮、泽泻、猪苓、石韦；血瘀证见肌肤甲错、皮下瘀斑、舌质黯，加用桃仁、红花、三七、益母草；热证见口苦、大便秘结、小便短赤、舌苔黄厚，加用蒲公英、车前草。该期患者在辨证论治的基础上可结合外治之法。轻者多可给予中药保留灌肠，进行辨证结肠透析，以大黄、牡蛎、蒲公英等药组成的结肠透析液则直接作用于结肠，起到通腑降浊，加强血中毒素从肠道直接排出。肾衰顽固水肿应用利尿剂效果差者，以及部分皮肤瘙痒的患者，可采用中医"开鬼门"的药浴方法，药用橘子皮、生姜、柚子皮等透表发汗药，煮沸加入浴缸温水（38℃～40℃）中，浸浴30分钟左右，以达发汗目的，有明显的消肿作用，并可有效改善患者的瘙痒症状，但对于血压控制不佳者本法暂不宜使用。

（4）久病必瘀：活血通络，贯穿全程：肾脏是络脉组织最丰富的器官，肾络气血运行特点为血流缓慢、血流量大、面性弥散、末端连通、精血互换、双向流动、功能调节。肾脏中的肾小球由毛细血管网组成，由于血管细长血流阻力大，极易导致痰湿瘀血阻滞肾络不通，肾脏衰败，这正是由于肾络的结构及运行功能特点所决定的。久病多瘀，亦如《医林改错》中所称"久病入络为血瘀"，瘀血内生贯穿高血压肾病始终。在高血压病期，"瘀"源于气滞与痰凝，肝主全身气机，肝失疏泄，气机不畅，"气为血之帅"，气不行则血不利，故成血瘀；脾虚痰湿内生，痰性黏滞，易阻气机，而为血瘀之变，即所谓"痰瘀同源""痰瘀相关"之谓也。在肾损害期，"瘀"源于虚，此"虚"多为"气虚"与"阴虚"，脾肾气虚，血行无力则为瘀；阴虚则血涩不畅，故血瘀。肾衰竭期，"瘀"之原因复杂，因"虚"因"实"均可致瘀，肝、脾、肾气虚、阴虚可致血行乏力、血涩不畅；湿浊、水气均与血瘀相关，湿邪阻碍脉络气机，血行不畅，则为血瘀，"血不利则为水"，则为水气之证，故有"久病必瘀，久病入络"之说。

因此活血化瘀成为贯穿本病全程治疗的重要治则，活血法的应用不必拘泥于四诊所得，只要实验室检查有血液流变学的异常，或血、尿纤维蛋白降解产物增高，即符合中医瘀血的内涵。治疗上强调攻补兼施，以益气活血为治则，方可选桃红四物汤加减，外用牛膝、毛冬青、金银花、赤芍药、桂枝煎水外洗，效果良好。

2. 中医外治法治疗高血压及高血压肾病

（1）高血压的针灸治疗：①体针：取穴主穴：曲池、风池；配穴：合谷、太冲。②电针：取穴主穴：合谷、太冲、曲池。③艾灸：取穴主穴：百会、涌泉；配穴：心、神门、肝、肾、内分泌。④拔罐：取穴主穴：大椎。⑤耳穴压豆：取穴主穴：降压沟、肝、心、交感、肾上腺、缘中；配穴：枕、额、神门、皮质下。⑥刺血：取穴主穴：百会、太阳、印堂、天柱、大椎。⑦头针：取穴主穴：书写、呼循、思维、听觉。配穴：伏象头部。⑧割治：取穴主穴：胸3~5夹脊穴、心俞、肺俞、厥阴俞；配穴：天宗、肩髃、曲池、足三里、合谷、太冲。⑨穴位敷贴：取穴主穴：神阙、涌泉。⑩按摩：揉内关：以一侧拇指指腹按住内关穴，轻轻揉动，以酸胀感为宜，每侧1分钟，共2分钟。内关是全身穴位中治疗心脏疾病疗效最明显的穴位之一，揉内关能扩张心脏冠状动脉，增加心肌供血，抗缺氧。擦涌泉：擦涌泉能引火下行，能降低交感神经兴奋性，促进血液向外周流动，缓解高血压带来的头昏、烦躁等。开天门：双手拇指指腹交替自上而下抹，往返2分钟。开天门不仅能放松紧张的神经，还可以辅助降压，缓解头晕的症状。

（2）中药沐足法：足底是身体6条经脉的交汇之处，各个器官的生理信息有效的反应于脚底，刺激脚底的各个穴位就同针灸的效果相同。中药沐足是用中药煎煮取汁，作用于足底，通过药物的蒸洗和药液的熏洗达到治疗效果。但在进行沐足之前要注意温度适中，每次30~40分钟为适宜，饭前、饭后不要进行沐足，且脚部有疾患的患者不建议沐足。

常见的降压沐足方：①阴虚阳亢证者可选用磁石等药物：磁石、石决明、当归、桑枝、枳壳、乌药、蔓荆子、白蒺藜、白芍药、杜仲、牛膝各10g，独活20g，将诸药水煎取汁，待温时足浴，每日1次，每次10~30分钟；②痰瘀阻滞证可用法夏三皮汤：法半夏、陈皮、大腹皮、茯苓皮各30g，水煎取汁，待温时足浴，每日1次，每次10～30分钟。③肾精亏虚证可用杜仲木瓜汤：杜仲、桑寄生、木瓜各30g，水煎取汁，待温时足浴，每日1次，每次10～30分钟。

附：高血压沐足通用方—邓铁涛教授"浴足方"：怀牛膝、川芎各15g，天麻、钩藤（后下）、夏枯草、吴茱萸、肉桂各10g。上诸药加水2000mL煎煮，水沸后10分钟，取汁趁温热沐足30分钟，上午、下午各一次，2～3周为一个疗程。

第三节　糖尿病肾脏疾病与高血压肾病的鉴别

一、定义鉴别

糖尿病肾脏疾病是糖尿病全身性微血管病变在肾脏之表现，临床特征为蛋白尿，渐进性肾功能损害，高血压，水肿，晚期出现肾衰竭。

高血压肾病是高血压引起的良性小动脉肾硬化（又称高血压肾小动脉硬化）和恶性小动脉肾硬化，并伴有相应临床表现的疾病。

如果患者为高血压肾病同时合并糖尿病的患者，一般根据病史及临床症状、实验室检查初步评估患者肾功能受损是由糖尿病还是高血压为主导因素引起的，如果临床检查鉴别困难，必要时可采取肾脏病理穿刺检查进行明确。但是无论是糖尿病还是高血压为主导所致的肾脏损害，控制血糖和血压的治疗目标都是一致的，都需要同时参照糖尿病肾病及高血压肾病的治疗指南，因此临床上比较少因为鉴别这个原因进行肾脏穿刺检查的，一般就按照指南进行治疗。

二、病因鉴别

糖尿病肾脏疾病是由不同病因与发病机制引起体内胰岛素绝对与相对不足致糖蛋白质和脂肪代谢障碍的全身性疾病。糖尿病对肾脏的损害为肾小球硬化。一旦发生肾损害出现持续性蛋白尿且不可逆转而发展至肾衰竭。糖尿病肾脏疾病多见于病程10年以上的糖尿病患者，蛋白尿是糖尿病肾脏疾病最早表现。

高血压肾病是因为高血压使得血管内血液压力增高，可使得蛋白漏出，蛋白一旦漏出会对肾脏的滤网系统造成破坏，造成恶性循环。时间长久造成的破坏难以逆转，肾脏会代偿增大，直至提前衰竭。这就是为什么有血尿不可怕，可怕的是有蛋白尿。

三、发病机理与病理的鉴别

糖尿病肾脏疾病的基本病理特征为肾小球基底膜均匀肥厚伴有肾小球系膜细胞基质增加、肾小球囊和肾小球系膜细胞呈结节性肥厚及渗透性增加，具体表现为：①弥漫性肾小球硬化：肾小球系膜基质增宽和/或肾小球基底膜弥漫增厚，此型表现并非糖尿病肾病特有。②结节性肾小球硬化：肾小球系膜基质增宽及分裂，并且出现Kimmelstiel-Wilson结节，肾小球基底膜弥漫增厚，球囊滴（透明变性），纤维蛋白帽（透明变性和脂质沉着），毛细血管襻微血管瘤，出、入球小动脉透明变性及动脉硬化，此型为糖尿病肾脏疾病特异性改变。

高血压肾病主要发病环节是高血压，高血压状态下，血管的痉挛性收缩和机械性撞击，使血管负荷增加，管壁损伤，纤维增生，管壁增厚及退行性变。肾血管的改变程度和高血压的严重程度呈正相关。病变早期阶段，特征性的改变是入球小动脉增厚、屈曲，管壁内层及中层透明变性，最后导致管腔狭窄。血管的病变，引起肾脏的缺血，继而可引起肾小球、肾小管和肾间质的病变：小球毛细血管丛皱缩、管壁增厚、球囊内侧近球门处出现胶原样物质；后者可扩散至整个肾小球，使之完全硬化。硬化性病变多呈局灶性分布，病变区正常肾组织减少。早期肾脏大小正常，晚期缩小。在肾血管病变广泛时，肾脏表面可呈现颗粒状。当出现恶性高血压情况时，可导致恶性肾硬化的病理改变，有两种：①坏死性小动脉炎；②增殖性小动脉内膜炎。

四、临床表现的鉴别

（1）糖尿病肾脏疾病：早期一般没有水肿，少数病人可有轻度水肿。若出现大量蛋白尿，血浆蛋白低下，水肿加重，多为疾病进展至晚期表现。高血压多为中度，少数为重度。肾衰竭在糖尿病肾脏疾病患者中进展快慢也有很大的差异。有明显氮质血症的病人，可有轻度贫血。可合并其他脏器并发症表现心血管病变如心力衰竭、心肌梗死。累及自主神经时可出现神经源性膀胱。另外糖尿病肾脏疾病严重时几乎100%合并视网膜病变，但有严重视网膜病变者不一定有明显的肾脏病变，当糖尿病肾脏疾病进展时，视网膜病变常加速恶化。

（2）高血压肾病：水肿常为首发症状，呈全身性明显水肿，指压有凹陷。严重患者可并有胸水、腹水。高度水肿常伴尿少、高血压、轻度氮质血症。大量蛋白尿是肾病综合征最主要的表现，尿蛋白定性多为++~++++，成人每日尿蛋白排泄≥3.5g/d，大多为选择性蛋白尿。血浆蛋白下降，人血白蛋白<30g/L，严重者不足10g/L。胆固醇、甘油三酯等均明显增高。

五、临床治疗方案的异同

糖尿病肾脏疾病治疗：①饮食治疗：在糖尿病肾脏疾病早期微量白蛋白尿阶段应限制蛋白质的摄入（0.8~1.0g/kg·d），对显性蛋白尿者及肾功能损害者，应低盐、限蛋白质摄入（0.6~0.8g/kg·d），脂肪选用植物油。②药物治疗：口服降糖药，已有肾功能不全者应尽早使用胰岛素，高血压可加速糖尿病肾脏疾病的进展和恶化，要求控制糖尿病人的血压水平比非糖尿病高血压病人低，降压药多主张首先选用ACEI、ARB，常与CCB合用，也可选用利尿剂及α1受体拮抗剂如哌唑嗪。③减肥、限盐、戒烟、限酒、适当锻炼。④终末期糖尿病肾脏疾病患者只能接受透析治疗。透析时机的选择宜稍早于非糖尿病病人。⑤肾脏移植。

（一）高血压肾病的治疗

1. 早期、轻度高血压和尿常规大致正常者可予非药物治疗，高血压一级预防。

2. 降压治疗：①利尿剂；②β受体阻滞剂；③CCB；④血管紧张素转换酶抑制剂（ACEI）⑤ARB。其中钙拮抗剂、ACEI、ARB对肾脏的血流动力学更有利，ACEI、ARB降低尿蛋白优于其他药物。使血压有效地控制到正常或接近正常。恶性高血压可静脉给药，常用硝普钠，力争在12~24小时控制血压。

3. 伴发高脂血症、糖尿病及高尿酸血症者，应给予相应治疗。同时应用抗血小板聚集和黏附的药物，如双嘧达莫、阿司匹林等，可能有阻止肾小动脉硬化的作用。

4. 终末期病人只能接受透析治疗。

（二）糖尿病合并高血压肾病的治疗

1. 按照糖尿病肾脏疾病的方案进行血糖治疗。

2. 高血压的治疗主要参照高血压肾病的治疗，由于合并糖尿病，因此在降压药的选择上ACEI、ARB类药物常作为首选药物，同时根据血糖情况联合其他降压药。

3. 其他慢性合并疾病及抗聚治疗均参照高血压肾病方案。

第四节　糖尿病合并高血压肾病防治难点

高血压肾病系原发性高血压引起的良性小动脉肾硬化（又称高血压肾小动脉硬化）和恶性小动脉肾硬化并伴有相应临床表现的疾病，高血压及肾衰竭。多有常年高血压病史，肾小管的损害多早于肾小球，夜尿增多，尿浓缩功能减退，有轻度的蛋白尿，可有镜下血尿及管型，常有高血压的其他靶器官并发症。糖尿病肾脏疾病是由于糖尿病糖代谢异常为主因所致的肾小球硬化，并伴尿蛋白含量超过正常。由于糖尿病患者较易合并高血压，高血压患者也常伴有糖代谢的异常，所以糖尿病合并高血压肾病的防治就较单纯糖尿病肾脏疾病或高血压肾病的防治更为复杂，目前的防治措施仍存在较多的争议。

一、糖尿病肾脏疾病和高血压肾病的诊断及鉴别诊断难点

糖尿病肾脏疾病、高血压肾病、糖尿病合并高血压肾病或者高血压合并糖尿病肾脏疾病，他们之间有一定的关联，临床表现和症状也很相似，临床诊断往往很难截然区分或者较难进行鉴别诊断，肾脏穿刺病理检查虽然是确诊金标准，但是毕竟是有创检查，很多患者难以接受，因此给临床诊断及鉴别诊断带来一定的困难，此部分再对他们之间的诊断及鉴别诊断进行梳理总结，以帮助临床医生进行诊断。

（一）高血压肾病的诊断标准

1. 年龄在40～50岁以上；高血压病史5～10年以上；

2．除外各种原发性肾脏疾病；除外其他继发性肾脏疾病；

3．为原发性高血压，出现尿蛋白前一般已有150/100mmHg以上的持续性高血压；

4．有持续性蛋白尿（一般为轻、中度），镜检有形成分少；

5．有视网膜动脉硬化或动脉硬化性视网膜改变；

6．肾活检可确诊。

7．其他辅助检查：有高血压性左心肥厚、冠心病、心力衰竭病史，有脑动脉硬化和（或）脑血管意外病史；高血压肾病患者的影像学检查发现大多数患者肾脏没有变化，但是在发展为肾衰竭的时候会出现有不同程度的缩小，核素检查早期发现的肾功能损害；胸部X线或超声心动图常提示左心室肥厚或扩大、主动脉硬化；心电图常提示左心室高电压。

8．多为轻中度蛋白尿，24小时定量多在1.5～2.0g；镜检有形成分（白细胞、透明管型、红细胞）少，可有血尿；早期血尿酸升高，尿NAG酶、β2-MG增高，尿浓缩-稀释功能障碍；血尿素氮、肌酐升高，Ccr多缓慢下降。肾小管功能损害多先于肾小球功能损害。病程进展缓慢，少部分渐发展成肾衰竭，多数肾功能常年轻度损害和尿常规异常。

9．体检有眼睑或/和下肢浮肿、心界扩大等；多数动脉硬化性视网膜病变，当眼底有棉絮状的软性渗出、火焰状、条纹状出血，支持恶性肾小动脉硬化症诊断。伴有高血压脑病者可有相应的神经系统定位体征。

（二）糖尿病肾脏疾病的诊断

2007美国肾病专家基于白蛋白尿和视网膜病变是否存在提出了糖尿病肾脏疾病的临床诊断，即2型糖尿病者大量白蛋白尿或微量白蛋白尿并发视网膜病变者可诊断糖尿病肾脏疾病，美国糖尿病协会（ADA）于2014年发布专家共识认同上述糖尿病肾脏疾病的概念和诊断。GFR是CKD分期诊断的主要依据，因此我国在编写共识时提出了糖尿病肾脏疾病诊断的新方案：2型糖尿病并发视网膜病变及任何一期CKD即可考虑糖尿病肾脏疾病的诊断。新诊断方案鼓励加强eGFR和CKD的筛查，有利于早期糖尿病肾脏疾病的诊断和防治。具体诊断标准详见第三章第三节内容。

糖尿病肾脏疾病为何要替代糖尿病肾病呢？两者均反映糖尿病所导致的肾脏病变。依据1型糖尿病的白蛋白尿的状况，提出糖尿病肾病的分型和诊断并一直沿用至今。糖尿病肾病的主要不足之处是仅依赖白蛋白的排量来诊断和分型，而忽略了eGFR及其他微血管并发症的参考价值。因此各国专家认为糖尿病肾脏疾病应该替代糖尿病肾病。

二、糖尿病合并高血压肾病患者是否可以使用二甲双胍

有研究表明患者eGFR≥45mL/（min·1.73m²）可以使用二甲双胍，eGFR＜45mL/（min·1.73m²）时需要慎重，eGFR＜30mL/（min·1.73m²）应禁用。KDIGO大会分析乳酸酸中毒主要是由于肾小管分泌作用的丢失造成的，只有急性肾损伤或血容量快速减少时才会引起。因此，CKD患者应提供纸质说明提醒何时停用二甲双胍。有证据表明eGFR达到45mL/（min·1.73m²）的患者二甲双胍每天最大用量不超过1000mg，eGFR＜30mL/（min·1.73m²）应停用。

三、糖尿病合并高血压肾病降压药物选择的问题

高血压肾病患者服用降压药以保肾护肾为主。高血压患者无论是不是发展到了高血压肾病阶段，以及无论有无合并糖尿病，在选用降压药时都应该以无肾毒性药物为准，如果能够起到保护肾脏功能的药更好。但是如果是糖尿病合并高血压肾病或者同时合并糖尿病肾脏疾病的患者高血压药物的选择就会有一定的难度，因此需要临床医师进行规范的选择，因此我们进行如下梳理及总结。

（1）首选ACEI、ARB类药物：这两类药都是对肾脏有保护作用的降压药，可以降低肾小球内的压力，减轻肾脏的工作量，还有抗炎、抗纤维化的作用，也能保护肾脏，减缓肾脏发展成为尿毒症速度。其使用原则是早期、早量、长期。在使用这两大类药物时，应密切观察病人血清的肌酐和血钾。

（2）联合用药：高血压肾病的治疗也提倡"鸡尾酒疗法"，尤其是治疗高血压肾病比较顽固的病人。联合用药不仅能减少每种药的药量，副作用也会相对减少，甚至会抵消。钙离子拮抗剂、利尿剂、αβ受体阻滞剂，短效药不主张作为常规药物天天使用，尤其是老年人，长期使用短效药会引起血尿素氮增高，甚至会引起电解质的紊乱。但若患者的血压只是偶尔出现波动，这时用短效药降压是非常有效的。

（3）24小时长效平稳降压：患者血压波动性大，比血压一直处于高的状态的危害还要大。为此，在治疗上常选用长效降压药。但是即使是长效药面对

控制顽固高血压还是不理想，因此，建议患者分次用药，把药量拆分，早上晚上或者下午各一次，根据生活规律来调整用药的时间。

四、糖尿病合并高血压肾病患者糖尿病肾脏疾病的早期筛查

高血压肾病合并糖尿病的患者往往容易忽略糖尿病肾脏疾病的早期筛查，因此对于临床的疗效有一定影响，因此本书给予归纳总结。所有糖尿病患者首次就诊时都应筛查CKD，如：尿沉渣、GFR、尿白蛋白与肌酐比值（ACR）与肾脏超声检查。

（一）肾小球受累的早期筛查

1. 筛查时机：初始筛查的时机为：1型糖尿病患者病程为5年；2型糖尿病患者确诊时。无CKD者每年1次筛查。

2. 筛查指标：糖尿病肾脏疾病筛查指标应包括：取任意时点的尿标本（清晨首次尿最佳）检测ACR评估尿白蛋白排泄；测量血肌酐值，并计算eGFR。

3. 注意事项：尿白蛋白排泄受多种生理或病理因素的影响，如24小时内的剧烈运动、长时间站立、感染（尤其是泌尿系统感染）、发热、慢性心力衰竭、血糖过高、血压过高、血脂过高等。如果在上述临床情况下进行尿白蛋白排泄的检测可造成假阳性结果。因此推荐在排除上述临床情况后，再筛查ACR。推荐糖尿病肾脏疾病的诊断或A分期应当以3～6个月内的2～3次ACR结果作为基础。

4. 肾小管受累的早期筛查：推荐对G3a～5A1期糖尿病肾脏疾病患者，即尿白蛋白阴性的糖尿病肾脏疾病患者，进行肾小管受累的筛查。

5. 肾脏血管受累的早期筛查：可使用彩色多普勒超声评估肾内血流动力学变化情况，测量肾微小动脉血流参数，包括：收缩期峰值血流速度（PSV）、舒张末期血流速度（EDV）、阻力指数（RI）、搏动指数（PI）等。

五、为什么糖尿病肾脏疾病的肾小球病变需尿白蛋白排泄联合GFR进行评估？

"2014中国成人糖尿病肾脏病的专家共识"推荐糖尿病肾脏疾病肾小球病变选用尿白蛋白排泄联合GFR进行评估，主要是基于以下原因：

1. 近年来随着研究不断深入，发现在糖尿病肾脏疾病病程进展过程中，尿白蛋白的排泄增加程度与eGFR的下降水平并不完全平行。糖尿病肾脏疾病患

者在疾病早期，eGFR升高或处于正常范围时，尿白蛋白排泄率的增多可能已经存在。近年来正常白蛋白尿的糖尿病肾脏疾病也受到了越来越多的关注。此类患者在尿白蛋白排泄正常的情况下，eGFR却降至60mL/（min·1.73m^2）以下，肾穿刺病理检查也发现了典型的糖尿病肾小球病变。有研究提示，若只选用尿白蛋白排泄率作为评估指标，20%～30%病程进展的糖尿病肾脏疾病患者会被漏诊。因此，只有同时评估两项指标才能早期诊断并有效评估疾病进程。

2. 白蛋白尿和eGFR两者均是肾脏疾病终点事件和CVD的独立危险因素，在一定程度上可评估糖尿病肾脏疾病患者预后，因此推荐两项指标联合评估。

六、如何采集合格的尿白蛋白以降低实验室误差

虽然大部分医生都知道糖尿病肾脏疾病或者高血压肾病都需要检查尿白蛋白定量，但是如何采集合格的标本降低实验室误差仍是一个难点。尿白蛋白筛查方法有两种：①采集任意时点尿标本（清晨首次尿标本最佳），测定ACR（尿白蛋白肌酐比）。ACR是筛查糖尿病肾脏疾病敏感性和特异性均较好的指标（敏感度和特异度均＞85%），且标本采集方便，故共识推荐使用ACR筛查尿白蛋白的排泄。有研究提示清晨首次尿液ACR不仅排除了体位性白蛋白尿或蛋白尿这一可能混杂因素的影响，还能更好地预测糖尿病肾脏疾病的肾脏终点事件，因此"2014中国成人糖尿病肾脏病的专家共识"推荐在条件允许的情况下可尽量在空腹的情况下采集清晨首次尿标本测定ACR，其他任意时点收集尿标本时应当尽量在一天的同一时段并避免在2小时内进食。②采集24小时尿标本，测定尿白蛋白排泄率（AER）。24小时尿标本收集极为不方便，而且并不能显著提高检测的准确度，故不推荐作为首选。不推荐测定尿白蛋白浓度作为糖尿病肾脏疾病筛查指标，因为容易受身体水合状态或其他因素的影响。不推荐使用尿蛋白排泄率（PER）或尿蛋白肌酐比值（PCR）作为糖尿病肾脏疾病筛查指标，因为肾病综合征水平（nephrotic range）的尿蛋白（AER＞2200mg/24h、ACR＞2200mg/g或220mg/mmol；PER＞3000mg/24h、PCR＞3000mg/g或300mg/mmol）在某些特殊的临床情况中（如肾小球肾炎）才具有意义，因此并不推荐使用PER或PCR作为糖尿病肾脏疾病的筛查指标。

七、为什么早期筛查时一次ACR测定不可靠？

"2014中国成人糖尿病肾脏病的专家共识"推荐糖尿病肾脏疾病的诊断或

A分期应当以3~6个月内的2~3次ACR检测结果作为基础。早期筛查一次ACR不可靠的原因：①尿白蛋白的排泄（urine albumin excretion，UAE）存在生理波动，个体内存在的变异系数（intraindividualCoefficient of variation）约为40%。②多种生理或病理因素可引起UAE检测结果呈假阳性，如24小时内的剧烈运动、长时间站立、感染（尤其是泌尿系统感染）、发热、慢性心力衰竭、血糖过高、血压过高、血脂过高等。然而，上述临床情况常常被临床医师忽略，在未排除上述情况下即行ACR检查。

第十一章　糖尿病合并其他代谢性疾病肾损害

第一节　糖尿病合并肥胖相关性肾病

近年来，随着人民生活方式的改变，肥胖症及糖尿病的发病率均大幅上升，已经成为世界范围的流行病。肥胖症与糖尿病均属于代谢性疾病，两者有着密切的联系。肥胖为糖尿病发病的独立危险因素，而糖尿病患者合并肥胖症的亦不在少数。随着近年对肥胖症研究的加深，发现肥胖不仅会引起身心障碍，同时可伴发骨关节、呼吸、消化、泌尿系统等疾病。1974年，Weisinger等首先报告严重肥胖患者可伴有大量蛋白尿，病理活检提示肾脏损伤的存在。1年后，Cohen报道了极度肥胖患者尸检时肾脏病理可见肾小球肥大。此后，有关肥胖患者肾损伤的案例报道逐渐增多，引起了人们对该病的重视，并由此产生了肥胖相关性肾病（ obesity–related glomerulopathy，ORG ）的概念–肥胖直接导致的肾损害。由于肥胖相关性肾病与糖尿病性肾脏疾病在发病机制、病理改变、远期预后及治疗侧重点各有所不同，因此，加深对两者的认识和鉴别，是很有必要的。

一、肥胖相关性肾病流行病学特征

ORG发病有明显的人种差异，高加索人群发病率最高，其次为非洲裔美国人、西班牙裔人，这可能与遗传背景和社会经济因素等有关。目前尚没有关于我国ORG发病率的横断面研究。南京肾脏病研究所2008年发表的调查资料，有助了解我国情况。据该研究显示，ORG占所有肾活检的总比例为0.89%（ 90/10093 ）。其中，从2002年2月至2003年12月，ORG比例为0.62%（ 18/2897 ）；而从2004年1月至2006年11月，ORG比例增至1.0%（ 72/7196 ）。

总体而言，肾活检中OGR的比例约增加了0.6倍。

二、肥胖相关性肾病的发病机制

ORG的具体发病机制尚未明确。目前的报道多从肾脏的血流动力改变、胰岛素抵抗、交感神经系统激活及肾素血管紧张素系统活化、脂肪细胞因子作用等方面进行探讨。

（一）肾脏的血流动力学改变

Chagnact等研究发现，肥胖患者肾脏高灌注及高滤过分别比正常人群高51%及31%。肥胖者心率加快，心输出量增加，组织血流量随之增多，导致肾小球内压、肾血浆流量、肾小球滤过率增加。上述改变引起肾小球代偿性肥大和毛细血管丛扩张。为了抵抗血流动力学改变造成的机械压力，并加强对肾小球基底膜（GBM）的黏附，进而保持正常的滤过功能，足细胞发生代偿性结构改变–胞体延伸并覆盖增大的肾小球毛细血管表面、胞体肿胀及足突增宽。但是，当这种机械切力超过一定水平，足细胞将失去其代偿功能，此时足细胞彼此分离甚至从基底膜剥离，扩大的毛细血管可直接黏附到壁层上皮细胞，从而导致粘连形成和节段性硬化。此外，受损的足细胞还可出现足突消失，甚至诱导凋亡。

（二）胰岛素抵抗

体重的增加，尤其是机体内脏脂肪的堆积，常伴有胰岛素抵抗（IR）、高胰岛素血症和（或）糖耐量异常。IR可影响多个脏器，包括肾脏、肝脏、脂肪细胞、骨骼肌、血管平滑肌细胞、内皮细胞等。其通过刺激胰岛素样生长因子合成，上调转化生长因子的表达，增加肾小管对尿酸的重吸收，刺激内皮细胞纤溶酶原活化抑制剂（PAI–1）的产生，兴奋交感神经系统，刺激肾内血管紧张素II（Ang II）水平增加等途径，导致体内一系列神经、体液变化，从而参与了肥胖相关性的肾脏损害。

（三）交感神经系统激活

研究表明，脂肪组织可通过释放多种生物活性分子如瘦素、抵抗素等来激活交感神经系统。此外，肥胖患者的肾组织，可因内脏脂肪组织的机械压迫，及肥胖所带来的血流动力学改变如肾小球内压、肾血浆流量、肾小球滤过率增加等，而出现缺血缺氧。其与高胰岛素血症等可引起交感神经系统活性增加。过度活化的交感神经系统可改变出球小动脉张力，引起肾小球毛细血管血流动力学障碍。

（四）肾素血管紧张素系统活化

ORG患者肾素血管紧张素醛固酮系统（renin-angiotensin-aldosterone system，RAAS）过度激活，主要是由于：①脂肪组织本身可产生血管紧张素；②血流动力学障碍引起的机械压力可促进血管紧张素Ⅱ（Ang Ⅱ）合成增加；③组织缺氧和高胰岛素血症常伴全身和肾脏RAAS激活。过度激活的RAAS通过Ang Ⅱ引起出球小动脉张力增高以及转化生长因子-β1（TGF-β1）合成增加，并可诱导nephrin蛋白去磷酸而促进足细胞凋亡。Ang Ⅱ在肥胖相关性肾病发生、发展中起着重要作用。阻断RAS活化，对减少肥胖相关性肾病尿蛋白，延缓肾功能进展有较好的效果。

（五）脂肪细胞因子作用

近年来，随着研究的加深，人们对脂肪组织的认识发生了巨大的变化。以往，人们认为脂肪组织仅是能量储存器。现经研究发现，脂肪组织还具有高度代谢活性和内分泌功能。研究表明，脂肪组织分泌的因子和激素已逾百种，如脂联素（adiponectin，ADP）、瘦素（leptin，LEP）、抵抗素（resistin，RES）等。这些炎性因子通过内分泌或旁分泌的方式促进炎症反应、心血管疾病的发生发展。而肾脏不仅是这些生物活性物质的主要清除场所，也是它们作用的重要靶器官。这些细胞因子的单独或联合作用，参与了ORG的发生、发展。其中ADP作为抗炎因子的减少，与瘦素、抵抗素等促炎因子的增加，可引起炎症反应及氧化应激、足细胞损伤，最终导致肾小球硬化、肾小管间质纤维化。

三、肥胖相关性肾病的临床和病理特点、诊断及鉴别诊断

（一）临床表现

ORG多见于青壮年男性，起病隐匿，有肥胖史及家族史，伴发其他代谢性疾病：如高脂血症、高尿酸血症、胰岛素抵抗、糖尿病、高血压、睡眠呼吸暂停综合征等。一般ORG最早的表现为微量白蛋白尿，最常见的表现为显性蛋白尿或大量蛋白尿、肾功能不全和镜下血尿，可同时伴有高脂血症及高胰岛素血症，少数患者可表现有低蛋白血症、肾病综合征、水肿及血压升高。陈慧梅等回顾性分析了2002.2—2006.11经肾脏活检确诊ORG患者90例。调查发现，中国人群中ORG的发病率正呈现快速上升趋势；该组患者以青年男性多见，主要表

现为轻度、腹型肥胖、少量尿蛋白、代谢紊乱以及肾脏高滤过和局灶节段性肾小球硬化。

（二）病理特点

ORG的肾脏病理形态学改变有两种：一种表现为单纯性肾小球肥大，称之为"肥胖相关性肾小球肥大症"（obesityassociatedglomerulomegaly，OB-GM），另一种表现为肾小球肥大及局灶节段性肾小球硬化（focal and segmental glomerulosclerosis，FSGS），称之为"肥胖相关性局灶节段性肾小球硬化症"（obesity associated focal and segmental glomerulosclerosis，OB-FSGS）。ORG典型形态学特征包括肾小球一致性肥大，各种类型的FSGS，电镜下相对轻微的足突融合，免疫荧光染色则为寡免疫复合物沉积，可伴有IgM、C3非特异性或节段沉积。OB-GM和OB-FSGS在临床上略有不，OB-GM病初仅呈现微量蛋白尿，而后逐渐加重，直至大量蛋白尿，肾小球滤过率（GFR）正常或增高；OB-FSGS常呈现中、大量蛋白尿，GFR逐渐下降，而后血清肌酐增高，并缓慢进展到终末期肾衰竭（ESRD）。

（三）诊断

ORG目前尚无统一的诊断标准，需结合临床、实验室检查和病理资料，并除外其他肾脏疾病。主要诊断依据如下：

1. 超重或肥胖（BMI≥28kg/m^2，男性腰围≥85cm，女性腰围≥80cm）；

2. 尿常规检查有微量白蛋白尿或大量蛋白尿，但很少出现低蛋白血症和水肿，肾功能正常或者不同程度的异常；

3. 肾活检：光镜下示肾小球体积明显增大，伴或不伴FSGS，电镜下示上皮细胞足突融合且范围局限；

4. 代谢异常：脂代谢异常（包括高脂血症、脂肪肝及动脉硬化等）、糖代谢异常（包括糖耐量减低、糖尿病）、内分泌代谢异常（包括高胰岛素血症、RASS的激活、高尿酸血症等）；

5. 除外其他肾脏疾病。

此外，需要特别说明的是，诊断ORG的要点是肥胖和肾小球肥大，但我国成人肾小球直径的正常范围尚无统一标准。近期研究显示，我国成人肾小球直径正常范围的测量可通过直接法和应用医学数字图像分析系统的间接法实现，测量值如下：①包含血管极和/或尿极的肾小球切面直径：直接法：101.3～184.9μm，间接法：100.3～183.5μm；②包含血管极和/或尿极的肾小球及不包含血管极和/或尿极的较大肾小球切面直径：直接法：108.3～185.9μm，间接法：107.4～185.4μm，可作为判断肾小球肥大的参考。

因此，对于肥胖病人，有学者建议肾活检标准如下：①24小时尿蛋白定量大于1g；②急性肾衰竭；③血尿；④有异常血清学的临床肾脏疾病。

（四）鉴别诊断

1. 特发性FSGS 特发性FSGS是一种临床和病理均具特征性的肾小球疾病，临床以大量蛋白尿或肾病综合征为特征，病理以局灶和节段分布的硬化性病变为主要变化。其与ORG均可出现蛋白尿，病理上均可表现为FSGS。特发性FSGS的诊断需结合临床和病理综合判断，其特点为肾病范围内的蛋白尿、人血白蛋白减低，病理上可见完全或接近完全足突融合，缺乏免疫复合物沉积，并排除家族性、病毒相关性、药物相关性、肾小球肥大或高滤过介导的适应性结构功能变化、淋巴瘤、遗传性肾病、血栓性微血管病等继发因素。

2. 糖尿病肾脏疾病 两者临床表现相似，均可有相似的临床症状如胰岛素抵抗和其他代谢综合征特点，均可有亚肾病性或肾病性的蛋白尿，或尿白蛋白正常，但出现慢性肾功能不全。病理上，均可出现由于高滤过引起的肾小球肥大、继发性的FSGS和足细胞损伤（通常表现为部分足突融合）。鉴别点：DN患者空腹血糖、餐后2小时血糖、糖化血红蛋白A1c均升高，糖耐量结果异常，达到糖尿病诊断标准。DN时多伴有糖尿病视网膜病变。病理上，糖尿病肾脏疾病在上述表现基础上，活检上常显示出系膜基质的扩张以及肾小球和肾小管基底膜增厚。

3. 免疫复合物肾小球肾炎 免疫复合物肾小球肾炎包括IgA肾病、狼疮性肾炎、膜性肾小球肾炎、感染后肾小球肾炎、急进性肾小球肾炎、C1q肾病等。其均可出现蛋白尿，鉴别点为上述肾炎均有各自的发病特点及临床表现，免疫、自免、风湿等实验室检查有特征性表现，免疫病理结果可见相关免疫复合物沉积，可与ORG相鉴别。

4. 良性高血压肾动脉硬化 因肥胖患者常合并高血压，且高血压患者也常出现蛋白尿和肾功能改变，故两者需进行鉴别。良性高血压肾动脉硬化患者，高血压病史长，多在10年以上，以肾小管损害表现为主，临床可见夜尿增多，查24小时尿蛋白定量多小于1.5g，尿蛋白以小分子蛋白为主，多伴相应靶器官受损（如眼底、心脏）等，肾活检有助于鉴别。

四、肥胖相关性肾病的西医治疗

由于目前认为ORG的发病为多因素综合影响所致，故治疗上，尚无特异而有效的方法。临床上主要针对患者的危险因素采取相应的治疗措施，以期延缓肾功能恶化。目前主要包括以下几方面：

（一）减轻体重

动物实验及临床观察均证实，减轻体重可显著减少尿蛋白，延缓肾损害进展。维持正常体重，是最有效的、且疗效持续最久的方法。首先建议进行综合生活方式干预。具体细节如下：①饮食方面：需长期控制热量的摄入量。建议中度低热量饮食。一般推荐女性每天摄入1200～1500kcal，男性1500～1800kcal，从而使每天净消耗能量500kcal；②增加体力活动：一般推荐有氧运动，如每周快走超过150分钟（每天大于半小时）；③行为治疗：制定完善的行为改变计划，主要包括自己规律监测食物摄入量、运动量和体重。

当肥胖患者经过生活方式调整体重仍难以下降，或者起始体重指数高并存在相关并发症者，可配合药物治疗。《2013成人超重与肥胖管理指南》及《肥胖药物治疗指南》都推荐BMI≥30kg/m^{2}或者≥27kg/m^{2}并有至少一项肥胖相关并发症（高血压、血脂紊乱、2型糖尿病、阻塞性睡眠呼吸暂停）的成人患者在接受全方位生活方式治疗的同时，建议服用减重药物。目前FDA批准共8种减重药物：芬特明和安非拉酮（影响儿茶酚胺的食欲抑制剂：可增加中枢系统突触间隙儿茶酚胺类递质的含量进而抑制食欲）、奥利司他处方和非处方型（胃肠和胰腺脂酶抑制剂：有效抑制胃和胰脂酶，从而阻断脂肪的吸收，同时增加脂肪的排出）；利拉鲁肽（GLP-1受体激动剂），托吡酯、纳曲酮和氯卡色林（中枢神经受体作用药物）。其中，芬特明和安非拉酮仅用于短期治疗（3个月），其他6种可以用于慢性肥胖病管理：奥利司他（处方和非处方型），利拉鲁肽，托吡酯、纳曲酮和氯卡色林。值得注意的是，这些药物虽被批准，仍未被大范围使用，且由于其作用机制的特性不免会发生胃肠、心血管和精神系统的不良反应，因此，指南推荐服药期间前3个月，至少每月评估药效及安全性，以后每3个月评估一次，如果服药3个月体重减少大于5%，则继续使用，否则，应停药换药或者采取其他治疗方式。对于几种特殊类型的肥胖患者，2015年《肥胖药物治疗指南》分别给予了推荐意见：①未加控制的高血压或者有心脏病病史患者，应避免使用拟交感药物芬特明和安非拉酮；②2型糖尿病的超重或肥胖患者，除了一线药物二甲双胍，推荐其他有减重作用的降糖药物，如GLP-1类似物或钠-葡萄糖协同转运蛋白2（SGLT-2）抑制剂；③心血管疾病的患者，推荐用非交感类似药物如氯卡色林或奥利司他。另外，有些治疗药物如精神疾病药物、避孕药、抗病毒药物等可能增加体重，应该告知患者，并综合各种因素尽量避免使用该类药物，如必须服用，需在服药过程中监测体重。尤其是对于需要用胰岛素治疗的2型糖尿病合并肥胖的患者，应至少加用二甲双胍、普兰林肽或者GLP-1受体激动剂等药物来减缓胰岛素的增重作用。同时，该类患者中，基础胰岛素优于预混胰岛素或者磺脲类药物。此外，传统中药如麻黄、山楂、大黄、决明子等也具有减肥作用，可辨证使用。针灸治疗、穴位埋线、推拿拔罐等对减肥也有一定的疗效。

对于BMI≥40kg/m²或者≥35kg/m²，并有肥胖并发症、行为治疗无效的患者，可进行代谢手术。目前主要手术方式包括腹腔镜可调式胃束带术、腹腔镜袖套式胃切除术、腹腔镜Roux-en-Y胃空肠旁路术、腹腔镜胆胰分流术、胆胰分流十二指肠转位术。术式的选择应该根据减重目标、术者技术、患者意愿及危险分层等各方面确定。

（二）血管紧张素转化酶抑制剂（ACEI）或血管紧张素Ⅱ受体拮抗剂（ARB）治疗

肥胖患者常伴系统性高血压和RAAS系统激活，因此目前多主张早期予以ACEI或ARB治疗。ACEI/ARB能有效降低血压，降低肾小球高灌注和减少蛋白尿，可改善胰岛素抵抗而不影响脂质代谢，延缓肾脏病变的进展。但是目前关于RAAS系统阻断药对ORG的疗效报道并不一致。Kalllbham等报道69.2%的ORG患者使用ACEI治疗后24小时尿蛋白排泄明显减少。然而，亦有报道O-FSGS患者服用ACEI治疗3个月后出现尿蛋白下降，6个月达到最大效应，但是12个月后尿蛋白又恢复到治疗前水平。该研究认为ACEI的抗蛋白尿效应"逃逸"可能与患者后来体重增加有关。目前RAAS系统阻断剂在ORG方面的疗效研究多局限于小规模报道，因而迫切需要大规模循证医学研究来评估其确切疗效。

（三）改善胰岛素抵抗

胰岛素抵抗、高胰岛素血症是ORG形成的重要原因之一。因此理论上，改善胰岛素抵抗具有积极作用。目前报道的用于治疗ORG的该类药物主要有噻唑烷二酮类化合物，动物实验证实此类药物对ORG的治疗有效，其机制可能为活化的PPARγ通过上调脂联素受体，增强脂联素的表达，抑制炎性介质的释放和氧化应激的发生，减轻胰岛素抵抗，修复足细胞损伤，减少足细胞脱落，保持足细胞数目，从而降低蛋白尿，发挥肾脏保护作用。但对于人体ORG的治疗的有效性和安全性还需要临床观察。

（四）其他

肥胖患者常伴有高血脂、高尿酸等，应积极予以治疗，而伴睡眠呼吸窘迫综合征者通过改善血氧浓度也可有效减少蛋白尿。其他的还包括抗炎、抗纤维化和抗瘦素受体抗体治疗等，但疗效均不确切。

五、肥胖相关性肾病的中医认识及诊治

中医无肥胖相关性肾病的病名和论述。由于其早中期以肥胖、蛋白尿为主要表现，故现代医家多从肥胖、尿浊等对其阐述。当病情发展至中后期，出现肾功能不全相关临床症状，可归属于"水肿""虚劳""癃闭""关格"等范畴。病因方面，结合古代关于肥胖的描述及现代医学对肥胖的认识，普遍认可"饮食不节，过食肥甘"是其主要病因。《素问·通评虚实论篇》："肥贵人，则膏粱之疾也"。当过食肥甘厚味，损伤脾胃，致其升清降浊失常，气血精微不能输布全身，而成膏脂痰湿，蓄于肌肤，发为肥胖。如肾气不足，不能正常化气行水，助脾健运，通调水道而湿浊内聚，溢于肌肤加重肥胖；肾气亏虚，失于固摄，精微外泄则为蛋白尿。脾肾气虚，推动乏力，加之痰湿内阻，气行不畅，瘀血内停。因此，目前多认为脾肾气虚，痰湿瘀阻为本病的基本病机。《素问·示从容论》："肝虚、肾虚、脾虚，皆令人体重烦冤"。现代人由于生活节奏加快，工作压力大，常伴情绪不畅，受七情所困，易致肝气郁滞，肝胆疏泄不畅，加之横逆犯脾，使气机升降转输失常，浊脂内聚而肥胖。故肝郁脾虚，痰湿瘀阻为本病的兼证。治疗上当以健脾补肾，化痰祛湿，泄浊活血为基本治则。根据个体情况，可辅以疏肝利胆等。对于嗜食烟酒者，痰湿易于化热。对于内有邪热者，需投以清热之品。目前关于中医药治疗的肥胖相关性肾病的研究较少，概述如下。

田力铭等运用健脾安肾方联合针刺治疗肥胖相关性肾病34例，具体方药及针刺用法如下：黄芪30g，党参20g，白术20g，茯苓20g，薏苡仁15g，熟地黄15g，山药15g，陈皮15g，砂仁6g，猪苓10g，泽泻10g，车前子10g（包），绞股蓝15g，大枣4枚。将上药煎煮浓缩药液至400mL，分早晚2次温服，每日

1剂。针刺治疗，取穴：中脘、下脘、关元、天枢（双侧）、外陵（双侧）、水道（双侧）、大横（双侧）、腹结（双侧）、丰隆（双侧）、阴陵泉（双侧）、足三里（双侧）、三阴交（双侧）、曲池（双侧）、合谷（双侧）。操作方法：采用挟持进针法，腹部穴位根据腹部脂肪厚度直刺35~65 mm，用提插泻法，留针30 min，每日1次，3周为1个疗程，共治疗3个疗程。结论提示健脾安肾方联合针刺治疗可降低肥胖相关性肾病患者尿白蛋白量及血脂水平，并纠正血液高凝状态。

宁志春等将124例肥胖相关性肾病的患者随机分为治疗组和对照组，每组各62例；对照组予阿托伐他汀钙片20mg，每日1次口服；治疗组予加味升降散联合针灸治疗，具体如下：僵蚕15g，蝉衣9g，姜黄10g，女贞子10g，泽泻15g，炒白术15g，茯苓10g，苍术12g，厚朴10g，陈皮15g，山楂10g，大黄9g。每日1剂，水煎取汁300mL，分早晚2次温服。针灸治疗，选穴：中脘、关元、滑肉门（双侧）、外陵（双侧）、天枢（双侧）、丰隆（双侧）、足三里（双侧）。操作方法：患者取仰卧位，针灸针选用1.5~3寸（29~30号）毫针针刺，局部皮肤常规消毒，采用挟持进针法，腹部穴位根据腹部脂肪厚度直刺35~65mm，用平补平泻法，得气后留针30分钟，每天1次，隔天针灸治疗1次，1月为1疗程，疗程间休息3天，再进行下个疗程。疗程均为3个月，结论显示加味升降散联合针灸可降低ORG患者血TC、TG，LDL-C、24小时尿蛋白定量、hs-CRP、TNF-a及IL-6水平，升高HDL-C，改善微炎症状态。

卞鲁岩运用黄葵胶囊治疗病理确诊ORG30例，每次5粒，每日3次，连续服用24周，研究结果表明：经过1月的黄葵胶囊治疗后，尿蛋白定量较治疗前明显好转，差异有统计学意义（$P<0.05$）；而Scr、TC及TG在治疗前后比较差异无统计学意义（$P>0.05$）；治疗后HOMA-IR较治疗前明显好转，$P<0.05$；而Insulin水平及Glu在治疗前后比较差异无统计学意义（$P> 0.05$）。另该作者选取确诊为肥胖相关性肾病的病人12例，给予贝那普利联合金水宝治疗36周。结果显示患者24小时尿蛋白定量、人血白蛋白、甘油三酯均自第12周起较治疗前显著下降，血清肌酐在第24周起显著下降，血清尿素氮在第36周显著下降，总有效率为75%。

安安收集100例符合标准的肥胖相关性肾病患者，按应诊顺序随机分为治疗组和对照组，每组各50例，在基础治疗上，治疗组加服温胆降脂颗粒（由法半夏、陈皮、茯苓、泽泻、枳实、乌药、地龙、丹参、荷叶、白术、绞股蓝、生山楂等药物组成），对照组加服血脂康胶囊。结论显示，治疗组在降低尿微量白蛋白/肌酐、降低体重指数、调节血脂水平、改善肾功能、改善中医临床症状等方面显著优于对照组。

杨婉蓉收集60例肥胖相关性肾病患者，分为治疗组和对照组，每组各30例。两组均在相同的基础治疗上，治疗组加服荷夏化浊颗粒（由清半夏、荷叶、绞股蓝、茯苓、泽泻、白术、陈皮、乌药、枳实、山楂、丹参、地龙组成），对照组加服六味能消胶囊。结论显示荷夏化浊颗粒能明显的改善肥胖相关性肾病患者的临床症状，在降低尿ACR、调节脂联素水平、降低腰围、调节血脂水平及改善肾功能方面具有显著疗效。

六、糖尿病肾脏疾病与肥胖相关性肾病的鉴别

（一）定义鉴别

糖尿病肾脏疾病是指糖尿病自身微血管病变引起的肾脏损害，包括糖尿病性肾小球硬化症、肾小管上皮细胞变性、动脉-微小动脉硬化症、肾盂肾炎及肾乳头坏死等，其中以肾小球硬化症为主，是以微血管病变为主的肾小球病变。

肥胖相关性肾病是由肥胖引起的一系列代谢紊乱，由此导致的肾脏病变。其起病相对隐匿，多数临床无明显症状，就诊时已表现出显性蛋白尿。

（二）病因鉴别

糖尿病肾脏疾病的病因尚未明确，目前考虑为综合多因素影响，主要包括遗传易感性、高血糖相关的生化代谢异常、肾脏血流动力学变化、生长因子及细胞因子的作用和氧化应激反应等，其中由胰岛素障碍而致长期高血糖是糖尿病肾脏疾病发生的最关键原因。

肥胖相关性肾病的病因尚不完全明了，可能与肥胖导致的肾小球高滤过、高血压、高血脂、肾静脉压升高、肾小球肥大及多种细胞因子的改变相关。

（三）发病机理与病理的鉴别

糖尿病肾脏疾病的确切发病机制至今尚未完全明确。长期的高血糖，糖基化终末产物的堆积，多元醇通路及蛋白激酶C活性增高，肾小球内压的升高，多种生长因子、细胞因子以及遗传基因易感性等因素在糖尿病肾脏疾病的发病机制中起着重要作用。其基本病理改变是肾小球毛细血管基底膜增厚和毛细血管间质（系膜区）扩张引起的肾小球硬化。

肥胖相关性肾病的具体发病机制目前尚不清楚，考虑可能与肥胖导致肾脏血流动力学改变（肾脏高滤过、高灌注）、胰岛素抵抗、交感神经系统激活、肾素血管紧张素系统活化及脂肪因子的作用等相关。肾脏活检组织学病理分为肥胖相关性肾小球肥大和肥胖相关性局灶节段性肾小球硬化两类。

（四）临床表现的鉴别

糖尿病肾脏疾病多在糖尿病病程10年之后出现，多合并糖尿病视网膜病变、心血管病变、周围神经病变等其他糖尿病慢性并发症；临床上罕见血尿；初期以微量白蛋白尿为主要表现，随着病情进展，可逐渐出现肾功能减退、进入肾衰竭期，但尿蛋白量无明显减少；肾脏体积增大或缩小程度与肾功能状态不平行。

ORG多见于青壮年男性，起病隐袭，患者有肥胖史及家族史，伴发其他代谢性疾病：如高脂血症、高尿酸血症、胰岛素抵抗、糖尿病、高血压、睡眠呼吸暂停综合征等。一般ORG最早的表现为微量白蛋白尿，最常见的表现为显性蛋白尿或大量蛋白尿、肾功能不全和镜下血尿，可同时伴有高脂血症及高胰岛素血症，少数患者可表现有低蛋白血症、肾病综合征、水肿及血压升高。

（五）临床治疗方案的异同

糖尿病肾脏疾病的治疗包括严格控制高血糖、积极控制高血压、适当调节血脂异常、降低尿蛋白、适宜的营养摄入、维持适宜体重、倡导健康的生活方式等。

肥胖相关性肾病的治疗包括减轻体质量、纠正胰岛素抵抗、使用血管紧张素转换酶抑制剂（ACEI）或血管紧张素Ⅱ受体拮抗剂（ARB）等，不应使用激素和免疫抑制剂。

由上可见，无论是糖尿病肾脏疾病或是肥胖相关性肾病，目前均无特异性的根治方法，均强调全面综合治疗，包括调整生活方式、维持合适体重、使用ACEI或ARB类药物减少蛋白尿。不同的是，由于高血糖是糖尿病肾脏疾病发病的始动和核心因素，因此，在早期的防治中，控制血糖为关键。当出现显性蛋白尿后，尚需强调严格控制血压等，以延缓疾病的进展。而肥胖相关性肾病患者，目前研究显示，减轻体重是关键，是最有效的治疗途径。当通过常规的生活方式调整及药物治疗仍难达到目的体重时，必要时可进行减重手术治疗。

七、糖尿病合并肥胖相关性肾病防治难点

（一）肥胖相关肾病与糖尿病肾脏疾病的鉴别诊断

当肥胖患者出现蛋白尿，需鉴别肥胖相关肾病与糖尿病肾脏疾病。两者均可有肥胖、蛋白尿、GFR增高、肾脏增大等表现，病理上，肥胖除了造成OB-FSGS、OB-GM，亦可造成组织学类似DN样改变。因此，如需鉴别DN，需结合其空腹、餐后2小时血糖、糖化血红蛋白A1c检查，必要时完善糖耐量试验，明确是否存在糖尿病。确诊糖尿病后，需进一步完善眼底检查，了解有无糖尿病相关视网膜病变。如上述检查均为正常，可排除DN。当血糖检查异常，确诊为糖尿病时，两者鉴别较为困难。此时眼底检查尤为重要。糖尿病肾脏疾病患者多合并糖尿病视网膜病变，而肥胖性肾病无此表现，故此为关键。当然，两者鉴别的金标准，主要还是病理。当临床难以判断时，必要时需行病理活检。但是，少数情况下，两者在病理上，也表现相似，难以判断。陈慧萍曾报道1例肥胖相关性肾病患者，病理伴糖尿病样病变，该例患者组织学改变与结节性DN相似，可见①肾小球体积增大；②肾小管（尤其近端肾小管）肥大；③肾小球系膜区增宽，有的呈"KW结节"；④毛细血管袢僵硬，多处袢与袢融合，呈"瘤样改变"；⑤肾间质小动脉呈全层透明变性。但在电镜下超微结构改变还与T2DN有不相似之处。蛋白尿期的T2DN患者肾小球基膜病变独特，基膜三层结构常消失，均匀一致性增厚显著，偶尔致密性增强，系膜区增宽，基膜样物质明显增多，足细胞足突融合及微绒毛化也突出。由于该患者肾组织电镜观察上述病变并不十分突出，更重要的是其临床及实验室检查均不符合DM之诊断，最终还是诊断为肥胖相关性肾病。故临床中，需结合临床表现及实验室检查、病理结果综合判断。当无论在临床或病理上，两者均难以鉴别，又或者因临床条件受限，难以实施病理活检时，可先行相应治疗。观察减重治疗后，肾病改善情况再作定论。对于肥胖性肾病患者，减重成功后蛋白尿当明显改善，且疗效较持久；而糖尿病肾脏疾病患者疗效相对欠佳。

（二）控制体重

当2型糖尿病合并肥胖性肾病时，尤其需注意控制体重。无论是2型糖尿病或是肥胖性肾病，其发病均与肥胖有密切关系，体重控制达标对两者均有重要意义。对于体重轻度增加者，首先建议进行生活方式调整，控制每日摄入热量，增加体力劳动，从而达到减重目的。建议至肥胖或营养专科门诊就诊，制

定具体的计划，在医护人员监督下实施，有利于提高患者依从性，增加减肥成功率。当调整生活方式后，体重仍未能达标者，如伴有高血糖，建议使用二甲双胍、GLP-1、SGLT-2治疗。如仅超重而血糖控制理想，无其他并发症者，较多临床研究报道针灸等治疗效佳，可单纯使用中医药治疗。吴丹凌等对针灸治疗单纯性肥胖取穴规律进行研究，发现以下规律：单纯性肥胖的针灸治疗以天枢、中脘、足三里、三阴交、大横、丰隆等为主穴，主穴归经主要以胃经、任脉、脾经、膀胱经等经为主；单纯性肥胖的常见证型为胃肠实热、脾虚湿阻、脾肾阳虚、肝郁气滞、肝肾阴虚等，辨证取穴常用内庭、阴陵泉、肾俞、太冲、太溪等；单纯性肥胖的常见症状为月经不调、便秘、食欲亢进等，随症取穴常用支沟、地机、内庭等。根据2017年中国2型糖尿病指南，对于BMI≥32.5kg/m^2，年龄在18~60岁，一般状况较好，手术风险较低，经生活方式干预和各种药物治疗难以控制的2型糖尿病，可考虑减重手术治疗。

（三）降糖药的选择

在降糖药物选择方面，对于肥胖性肾病患者，在经生活方式调整后，体重仍控制欠佳者，如经济条件许可，无相关禁忌证，可优先选择使用GLP-1受体激动剂降糖。GLP-1受体激动剂是通过激动GLP-1受体而发挥降低血糖的作用。其以葡萄糖浓度依赖的方式增加胰岛素分泌、抑制胰高血糖素分泌，并能延缓胃排空。通过中枢性的食欲抑制来减少进食量。目前国内上市的GLP-1受体激动剂为艾塞那肽和利拉鲁肽，均需皮下注射。GLP-1受体激动剂可有效降低血糖，并有显著降低体重和改善TG，血压和体重的作用。单独使用GLP-1受体激动剂不明显增加低血糖发生的风险。包括我国2型糖尿病患者在内的临床试验显示利拉鲁肽降低HbAlc的作用与格列美脲相似，体重下降1.8~2.4kg，收缩压下降约3mmHg；艾塞那肽可以使HbAlc降低0.8%，体重下降1.6~3.6kg。如体重仅稍超重，或因经济原因，无法使用该药者，如病情许可，优先选用二甲双胍降糖。二甲双胍主要是通过减少肝脏葡萄糖的输出和改善外周胰岛素抵抗而降低血糖。其可以使HbAlc下降1.0%~1.5%，并可减轻体重，价格低廉，不良反应少，是各大指南治疗2型糖尿病的一线药物。次者，可考虑选用SLT~2抑制剂。其通过抑制肾脏肾小管中负责从尿液中重吸收葡萄糖的SLGT2降低肾糖阈，促进尿葡萄糖排泄，从而达到降低血液循环中葡萄糖水平的作用。该类药物降低糖化血红蛋白A1c的幅度大约为0.5~1.0%，减轻体重1.5~3.5kg，降低收缩压3-5mmHg。再者，可考虑选用噻唑烷二酮类降糖。动物实验证明该药对ORG治疗有效。但由于该药存在体重增加、水肿、骨折及心力衰竭风险增加等不良反应，因此需慎用。对于无法选用上述药物，血糖轻度升高者，可选用a-糖苷酶抑制剂或DDP-IV类药物。由于磺脲类药物可增加体重，且低血糖风险增高，因此建议将其作为后续备选药物。当口服药物效不佳时，必要时使用胰岛素降糖。胰岛素的种类众多，需根据个体情况确定用药方案。如病情符合，建议优先选用对体重影响相对较小的、低血糖风险相对低的长效地特胰岛素。当患者病情进展，出现肾功能不全时，建议遵从2015年2型糖尿病合并慢性肾脏病口服降糖药用药原则中国专家共识进行处理。

（四）如何管理相关并发症

肥胖糖尿病患者常合并高血压、高脂血症、高尿酸血症相关并发症，建议按照2017年中国2型糖尿病防治指南进行综合管理。对于高血压者，如无禁忌证，优先选用ACEI/ARB降压。当单种药物效欠佳时，可联合使用CCB治疗。由于HCT、B受体阻滞剂对代谢有不良影响，故当上述治疗效不佳时，方考虑加用。目前证据暂不支持ACEI和ARB联用。至于降压目标，一般情况下，建议控制在130/80mmHg以下。对于老年或伴严重冠心病的糖尿病患者，考虑到血压过低会对患者产生不利影响，可采取相对宽松的降压目标值，血压控制目标可放宽至<140/90mmHg。当蛋白尿大于1g/24h，建议可将血压控制在125/75mmHg以下。对于高脂血症者，根据指南要求，进行降脂治疗。对于心脑血管疾病高危患者，积极使用抗血小板聚集药物。当进入慢性肾功能不全阶段，则需遵照慢性肾脏病一体化治疗原则进行处理。

（五）如何减少蛋白尿

目前认为肥胖性肾病患者存在肾脏高压力、高灌注、高滤过，RASS系统过度激活，而ACEI/ARB类药物，可抑制RASS系统活性，降低肾小球三高状态，从而减少蛋白尿。此外，循证医学数据显示，ACEI/ARB可预防糖尿病肾脏疾病，延缓糖尿病肾脏疾病进展，因此，对于糖尿病合并肥胖性肾病患者，在积极控制体重的同时，可以该类药辅助治疗。但其长远疗效尚存在争议，有待后续研究进一步证实。

无论是糖尿病或是肥胖，随着现代生活方式改变，其发病率均急剧增加。对广大人民群众加强相关健康教育，让其了解此类代谢性疾病的危害，助其树立"防先于治"理念，在日常生活中保持健康生活方式，维持适宜的体重，对于预防该类代谢性疾病是有积极意义的。一旦确诊后，需及早就诊，在医务人员指导下，积极控制体重、血糖、血脂等危险因素，进行综合治疗。中西医结合治疗此类代谢性疾病具有一定优势，两者相互结合，有利于扬长避短，获得更佳疗效。

第二节　糖尿病合并尿酸性肾病

尿酸是由体内的DNA和（或）RNA代谢产生的，是饮食中或内源性嘌呤核苷酸在体内的代谢终末产物。其是一种弱的有机酸，主要分布在血浆、细胞外液和滑膜液，在人体主要通过肾脏和小肠排出体外，其中2/3由肾脏排泄，1/3由小肠排泄。随着我国居民膳食结构的变化，高尿酸血症人群日益增多。而血尿酸过高，不仅可以引起痛风、结石，还可以对肾脏系统造成直接损伤。近年来学者们研究发现，2型糖尿病常与尿酸代谢紊乱合并存在。由于糖尿病肾脏疾病与尿酸性肾病在发病机理、疾病预后及治疗方面均有所不同，因此，强化对两者的认识，及时识别其合并情况，对临床工作者有重要的意义。

一、高尿酸血症的定义及常见病因

高尿酸血症指正常嘌呤饮食情况下，非同日两次空腹检查血清尿酸水平男性＞420μmol/L，女性＞360μmol/L。血尿酸升高的常见病因如下：

（一）尿酸产生过多

人体尿酸80%来源于体内细胞核蛋白代谢，而摄入的动物性或其他富含嘌呤的食物分解代谢所产生的占20%。当嘌呤摄入过多时，可使血尿酸升高，但内源性嘌呤代谢紊乱的影响更为重要。当存在慢性溶血性贫血、横纹肌溶解、红细胞增多症、骨髓增生性疾病及恶性肿瘤化疗或放疗时，由于细胞核蛋白代谢增加，可使血尿酸明显升高。另尿酸的转化过程需要一系列的酶的参与，如1-焦磷酸5-磷酸核糖（PRPP）合成酶、次黄嘌呤-鸟嘌呤磷酸核糖转移酶（HGPRT）、黄嘌呤氧化酶（XO）等，每种酶的异常均会导致尿酸代谢障碍。目前已经发现PRPP合成酶活性增加、HGPRT缺乏、G6PD缺乏均可引起血尿酸升高，其中前两种疾病诊断需依靠基因检测。

（二）肾脏清除尿酸减少

其可能与肾小球滤过率的降低、肾小管分泌减少或肾小管重吸收增加有关。持续高尿酸血症的患者中，90%有肾处理尿酸功能的异常。即使肾功能正常，其肾脏清除血尿酸的能力仍较正常人低。当出现肾功能不全或衰竭时，肾小球滤过率下降是高尿酸血症的主要原因。当药物（如利尿剂、非甾体抗炎药、环孢素A等）、中毒、内源性代谢产物如乳酸、酮酸类等抑制肾小管排泄尿酸；或当糖尿病脱水或利尿治疗时，由于血容量降低，尿酸重吸收增加均可引起血尿酸升高。虽然高尿酸血症在慢性肾病中总是存在，但血尿酸浓度与血肌酐、血尿素氮之间的关系尚不清楚。

（三）两种因素同时存在

很多患者是上述两种情况同时存在的。在临床中，可行尿尿酸浓度检测以鉴别为生成增多或是肾脏清除减少。

二、尿酸性肾病的病理生理机制

研究表明高尿酸血症和肾脏疾病有密切关系。Obermayr等对21457名健康志愿者进行前瞻性研究，随访7年发现，血尿酸水平轻度升高（7.0～8.9mg/dl）时，肾功能出现损伤的风险大约是正常人的2倍，而当血尿酸水平大于9.0mg/dl时，肾功能出现损伤的风险大约是正常人的3倍。高尿酸血症对肾脏的影响，近年来研究中涉及的可能机制如下：

（一）尿酸或尿酸盐结晶对肾脏的损害

过高的尿酸或尿酸盐结晶不仅可直接在肾小管沉积，或参与肾结石的形成，导致梗阻性损伤；细胞的吞噬或内吞带有阴离子的晶体还可以激活补体系统和炎性细胞，促进细胞因子和其他介质如肿瘤坏死因子、白介素-8等的释放，启动炎症反应，造成肾小管-间质慢性持续性损伤。

（二）高尿酸血症对内皮细胞的影响

内皮细胞可接受内分泌、神经、机械、药物等的刺激，产生信号作用于血管平滑肌，使其收缩或扩张。内皮细胞接受刺激后产生内皮依赖性舒张因子（EDRF）和内皮依赖性收缩因子（EDCF）。前者中重要的为：一氧化氮（NO）、前列环素（PGI2）、内皮源性超极化因子（EDHF）等。后者中重要的为血管紧张素Ⅱ（AngⅡ）、内皮素-1（ET-1）、血栓烷等。其中NO和ET-1是一对最重要的调节血管收缩与扩张的物质，两者之间的平衡对血管张力的调节起关键作用。尿酸可增加肾脏血管内皮素-1生成，减少肾致密斑中的一氧化氮合酶（Nitric oxide synthase，NOS）的合成，抑制一氧化氮（NO）分泌，并增加NO灭活，使NO2-/NO3-比例下降，引起血管硬化和阻力升高，血管舒张障碍，内皮功能受损，从而导致肾损伤。此外，体外细胞研究显示，UA可以通过激活核转录因子NF-κB，上调内皮细胞、单核细胞趋化蛋白-1（MCP-1）的表达。单核细胞在MCP-1的作用下向内皮细胞聚集黏附，并激活内皮细胞，使其功能和结构发生一系列变化，进一步导致其他有害细胞因子如肿瘤坏死因子-α、细胞间黏附分子-1、白细胞介素-6的生成增加，形成炎症的级联反应，造成血管内皮功能损伤的恶性循环。

（三）高尿酸血症激活肾素-血管紧张素系统（RAAS）和环氧化酶2（COX-2）活性

肾素血管紧张素系统是一个重要的血压和水电解质调节系统。其不仅在高血压等心血管疾病的发生、发展中具重要作用，还参与了尿蛋白的发生、肾小球硬化、炎症反应和肾间质纤维化。尿酸可激活RAAS导致血管收缩和血管平滑肌细胞增殖导致肾小动脉病，而RAAS反之也能增加尿酸水平。RASS阻断剂可以预防氧嗪酸（尿酸氧化酶抑制剂）诱导的高尿酸大鼠的肾小球前血管病变，血管紧张素II受体阻断剂可以部分抑制尿酸介导的血管平滑肌细胞增殖。此外，部分研究表明，尿酸可增加血管平滑肌细胞COX-2的mRNA的表达。而COX-2一方面刺激血管平滑肌细胞表达单核细胞趋化因子-1（Monocyte chemotactic protein 1，MCP-1）的mRNA和促进MCP-1蛋白分泌；另一方面，COX-2增加血栓素（TXA）表达，并上调血小板源性生长因子（Platelet-derived growth factor，PDGF）的A和C链以及PDGF-受体mRNA，减少血管内皮生长因子（Vas-cular endothelial growth factor，VEGF）来促进血管平滑肌细胞的增殖。而MCP-1和PDGF可直接诱导或加速肾脏损害的发展。

三、尿酸性肾病的临床分型

（一）急性尿酸性肾病

急性尿酸性肾病一般都有明确的诱因，通常发生于大量过多的尿酸生成时。这种尿酸生成过多可以是某些酶的异常或代谢紊乱导致嘌呤及尿酸合成过量；也可以是大量组织破坏所致，如横纹肌溶解综合征以及某些恶性肿瘤化疗后。尿酸合成过多或体内大量细胞破坏，使血尿酸、尿尿酸水平骤然升高，短时间内尿酸聚集在肾小管、集合管、肾盂、肾盏和输尿管内，引起肾小管、集合管广泛性阻塞，肾功能急性减退，导致急性肾衰竭，此型肾损害通常是可逆的。肿瘤破坏导致的高尿酸血症通常会高于893μmol/L，而其他急性肾衰一般不高于714μmol/L。

（二）慢性尿酸性肾病

血尿酸增高，超过溶液饱和度，可在血浆、肾小球滤过液和肾间质中解离成尿酸盐离子，造成尿酸盐沉积于肾小管–间质部位。尿酸盐周围有白细胞和巨噬细胞浸润，可造成肾小管间质炎症、纤维化的增加。随着病情发展，晚期可因肾小管变性、萎缩及肾小球硬化而导致肾衰竭。其一般起病隐匿，症状不明显，病程进展缓慢，在高尿酸血症关节损害或痛风石的同时表现出肾损害。临床主要表现为间质性肾损伤。几乎均有肾小管浓缩功能下降表现，肾小管浓缩功能受损早于肾小球功能受损。病人可有夜尿增多、多尿、尿比重降低。也可间歇出现少量蛋白尿（一般不超过++）和镜下血尿。或伴有高血压，水肿，有轻度单侧或双侧腰痛。疾病进一步发展则出现持续性蛋白尿。其后肾小球滤过率下降，肌酐、尿素氮升高。需要注意的是，对于肾功能已有减退的患者，如果血尿酸水平超过一定程度，说明高尿酸血症不仅仅由肾功能减退引起：血肌酐≤132μmol/L，血尿酸＞536μmol/L；血肌酐132～176μmol/L，血尿酸＞595μmol/L；晚期肾衰，血尿酸＞714μmol/L。

四、尿酸性肾病的诊断及鉴别诊断

（一）诊断

首先需满足高尿酸血症诊断：血清尿酸水平增高，男性和绝经后女性＞420μmol/L，绝经前女性＞350μmol/L，并排除其他肾脏疾病、血液病、肿瘤放疗和化疗及噻嗪类利尿剂等所致的继发性高尿酸血症。并具有蛋白尿或血尿、肾功能减退、泌尿系结石症状，除外其他肾脏损害因素可诊断。

（二）鉴别诊断

1. 慢性肾脏病所致肾功能减退　由于尿酸排泄减少，可继发高尿酸血症。其与尿酸性肾病均可出现血尿酸及肌酐升高。具体鉴别点如下：前者有其他原发性肾脏疾病表现，肌酐先升高，然后出现尿酸升高，该类患者很少发生痛风性关节炎，肾活检有原发性肾病相关表现。尿酸性肾病者，多先有高尿酸血症病史，后逐渐出现肾功异常，病程长；多伴发痛风性关节炎、肾结石、耳郭痛风结节等肾外表现；血清尿酸上升较尿素氮和肌酐显著，血尿酸/血肌酐＞2.5（mg/dl）；通常先有肾小管功能受损，而肾小球功能受损轻，肾功能减退进展缓慢；肾活检在光显微镜下可见到双折光尿酸结晶。

2. 止痛药性肾病 止痛药性肾病和慢性尿酸性肾病，均为慢性间质性肾炎，均可有间质小管受累的相关表现。鉴别点为前者以女性多见，有长期服用止痛药病史，累计每天药量大于1g，持续3年以上，即可致病。常有轻度蛋白尿（＜1g/24h），50%病例有无菌性脓尿，每有肾浓缩功能减退，少数可有肾小管性酸中毒。约60%病人并发尿路感染或（及）肾结石。约有50%病人发生肾乳头坏死。病理上，肾乳头坏死为其最主要病变。慢性肾乳头坏死可无明显临床表现。如发生急性肾乳头坏死，会骤然发生严重氮质血症、血尿和肾绞痛。

3. 慢性肾盂肾炎 慢性肾盂肾炎是由细菌感染引起的慢性间质性肾炎。诊断标准为长期尿路感染的病人，①在病理解剖上，除有慢性间质性肾炎的改变外，还要有肾盂、肾盏的炎症及瘢痕形成；②X线造影检查发现典型慢性肾盂肾炎改变；或③临床上有慢性间质性肾炎的表现，如浓缩功能差等。

五、尿酸性肾病的西医治疗

尿酸性肾病的一般治疗与单纯高尿酸血症相同，包括健康饮食、戒酒戒烟、控制体重及低嘌呤饮食，严格控制肉类、海鲜、动物内脏、豆类食物，多食新鲜蔬菜、水果，多饮水，保持尿量2000mL/d以上，治疗伴发疾病如肥胖、高血压、高脂血症、高血糖等，避免服用增高尿酸的药物如利尿剂、小剂量阿司匹林、他克莫司等。另对于通过生活方式调整血尿酸仍难以达标者，建议辅助药物治疗。下面主要阐述临床常用的降尿酸药物。

（一）抑制尿酸生成的药物

1. 别嘌醇 通过抑制黄嘌呤氧化酶，阻止次黄嘌呤转化为黄嘌呤，黄嘌呤转化为尿酸，从而减少尿酸生成。其降尿酸疗效确切，但可引起Stevens-johnson综合征和中毒性表皮坏死松解症等严重的药物不良反应，而且很难预防，死亡率达10%～40%。其发病HLA-B5801等位基因频率、种族有关。中国汉族与泰国人频率相似，均为6%～8%。此不良反应使该药的使用受到了很大的限制。建议用药前，先行基因筛查，阴性后谨慎用药，阳性者禁用。用药期间，一旦出现皮疹等，立即停药。另必须从小剂量起用，缓慢加量。

成人起始用量为50～100mg/d，每2～5周测血尿酸1次，未达标者每次可递增50～100mg，最大剂量600mg/d。肾功能不全者，起始剂量每日不超过1.5mg/eGFR。G3-4期患者推荐剂量为50～100mg/d；G5期患者禁用。

2. 非布司他 这是一种新型的非嘌呤类高效选择性黄嘌呤氧化酶抑制剂，通过抑制尿酸合成降低血尿酸，为国产药物。该药口服吸收完全，主要在肝脏代谢，30%以原形经肾脏排泄，在轻中度肾功能不全患者不需要调整剂量（G1-3期），重度肾功能不全患者慎用（G4-5期）。但此药价格昂贵，临床上主要用于对别嘌呤醇过敏或不耐受者。起始剂量为20～40mg/d，日1次，用药后2～5周复查血尿酸。如未达标，可逐渐加量，最大剂量为80mg/d。但临床中发现，个别患者用药后亦可出现严重药物过敏反应，临床使用时需注意密切观察。

（二）促进尿酸排泄的药物

1. 苯溴马隆 为促尿酸排泄药物，主要通过抑制尿酸盐在近端肾小管的重吸收，从而促进尿酸排泄，降低血尿酸水平，是迄今为止最强效的利尿酸药物。该药副作用少，大部分患者均能适应。对于肌酐清除率＞60mL/min患者，无需调整剂量，但对于GFR＜20mL/min的严重肾衰竭患者或者尿酸性肾石症患者禁用。孕妇及哺乳期妇女禁用。服药期需嘱患者多饮水，保持每日尿量在2000mL以上，控制尿pH在6.2～6.9，必要时加服碳酸氢钠。服药后2-3周建议复查血尿酸、肝功能、尿常规。

2. 氯沙坦 为血管紧张素Ⅱ受体拮抗剂。众多研究发现该药有降血尿酸作用，而其他ARB未发现有类似降尿酸效果。其降低尿酸的机制可能是该药能抑制肾小管对尿酸的再吸收。由于该药有良好的降压和保护肾脏的作用，能降低蛋白尿，因此，对于高血压伴血尿酸升高患者尤其适用。

3. 其他 部分降脂药如非诺贝特等有辅助降尿酸作用，临床中根据患者病情可适当选用。

六、尿酸性肾病的中医认识及治疗

中医学文献中无明确关于尿酸性肾病的病名记载，目前主要根据其临床表现，归入相应的中医学范畴。如以蛋白尿为主要临床表现者，当属于"精气下泄""尿油""膏淋""虚劳""肾风"等范畴；以尿酸盐结石或血尿、白细胞尿为主要表现者，可归入血尿、淋证（热淋、石淋）之类；以痛风性关节炎

（红、肿、热、痛及痛风石、关节畸形等）为主要临床表现者，可归入痛风、痹病、白虎历节、历节病等；肾功能不全、慢性肾衰竭期，以水肿、呕吐、二便不通、贫血等为主要临床表现者，又当属于水肿、虚劳、溺毒、关格等范畴，以腰酸、腰痛为主要临床表现者，当属于"腰痛"等中医学范畴。

（一）病因病机

古代医家对尿酸性肾病无明确的论述，对其病因病机的认识，散见于痹症、痛风等论述中。《素问·痹论篇》云："风寒湿三气杂至，合而为痹"；"食饮居处，为其病本"；提出本病之起源于风、寒、湿三邪侵袭或饮食不节。随后越来越多的医家发现，该病好发于膏粱之人、喜食肥甘者，疾病的发生与饮食不节密切相关，并在多个论著进行描述。如《中藏经》卷中《论肉痹》云："肉痹者，饮食不节，高粱肥美之所为也"。《万病回春》卷之五《痛风》曰："一切痛风，肢节痛者，痛属火，肿属湿，不可食肉。肉属阳火，能助火……切以戒之。所以高粱之人，多食煎炒、炙煿、酒肉热物蒸脏腑，所以患痛风、恶毒、痛疽者最多"。明代医家张介宾强调内外因共同作用，导致疾病的发生。外是阴寒水湿，侵袭人体皮肉筋脉；内是肥甘过度，湿壅下焦；寒与湿邪相结郁而化热，停留肌肤，病变部位红肿潮热，久则骨蚀。关于疾病的发展，《素问·痹论篇》提出"五脏皆有合，病久而不去者，内舍于其合也，故骨痹不已，复感于邪，内舍于肾"，指出当疾病迁延不愈，久则渐损及肾。朱丹溪则在《格致余论·痛风》中提出该病"入腑则病浅易治，入脏则病深难治"。

近代医家通过总结古人的经验，结合现代医学对该病的认识及自身的经验，加深了对该病的认识，提出很多个人的见解与体会。陈以平教授认为该病病因为先天禀赋不足、正气亏虚而不能御邪于外，诱因则为嗜食肥甘厚味、情志失调、劳倦内伤。患者正气不足，则易感受风寒湿热之邪，则邪浊留注经络关节，侵袭筋络，日久污浊凝涩关节，气血不畅，骨失所养，不荣则痛；或气机不行，气滞血瘀，痰瘀胶结，痹阻经络，不通则痛而出现痹病；痹阻经络关节，日久不愈，久病累及脏腑，致肺、脾、肝、肾各脏虚损。在疾病的发生发展过程中，因正邪两方力量的强弱变化而表现出不同的临床表现，或关节疾病表现明显，或伴有全身症状为主，但湿热、寒湿、瘀血等贯穿疾病的各个阶段，故认为本病以正虚为本，而以湿浊瘀热痹阻腰府为标，虚实夹杂是本病的基本病机。龚丽娟教授认为其形成机制可责之于内外两个方面：外因为风、寒、湿、热之邪乘虚侵入经脉，导致经脉痹阻，血行不畅，筋骨失养，故见关节疼痛；内因责之为年高正气亏虚，饮食不节，嗜食肥甘醇酒等，致使脾胃受损，湿热内生。湿热互结而致气血瘀滞，蕴结于关节发为痛风；湿热煎熬津液，则致尿路结石、肾结石；日久酿湿成痰化浊，煎液成瘀，终致湿浊痰瘀阻于肾，肾气渐亏，不能分清泌浊。湿热、瘀血、痰浊三者交阻为患，彼此加重，互为因果，导致病情反复发作，缠绵难愈。邵朝第教授认为本病的病机以正虚，尤以脾肾亏虚为本，诸邪即湿、热、痰、瘀为标。脏腑虚损，体内气血津液代谢失调是发病的主因，饮食劳倦、七情失调是发病的诱因，内外相合而发病。主要病位在肾，与脾、肝亦密切相关。疾病迁延不愈可发展为慢性肾衰竭、虚劳等证。

综上所述，古今医家认为本病的病因病机为先天禀赋不足或劳倦内伤或年老久病致脏腑虚损，正气亏虚；加之摄生不慎，感受风寒湿热之邪；或饮食不节，过食肥甘醇酒，损伤脾胃，痰浊、湿热内生；或情志失调，气滞血瘀；正邪搏弈，相互胶结，互为因果，致恶性循环，病情反复，迁延难愈。

（二）治疗思路

目前尿酸性肾病尚无统一的治疗标准。概括而言，中医内治法主要从以下几个方面入手：

1. 分型辨证论治　此类的临床报道最多，常见的证型有脾肾气（阳）虚血瘀、肝肾阴虚血瘀、气阴两虚血瘀、湿热蕴结、痰湿阻络、寒湿闭阻等，常用的治法有健脾补肾活血、滋补肝肾活血、益气养阴活血、清热利湿、化痰祛湿通络、温经祛湿、活血通络等；常用的方药有补中益气汤、参苓白术散、杞菊地黄汤、大补元煎、八正散、四妙散、桂枝芍药知母汤等。

2. 分期与分型辨治相结合　较多报道将其分为急性期和缓解期/恢复期/稳定期。急性期多为湿热痹阻，多以清热利湿解毒、活血散瘀止痛、通淋为法，常用四妙散等。少数提及寒湿痹阻，治以温阳散寒、除湿止痛佐以疏风，方用桂枝芍药附子汤加减。当进入缓解期/恢复期/稳定期，多考虑存在脏腑虚损，辨证为脾肾气虚、脾肾阳虚、肝肾阴虚，兼有湿浊、瘀血等，常选济生肾气丸、右归丸、左归丸等加减。

3. 辨病论治　部分医家据病选用中成药治疗，如海昆肾喜胶囊、百令胶囊、威草胶囊等；或使用自拟单方、验方。后者常根据本病血中尿酸含量过高的特点，在中医辨证论治的原则下并根据现代药理学研究，选用大量含有生物碱类的中药治疗，用以中和血尿酸，如土茯苓、萆薢、车前子、金钱草、茵陈等；同时配合溶解尿酸并解除尿酸盐引起疼痛的中药，如威灵仙、秦艽；多用加强尿酸排泄的药物，如车前子、泽泻、薏仁、地龙、茯苓等；选用抑制尿酸合成的中药，如当归、泽兰、桃仁、地龙等；对尿路结石者，使用生地黄、石韦、金钱草、滑石等；对于有痛风结节、关节畸形者，使用红花、桃仁、土鳖虫、穿山甲、海桐皮、僵蚕等。

综合目前医家对该病的认识，主要可分为本证及标证。

1. 本证

（1）脾肾气虚证：神疲乏力、腰膝酸软、夜尿频多，舌淡红，有齿痕，苔薄，脉细。治以健脾补肾为法，可选用党参、茯苓、白术、杜仲、续断、益智仁、桑螵蛸等。

（2）脾肾阳虚证：畏寒肢冷、下肢或全身浮肿、夜尿频多清长，舌淡胖，苔薄，脉沉细，或沉迟无力。治以温补脾肾为法，可选用熟附子、茯苓、白术、黄芪、桂枝、淫羊藿、仙茅等。

（3）肝肾阴虚证：口干目涩、头晕耳鸣、五心烦热，舌红少苔，脉细弦。治以滋补肝肾为法，可选用枸杞、熟地黄、龟甲、白芍药、丹皮等。

（4）气阴两虚证：口干乏力、夜尿频多，大便干结，舌红，脉细、无力。治以益气养阴为法，可选用太子参、麦冬、熟地黄、山萸肉、枸杞、黄芪、怀山药等。

（5）阴阳两虚证：畏寒肢肿，口干欲饮，夜尿清长，舌淡胖，有齿痕，脉沉细。治以阴阳双补为法，可选用熟地黄、山萸肉、淫羊藿、仙茅、熟附子、桂枝等。

2. 标证

（1）湿热内蕴证：关节红肿热痛，腰痛，小便黄，大便黏滞不爽，舌红，苔黄腻，脉滑。治以清热利湿为法，可选用苍术、黄柏、薏米、牛膝、土茯苓、车前草、金钱草、海金沙等。

（2）瘀血阻络证：腰或关节刺痛，唇甲紫黯，舌质紫黯或有瘀点、瘀斑，脉涩或弦。治以活血通络为法，可选用桃仁、红花、当归、川芎、地龙、鸡血藤、桂枝等。

（3）寒湿痹阻证：畏寒，关节冷痛，遇寒加重，皮下硬肿，舌淡，苔白腻或白滑，脉弦紧。治以温阳散寒，祛湿通络为法，可选用熟附子、桂枝、白芍药、知母、细辛、苍术、甘草等。

（4）痰浊内阻证：肢体困重，关节肿胀，口中黏腻，纳果，舌淡，苔白腻，脉滑。治以化痰泄浊为法，可选用陈皮、法半夏、茯苓、白术、苍术、桂枝等。

上述证型并非一成不变。临证中时根据患者虚实情况，进行证型组合、药物加减。此外，部分临床报道显示海昆肾喜胶囊、百令胶囊、金匮肾气丸、威草胶囊等，联合西药治疗尿酸性肾病有一定疗效，较单纯西药治疗效佳，可根据病人情况选用。

目前关于使用外治法治疗尿酸性肾病的报道较少。马小平运用针刺方法治疗UAN患者42例，并与口服西药对照组30例进行比较。针刺组以行气血、化痰湿、调肾气为法，选取肾俞、三焦俞、中极、关元、血海、三阴交、太溪，针刺时分为前后两组，交替针刺，采用平补平泻法，得气后留针30分钟，并加用电针，每日1次，10次为1个疗程。对照组口服别嘌醇，每次100mg，每日2～3次。经治疗1个月后发现，针刺组较对照组疗效佳，两组差异有统计学意义。

罗树华应用针刺合四妙散加减，治疗UAN患者36例，也取得了较好的疗效。研究者在针刺选穴上以清热利湿泻浊、行气活血、健脾消滞、滋补肝肾为治疗原则，其所取穴位为：A组穴为肾俞、中极、关元、血海、三阴交；B组穴为三焦俞、关元、血海、足三里、太溪。随症加减。两组穴交替进行操作，采用平补平泻法，得气后留针45分钟，每日1次，10次为一疗程。中药以四妙散加减。治疗20天后，临床疗效显著，生化指标24小时尿蛋白定量、肾功等均有所改善。值得临床工作者进一步研究、探讨。

另由于尿酸性肾病患者常有关节疼痛等不适，据病情需要，还可配合中药贴敷、沐足等中医外治法。

七、糖尿病肾脏疾病与尿酸性肾病的鉴别

（一）定义鉴别

糖尿病肾脏疾病是糖尿病的并发症，指长期高血糖引起自身微血管病变，在肾脏的表现，广义上包括糖尿病性肾小球硬化症、肾小管上皮细胞变性、动脉–微小动脉硬化症、肾盂肾炎及肾乳头坏死等，其中以肾小球硬化症为主，是以微血管病变为主的肾小球病变。

尿酸性肾病是由于嘌呤代谢紊乱，使血尿酸升高，尿酸结晶沉积于肾脏引

起的病变。根据起病的缓急，分为急性尿酸性肾病和慢性尿酸性肾病。急性尿酸性肾病是大量尿酸结晶迅速堵塞肾小管所致，临床主要表现为少尿性急性肾衰竭。慢性尿酸性肾病主要表现为间质性肾损害，患者几乎均有肾小管浓缩功能下降，肾小管浓缩功能受损早于肾小球功能受损。

（二）病因鉴别

糖尿病肾脏疾病的病因，目前考虑为综合多因素影响，主要包括遗传易感性、高血糖相关的生化代谢异常、肾脏血流动力学变化、生长因子及细胞因子的作用和氧化应激反应等，其中由胰岛素障碍而致长期高血糖是糖尿病肾脏疾病发生的最关键原因。

尿酸性肾病的病因尚未清楚，考虑与高尿酸血症、肾脏清除尿酸减少、尿酸结晶的局部沉积以及其他危险因素如老年、肥胖、男性、高胰岛素血症等相关。

（三）发病机理与病理的鉴别

糖尿病肾脏疾病的确切发病机制至今尚未完全明确。长期的高血糖，糖基化终末产物，多元醇通道活性的增高，蛋白激酶C活性增高，肾小球内压的升高，多种生长因子及细胞因子以及遗传基因易感性等因素在糖尿病肾脏疾病的发病机制中起着重要作用。其基本病理改变是肾小球毛细血管基底膜增厚和毛细血管间质（系膜区）扩张引起的肾小球硬化。

尿酸性肾病的具体发病机制目前尚不清楚，考虑可能与尿酸盐在肾脏局部沉积、启动炎症反应，及高尿酸血症本身引起内皮细胞损伤、引致血管内皮功能异常，及改变肾小球内血流动力学，引起皮质肾血管收缩和增加肾素的表达，刺激肾素-血管紧张素系统和环氧化酶活化等相关。病理方面，急性尿酸性肾病显微镜下可见管腔内尿酸结晶的沉积，形成晶体或呈雪泥样沉积物，可阻塞肾小管，近端肾小管扩张，而肾小球结构是正常的。慢性尿酸性肾病镜下可见尿酸和单钠尿酸盐在肾实质内沉积，典型表现为痛风石形成，在皮髓交界处及髓质深部积聚。

（四）临床表现的鉴别

糖尿病性肾脏疾病多在糖尿病病程10年之后出现，多合并糖尿病视网膜病变、心血管病变、周围神经病变等其他糖尿病慢性并发症；临床上罕见血尿；初期以微量白蛋白尿为主要表现，随着病情进展，可逐渐出现肾功能减退、进入肾衰竭期，但尿蛋白量无明显减少；肾脏体积增大或缩小程度与肾功能状态不平行。

急性尿酸性肾病主要表现为急性少尿性肾衰竭。慢性尿酸性肾病一般起病隐匿，症状不明显，病程进展缓慢，在高尿酸血症关节损害或痛风石的同时表现出肾损害。临床主要表现为间质性肾损伤，肾小管浓缩功能受损早于肾小球功能受损。病人可有夜尿增多、多尿、尿比重降低。也可间歇出现少量蛋白尿（一般不超过++）和镜下血尿。或伴有高血压，水肿，有轻度单侧或双侧腰痛。疾病进一步发展则出现持续性蛋白尿。其后肾小球滤过率下降，肌酐、尿素氮升高。

（五）临床治疗方案的异同

糖尿病肾脏疾病的治疗包括严格控制高血糖、积极控制高血压、适当调节血脂异常、降低尿蛋白、适宜的营养摄入、维持适宜体重、倡导健康的生活方式等。

尿酸性肾病的治疗包括健康饮食、戒酒戒烟、控制体重及低嘌呤饮食，多饮水，保持尿量2000mL/d以上，治疗伴发疾病如肥胖、高血压、高脂血症、高血糖等，积极治疗与血尿酸升高相关的疾病及代谢危险因素，如高脂血症、高血压、高血糖等；避免服用增高尿酸的药物如利尿剂、小剂量阿司匹林、他克莫司等。对于通过生活方式调整，血尿酸仍难以达标者，建议辅助降尿酸药物治疗。

综上可见，无论是糖尿病肾脏疾病或是尿酸性肾病，目前均无特异性的根治方法，均强调全面综合治疗，包括调整生活方式、维持合适体重、控制血糖、血压、血脂等。不同的是，糖尿病性肾脏疾病更侧重于对血糖、血压、减少蛋白尿的治疗，建议积极使用ACEI或ARB类药物。而尿酸相关性肾病，核心是控制尿酸。当通过生活方式调整，血尿酸仍难以达标时，需辅助降尿酸药物。另需积极寻找并治疗引起血尿酸升高的原发疾病。

八、糖尿病合并尿酸性肾病的防治难点

（一）糖尿病肾脏疾病与尿酸性肾病的鉴别诊断

糖尿病患者常合并高尿酸血症，当出现蛋白尿或肾功能异常时，需鉴别糖尿病肾脏疾病与尿酸性肾病。糖尿病肾脏疾病多以肾小球病变为主，临床以蛋白尿、下肢浮肿等为主要表现，尿圆盘电泳或尿液肾功8项检查提示以白蛋白为主。眼底检查多存在糖尿病性视网膜病变。肾脏病理改变包括肾小球基膜

（GBM）增厚，系膜弥漫性增生，结节样病变及出、入球小动脉透明变性，同时伴随肾小管间质病变和足细胞病变。其中，肾小球病变意义最为重要，肾小管间质病变及血管病变程度通常与肾小球病变相关，仅在晚期患者，尤其是蛋白尿明显增加，肾小球滤过率（GFR）下降时，才会出现肾小管间质病变加重。而尿酸性肾病以肾间质病变为主，临床以夜尿增多、多尿为主要表现，可伴痛风性关节炎、痛风结节等肾外表现。尿液检查提示尿比重降低，尿蛋白量少，且以小分子蛋白多见。眼底无糖尿病性视网膜病变。病理提示间质性病变，可见尿酸盐结晶。一般情况下，根据临床及实验室检查，两者即可鉴别。对于少数难以明确患者，必要时请肾内科专科会诊，行肾脏穿刺活检以明确。

（二）如何降尿酸

至于降尿酸治疗，建议按照2017年3月发布的中国高尿酸血症相关疾病诊疗多学科专家共识处理。对于合并慢性尿酸盐肾病者，一旦确诊即开始非药物治疗，疗效不佳者根据尿酸水平及并发症情况开始药物治疗。出现肾功能损害（G2期及以上）、尿酸性肾石症患者血尿酸超过480μmol即开始降尿酸治疗，治疗目标值小于360μmol。如合并严重痛风（如痛风石、慢性关节炎、痛风频繁发作）患者应更严格控制血尿酸水平，治疗目标值小于300μmol，但不建议将至180μmol以下。临床中，先行24小时尿尿酸检查，了解血尿酸升高为生成增多或是排泄减少。后续根据检查结果，依据个体化治疗原则，选择抑制尿酸生成药物和/或促尿酸排泄药物。对于存在慢性肾脏病者，肾功能受损可能增加别嘌醇的毒性，在排除高危因素后，治疗需要从低剂量起始并小心滴定。肾功能不全患者起始剂量每日不超过1.5mg/eGFR。G3～4期患者推荐剂量为50～100mg/d，G5期患者禁用。因别嘌醇可引起皮肤过敏反应及肝肾功能损伤，严重者可发生致死性剥脱性皮炎等超敏反应综合征，而HLA-B*5801基因阳性、应用噻嗪类利尿剂和肾功能不全是别嘌醇发生不良反应的危险因素，故推荐在服用别嘌醇治疗前进行该基因筛查，阳性者禁用。非布司他在轻中度肾功能不全患者（G1～3期）和轻中度肝损伤患者（Child-Pugh分级A/B）中应用无须调整剂量，G4～5期患者谨慎使用。非布司他超敏反应综合征发生率低于别嘌醇。促尿酸排泄药物苯溴马隆可用于轻中度肾功能不全（eGFR20～60mL·min-1·1.73m^2）患者，推荐50mg/d，尿酸性肾石症和重度肾功能不全（eGFR小于20mL·min-1·1.73m^2）患者禁用。另使用苯溴马隆期间，需注意尿PH情况，必要时辅助碳酸氢钠碱化尿液。

（三）如何选择降糖药

降糖药方面，当肾功能正常时，建议按照2017年中国2型糖尿病指南用药。首选二甲双胍，对于血糖控制欠佳者，必要时辅助DDP-IV抑制剂、a糖苷酶抑制剂、GLP-1受体激动剂、TZD、促泌剂、SGLT-2抑制剂等。由于2型糖尿病患者常存在代谢紊乱，合并超重/肥胖、高尿酸血症、高血压、高脂血症、脂肪肝等代谢综合征表现，因此，控制体重，对于其治疗有举足轻重作用。故建议肥胖者，如无禁忌证、经济条件允许，可积极考虑选用GLP-1受体激动剂或SGLT-2抑制剂降糖。因在众多降糖药之中，其对降低体重具有独特优势。由于TZD、促泌剂可增加体重，故当使用其他药物效欠佳，或有禁忌证时，方考虑使用。当出现肾功能不全时，建议遵从2015年2型糖尿病合并慢性肾脏病口服降糖药用药原则中国专家共识进行处理。当口服用药血糖仍控制欠佳时，需使用胰岛素降糖。

（四）如何处理相关并发症

推荐进行综合管理，积极控制血脂、血压等危险因素。降压方面，由于氯沙坦具有降尿酸作用，因此，如无禁忌证，建议首选该药。用药期间，注意复查血钾、肾功。降脂方面，对于以TG升高为主、需用贝特类降脂药者，如无禁忌证，建议首选有降尿酸作用的非诺贝特，用药初期需定期复查肝肾功。如需降低LDL-C者，则选用他汀类药物。对于心脑血管疾病高危患者，需使用抗血小板聚集药物。由于小剂量阿司匹林可抑制尿酸排泄，建议改用氯吡格雷。

（五）如何发挥中医特色

中医方面，尿酸性肾病患者，常发作痛风性关节炎，此时在口服中药汤剂基础上可配合中成药如四黄散、二号膏、紫金锭等外敷，或者配合中成药外涂，或者可配合针刺治疗，改善症状。对于尿酸控制良好，仍有夜尿增多、多尿、腰酸等不适者，可配合金水宝、金匮肾气丸等补肾中成药治疗。汤药方面，由于阴虚燥热为消渴病的基本病机，而尿酸性肾病常见痰湿之证，使用化痰祛湿之品常易伤阴，而滋阴亦易阻碍气机，令痰湿之邪难却。因此，在临床辨证组方用药时，需注意两者之间的平衡。

（六）如何加强生活方式干预

主要包括以下几个方面：

1. 提倡均衡饮食，限制每日总热量摄入，控制饮食中嘌呤含量。推荐低嘌呤饮食为主，严格限制动物内脏、海产品和肉类等高嘌呤食物的摄入。鼓励患者多食用新鲜蔬菜，适量食用豆类及豆制品（肾功能不全者须在专科医生指导下食用）。

2. 大量饮水可缩短痛风发作的持续时间，减轻症状。心肾功能正常者需维持适当的体内水分，多饮水，维持每日尿量2000～3000mL。可饮用牛奶及乳制品（尤其是脱脂奶和低热量酸奶），避免饮用可乐、橙汁、苹果汁等含果糖饮料或含糖软饮料。

3. 水果因富含钾元素及维生素C，可降低痛风发作风险。在血糖控制稳定的情况下，可食用含果糖较少的水果，如樱桃、草莓、菠萝、西瓜、桃子等。

4. 酒精摄入可增加高尿酸血症患者痛风发作风险。酒精摄入量与痛风的发病风险呈剂量效应关系。HUA患者应当限制酒精摄入，禁饮黄酒、啤酒和白酒。

5. 肥胖增加高尿酸血症患者发生痛风的风险，减轻体重可有效降低血尿酸水平。建议高尿酸血症患者将体重控制在正常范围。

6. 规律运动可降低痛风发作次数，减少HUA相关死亡，且有助控制血糖。鼓励高尿酸血症患者坚持适量运动。建议每周至少进行150min（30min/d×5d/周）中等强度【运动时心率在（220-年龄）×（50%～70%）范围内】的有氧运动。运动中应当避免剧烈运动或突然受凉诱发痛风发作。

7. 吸烟或被动吸烟增加高尿酸血症和痛风的发病风险，应当戒烟、避免被动吸烟。随着现代人生活方式的改变，高尿酸血症、糖尿病等代谢性疾病发病率急剧升高。该类疾病常起病隐匿，未能引起患者的重视。直到相关并发症出现，病人才到医院就诊，常错失最佳的治疗时机。而由于该病的发生，与不良生活习惯息息相关，因此，向广大人民群众宣扬健康生活理念，对预防该类疾病具有重大意义。治疗上，除了积极降糖、降尿酸等西医基础治疗，中医治疗在改善临床症状、减少痛风的发作、延缓尿酸性肾病进展方面具有一定优势，值得临床进一步研究和深入探索。

第十二章　肾功能不全与糖尿病药物的应用

第一节　肾功能不全的药代动力学特点

一、肾功能不全的定义及分期

肾功能不全（renal insufficiency）是由多种原因引起肾小球、肾小管严重破坏，出现代谢废物及毒性物蓄积、水电解质和酸碱平衡紊乱及肾脏内分泌功能障碍等为临床表现的临床综合证候群，可分为急性肾功能不全和慢性肾功能不全。目前慢性肾脏病的诊断和分期主要参考《中国糖尿病肾脏疾病防治临床指南（2019年版）》的标准。

（一）慢性肾脏病（Chronic Kidney Disease，CKD）的诊断

CKD是指肾脏结构或功能的异常，持续时间超过3个月；其诊断标准见表12-1。

表12-1　慢性肾脏病诊断标准

肾损伤标志	（1）白蛋白尿[AER≥30mg/24h；ACR≥30mg/g（或≥3mg/mmol）]
	（2）尿沉渣异常
	（3）肾小管相关病变
	（4）组织学异常
	（5）影像学所见结构异常
	（6）肾移植病史
GFR下降	eGFR<60 mL/（min·1.73m^2）

注：出现表1中任何一项指标，持续时间超过3个月，即可诊断（AER：尿白蛋白排泄率；ACR：尿白蛋白肌酐比值；GFR：肾小球滤过率）。

（二）慢性肾脏病分期

慢性肾脏病根据GFR进行分期，将肾功能分为5期，详见表12-2。

表12-2 慢性肾脏病肾功能分期

分期	特征	GFR[mL/（min·1.73m²）]
1	GFR正常或升高	≥90
2	GFR轻度降低	60-89
3a	GFR轻至中度降低	45-59
3b	GFR中至重度降低	30-44
4	GFR重度降低	15-29
5	肾衰竭	<15

二、肾功能不全对药代动力学的影响

（一）对吸收过程的影响

药物的吸收是指药物从给药部位进入循环的过程，受生物膜性质、吸收部位血流量、吸收面积及药物的理化性质等因素的影响。慢性肾功能不全时，胃肠道发生一系列病理生理改变，导致胃肠道功能紊乱，如恶心、呕吐、蠕动延缓等，可使药物在胃肠道内的吸收减少，降低了药物的生物利用度；另外，慢性肾功能不全患者胃内高浓度尿素经胃内脲酶转化导致氨含量增加，胃内pH升高，改变了某些药物的电离度和溶解性，影响药物的吸收。

（二）对药物体内分布的影响

药物吸收之后主要分布于作用部位和储药组织内。药物作用的强弱取决于作用部位靶细胞接受的药物浓度，而药物的储存程度则影响着药物作用的维持时间。在体内影响药物分布的因素有药物的血浆蛋白结合率、体液容积、酸碱平衡和尿毒症毒素等。肾病综合征或糖尿病肾病患者，尿中漏出大量蛋白，常伴有低蛋白血症，使得药物与蛋白的结合减少；另外尿毒症毒素可降低蛋白与药物的亲和力，可使药物—蛋白结合减少；慢性肾功能不全常伴有代谢性酸中毒，有机酸与酸性药物竞争蛋白结合位点，使药物血浆蛋白结合率下降，而血浆游离药物浓度升高。因此慢性肾功能不全时，药物在总浓度不变或相对降低的情况下，药物血浆游离浓度常见升高。

（三）对药物代谢的影响

肾脏是仅次于肝脏的药物代谢的重要场所，肾小管上皮细胞中含有细胞色素P450、葡萄糖醛酸转移酶和硫酸转移酶等酶类，在正常情况下参与某些药物的分解转化。肾功能不全时肾脏的药物代谢功能下降，一是肾小球滤过率下降引起药物及其代谢产物排泄减少，二是尿毒症毒素以及继发的各种内环境紊乱也可干扰肾脏代谢酶的功能。

（四）对药物排泄的影响

绝大多数药物主要以原形或代谢产物的形式经肾脏排泄，排泄方式有肾小球滤过和肾小管排泌。肾小球滤过属于被动扩散，药物滤过速度与药物分子量大小、蛋白结合率及血中药物浓度有关，且与肾小球滤过率成正比。药物经肾小球滤过后一部分被肾小管重吸收，重吸收的量受到药物的极性、尿流率、尿酸碱度等因素的影响。肾小管排泌药物属于主动转运过程，受到肾脏血流量的影响，并需要耗能的载体的转运。肾功能不全时药物的肾脏排泄速度减慢或清除量降低，主要经肾脏排泄的药物及其活性代谢产物易在体内蓄积，使药物的血浆半衰期延长，导致药物的毒副作用发生率明显增高。而对于主要经肝胆系统排泄的药物，肾功能减退对其影响不大。因此，肾病患者的用药需谨慎，需根据药物及其代谢产物的毒性大小及性质、肾功能损伤的程度、用药的获益等具体情况综合考虑，制定个体化方案。

（五）透析对药物的影响

透析对药物浓度的影响主要有两个方面：一方面是药物的本身性质，如药物的分子量、分子大小、蛋白结合率、水溶性、分布容积等。总的来说，分子量小、分布容积小、水溶性的药物更易被透析清除，所以透析可能会造成该类药的血药浓度的下降，影响疗效；另一方面就是透析的因素，包括透析器和透析液两方面，透析器的特性由透析膜的性质、面积、血流量、所带电荷等决定，不同膜对药物清除的影响不同。另外透析液的流量、血流量、溶质浓度、pH、透析对流等因素也会影响到药物的清除。

第二节 糖尿病合并慢性肾脏病的用药指导

一、2型糖尿病合并慢性肾脏病患者的降糖药治疗

（一）血糖控制目标

研究证实，强化降糖治疗可以显著降低糖尿病患者肾功能不全的发生风险，延缓CKD进展。2012年的全球肾脏病预后组织（KDIGO）的CKD评估与管理临床实践指南建议，对于CKD合并糖尿病的患者，应将患者的糖化血红蛋白（HbAlc）控制在7%左右，以此预防和延缓CKD合并糖尿病患者的微血管并发症的发生。另外糖尿病控制和并发症试验（DCCT）研究也指出强化降糖治疗（HbAlc中位数为7%）可明显降低微量白蛋白尿、神经病变及视网膜病变的发生。但糖尿病心血管风险干预（ACCORD）研究显示，强化降糖虽然有更好的血糖控制，但其低血糖发生和死亡的风险相应增加。而2型糖尿病合并慢性肾脏病患者是低血糖的高危人群，对这类人群的血糖控制目标应遵循个体化原则，尽量避免低血糖的发生。KDIGO指南中同时指出，不推荐伴有低血糖风险的患者糖化血红蛋白控制目标<7%。《中国成人2型糖尿病HbAlc控制目标的专家共识》建议对2型糖尿病合并中重度慢性肾脏病患者的HbAlc可适当放宽至7.0%～9.0%，以此一方面避免血糖水平控制过低而出现低血糖，另一方面避免血糖水平过高而出现代谢异常及感染，影响预后。

血清HbAlc水平是判断机体血糖状态的一个重要生化指标，能反映8～12周的血糖控制状态。但是在慢性肾脏病人群中，HbAlc的检测值可能会出现假性降低或增高。当慢性肾脏病合并肾性贫血时，红细胞寿命缩短（缩短20%～50%），使HbAlc检测结果被低估；而用促红细胞生成素和铁剂治疗时，红细胞更新速度加快，HbAlc可进一步下降。另一方面，当慢性肾功能不全出现代谢性酸中毒及血红蛋白氨甲酰化反应时，能干预某些检验方法检测的HbAlc，又能导致HbAlc检测值假性偏高。为此，指南建议在晚期慢性肾脏病患者，使用糖化白蛋白能更可靠地反映血糖控制水平。同时应监测空腹及餐后血糖以更全面地了解血糖控制情况。

（二）选药原则

对伴有CKD的糖尿病患者，除了需要考虑特殊的降糖目标外，鉴于肾脏在药物代谢中的重要作用，还需对患者降糖药使用的安全性多加考虑。治疗2型糖尿病合并慢性肾脏病的理想降糖策略是在有效降糖的同时，不增加低血糖发生的风险，同时避免诱发乳酸性酸中毒或增加心力衰竭风险。口服降糖药是临床最常用的降糖手段，对于2型糖尿病合并慢性肾脏病患者的血糖控制不可或缺。然而，口服降糖药种类繁多，各类药物的药代动力学差异显著，加之慢性肾脏病患者对经肾排泄的药物或其活性代谢产物的清除能力下降，这使得口服降糖药物使用不当将不同程度地增加低血糖以及其他不良事件的风险。因此临床工作中，必须充分了解各种降糖药物的药代和药效动力学特点，结合患者肾功能情况进行个体化选择，确保有效降糖的同时不增加低血糖风险。一般而言，对CKD1至2期的患者，肾功能相对保留，降糖药物的使用多没有特殊的限制。CKD3至5期的患者肾功能明显下降，对药物的代谢影响大，此时大多数口服降糖药物需酌情减量或停药，同时胰岛素也可能发生蓄积，应注意减量。对于这部分人群，采用口服药物降糖时，特别是对某些低血糖风险较大的降糖药时，需严格监测血糖，确保随机血糖＞5.0mmol/L，以避免低血糖的发生。

因此临床工作中，对合并CKD的2型糖尿病患者，在选择降糖药时应基于药物的药代和药效动力学特征以及患者的肾功能水平各方面综合考虑，个体化选择，避免不良事件的发生。

（三）慢性肾功能不全患者常用降糖药的应用推荐

1. 口服降糖药

（1）双胍类：代表药物为二甲双胍，二甲双胍改善高血糖主要机制包括：①作用于肝脏抑制糖异生，减少肝糖输出；②作用于外周组织（肌肉、脂肪），改善肌肉糖原合成，降低FFA，提高胰岛素敏感性，增加对葡萄糖的摄取和利用；③作用于肠道抑制肠壁细胞摄取葡萄糖，提高GLP-1水平。研究数据表明，单独使用二甲双胍能有效降低2型糖尿病患者的FPG，PPG，HbAlc降低1.0%~2.0%（去除安慰剂效应后）；可使中国新诊断T2DM患者的HbAlc降低1.8%（可能含安慰剂效应），且不受体重的影响；另外还能减轻体重且不增加低血糖风险。英国前瞻性糖尿病研究（UKPDS）显示，二甲双胍可降低肥胖2型糖尿病患者心血管事件和死亡风险，目前国内外指南均推荐二甲双胍作为2型糖尿病控制血糖的一线用药。研究显示，二甲双胍以原形经肾脏直接排泄，当肾功能严重损害时二甲双胍与乳酸易在体内蓄积，从而增加乳酸性酸中毒的风险。因此，GFR≥60mL/（min·1.73m²）无须调整剂量；GFR在45~59mL/（min·1.73m²）时需减量，GFR<45mL/（min·1.73m²）时禁用。美国/欧洲糖尿病学会联合建议放宽二甲双胍用于中度肾功能不全2型糖尿病患者的限制仅在eGFR<30ml/（min·1.73m²）患者中禁用，eGFR在30~45ml/（min·1.73m²）的患者依然安全，但应减少药物剂量。蛋白尿并非使用二甲双胍的禁忌。二甲双胍应在患者应激状态时（如严重感染、急性心力衰竭、呼吸衰竭等）停用，特别是当患者有急性肾损伤时。

碘化造影剂或全身麻醉术可能对二甲双胍的肾脏排泄有一定影响。对于eGFR>60ml/（min·1.73m²）的糖尿病患者，造影或全身麻醉术前不必停用二甲双胍。对于eGFR在45~60ml/（min·1.73m²）的DKD患者，使用造影剂前或全身麻醉术前48h应当暂时停用二甲双胍，完成至少48h后复查肾功能无恶化可继续用药。

（2）磺脲类：为经典的胰岛素促泌剂，临床应用广泛，疗效确切，是目前国内外指南中推荐的控制2型糖尿病患者高血糖的主要用药之一，也被多个国内外指南推荐作为T2DM的一线备选或二线降糖药。磺脲类药物改善高血糖的机制包括：①刺激胰岛β细胞分泌胰岛素，包括依赖KATP通道和不依赖KATP通道刺激胰岛β细胞分泌胰岛素。可能具有葡萄糖依赖性的促胰岛素分泌作用。②部分胰岛素增敏作用。人体葡萄糖钳夹试验表明，磺脲类药物可使外周葡萄糖利用率增加10%~52%（平均29%）。磺脲类药物单药使用可降低HbAlc1.0%~2.0%，平均降低1.5%。目前临床上常用的是第二代磺脲类药物，其代表药物及其在慢性肾脏病中的使用推荐如下：

1）格列苯脲：半衰期较长，且其代谢产物也具有降糖活性，约50%经肾脏排泄，故易在慢性肾脏病患者体内聚积，从而可能引起严重的低血糖事件，且低血糖的持续时间可超过24小时。故仅推荐格列苯脲用于慢性肾脏病1~2期的患者；慢性肾脏病3~5期禁用。

2）格列美脲：该药代谢产物仍有降糖活性，其代谢产物及原型的60%经肾脏排泄，但其代谢产物在GFR降低的患者中没有额外蓄积的风险；共识中推荐其用于慢性肾脏病1~2期患者使用无需调整剂量；GFR在45~59mL/（min·1.73m²）时需减量；GFR<45mL/（min·1.73m²）时禁用。

3）格列吡嗪：该药代谢产物无降糖活性，虽然主要经肾脏排泄，但低血糖风险小于格列苯脲和格列苯脲。格列吡嗪用于慢性肾脏病的使用推荐：GFR≥60mL/（min·1.73m²）无需调整剂量；GFR在30～59mL/（min·1.73m²）减量应用；GFR<30mL/（min·1.73m²）时禁用。

4）格列齐特：该药代谢产物无降糖活性，也主要经肾脏排泄。糖尿病和血管疾病行动研究（ADVANCE）发现，格列齐特缓释片具有肾脏保护作用，可降低患者蛋白尿和肾脏事件风险。共识中推荐格列齐特用于慢性肾脏病时，GFR≥60mL/（min·1.73m²）可以使用；GFR在45～59mL/（min·1.73m²），可减量应用，GFR在30～44mL/（min·1.73m²），证据有限，谨慎使用，GFR<30mL/（min·1.73m²）时禁用。

5）格列喹酮：该药代谢产物无降糖作用且大部分从粪便排泄，仅5.0%经肾脏排泄，受肾功能影响较小，但应用于慢性肾脏病患者的大型临床研究有限。现推荐其用于慢性肾脏病1～3期的患者无需调整剂量；GFR在15～29mL/（min·1.73m²）时，证据有限，谨慎使用；GFR<15mL/（min·1.73m²）时禁用。

（3）格列奈类：为非磺脲类胰岛素促泌剂，其降糖作用机制与磺脲类药物相似，但是格列奈类药物的作用位点、作用特点与磺脲类不同，且不易发生低血糖。格列奈类药物与受体的结合快且解离快，从而起效迅速、作用持续时间短，具有"快开快闭"的药代动力学特点。"快开"作用——模拟健康人的生理性胰岛素分泌模式，促进进食后胰岛素早时相（第Ⅰ时相）分泌，从而控制餐后高血糖。"快闭"作用——不会同时导致基础和（或）第Ⅱ时相胰岛素分泌的升高，不增加胰岛素分泌总量，从而避免高胰岛素血症，减少低血糖的风险。因避免过度刺激胰岛β细胞，理论上具有一定的保护胰岛β细胞功能的作用。格列奈类可降低HbAlc 0.5%～2.0%，其主要代表药物那格列奈和瑞格列奈的药代动力学及其在慢性肾脏病中的使用推荐如下：

1）那格列奈：该药主要通过肝脏细胞代谢，其代谢产物几乎无降糖活性，83.0%在尿中排泄，其中6.0%～16.0%以原型在尿中排泄。药代动力学研究显示，中度及重度肾功能损害的糖尿病患者中，包括在血液透析的患者，那格列奈暴露无显著变化。有研究显示那格列奈的活性代谢产物在肾功能不全患者中仅少量增加。另一项研究表明，在合并肾功能不全的老年糖尿病患者中，那格列奈具有较好的降糖效果，且低血糖发生率低。基于以上资料，共识中推荐那格列奈在肾功能损害患者中无需调整剂量；对于起始用药的GFR<30mL/

（min·1.73m^2）患者，应从每餐60mg开始。现指南推荐轻中度肾脏损害是无需调整那格列奈剂量，但在CKD5期患者，其活性代谢产物水平蓄积，应谨慎使用。

2）瑞格列奈：该药代谢产物绝大部分经过胆汁进入消化道由粪便排出，仅8.0%经肾脏排泄，一般4~6小时后体内药物几乎被完全清除出体外。此药的I期临床试验表明，使用瑞格列奈7天后，与肾功能正常患者相比，不同程度慢性肾脏病患者的血药浓度没有明显差别，提示瑞格列奈在慢性肾脏病患者体内无蓄积。且有研究表明瑞格列奈治疗期间低血糖发生率与肾功能损害程度无关。故指南中推荐瑞格列奈用于慢性肾脏病1~5期透析患者，但在应用于CKD4、5期或肾脏移植、透析者时，建议减少剂量，以降低低血糖风险。

（4）噻唑烷二酮类：为胰岛素增敏剂，主要通过激活过氧化物酶体增殖物活化受体γ（PPARγ）促进脂肪组织储存游离脂肪酸（FFA），从而降低血浆FFA浓度和肝脏内FFA的蓄积。FFA的减少可以增强骨骼肌和肝脏的胰岛素敏感性，从而改善胰岛素抵抗。其可降低HbAlc1.0%~1.5%。代表药物包括吡格列酮和罗格列酮；二者均经肝脏代谢，不增加低血糖风险，肾功能损伤对其代谢基本无影响。罗格列酮可被完全代谢，无原形药物从尿中排出，其代谢产物从尿液（64%）、粪便（23%）排出，肾功能下降的患者无需调整剂量。严重肾功能障碍应禁用吡格列酮。但这类药物的常见不良反应有体重增加、水钠潴留和心力衰竭等，对于纽约心脏学会标准心功能Ⅲ~Ⅳ级的患者，不宜使用。

（5）糖苷酶抑制剂：α-糖苷酶抑制剂的作用部位在小肠上段，它通过可逆性地抑制肠系膜刷状缘的α-糖苷酶，延缓α-糖苷酶将多糖（如淀粉、寡糖等）分解为葡萄糖，从而减慢葡萄糖的吸收速度，降低餐后血糖。主要代表药物有阿卡波糖、伏格列波糖和米格列醇。其中阿卡波糖主要抑制α-淀粉酶，作用于大分子多糖的消化过程；伏格列波糖和米格列醇选择性地抑制双糖水解酶（麦芽糖酶、蔗糖酶），使双糖分解为单糖的过程受阻。此类药物可降低HbAlc0.5%~0.8%。同时还不增加体重，且有减轻体重的趋势。

1）阿卡波糖：口服后很少部分被吸收，随着肾功能的降低，药物本身及其代谢产物的血药浓度增加显著。指南推荐eGFR<25ml/（min·1.73m^2）的患者应禁用阿卡波糖。

2）伏格列波糖：可用于慢性肾脏病1~3期患者；4~5期慎用；米格列醇临床应用时间短且不够广泛，指南中提到当GFR<30mL/（min·1.73m^2）时禁

用；肌酐＞2.0mg/dl需慎用。

（6）二肽基肽酶-Ⅳ（DPP-4）抑制剂：此类药物通过抑制DPP-4活性而减少胰升糖素样肽1（GLP-1）在体内的灭活，延长GLP-1的半衰期，从而增加内源性有活性的GLP-1水平。GLP-1在进餐后主要是以葡萄糖浓度依赖的方式促进胰岛素释放，降低餐后血糖。此外，GLP-1还可以通过胰腺内外的多个途径和机制共同参与血糖稳态调节：①诱导前胰岛素基因的转录，促进胰岛素的生物合成和分泌。②刺激β细胞增殖和再生、抑制其凋亡，维持β细胞的数量和功能。③促进胰岛D细胞分泌生长抑素，生长抑素又作为旁分泌激素参与抑制胰高糖素的分泌。④增加外周肌肉组织对葡萄糖的摄取和利用。⑤增加葡萄糖转运蛋白2（GLUT-2）表达，提高β细胞对葡萄糖的反应。⑥抑制胃酸分泌、延缓胃排空、增强中枢饱腹感，从而抑制食欲、减轻体重。目前在国内上市的DPP-4抑制剂有西格列汀、沙格列汀、维格列汀、利格列汀和阿格列汀，它们的药代动力学及其在慢性肾脏病中的使用推荐如下：

1）西格列汀：该药的79.0%左右从尿中排泄，中度肾功能不全的患者使用西格列汀后其血浆曲线下面积（AUC）约增加2倍，重度肾功能不全和终末期肾病的患者大约增加4倍；同时西格列汀可以少量被透析清除，因此中、重度和终末期肾病患者需要减少药物剂量。共识推荐西格列汀用于GFR≥50mL/（min·1.73m^2）的慢性肾脏病患者时无需调整剂量；GFR在0～50mL/（min·1.73m^2）时减量至50mg，每日1次；GFR＜30mL/（min·1.73m^2）时减量至25mg，每日1次；对于维持透析的患者亦可应用。

2）沙格列汀：该药通过肾和肝排泄，用于轻度肾功能不全患者时无需调整剂量；GFR＜45mL/（min·1.73m^2）时剂量减半。

3）维格列汀：被肝代谢消除是其在人体内的主要清除途径，约占给药剂量的69%，其主要代谢产物（LAY151）没有药理活性，85%经肾脏排泄，另外约23.0%的维格列汀以药物原形形式经肾脏排泄。对于中度或重度肾功能不全患者，维格列汀的峰浓度无明显增加，由于半衰期（T1/2）延长致使暴露水平增加约2倍，因此，指南推荐对于中、重度肾功能不全患者，维格列汀剂量减半。

4）利格列汀：大部分（约90%）的利格列汀以原型排泄，主要通过粪便排泄，肾排泄低于给药剂量的5%，因此此药的使用不受肾功能降低的影响。利格列汀用于慢性肾脏病1～5期的患者时无需调整剂量，且能用于透析患者。

5）阿格列汀：60%～71%的阿格列汀以原型通过尿液排泄。轻度肾功能受损患者中，阿格列汀的血浆AUC升高程度不具有临床相关性。中度肾功能受损患者中阿格列汀的血浆AUC约升高2倍。重度肾功能受损和终末期肾病患者中，阿格列汀的血浆AUC分别约升高3倍和4倍，透析3小时可清除体内7.0%的药物。指南推荐中度肾功能受损患者，GFR<45mL/（min·1.73m²）时剂量减半。

（7）胰高血糖素样肽-1（GLP-1）受体激动剂：GLP-1受体激动剂通过模拟天然GLP-1激活GLP-1受体而发挥作用，且不容易被DPP-4快速降解，延长了半衰期，增加了活性GLP-1在体内的浓度，从而增强降糖效果，其降低HbAlc幅度约0.8%～1.5%。GLP-1受体激动剂主要有艾塞那肽、利拉鲁肽、利司那肽，利拉鲁肽代谢产物无活性，可通过尿液或粪便排泄；艾塞那肽经蛋白水解酶降解后，主要通过肾小球滤过消除；利司那肽通过肾小球滤过清除，然后经过肾小管重吸收及后续的代谢降解，产生更小的肽和氨基酸，再次进入蛋白质代谢过程。这类药物均可应用于CKD1～3期患者，ESRD患者不建议使用。

1）艾塞那肽：通过肾脏降解和清除，无活性代谢产物，在中度肾功能不全患者中，其用药经验有限，应慎用，建议减量至5mg每日一次或两次。不推荐艾塞那肽用于终末期肾病或严重肾功能不全（肌酐清除率<30m mL/min）的患者。

2）利拉鲁肽：代谢产物亦无活性，经肾脏排泄，其血浆浓度不受肾功能影响，但在中度肾功能不全患者中的治疗经验有限，应慎用。不推荐利拉鲁肽用于肾脏终末期患者。

（8）钠—葡萄糖协同转运蛋白2（SGLT-2）抑制剂：SGLT-2是一种低亲和力、高载量的Na+葡萄糖转运体，主要位于近曲肾小管的S1和S2段，以1∶1的比例偶联，主动转运肾小球过滤的钠和葡萄糖。SGLT-2的作用依靠葡萄糖梯度，是最重要的肾脏葡萄糖转运体。SGLT-2抑制剂通过抑制表达于肾脏近曲小管的SGLT-2，减少肾脏近曲小管的葡萄糖重吸收，增加尿液中葡萄糖的排泄，从而降低血糖水平，其作用不依赖胰岛素。且在降低血糖和HbAlc的同时，体重和血压也有不同程度的下降。目前SGLT-2抑制剂代表药物主要有恩格列净、坎格列净、达格列净。其在慢性肾脏病中的使用推荐如下：

1）恩格列净：使用前应评估患者肾功能情况，ＧＦＲ＜４５ｍＬ／

（min·1.73m²）的患者禁用或停用。

2）坎格列净：用于GFR≥60mL/（min·1.73m²）的患者时，无需调整剂量；当GFR在45~60mL/（min·1.73m²）时，限制使用剂量为100mg/d；不推荐使用于GFR<45mL/（min·1.73m²）或透析的患者。

3）达格列净：不推荐用于GFR<60mL/（min·1.73m²）者。

对于2型糖尿病合并慢性肾脏病的患者，临床实践中，应重视口服降糖药的正确选择和规范使用。一旦GFR<60mL/（min·1.73m²），大多数口服降糖药的药代和药效动力学特征将发生改变，建议根据指南要求规范用药，依据患者的肾功能分期合理选择降糖药物的种类并及时调整剂量，以便有效控制血糖，同时减少低血糖等多种不良反应发生的风险。当口服药物血糖控制不佳时，应及时改用胰岛素，并且需根据GFR及血糖情况调整用量，避免低血糖的发生。CKD患者体内胰岛素水平可以出现两种截然不同状态。一方面，由于体内某些循环因子（有研究认为是一种小分子尿毒症毒素）蓄积，它们能干扰胰岛素的作用造成胰岛素抵抗，出现高血糖症，此时治疗DM需增加外源性胰岛素用量。另一方面，当肾功能严重受损，GFR<15~20mL/（min·1.73m²）时，体内胰岛素的生物半衰期延长（约50%的体内胰岛素在近端肾小管降解，肾损害致降解减少；另约50%的胰岛素在肝脏清除，尿毒症毒素能使肝清除下降），内源性胰岛素于体内蓄积，易发生低血糖，此时治疗DM需减少外源性胰岛素用量。但临床上很难预测及判断患者会出现上述何种情况，临床上具体应用胰岛素时，需要将避免低血糖发生放在首位。在CKD晚期患者中，普通胰岛素峰值浓度更高，半衰期更长，而速效胰岛素类似物浓度和半衰期无明显变化，发生低血糖的风险更低，故CKD患者应首选速效胰岛素作为餐时胰岛素；同理，长效胰岛素类似物作为基础胰岛素优于中效胰岛素。为此，应该首先选择短效制剂，从小剂量开始使用，并密切监测血糖变化，及时调整用量直至血糖平稳达标。根据2017年版《慢性肾脏病筛查诊断及防治指南》推荐，当GFR为10~50mL/（min·1.73m²），胰岛素用量宜减少25%；GFR<10 mL/（min·1.73m²）时，胰岛素用量应减少50%（表12–3）。

二、透析患者常用降糖药的应用推荐

对于透析的患者，根据指南，推荐使用的口服降糖药有那格列奈、瑞格列奈、西格列汀、维格列汀、利格列汀，具体用量详见表11–3，另外罗格列酮、吡格列酮、阿格列汀也可选择，但证据有限，需谨慎使用。

三、特殊人群用药

（一）儿童和青少年2型糖尿病合并慢性肾脏病

尽管成人2型糖尿病有多种药物可供选择，但在儿童青少年，由于循证证据的缺乏，世界上大部分地区仅批准二甲双胍和胰岛素的应用，而且二甲双胍仅被美国食品药品监督管理局（FDA）批准用于10岁以上的儿童。根据2017年《儿童青少年2型糖尿病诊治中国专家共识》，推荐二甲双胍应用于代谢尚稳定的患儿（即HbAlc＜9%及随机血糖＜13.9mmol/L且无症状），初始剂量为500mg/d×7d，接下的3~4周内每周增加500mg/d，最大剂量不超过2000mg/d。但在肝肾功能不全，如肝酶升高3倍以上，及严重感染、重大手术或放射检查使用碘化造影剂时禁用。此外长期使用二甲双胍可能与维生素B12缺乏有关，因此应用二甲双胍治疗的患者，尤其伴有贫血或周围神经病变时，应该考虑定期监测维生素B12的水平。当随机血糖＞13.9mmol/L和（或）HbAlc＞9%，出现糖尿病酮症酸中毒或代谢不稳定的患儿，建议使用胰岛素治疗。1天1次中性鱼精蛋白锌胰岛素或基础胰岛素（0.25~0.5U/kg起）往往已能有效控制代谢异常。如患儿仅存代谢不稳定而无酸中毒，可联用二甲双胍。当二甲双胍和基础量胰岛素（最高至1.2 U/kg）联用，血糖仍不能达标，需要逐渐加用餐前胰岛素。病情稳定后胰岛素每次减量30%~50%，过渡到单用二甲双胍，过渡期往往需要2~6周。当患儿合并慢性肾脏病时，需结合肾小球滤过率调整二甲双胍及胰岛素的剂量。

（二）老年2型糖尿病合并慢性肾脏病

老年2型糖尿病患者常存在多种并发症和并发症，发生多重用药、认知障碍、尿失禁、跌倒及顽固性疼痛等老年综合征的概率增高，这些状况会影响老年糖尿病患者的自我管理血糖能力。因此，对于老年糖尿病患者，应根据病人情况确定个体化降糖目标，选用合适的降糖药物，尽量避免发生低血糖。用药原则上，根据2017年中国2型防治糖尿病指南，首先建议选用低血糖风险较小的降糖药物。在肾小球滤过率（eGFR）≥60mL/（min·1.73m^2）的老年糖尿病病人中，二甲双胍仍作为一线治疗药物，但在进行性肾功能下降、肝功能受损、充血性心力衰竭、存在乳酸酸中毒风险等情况时，需谨慎使用。此外，因二肽基肽酶-4（DPP-4）抑制剂、钠-葡萄糖协同转运蛋白2（SGLT2）抑制剂具备服药方便、低血糖风险小、不良反应少等特点，对于老年糖尿病病人也是较为适合的。再者，由于中国人群摄入碳水化合物较多，糖苷酶抑制剂能发挥其独特的降糖优势，且该类药物低血糖风险小、经肝肾代谢少，因此也是老年糖尿病患者的较佳选择。但该药可引起腹胀、便秘等胃肠道反应，并且在eGFR<30mL/（min·1.73m^2）的病人中不能使用，临床选用时需注意。而以下药物因其各自不同特点及不良反应，在老年糖尿病人群中使用受限；如噻唑烷二酮类药物可致心衰、骨折风险增加；磺脲类药物可致低血糖事件增加（尤其是长效类磺脲类药物格列苯脲）；胰高血糖素样肽类药物需要注射、胃肠道反应大、可致体质量下降等。当口服药物血糖仍难以控制达标，需启用胰岛素治疗。由于胰岛素的使用需要病人或照护人员具有一定的视力、注射技能和认知功能，及防范低血糖的能力，因此1天1次的基础胰岛素相对安全方便，可作为老年糖尿病患者胰岛素治疗的首选。当老年患者合并慢性肾脏病时，当结合eGFR选药及调整剂量。

四、高钾血症高危患者，运用中药注意事项

中医中药是中医学的瑰宝，有着悠久的历史，在治疗多种疾病中有其独特的优势。大量现代药理及临床研究告诉我们，中医药在治疗慢性肾脏病方面具有独特的疗效，如增强机体免疫力、改善肾脏微循环、抑制免疫损伤、促进组织修复、减少尿蛋白等，可以起到保护残存肾功能、延缓肾病进展的功效。但目前很多临床医生基于肾衰竭患者肾小球滤过率低下，尿量减少，尿钾排泄减少，容易产生钾离子代谢紊乱的病理生理基础，及单味中药或复方中药水煎剂钾元素含量丰富的文献报道，对肾功能不全或肾衰竭患者服用中药存在明显的忧虑。而文献报道显示服用中药既可以引起高钾血症，也可以对血钾无影响，甚至可降低血钾。因此目前关于中药对血钾的影响尚无一致的结论，所以临床实践中不能因中药有引起高钾的风险就忽略其独特的治疗作用，应从趋利避害的角度出发，对存在高钾血症高危因素的人群，如CKD患者、反复高钾血症患者、肿瘤化疗患者等，在使用中药时，尽可能避免同可以引起高钾血症的西药联合应用，且在服药前应评估患者肾小球滤过率，用药时可参考各类中药的含钾量进行遣方，用药过程中定期检测血钾浓度，并嘱咐患者避免食用富钾食品，以确保中药的安全使用，积极发挥中医中药的特色。

表12-3 各类口服降糖药的作用特点及在2型糖尿病合并慢性肾脏病的使用推荐

药物	HbA1c降幅(%)	半衰竭时间(h)	持续作用时间(h)	肾功能不全使用范围GFR[mL/(min·1.73m²)]	能否用于透析
双胍类					
二甲双胍	1.0~2.0	1.5~1.8	5~6	GFR≥60: 可使用; GFR45~59: 需减量; GFR<45: 禁用	否
磺脲类					
格列苯脲	-	10.0~16.0	16~24	GFR≥60: 可以使用; GFR<60: 禁用	否
格列美脲	-	5	24	GFR≥60: 无需剂量调整; GFR45~59: 减量; GFR<45: 禁用	否
格列吡嗪	1.0~2.0	2~4	8~12	GFR≥60: 可以使用; GFR30~59: 减量; GFR<30: 禁用	否
格列喹酮	-	1.5	8	GFR≥30: 可以使用; GFR15~29: 证据有限, 谨慎使用; GFR<15: 禁用	否
格列齐特	-	6~12	10~20	GFR≥60: 无需剂量调整, 谨慎使用; GFR45~59: 减量; GFR30~44: 证据有限, 谨慎使用; GFR<30: 禁用	否
格列奈类					
瑞格列奈	-	1	4~6	CKD1~5期均可使用, CKD4、5期, 肾脏移植, 透析时, 建议减量	能
那格列奈	-	-	1.3	轻中度肾脏损害无需调整, CKD5期应谨慎使用	能
噻唑烷二酮酮					
吡格列酮	-	3~7	2	GFR≥45: 可以使用; GFR<45: 禁用	谨慎使用
罗格列酮	1.0~1.5	3~4	-	无需调整剂量	谨慎使用
葡糖苷酶抑					
阿卡波糖	-	2	-	GFR≥25: 可以使用; GFR<25: 禁用	否
伏格列波糖	0.5~0.8	-	-	GFR≥30: 可以使用; GFR<30: 禁用	否

第十二章
肾功能不全与糖尿病药物的应用

糖尿病肾脏疾病 中西医诊治

药物	HbA1c降幅（%）	半衰期时间（h）	持续作用时间（h）	肾功能不全使用范围GFR[mL/(min·1.73m²)]	能否用于透析
DDP-4抑制剂					
西格列汀	-	12.4	24	GFR≥50: 可以使用; GFR30~49: 50mg/d; GFR<30: 25mg/d	能
沙格列汀	-	2.5	24	GFR≥45: 可以使用, 无需调整剂量; GFR<45: 剂量减半	否
维格列汀	0.6~1.1	2	24	轻度肾功能异常; 中、重度肾功能不全能力剂量减半	能
利格列汀	-	>100	-	可以使用	能
阿格列汀	-	21	-	GFR≥60: 可以使用; GFR30~60: 剂量减半; GFR<30: 减至1/4	慎用
GLP-1受体激动剂					
艾塞那肽	0.8~1.5	-	-	可应用于CKD1~3期患者, ESRD患者不建议使用	否
利拉鲁肽	0.8~1.5	-	-	可应用于CKD1~3期患者, ESRD患者不建议使用	否
利司那肽	0.8~1.5	-	-	可应用于CKD1~3期患者, ESRD患者不建议使用	否
SGLT-2抑制剂					
恩格列净	-	-	-	GFR<45: 禁用或停用	否
坎格列净	-	-	-	GFR≥60: 无需调整剂量; GFR: 45~60: 限制使用剂量为每日100mg; GFR<45: 不推荐	不推荐
达格列净	-	-	-	GFR<60: 不推荐	不推荐

（注：参照《2型糖尿病合并慢性肾脏病口服降糖药用药原则中国专家共识（2015年更新版）》、《2019年中国糖尿病肾脏病防治临床指南》制定）

附录一　糖尿病肾病中医临床路径及诊疗方案

摘自：国家中医药管理局发布的消渴肾病（糖尿病肾病）中医临床路径和中医诊疗方案（2017年版）。（国中医药办医政发〔2017〕9号）

消渴病肾病（糖尿病肾病）中医临床路径
（2017年版）

路径说明：本路径适用于西医诊断为糖尿病肾病的住院患者。

一、消渴病肾病（糖尿病肾病）中医临床路径标准住院流程

（一）适用对象

中医诊断：第一诊断为消渴病肾病（TCD编码：BNV068）。

西医诊断：第一诊断为糖尿病肾病（ICD–10编码：E11.221+N083）。

（二）诊断依据

1. 疾病诊断

（1）中医诊断标准：参考《中医内科学（新世纪第二版）》（周仲瑛主编，中国中医药出版社，2007年）和《糖尿病及其并发症中西医诊治学（第二版）》（吕仁和、赵进喜主编，人民卫生出版社，2009年）。

（2）西医诊断标准：参考中华医学会内分泌学分会颁发的《中国成人糖尿病肾脏疾病临床诊断专家共识（2016年版）》及改善全球肾脏病预后组织KDIGO颁布的《CKD评估与管理临床实践指南（2012）》。

2. 证候诊断

参照国家中医药管理局印发的"消渴病肾病（糖尿病肾病）中医诊疗方案（2017年版）"。

消渴病肾病常见证候：

本虚证候：

肺脾气虚

脾肾气虚

肝肾阴虚

脾肾阳虚

标实证候：

湿浊证

湿热证

血瘀证

气滞证

（三）治疗方案的选择

参照国家中医药管理局印发的"消渴病肾病（糖尿病肾病）中医诊疗方案（2017年版）"。

1. 诊断明确，第一诊断为消渴病肾病（糖尿病肾病）。

2. 患者适合并接受中医治疗。

（四）标准住院日为≤21天

（五）进入路径标准

1. 第一诊断必须符合消渴病肾病（糖尿病肾病）的患者。

2. eGFR（CKD–EPI公式）>30mL/（min·1.73m^2），进入本路径。

3. 若eGFR<30mL/（min·1.73m^2），需纳入"慢肾衰"临床路径，不进入本路径。

4. 患者同时患有其他疾病，但在住院期间不需特殊处理也不影响第一诊断的临床路径流程实施时，可以进入本路径。

（六）中医证候学观察

四诊合参，收集该病种不同证候的主症、次症、舌、脉特点。注意证候的动态变化。

（七）入院检查项目

1. 必需的检查项目

七次血糖（空腹、三餐前后及睡前）、糖化血红蛋白；尿常规、尿白蛋白排泄率（AER）或随机尿白蛋白/肌酐比值（ACR）、24小时尿蛋白定量；肾脏B超，肾功能、电解质；眼底检查；肝功能、血脂，血常规，凝血功能，心电图。

2. 可选择的检查项目

根据病情需要而定，如双肾ECT、尿α1微球蛋白、尿转铁蛋白、尿NAG酶、抗核抗体、抗中性粒细胞胞浆抗体、双肾血管彩超、超声心动图、颈动脉超声、血沉、C反应蛋白、免疫功能（IgG，IgA，IgM、C3、C4）、甲状腺功能，便常规+潜血，胸部X片等。

（八）治疗方法

1. 辨证选择口服中药汤剂或中成药

本虚证候：

（1）肺脾气虚证：健脾益肺。

（2）脾肾气虚证：健脾益肾。

（3）肝肾阴虚证：滋补肝肾。

（4）脾肾阳虚证：温补脾肾。

标实证候：

（1）水湿证：利水渗湿。

（2）湿热证：清热化湿。

（3）血瘀证：活血化瘀。

（4）气滞证：行气解郁。

2. 辨证选择静脉滴注中药注射液

3. 其他中医特色治疗

根据病情需要选择专科临床验证有效的特色疗法，如：

（1）艾灸

（2）中药保留灌肠

（3）中药泡洗

（4）中药穴位贴敷

（5）针灸

4. 饮食疗法

5. 西药治疗

6. 护理调摄要点

（九）出院标准

1. 病情稳定，主要症状如水肿、乏力、腰痛、症状积分减少；

2. 血糖控制良好，尿白蛋白/肌酐比值、尿白蛋白排泄率稳定或减低；

3. 肾功能稳定或改善。

（十）变异及原因分析

1. 若出现eGFR快速下降的患者，或病情进展至终末期肾衰、需要肾替代治疗者退出本路径。

2. 本病老年人多见，常合并有心、脑血管疾病等，当需进行以其他并发症为主的治疗时，当退出本路径，转入相应科室。

3. 出现其他严重并发症而不以糖尿病肾病为主要治疗时，当退出本路径。

4. 因患者及其家属意愿而影响本路径执行时，退出本路径。

附录二 消渴病肾病（糖尿病肾病）中医临床路径住院表单

适用对象：第一诊断为消渴病肾病（糖尿病肾病）（TCD编码：BNV068，ICD–10编码：E11.221+N083）eGFR（CKD–EPI公式）＞30mL/（min · 1.73m² ）²

患者姓名： 性别：

年龄： 住院号：

发病日期： 年 月 日

入院日期： 年 月 日

出院日期： 年 月 日

标准住院日≤21天 实际住院日： 天

时间	年 月 日（第1天）	年 月 日（第2~3天）
主要诊疗	□询问病史与体格检查 □中医四诊信息采集及证候判断 □完成病历书写和病程记录 □评价其他并发症 □确定危险因素 □与患者或家属沟通，交代病情及注意事项	□上级医师查房：根据检查结果评估病情 □采集中医四诊信息 □进行中医证候判断，调整中药处方 □完善西药治疗 □完成病历书写和病程记录

重点医嘱	长期医嘱 □糖尿病肾病护理常规 □分级护理 □低盐低脂优质低蛋白糖尿病饮食 □监测血糖、血压 □中医辨证 □口服中药汤剂、中成药 □静点中药注射液 □其他中医疗法（□中药保留灌肠 □中药泡洗□红光照射□艾灸□针灸） □西药治疗 □ACEI或ARB□原剂量□减量 临时医嘱 □血常规□尿常规□便常规□糖化血红 蛋白□肾功能、电解质、肝功能 □尿微量白蛋白排泄率，或随机尿白 蛋白/肌酐□24小时尿蛋白定量，内生 肌酐清除率（Ccr）或肾小球滤过率 （eGFR）□眼底检查 □胸部透视或胸部X线片□肾脏B超 □心电图	长期医嘱 □低盐低脂优质低蛋白糖尿病饮食 □监测血糖、血压 □中医辨证 □口服中药汤剂、中成药 □静点中药注射液 □其他中医疗法（□中药保留灌肠 □中药泡洗□红光照射□艾灸□针灸） □西药治疗 □ACEI或ARB□原剂量□减量 临时医嘱 □继续完善入院检查 □对症处理
主要护理工作	□护理常规 □分级护理 □观察并记录病情变化，完成护理记录 根据医嘱指导患者完成相关检查 □饮食指导	□配合医生治疗 □制定规范的护理措施 □生活与心理护理 □饮食指导
病情变异记录	□无□有，原因： 1. 2.	□无□有，原因： 1. 2.
护士签名		
医师签名		

附录三 消渴病肾病（糖尿病肾病）中医诊疗方案（2017年版）

一、诊断

（一）疾病诊断

1. 中医诊断标准 参考《中医内科学（新世纪第二版）》（周仲瑛主编，中国中医药出版社，2007年）、《糖尿病及其并发症中西医诊治学（第二版）》（吕仁和、赵进喜主编，人民卫生出版社，2009年）。

临床上凡消渴病患者，出现泡沫尿（尿白蛋白排泄率、尿蛋白定量异常增高），或出现水肿、眩晕（高血压）、肾功能损害，或伴有视瞻昏渺（糖尿病视网膜病变），都应考虑到消渴病肾病（糖尿病肾病）。同时应注意排除淋证和肾风、肾水、支饮、心悸、眩晕等病证（泌尿系感染和多种原发性、继发性肾脏疾病以及心功能衰竭、高血压病）引起的尿蛋白增高、肾功能损伤的原因。

2. 西医诊断标准

参考中华医学会内分泌学分会颁发的《中国成人糖尿病肾脏疾病临床诊断专家共识（2016年版）》及改善全球肾脏病预后组织KDIGO颁布的《CKD评估与管理临床实践指南（2012）》。

临床诊断依据：

（1）有明确糖尿病病史；

（2）尿白蛋白：尿白蛋白/肌酐比值（ACR）≥3mg/mmol（30mg/g）或尿白蛋白排泄率（AER）≥30mg/24h（20μg/min）。因尿白蛋白排泄受影响因素较多，需在3～6个月内复查，3次结果中至少2次超过临界值，并且排除影响因素如24小时内剧烈运动、感染、发热、充血性心力衰竭、明显高血糖、怀孕、明显高血压、尿路感染，可做出诊断；

（3）糖尿病视网膜病变；

（4）排除其他原因引起的肾损害；

（5）eGFR（CKD-EPI公式）>30mL/（min·1.73m²）。

※糖尿病肾病eGFR（CKD-EPI公式）<（min·1.73m²）请遵照"慢肾衰"诊疗方案。

（二）证候诊断

1. 本虚证候：

（1）肺脾气虚：气短乏力，动则气促，自汗，易外感，纳差便溏。舌胖、有齿痕，苔薄白，脉弱。

（2）脾肾气虚：气短乏力，腰膝酸软，腹胀便溏，面色萎黄。舌淡胖、齿痕，苔薄白，脉沉细。

（3）肝肾阴虚：形体消瘦，潮热汗出，或盗汗，五心烦热或手足心热，咽干口渴，目睛干涩，大便干结，腰膝酸软，眩晕耳鸣。舌瘦红少苔，或有裂纹，脉细数。

（4）脾肾阳虚：畏寒肢冷，腰膝冷痛，大便溏泄，尿少浮肿，或小便清长，或夜尿频多。舌淡胖苔薄白或水滑，脉沉迟无力。

2. 标实证候

（1）湿浊证：水肿，肢体困重，胸闷腹胀，便溏，呕恶纳呆，口腻味腻。舌淡胖，苔白腻或浊腻，脉濡或缓。

（2）湿热证：胸脘烦闷，头重且沉，口苦口粘，纳呆泛恶，渴饮不多，大便黏滞，小便黄赤，灼热涩痛。舌红，苔黄腻，脉濡数或滑数。

（3）血瘀证：痛有定处，夜间加重，肢体麻木、刺痛，或偏瘫，肌肤甲错，口唇紫黯。舌质黯淡或有瘀斑，舌下脉络色紫怒张，脉涩或结代。

（4）气滞证：急躁易怒，胸胁脘腹胀闷疼痛、时轻时重、部位移动、病情随情绪波动而增减，口苦咽干，嗳气，善叹息，腹中痞块、聚散无常、得矢气则减，舌淡黯，苔薄白，脉弦细。

二、治疗方法

（一）辨证论治

1. 本虚证候

（1）肺脾气虚证

治法：健脾益肺

①推荐方药：玉屏风散、参苓白术散加减。可选用黄芪、白术、人参、山药、防风、白扁豆等。或具有同类功效的中成药（含中药注射液）。

②艾灸：取艾条点燃后，在穴位上方约10～30mm处熏灸，一般每个穴位10min左右，至皮肤温热发红，而不致皮肤灼伤。可选择：肺俞、脾俞、足三里、关元、气海等穴位。

③饮食疗法：可选用益气补虚、药食同源中药食疗调养，如黄芪、山药、白扁豆、瘦肉等。忌辛辣、生冷、油腻之品。

（2）脾肾气虚证

治法：健脾益肾

①推荐方药：补中益气汤合金匮肾气丸加减。可选用黄芪、党参、白术、当归、熟地黄、黄精、山药、茯苓等。或具有同类功效的中成药（含中药注射液）。

②艾灸：取艾条点燃后，在穴位上方约10～30mm处熏灸，一般每个穴位10min左右，至皮肤温热发红，而不致皮肤灼伤。可选择：肺俞、肾俞、足三里、关元、气海等穴位。

③饮食疗法：可选用健脾益肾、药食同源中药食疗调养如生黄芪、山药、黄精、枸杞等。忌辛辣、生冷、油腻之品。

（3）肝肾阴虚证

治法：滋补肝肾

①推荐方药：一贯煎合六味地黄丸加减。可选用生地黄、沙参、当归、枸杞、麦冬、山萸肉、山药、女贞子、旱莲草、牡丹皮、泽泻等。或具有同类功效的中成药。

②艾灸：取艾条点燃后，在穴位上方约10～30mm处熏灸，一般每个穴位10分钟左右，至皮肤温热发红，而不致皮肤灼伤。可选择：肝俞、肾俞、三阴交、阴陵泉等穴位。

③饮食疗法：可选用滋阴培元中药食疗调养，如沙参、枸杞、玉竹、黑木耳、银耳、百合等。忌辛辣、生冷、油腻之品。

（4）脾肾阳虚证

治法：温补脾肾

1）推荐方药：理中汤合右归丸加减。可选用党参、干姜、白术、肉桂、熟附子、熟地黄、山药、山萸肉、杜仲、菟丝子、鹿角胶、牡丹皮、泽泻等。或具有同类功效的中成药。

2）中药泡洗：选用温补肾阳的中药随症加减，煎煮后，将膝关节以下皮肤全部浸没于药液中，水温在37～40℃，每日或隔日1次，每次10～30分钟，水温不宜过高，以免烫伤皮肤，糖尿病足等皮肤破溃者不宜使用。

3）艾灸：取艾条点燃后，在穴位上方10～30mm处熏灸，一般每个穴位10min左右，至皮肤温热发红，而不致皮肤灼伤。可选择：脾俞、肾俞、足三里、关元、气海等穴位。

4）饮食疗法：可选用温补脾肾、药食同源中药食疗调养，如肉桂、韭菜、姜、羊肉等。忌辛辣、生冷、油腻之品。

2. 标实证候

（1）湿浊证

治法：利水化浊

1）推荐方药：五苓散、五皮饮加减。可选用猪苓、茯苓、陈皮、大腹皮、桑白皮等；呕恶纳呆，口腻味臊明显者，可加用苏叶、竹茹、陈皮、法半夏等。或具有同类功效的中成药（含中药注射液）。

2）针灸疗法：选穴：天枢、大横、丰隆、足窍阴、厉兑。毫针刺，平补平泻，一周三次，10次一疗程。

3）饮食疗法：可选用淡渗利湿、药食同源中药食疗调养，如薏苡仁、玉米须、扁豆、水芹、冬瓜、鲫鱼等。忌辛辣、生冷、油腻之品。

（2）湿热证

治法：清热化湿

1）推荐方药：四妙丸、葛根芩连汤、平胃散加减。可选用苍术、薏苡仁、法半夏、地肤子、石韦、萆薢等。或具有同类功效的中成药（含中药注射液）。

2）针灸疗法：选穴：曲池、合谷、天枢、大横、丰隆、足窍阴、厉兑。

毫针刺，平补平泻，一周3次，10次一疗程。

3）饮食疗法：可选用清热利湿、药食同源中药食疗调养，如薏苡仁、赤小豆、丝瓜、绿豆芽、苦瓜等。忌辛辣、生冷、油腻之品。

（3）血瘀证

治法：活血化瘀

1）推荐方药：血府逐瘀汤加减。可选用当归、生地、桃仁、红花、赤芍、枳壳、川芎、川牛膝等。或具有同类功效的中成药（含中药注射液）。

2）灸疗法：选穴：三阴交、阳陵泉、脾俞、太溪。毫针刺，平补平泻，一周3次，10次一疗程。

3）药泡洗：选用活血化瘀的中药随症加减，煎煮后，将膝关节以下皮肤全部浸没于药液中，水温在37～40℃，每日或隔日1次，每次10～30分钟，水温不宜过高，以免烫伤皮肤，糖尿病足等皮肤破溃者不宜使用。

4）饮食疗法：可选用活血化瘀、药食同源中药食疗调养，如黑木耳、洋葱、生姜、山楂等。忌生冷、油腻之品。

（4）气滞证

治法：行气解郁

1）推荐方药：四逆散加减。可选用柴胡、当归、炒枳壳、白芍、茯苓、白术等。或具有同类功效的中成药（含中药注射液）。

2）针灸疗法：选穴：三阴交、阳陵泉、肝俞、太溪。毫针刺，平补平泻，一周3次，10次一疗程。

3）药茶疗法：可选用行气解郁中药代茶饮，如玫瑰花、合欢花、代代花、陈皮等。忌生冷、油腻之品。

（二）其他中医特色疗法

1. 中药灌肠 大便不畅、湿浊偏盛者可配合中药保留灌肠：促进血液及肠管周围组织向肠腔内分泌代谢产物，减轻氮质潴留。推荐灌肠方：熟大黄、丹参、地榆炭、煅龙骨等。将药液袋放入42℃温水中浸泡5分钟，病人左侧卧位，屈膝成80°角，润滑肛管后用灌肠器连接肛管，排气，夹管，嘱患者做排便动作，将肛管插入10～15cm。松开止水夹，缓缓灌入药液，灌入完毕，夹管，再次抽吸药液，如此反复，灌入全部药液以后再注入温开水5～10mL。抬高肛管末端，使管内药液全部灌入后夹管，用卫生纸包住肛管轻轻拔出，放入弯盘中，擦净肛门。

2. **中药穴位贴敷** 将中药研为细末，与醋、黄酒等液体调制成糊状，敷贴于穴位，以治疗疾病，此法可使药性通过皮毛腠理，循经络传至脏腑，以调节脏腑气血。推荐贴敷方：生黄芪、丹参、酒大黄、苏叶、川芎、积雪草、淫羊藿、白芷，伴呕吐者加丁香、吴茱萸、厚朴、木香，伴便秘者加厚朴、莱菔子、苏子、生白术、木香、炒枳壳、决明子、晚蚕沙。穴位可选肾俞、天枢、足三里等。

此外，也可辨证选用经络导频治疗仪、中药熏蒸、红光照射、针灸等中医外治疗法。

（三）西医治疗

可参考中华医学会内分泌学分会颁发的《中国成人糖尿病肾脏疾病临床诊断专家共识（2016年版）》及改善全球肾脏病预后组织KDIGO《CKD评估与管理临床实践指南（2012）》。主要包括：ACEI或ARB类降压药应用以及其他并发症的系统防治。

（四）护理调摄要点

重视饮食合理，心理教育、适当运动。

1. **饮食调理** 以低盐低脂优质低蛋白饮食为原则，保证优质蛋白如牛奶、鸡蛋摄入。适当碳水化合物摄入，以保证热量供给。水肿、高血压患者，应强调低盐饮食。

2. **心理教育** 针对性开展消渴病肾病科学知识宣教，指导患者及早采用中医药措施积极治疗，以防治病情进展。

3. **运动调摄** 鼓励患者适当休息和活动，避免重体力劳动和过度劳累、熬夜，宜散步、八段锦、太极拳等运动。

三、疗效评价

由于糖尿病肾病病情发展缓慢，治疗周期长，住院期间难以看到明显变化。住院目的是制定个体化治疗方案，疗效判定应在长期随诊的过程中，结合症状、尿蛋白、肾功能等综合评定。

（一）评价标准

1. 中医证候疗效评价标准

参照2002年《中药新药临床研究指导原则》拟定。

显效：临床症状、体征明显改善；证候积分减少≥70%。

有效：临床症状、体征均有好转，证候积分减少≥30%。

无效：临床症状、体征无明显改善，甚或加重，证候积分减少<30%。

症状	无（0分）	轻（2分）	中（4分）	重（6分）
水肿	无	晨起眼睑浮肿	眼睑及双下肢浮肿，按之凹陷	水肿明显，按之深陷不起
气短乏力	无	偶感气短乏力，可坚持体力劳动	活动后即感气短乏力，勉强支持日常活动	休息后仍感气短乏力，不能坚持日常活动
畏寒肢冷	无	全身略感畏寒肢体偏凉	全身明显畏寒肢体冷凉	全身特别畏寒肢冷如冰
腰膝酸软	无	偶有腰膝酸软	经常腰膝酸软，时而作痛	腰部酸痛持续不解，经常作痛
咽干口渴	无	偶有	咽干口渴喜饮	咽干口渴多饮
五心烦热或手足心热	无	偶有五心烦热或手足心热	时有五心烦热或手足心热	五心烦热或手足心发烫，欲持冷物
大便干结	无	大便干燥，排出硬而费力	大便硬结，2~3天1行	大便硬结，3天以上一行
小便黄赤	无	尿黄赤	尿黄赤，量少	尿黄赤，量少，涩痛
呕恶纳呆	无	饮食稍减，偶有恶心	饮食明显减少，时有恶心，偶有呕吐	近于不能进食，时时恶心，时有呕吐
大便黏腻	无	大便略黏腻	大便黏腻	大便黏腻，排便困难
口苦	无	晨起口苦，或口中微苦	口苦不知食味	口苦而涩
肢体困重	无	仅有困重感，尚未碍及活动	肢体沉重，活动费力	肢体沉重如裹，活动困难影响日常生活
肢体麻木	无	肢体某一部位偶有麻木	时有四肢麻木	时常肢体麻木，且检查有异常感觉
定位刺痛，夜间加重	无	偶有某部位局限性刺痛	时有不同部位刺痛	多部位持续刺痛
急躁易怒	无	偶有	时有发生，脾气暴躁	经常发生，情绪急躁
情绪抑郁，喜叹息	无	无明显诱因，有时发生	无明显诱因，经常发生	无明显诱因，特别容易发生，难以自控

中医证候积分=（治疗前总积分−治疗后总积分）/治疗前总积分×100%

2. 西医疗效评价标准

参照2007年中华中医药学会肾病分会颁布的《糖尿病肾病诊断、辨证分型及疗效评定标准》及改善全球肾脏病预后组织KDIGO《CKD评估与管理临床实践指南（2012）》，参考血糖、糖化血红蛋白、尿白蛋白排泄率或尿白蛋白/肌酐比、24小时尿蛋白定量，血肌酐及eGFR结果评定：

显效：尿白蛋白排泄率或尿白蛋白/肌酐比降至正常或下降1/2以上；24小时尿蛋白定量下降1/2以上；血糖、糖化血红蛋白下降1/3或恢复正常；血肌酐正常或下降≥30%。四条具备一条。

有效：尿白蛋白排泄率或尿白蛋白/肌酐比有所下降；24小时尿蛋白定量较治疗前下降不到1/2；血糖、糖化血红蛋白有所下降，但不足显效标准；血肌酐基本正常或下降10%～30%。四条具备一条。

无效：实验室指标无明显变化。

（二）评价方法

1. 中医证候评价：按照中医证候积分量表进行积分评价。

2. 西医疗效评价：按照西医疗效评价标准进行评价。

参考文献

［1］中国2型糖尿病防治指南（2017年版）．中华医学会糖尿病学分会发布．

［2］糖尿病肾病防治专家共识（2014年版）．中华医学会糖尿病学分会微血管并发症学组发布．

［3］中国成人糖尿病肾脏疾病临床诊断的专家共识（2015年版）．中华医学会内分泌学分会发布．

［4］王海燕.《肾脏病学》[M]．2版．北京：人民卫生出版社出版．

［5］中国高血压防治指南（2010年版）．中国高血压防治指南修订委员会发布．

［6］徐蓉娟.内科学[M]．2版．北京：中国中医药出版社．

［7］黄启福．病理学[M]．修订版．北京：科学出版社．

［8］陈灏珠，林果为.实用内科学[M]．7版．北京：人民卫生出版社．

［9］KDIGO. 2012 Clinical Practice Guideline for the Evaluation and Management of Chronic Kidney Disease[J]. Kidney Int Suppl，2013，3（1）：1–150.

［10］Erratum. Classification and diagnosis of diabetes. Sec. 2. In Standards of Medical Care in Diabetes–2016. Diabetes Care 2016；39（Suppl. 1）：S13–S22[J]. Diabetes Care, 2016, 39（9）：1653.

［11］迟家敏，田佳宁.实用糖尿病学[M]．2015，7：296–302.

［12］胡仁明．糖尿病肾病的诊断和防治—中国糖尿病肾病诊断和治疗的专家共识解读，糖尿病天地·临床，2015，9：447–453.

［13］中国糖尿病药物注射技术指南（2016年版）．中国糖尿病杂志指南与共识编写委员会发布．

［14］国家中医药管理局，消渴病肾病（糖尿病肾病）中医护理方案，2016.

［15］商菁，李靖.吕仁和教授运用"六对论治"的方法诊治肾病的经验总结[J].中国中医基础医学杂志，2004，8：71-73.

［16］庞博，王世东，赵进喜，等.再论吕仁和诊治糖尿病"六对论治"思路与方法[J].世界中医药，2013，3：274-278.

［17］邓德强，赵进喜.吕仁和教授运用六对论治诊治糖尿病肾病经验[J].中国中医急症，2007，2：186-199.

［18］朴春丽.浅谈南征教授学术思想[A].国家中医药管理局、中华中医药学会.第五届国际中医糖尿病大会暨国家中医药糖尿病临床研究联盟成立大会论文集[C].国家中医药管理局、中华中医药学会，2011.

［19］耿嘉，王丹，朴胜华，等.栗德林教授辨治糖尿病肾病的学术思想简介[J].中国中西医结合肾病杂志，2005，05：253-254.

［20］马艳春，周波，宋立群，等.从痰瘀论治糖尿病肾病的理论探讨[J].中医药学报，2010，38（2）：86-88.

［21］尹义辉.程益春治疗糖尿病肾病经验[A].中华中医药学会糖尿病分会.糖尿病中医研究进展——全国第六次中医糖尿病学术会议论文集[C].中华中医药学会糖尿病分会，2000：3.

［22］吴以岭，魏聪，贾振华，等.从络病学说论治糖尿病肾病及相关研究[J].上海中医药大学学报，2007，（05）：5-8.

［23］吴以岭.络病理论构建及其指导糖尿病微血管并发症治疗研究[A].中华中医药学会糖尿病分会.第九次全国中医糖尿病学术大会论文汇编[C].中华中医药学会糖尿病分会：2006：8.

［24］吴以岭.络病学[M].北京：中国科学技术出版社，2004：3-4.77-78、85-112.

［25］仝小林."态靶因果"中医临床辨治方略师[J].中医杂志，2015，56（17）：1441-1444.

［26］安玉，刘志红.糖尿病肾病病理改变与预后的关系[J].肾脏病临床，2013,22（4）：368-372.

［27］倪青.著名中医学家林兰教授学术经验系列之四病机以气阴两虚为主治疗当益气养阴为先——治疗糖尿病肾病的经验[J].辽宁中医杂志，2000，

（04）：145-146.

［28］卢富华.黄春林教授现代中医学术思想探讨[J]. 福建中医药，2008，03：16-23.

［29］赵玲.黄春林教授治疗糖尿病肾病肾功能不全经验撷菁[J]. 中医药学刊，2003，06：859-860.

［30］赵玲.黄春林教授治疗糖尿病肾病肾功能不全的经验[J]. 云南中医学院学报，2003，03：54-55.

［31］侯海晶，杨霓芝.杨霓芝治疗糖尿病肾病的经验[J]. 湖北中医杂志，2012，（07）：24-25.

［32］张再康，杨霓芝，王立新，等.杨霓芝应用益气活血法治疗糖尿病肾病的学术思想探讨[J]. 中国中医基础医学杂志，2009，（08）：603-604.

［33］段剑飞.李显筑教授治疗糖尿病肾病经验总结[A].中国中西医结合学会.5TH全国中西医结合内分泌代谢病学术大会暨糖尿病论坛论文集[C]. 中国中西医结合学会，2012：2.

［34］张先闻.陈以平辨治糖尿病肾病经验撷要[A].中华中医药学会肾病分会.中华中医药学会第二十一届全国中医肾病学术会议论文汇编（上）[C]. 中华中医药学会肾病分会，2008：3.

［35］贺学林.陈以平教授治疗糖尿病肾病临床经验[J]. 中国中西医结合肾病杂志，2000，（01）：7-8.

［36］赵迪.高彦彬教授治疗糖尿病肾病学术思想和经验[J]. 中医研究，2007，01：42-44.

［37］马丽.金洪元学术思想与临床经验总结及糖肾通络方治疗糖尿病肾病的临床研究[D]. 北京中医药大学，2012.

［38］冯建春. 时振声教授辨治糖尿病肾病学术思想和经验[A]. 中华中医药学会糖尿病分会.糖尿病中医研究进展——全国第六次中医糖尿病学术会议论文集[C]. 中华中医药学会糖尿病分会，2000：4.

［39］张燕，徐建龙，孙红颖，等.聂莉芳教授中医辨治糖尿病肾病的经验[J]. 中国中西医结合肾病杂志，2014，（09）：757-759

［40］陈慧，赵进喜. 赵进喜治疗糖尿病肾病经验[J]. 中医杂志，2011，（04）：344-345.

［41］倪炎炎. 倪青主任医师糖尿病病证结合诊疗经验探析[D]. 北京中医药

参考文献

大学，2016.

［42］倪青，王洪武，庞建丽，等.糖尿病中医循证治疗学[M].科学技术文献出版社，2015.

［43］蓝柳贵，彭万年，赵玲，等.糖尿病心肾并病中医药诊治探析[J].辽宁中医药大学学报，2010，12（1）：177-178.

［44］杨思洛，韩瑞珍.国外知识图谱绘制的方法与工具分析[J].图书情报知识，2012，（06）：101-109.

［45］郭文斌.知识图谱：教育文献内容可视化研究新技术[J].华东师范大学学报（教育科学版），2016，01）：45-50.

［46］国家药典委员会.中华人民共和国药典（2015年版）（第一部）[M].中国医药科技出版社，2015：1-618.

［47］高学敏.中药学[M].北京：中国中医药出版社，2007：1-524.

［48］徐蓉娟.内科学[M].2版.北京：中国中医药出版社，2007：201-205.

［49］黄启福.病理学[M].修订版.北京：科学出版社，2007：240-241.

［50］陈灏珠，林果为.实用内科学[M].7版.北京：人民卫生出版社，2008：2264-2267.